GUCHUANGSHANG
JIBING ZHENZHI YU JIJIU JISHU

骨创伤

疾病诊治与急救技术

主编 熊名副 全忠 孙守凯 等

吉林出版集团
吉林科学技术出版社

图书在版编目（CIP）数据

骨创伤疾病诊治与急救技术 / 熊名副等主编. -- 长春：吉林科学技术出版社, 2018.8
ISBN 978-7-5578-1174-7

Ⅰ.①骨… Ⅱ.①熊… Ⅲ.①骨损伤—诊疗②骨损伤—急救 Ⅳ.①R683

中国版本图书馆CIP数据核字(2018)第197343号

骨创伤疾病诊治与急救技术

主　　编	熊名副　全　忠　孙守凯　张　坤　宋碧晖　姚保平	
副主编	薛乔升　耿　捷　杜　兵　张　乃	
出版人	李　梁	
责任编辑	赵　兵　张　卓	
装帧设计	雅卓图书	
开　　本	880mm×1230mm　1/16	
字　　数	475千字	
印　　张	15	
版　　次	2018年8月第1版	
印　　次	2018年8月第1次印刷	

出　　版　吉林出版集团
　　　　　　吉林科学技术出版社
地　　址　长春市人民大街4646号
邮　　编　130021
编辑部电话　0431-85635185
网　　址　www.jlstp.net
印　　刷　济南大地图文快印有限公司

书　　号　ISBN 978-7-5578-1174-7
定　　价　88.00元

前 言

随着现代科技、基础医学、临床医学的发展，骨科学领域的新理论层出不穷，让人应接不暇。骨外科很多手术方法和技术发生了重大变化，传统术式持续得到改良，更不断涌现出新的术式，如微创手术和关节镜技术正以惊人的速度发展和普及。各种专业期刊、专业论著争先问世，骨科文献剧增，出现了空前良好的骨科学术研究气氛。

本书注重新颖性和科学性，全书内容涵盖骨科基本相关知识、创伤骨科、骨关节科及骨科疾病护理等内容。本书除了阐述骨科学相关的理论知识外，在临床实践部分以骨科临床常见伤病为重点，侧重诊断及治疗等内容。内容丰富，图文并茂，实用性强。

鉴于医学的飞速发展，随着时间的推移，本书一定存在知识滞后、需要更新的地方，望广大读者取其精华、弃其糟粕；由于参编人数较多，文笔不尽一致，加上编者时间和篇幅有限，书中不足之处在所难免，望广大读者提出宝贵意见和建议，以便以后修订。

编 者
2018 年 8 月

目　录

第一章

骨科基本手术技术

第一节　石膏固定技术

医用石膏（脱水硫酸钙）是由天然石膏石，即结晶石膏（含水硫酸钙）煅制而成。将天然石膏石捣碎，加热到 100~200℃，使其失掉部分结晶水即成。大规模制备可用窑烧，小规模制备可用铁锅炒。用铁锅炒时一面加热，一面搅拌，粒状石膏粉先变成粥状，再变为白色粉状，即可使用。用时石膏粉吸水又变成结晶石膏而硬固，此过程一般需要 10~20min。水中加少量食盐或提高水温可使硬固时间缩短，加糖或甘油可使硬固时间延长。石膏硬固后体积膨胀 1/500，故石膏管形不宜过紧。加盐后石膏坚固性降低，故应尽量不加食盐。石膏完全干燥（北方 5~8 月份天气）一般需 24~72h。

一、石膏绷带的制作和使用

（一）石膏制作

用每厘米有 12 根的浆性纱布剪成宽 15cm，长 5m；宽 10cm，长 5m；宽 7cm，长 3m 三种规格的长条，去掉边缘纬线 2~3 根，卷成卷备用。做石膏卷时把绷带卷拉出一段，平放在桌面，撒上 1~2mm 厚石膏粉，用宽绷带卷或木板抹匀，边抹边卷；石膏卷不宜卷过紧，否则水分不易渗透；也不宜过松，否则石膏粉丢失太多。

为了使用方便，还可做成宽 15cm，长 60cm；宽 10cm，长 45cm 两种规格的石膏片。每种石膏片的厚度都是 6 层。石膏片应从两头向中间卷好备用。

石膏卷和石膏片做好后，应放在密闭的铁桶或其他防潮容器内，以免受潮吸水而不能使用。以上为传统的石膏绷带制作方法，已不多用，现有成品石膏绷带可购。近年来，又有新型的高分子外固定材料，它不同于传统石膏绷带，但应用方法类似，且更薄、更轻，透气性好，便于护理，但是费用较高，拆换困难。不同固定绷带对比见表 1-1。

表1-1　传统石膏绷带与高分子固定绷带比较

效果/类别	石膏绷带	树脂绷带	玻璃纤维绷带
强度	一般	良好	良好
弹性	一般	良好	良好
适用水温	20℃左右	70℃左右	20℃左右
浸水时间	5~8s	1min	6~7s
固化时间	12~15min	5min	3~5min
使用操作	不方便	不方便	方便
透气性	差	良好	好
X线透射性	差	良好	良好

效果/类别	石膏绷带	树脂绷带	玻璃纤维绷带
皮肤、呼吸器官危害	可能	无	无
颜色	白色	白色	多种
重量/厚度	重/厚	轻/薄	轻/薄

（二）石膏绷带用法

使用时，将石膏卷或石膏片平放在30～40℃的温水桶内，根据桶的大小，每次可放1～3个。待气泡出净后，以手握其两端，挤去多余的水分，即可使用。石膏卷或石膏片不可浸水过久，以免影响使用。

（三）石膏衬垫

为了保护骨突出部位的皮肤和其他软组织不被压伤，在石膏壳里面都必须放衬垫或棉纸。常用的衬垫有衬里（即制作背心的罗纹筒子纱、毡子、棉花、棉纸等）。衬垫多少可根据患者胖瘦，预计肿胀的程度和固定的需要而定。根据具体情况也可采用软垫石膏和无垫石膏。前者衬垫较多，较舒适，但固定效果较差；后者只在骨突出部（图1-1）放些衬垫，其他部分只涂凡士林，不放任何衬垫，因而固定效果较好，但易影响血运或皮肤压伤。

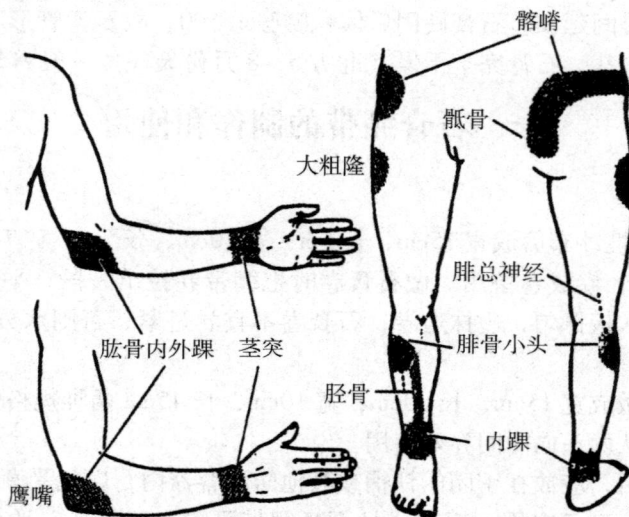

图1-1 需要放衬垫的部位

（四）石膏固定注意事项

（1）清洗干净皮肤：若有开放伤口，应更换敷料。纱布、纱布垫和黏膏条尽可能纵行放置，禁用环行绷带包扎，以免影响肢体血运。

（2）肢体或关节必须固定在功能位，或所需要的特殊位置。在上石膏绷带过程中，尽量将肢体悬吊在支架上，以始终保持所要求的位置。如无悬吊设备，也可专人扶持。肢体位置摆好后，中途就不要变动，以免初步硬固的石膏裂开，影响其坚固性；尤其是应避免在关节屈侧出现向内的皱褶（图1-2，图1-3）而引起皮肤压伤，甚至肢体缺血、坏死。

（3）扶持肢体时应尽量用手掌，因为用手指扶持可使石膏出现向内凸的隆起而压迫皮肤（图1-4）。

（4）石膏绷带不宜包扎过紧，以免引起呼吸困难、呕吐（石膏型综合征）、缺血性挛缩、神经麻痹，甚至组织坏死。但也不可过松，过松则固定作用欠佳。

（5）石膏绷带之间不可留有空隙，以免石膏分层散开，影响其坚固性，因此上石膏时应边上边用手涂抹，务使各层紧密接触，凝成一体。但在肢体凹陷处，石膏绷带应特别放松，必要时剪开，务使绷带与体表附贴，切不可架空而过。

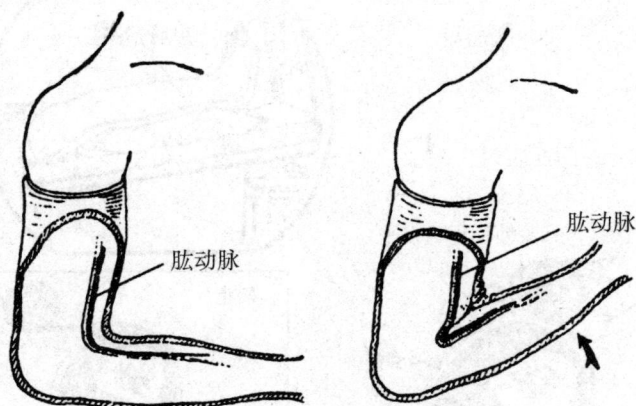

图 1-2 上石膏中途强行屈肘，容易发生肢体缺血或坏死

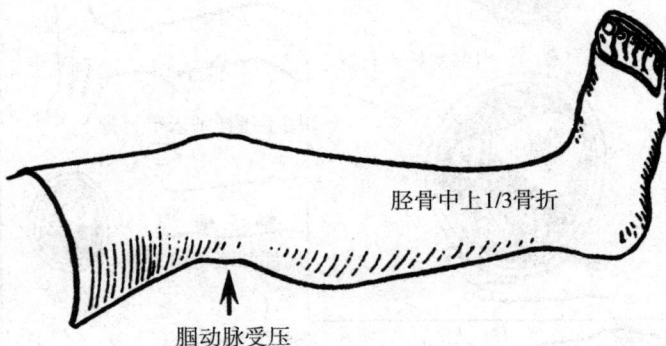

图 1-3 长腿石膏管形皱增，压迫腘动脉

（6）四肢石膏固定应将指（趾）远端露出，以便观察其血供、知觉和活动功能。

（7）固定完毕后，可用变色铅笔在石膏管形上注明上石膏、去石膏的日期及其他注意事项。有伤口的应标明伤口位置，或将开窗位置画好，同时画上骨折情况更好。

（五）石膏固定后的观察与护理

（1）抬高患肢，以减少或避免肢体肿胀。

（2）注意患肢血供，经常观察指（趾）皮肤的颜色和温度，并与健侧比较。如发现指（趾）发绀、苍白、温度降低，应立即剪开石膏。

（3）经常检查指（趾）的运动功能、皮肤感觉。如指（趾）不能主动运动，皮肤感觉减退或消失，但血供尚好，表明神经受压，应立即在受压部位开窗减压，或更换石膏管形。如同时有血供障碍，则应考虑缺血性挛缩，必须立即拆除石膏，寻找引起缺血性挛缩的原因，并给予必要的处理。

（4）注意局部压迫症状，如持续性疼痛时间稍久，应及时在压迫处开窗减压或更换石膏绷带，否则可能引起皮肤坏死和溃疡。

（5）气候寒冷时，应注意外露肢体的保暖，以防冻伤；气候炎热时，应预防中暑。

（6）石膏硬固后，必须促其快干。温度低、湿度大时，可用灯泡加温烘烤，并注意保持空气流通，或用电风扇吹干。

（7）注意保持固定石膏清洁，避免尿、粪或饮食物砧污；翻身或改变体位时，注意保护，避免折裂。

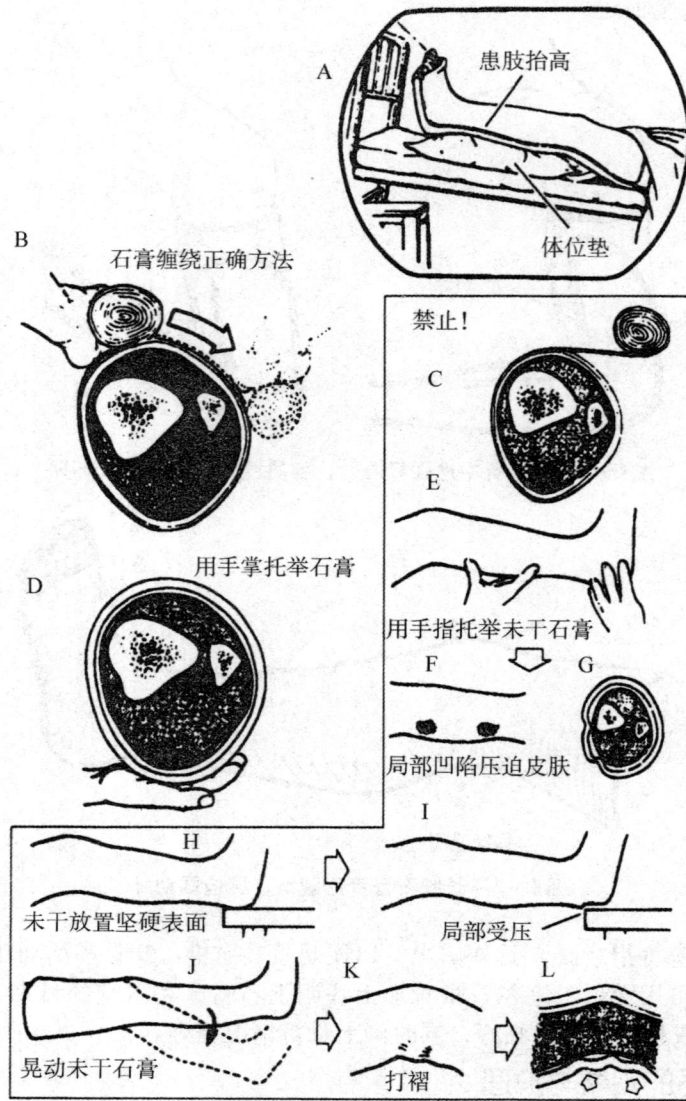

图 1-4　石膏操作需要注意的手法

（六）固定石膏的开窗、切开和拆除

常用的切割石膏工具有长柄石膏剪、短柄石膏剪、石膏刀、石膏锯、撑开器、电锯等。为了解除局部压迫或进行换药，可在石膏型上开窗。首先根据压迫部位或伤口位置在石膏上准确画出开窗范围。再用石膏刀、锯或电锯沿画线切割，到达衬垫时即行停止，注意勿伤及皮肤。有衬里的，应将衬里自中心向开窗边缘剪开，并将衬里向外翻转，再用石膏浆及石膏绷带把剪开的衬里粘合、固定在石膏窗的边缘，以防石膏渣落入伤口内。

管形石膏一般采取纵行切开，可在背面、掌面或两侧进行。切开必须完全，并可根据衬里是否紧张，决定是否同时切开衬里。

拆除固定石膏的操作和切开方式相似，即沿管形石膏薄弱部切开后，再撑大切口，必要时切开对侧，直到肢体移出为止。石膏拆除后，皮肤上附着的痂皮或角质层可涂上凡士林油，并包扎 1~2d，待软化后再用温肥皂水洗净。

二、各类石膏固定的操作方法

（一）前臂石膏托

1. **体位** 患者可取立位、坐位或仰卧位。

2. **固定范围** 自前臂上 1/3 至掌横纹，手指需要固定的，可延长石膏托。拇指不需要固定的应将大鱼际露出，以便拇指充分活动。

3. **固定位置** 石膏托一般放在掌侧，前臂旋前或中立位，腕关节 30°背伸位，拇指对掌位，掌指关节功能位。

4. **操作方法** 用卷尺测量前臂上 1/3 到掌横纹的长度。取宽 10cm 或 7cm 的石膏卷一个，浸水后，按测得长度做成厚 8～10 层的石膏片，上面敷以棉花或棉纸，再用绷带固定在上述部位，注意保持腕关节及掌指关节功能位。长期使用的石膏托，在石膏硬固后，可上一层衬里，则更为舒适、美观。上衬里的方法：根据石膏托大小和形状，裁剪一块比石膏托稍大的衬里放在石膏托的里面，再将衬里的边缘向外翻转，并用石膏浆和一层石膏绷带粘着固定即可。

（二）全臂石膏托

1. **体位** 坐位、立位或仰卧位。

2. **固定范围** 自腋下到掌横纹。

3. **固定位置** 肘关节屈曲 90°，腕背伸 30°，前臂中立位或旋后位。石膏托可放在伸侧或屈侧。

4. **操作方法** 同前臂石膏托，可用宽 10cm 的石膏卷制作。

（三）前臂石膏管形

体位、固定范围和固定位置均与前臂石膏托相同。

操作方法：将备好的衬里套在患手及前臂上，近端达肘窝，远端超过掌横纹。腕关节用棉花或棉纸垫好，各关节保持功能位。用 10cm 或 7cm 宽的石膏卷将前臂及手掌缠绕 2～3 层使成雏形，再将一适当长度的石膏片放在掌侧或背侧，外面再用石膏卷缠绕 1～2 层。待石膏硬固后，修剪管形两端，将衬里向外翻转、固定，并做好标记。

（四）全臂石膏管形

体位、固定范围和固定位置与全臂石膏托相同。做悬垂石膏时，肘关节屈曲应 <90°，使重力通过肘关节，达到向下牵引的作用。

操作方法：腕关节和肘关节均用棉花或棉纸做衬垫，其余操作同前臂石膏管形。

（五）肩"人"字石膏固定

1. **体位** 清醒患者采用立位；全身麻醉后可采用仰卧位。站立位：患侧上臂用支架悬吊，患手扶在立柱上。仰卧位：头部放在石膏台的台面上。台面与骶托之间放一宽约 10cm，长约 40cm 的薄木板。背部和腰部在此薄木板上，骶部放在骶托上。患侧上肢用吊带吊起。

2. **固定范围** 患侧全臂、患肩、胸背部及患侧髂嵴。

3. **固定位置** 常用位置：后外展 75°，前屈 30°，前臂旋后位并与身体的横切面成 25°，肘关节屈曲 90°，腕背伸 30°。

4. **操作方法** 躯干及患侧上肢均垫好衬里。用剪好的大片毡子覆盖患肩、胸背部和患侧髂嵴。患侧腋下、肘、腕部均用棉花或棉纸垫好。用宽 15cm 浸好的石膏卷将患侧上臂、患肩及躯干缠绕 3～4 层，使成雏形。将 6 层石膏片放置在肩关节周围，用以连接上臂和躯干。躯干下缘、胸背部周围、患侧髂嵴部必须用石膏片加强。外面再用石膏卷缠绕 2～3 层。石膏硬固后。继续完成上臂以下部分的石膏管形。注意加强后部和肘部的连接，以免日后肩、肘部石膏折裂。

为了加强肩部的连接，可在肘部与躯干部之间加一木棍。石膏全部硬固后，修剪边缘，将衬里向外翻转固定，并记好标记。

（六）"8"字石膏固定

适用于固定锁骨骨折。

1. 体位　坐位，两手叉腰，两肩后伸。

2. 操作方法　两肩、两腋及上背部均垫以棉垫、棉花或棉纸。骨折整复后助手用膝部顶住患者后背，两手拉患者两肩向后伸。术者用 10cm 宽的石膏卷沿"8"字走行，通过两肩的前方交叉于后背。一般缠绕 8～10 层即可。对稳定性较好的锁骨骨折，如小儿锁骨骨折，可用简易的"8"字绷带固定。任何石膏固定锁骨骨折都有压迫皮肤的可能，特别是腋下，因此现多倾向于采用锁骨固定带固定锁骨。

（七）短腿石膏托

1. 体位　仰卧位：助手扶持患侧小腿；俯卧位：足部伸出台外；坐位：膝关节屈曲，小腿下垂在台外，足部放在术者膝上。

2. 固定范围　自小腿上部至超过足尖 1～2cm，一般放在小腿后方。

3. 固定位置　踝关节 90°，足中立位，趾伸直位。

4. 操作方法　用卷尺测量好长度。用 10cm 或 15cm 宽的石膏卷，浸水后按上述长度制成厚 10～12 层的石膏片，并放棉花或棉纸做衬里。跟骨和两踝部的衬垫应厚些。然后将石膏托和衬垫用绷带固定在小腿后方。

（八）长腿石膏托

1. 体位　仰卧位：由助手扶持患侧下肢；俯卧位：足伸到台外。

2. 固定范围　自大腿上部到超过足尖 1～2cm，一般均放在下肢的后方。

3. 固定位置　膝关节 165°微屈位，其他位置同短腿石膏托。

4. 操作方法　先用卷尺测量好长度。将 15cm 宽的石膏卷浸水后制成适当长度，厚 12～14 层的石膏托。腓骨头、跟骨、两踝部应多放些衬垫。然后将石膏托用绷带固定在下肢的后方。

（九）短腿石膏管形（石膏靴）

1. 体位　仰卧：小腿由助手扶持；坐位：小腿下垂，足放在术者膝上。

2. 固定范围　固定位置同短腿石膏托，但足趾背侧必须完全露出。

3. 操作方法　如下所述。

（1）用卷尺测量小腿上 1/3 后方到超过足趾和小腿上 1/3 前方到跖骨头前方的距离，按此距离制作 6 层石膏片 2 条。

（2）穿好衬里，在胫骨前缘、两踝、足跟及管形上、下开口处放些棉花衬垫。浸泡 10cm 宽的石膏卷 2 卷，预制石膏片 2 条。先用石膏卷在患肢缠绕 2～3 层，使成雏形。再放上前、后石膏片。外面再用石膏卷缠绕 2～3 层。石膏缠好后，注意塑造足弓。待石膏管形硬固后，再修剪边缘，将衬里外翻、固定，并记好标记。需要带石膏靴走路的，待管形硬固后可上走铁。

（十）长腿石膏管形

1. 体位　仰卧位，患腿由助手扶持或用支架悬吊。

2. 固定范围　后方自大腿上 1/3 到超过足趾 1～2cm；前方自大腿上 1/3 到跖骨头。足趾背侧全部露出。

3. 固定位置　与长腿石膏托相同。为了避免患肢在管形内旋转，也可使膝关节多屈曲一些（150°）。

4. 操作方法　基本上与短腿石膏管形相同，注意在腓骨头处多放些衬垫物。胫腓骨骨折用长腿石膏管形固定后，如发现成角畸形，可在成角的凹面及两侧将石膏周径的 3/4 横行切开，不必切开衬里。以成角凸侧（未切开部分）为支点把石膏管形掰开，至成角畸形完全纠正为止，再将石膏管形的缺口补好。注意避免石膏过多地压迫凸侧软组织，而引起压迫性组织坏死。

（十一）髋"人"字石膏（石膏裤）

1. 体位　仰卧位。先穿好腰部和下肢的衬里。将患者放在专用石膏台上。头部和上背部放在台面上，腰部悬空，骶部放在骶托上，两下肢用吊带悬挂。没有专用石膏台时，可将一个方凳放在手术台或长桌上，以支持头部和上背部，骶部放在铁制骶托上。两下肢可由助手或术者扶持。

2. 固定范围　如下所述。

（1）单腿石膏裤：裤腰部分的前方由肋缘到耻骨联合，后方由 $L_{1\sim2}$ 棘突到骶骨下方。会阴部充分外露，以便护理大小便。裤腿部分与长腿石膏管形相同，上端与裤腰部分相接。

（2）双腿石膏裤：患腿与裤腰部分与单腿石膏裤相同，健侧大腿（膝上 5cm）也包括在石膏型内。

3. 固定位置　腰椎平放，两髋各外展 15°～20°，屈曲 15°～30°（根据需要），膝关节在 165° 微屈位，其他位置同长腿石膏管形。

4. 操作方法　如下所述。

（1）穿好衬里后，患者仰卧石膏台或方凳和骶托上。腰部用毡围绕，两侧髂嵴、骶部、大粗隆、髌骨、腓骨头、胫骨前缘，两踝和足跟都放些棉花衬垫。在衬里与腹壁之间放一薄枕，待石膏型硬固后将其取出，这样裤腰与腹壁之间便留有较大的空隙，给患者留有饮食和呼吸的余地。

（2）用 15cm 宽浸泡好的石膏卷把腰部和大腿中、上部缠绕 3～4 层，使成雏形。在髋前方放交叉的石膏片 2 条，侧方放 1 条，后方放 1 条。再用长石膏片把裤腰的上、下线各缠 1 圈。以后再缠石膏卷 2～3 层。石膏硬固后，继续完成石膏裤的裤腿部分，其方法与上长腿石膏管形相同。为了坚固，可在石膏裤的两腿之间放一木棍。最后修剪边缘，翻转衬里，并记好标记。

（十二）躯干石膏背心

1. 体位　立位：能站立的患者，尽可能采取此体位；患者两手扶吊环。仰卧位：腰部用宽约 10cm 的坚固布带悬吊在石膏台上，待石膏背心上好后，再将布带撤出。仰卧位：两壳法可用于既不能直立，又不便吊起的患者，即患者仰卧石膏台上，腰部以薄枕垫起。先做好前部石膏壳，待其硬固，取下后烘干，数日后患者俯卧在前方石膏壳里，再制作背部石膏壳。最后将两个石膏壳用石膏卷连接在一起。

2. 固定范围　前方上起胸骨柄，下达耻骨联合；后方上起胸椎中部，下到骶骨中部。

3. 固定位置　使胸腰部脊柱在后伸位。

4. 操作方法　穿好衬里，摆好体位，按预计固定范围垫好毡子。按测量长度预制 6 层石膏片 8 条：①由胸骨柄至耻骨联合，左右各 1 条；②由胸椎中部到骶骨中部，左右各 1 条；③由胸骨柄绕到骶骨中部，左右各 1 条；④由胸椎中部绕到耻骨联合，左右各 1 条。用宽 15cm 的石膏卷缠绕 2～3 层，使成雏形。循序放好上述 8 条石膏片，再用石膏卷缠绕 2～3 层。硬固后修剪边缘，外翻衬里，记好标记。

（十三）石膏围领

用于颈椎固定。

1. 体位　坐位。

2. 固定范围　上缘前方托住下颌，上缘后方托住枕骨结节。下缘前方到胸骨柄，后方到胸$_{2\sim3}$棘突，左右两侧到锁骨内 1/2。

3. 操作方法　颈部先穿衬里，围以毡垫。用宽 10cm 或 7cm 的石膏卷缠绕 2～3 层，使成雏形。在围领的前、后、左、右各放一短的 6 层石膏片。再用石膏卷缠绕 1～2 层。石膏硬固后修剪边缘，翻转衬里，并记好标记。

（十四）石膏床

1. 体位　仰卧式石膏床取俯卧位，俯卧式石膏床取仰卧位。

2. 固定范围　胸腰椎患者用仰卧式或俯卧式均可，仰卧式上方起于胸$_{1\sim2}$棘突，下方到小腿中部；俯卧式上方起于胸骨柄，下方到小腿中部。颈椎或上胸椎患者只能用仰卧式，而且必须包括头、颈部。

3. 固定位置　脊柱尽量按正常生理曲线，两髋稍屈曲并适当外展，膝关节稍屈曲。

4. 操作方法　以仰卧式石膏床为例。患者俯卧，腰背部包括两下肢后方垫以衬里和毡子。骶骨下方至两大腿下方内侧开窗，以利排便。按下列部位预制 6 层石膏片：①由肩部到膝下 2 条；②横贯两后部 1 条；③横贯腰部 1 条；④横贯两小腿之间 1 条；⑤沿开窗四周 4 条。用宽 15cm 的石膏卷平铺 4～5

层，制成石膏床的雏形。将上述石膏片循序放好。上面再平铺石膏绷带 4 ~ 5 层。硬固后修剪边缘，翻转衬里并写好标志。干燥后再让患者仰卧其上。

（熊名副）

第二节　牵引技术

一、概述

（一）作用原理

牵引是利用力学作用与反作用的原理，缓解软组织的紧张和回缩，使骨折或脱位整复，预防和矫正畸形。牵引多施用于肢体或脊柱。分为固定牵引、平衡牵引和固定与平衡联合牵引。

1. 固定牵引　固定牵引系以支架（托马斯架）上端的铁圈抵触于骨盆的坐骨结节，作为牵引时反作用的支撑力。另一端用骨骼或皮肤牵引与上端的固定点呈拮抗作用，向下牵引患肢（图 1 - 5）。

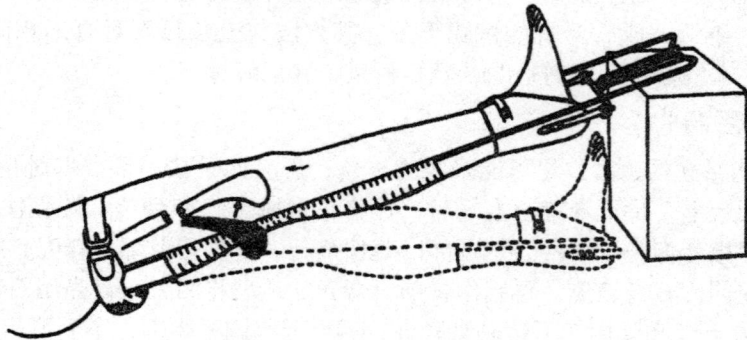

图 1 - 5　固定牵引

2. 平衡牵引　平衡牵引系以身体的重量与牵引的重量保持平衡，肢体的一端通过皮肤或骨骼牵引，悬于床脚的滑轮上；另一端系在抬高的床脚下，用患者体重作为对抗牵引，借以延展患肢，使骨折或关节脱位整复，牵引重量一般 5 ~ 7.5kg 即可平衡患者体重（图 1 - 6）。

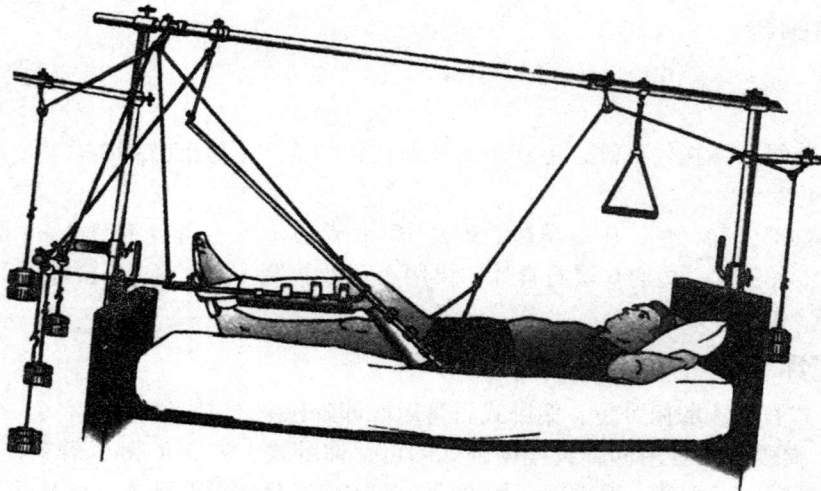

图 1 - 6　平衡牵引、抬高床脚，保持体重与牵引力量平衡

3. 固定与平衡联合牵引　固定与平衡联合牵引系联合以上两种方法，将患肢在皮肤或骨骼牵引下，应用支架（托马斯架或其他类型支架）固定，同时将床脚抬高，使肢体延长。此法既可免除牵引绳索

松弛和经常调整支架的缺点，又可以防止支架铁圈压迫皮肤引起并发症（图1-7）。

任何牵引方法，只能矫正骨折重叠移位，而不能纠正骨折侧方移位或成角畸形。故必须同时加用小夹板和纸垫，矫正侧方移位和成角畸形，并能加强骨折固定。以便在牵引下练习肢体活动，充分发挥肢体活动时所产生的内在动力，不但可以保持骨折对位，对原来骨折对位稍差的骨折，还可以自动地得到矫正。

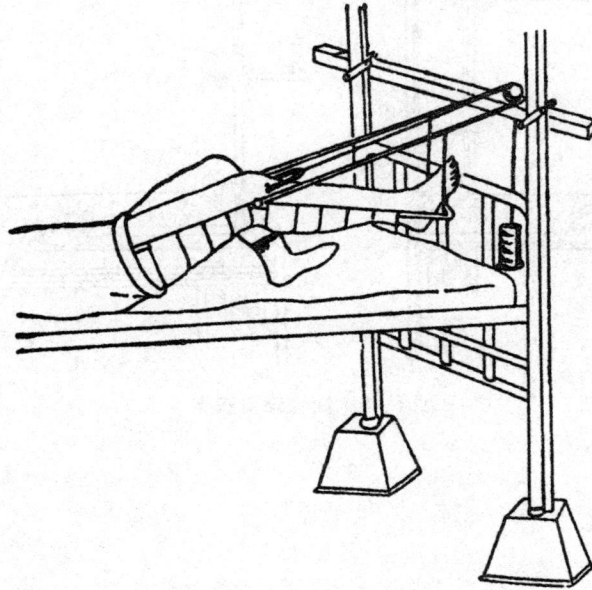

图1-7 固定与平衡联合牵引

（二）适应证

1. 急救搬运 应用牵引固定伤肢，可减少疼痛，防止休克，便于搬运转送。
2. 矫正挛缩畸形 利用牵引可以纠正因肌肉或关节囊挛缩所造成的非骨性屈曲畸形。
3. 术前准备 由于关节脱位或骨折后肢体短缩，应用牵引缓解肌肉回缩，为手术整复准备条件。
4. 防止感染扩散，减轻患肢疼痛 应用牵引固定感染、发炎的骨骼或关节。可以减轻疼痛、预防畸形，避免骨折，防止感染扩散。
5. 整复骨折和脱位 利用牵引整复骨折脱位，并能维持整复后的位置和肢体的长度。
6. 术后护理 术后牵引除了能维持正确体位之外，还便于术后护理和加强患肢功能锻炼，利于骨折愈合、关节功能恢复和防止肌肉萎缩。

（三）牵引用具

常用牵引工具不宜过于复杂，应简单易行，便于掌握。

1. 牵引床架 木制床架最为普遍应用。即在病床的床头和床脚各放木框床架，并以金属夹固定。两架之顶部有长方形木棍相连，架上悬以横木。患者可用双手牵拉，借以练习活动和使用便器。床上放以木板，中心带有圆孔，并放有分节褥垫，以便更换床单，活动体位，放置便盆，且能把患者放于头高足低或头低足高的体位，以适应平衡牵引的需要；亦可采用金属床架，其作用与效能和木制床架完全一致（图1-8）。

2. 床脚木垫 为上窄下宽方形木垫，高度分为10、15、20、30cm不等，底部为15cm×15cm，顶部为12cm×12cm。顶部中心挖以半圆形窝，可稳定床脚，以免滑脱。按不同情况适当选用。此木垫可垫高床脚，借身体的重量发挥平衡牵引的作用。

3. 牵引支架 应备有大小不等各种支架，如托马斯架（图1-9）和小腿附架，琼斯架（图1-10），勃郎-毕洛架（图1-11）。使用前先用外科带装备支架，用大别针或书夹固定，除非在不得已情况下方采用绷带代替外科带；亦可用小敷料巾代替外科带。

4. 牵引工具　包括滑轮、牵引线绳、绷带（弹性绷带和一般绷带）、分开板、大别针、书夹、胶布、头部牵引带、头颅牵引钳，大小型号四肢牵引弓、骨盆吊带、脊柱吊带、牵引重量（铁制砝码或铁沙袋分为0.5～2kg）固定床架的金属夹、钉锤、老虎钳、钉子等。

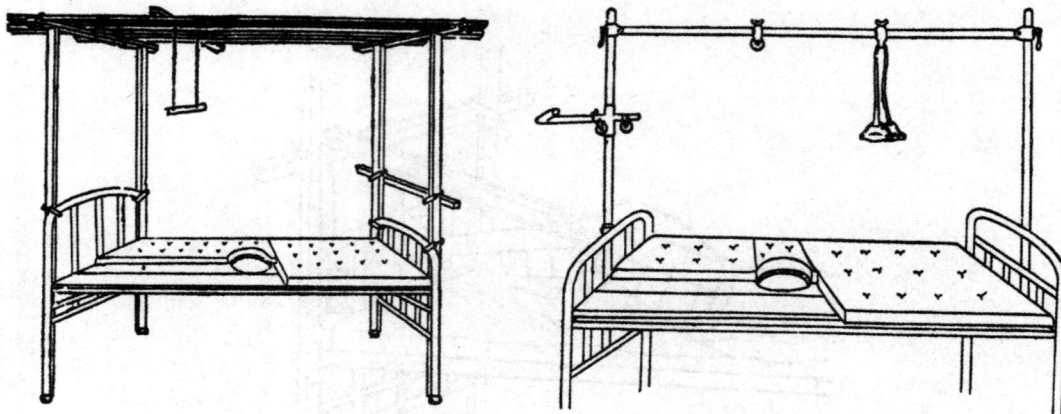

图1-8　简易牵引床架

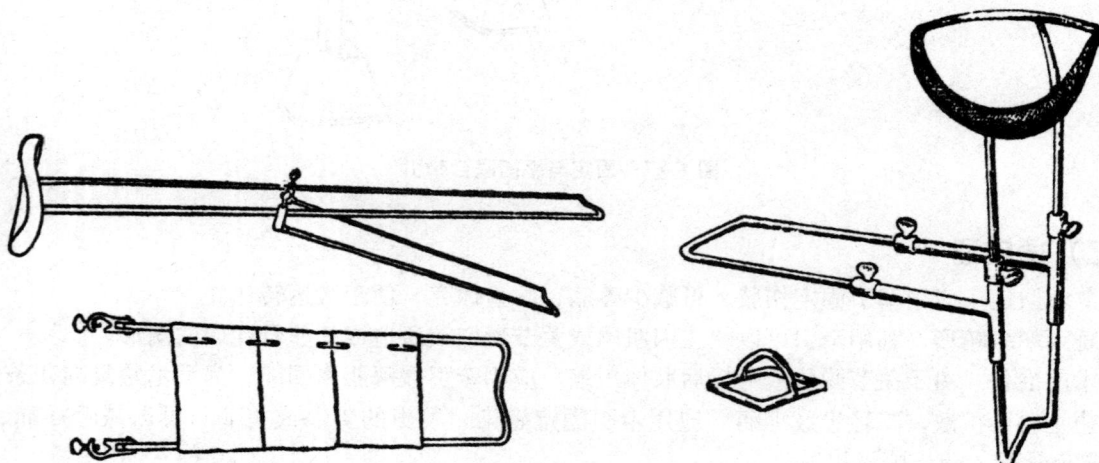

图1-9　托马斯架和小腿附架

图1-10　琼斯支架

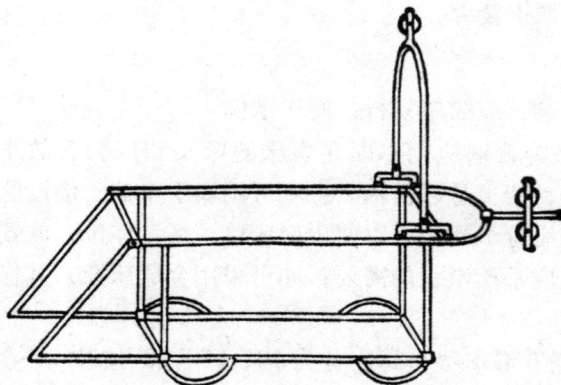

图1-11　勃郎-毕洛支架

5. 固定用具　各种型号的小夹板（详见夹板制作及规格）、铁丝夹板、T形夹板（木制和铝制）、三角形木制夹板、飞机架、腕背伸托等。

6. 石膏床　附牵引零件、石膏用具、各种类型的石膏卷带和各种衬垫。

上述各种器材，除应放手术室和石膏房备用外，大部分应集中有专人管理，并配一牵引器材车，将所有不需消毒的器材放入车内，以便随时推至病房使用。

（四）牵引重量

施行牵引以后，所需重量之多寡应该有所依据，须根据以下情况决定。

1. 牵引种类　如皮肤牵引不能超过 5kg，骨骼牵引可高达 10～15kg。

2. 牵引部位　上肢不需要过重，免得骨折处发生过度牵引；下肢肌肉发达，开始时牵引重量必须较大，待骨折整复后保持维持重量即可。股骨所需重量比胫骨大。

3. 肌肉力量　肌肉发达，身体健壮者比肌肉弛缓，身体衰弱者所需重量要大。

4. 伤后时间　伤后时间愈长，所需牵引重量愈大。

5. 创伤类型　如斜面骨折比横断骨折所需牵引重量小。

加放牵引以后，需用手先牵拉牵引弓，尽量拉出缩短的范围，开始时牵引力应足够大，达到骨折早期整复应在 48h 以内完成复位。但此期的重量不能持续过久，以防止过度牵引导致断端分离，影响骨折愈合。置放牵引以后，应仔细观察骨折整复情况，随时用尺测量肢体长短，并做详细记录，或用 X 线透视、拍片检查，骨折一旦整复应立即改用维持重量。

（五）拆除牵引时间

当牵引达到预期效果后，即可拆除牵引。例如，骨折部已有骨痂形成，不担心再发生重叠、移位时，股骨干骨折一般牵引 3～6 周，胫腓骨骨折 3～4 周，即可拆除；或牵引作为术前准备，待手术完成或畸形矫正后，对不需继续维持牵引者即可拆除。拆除皮肤牵引时，应先用汽油湿润胶布，徐徐撕下，切勿连同毛发猛烈撕脱，以免疼痛或溃破。应在无菌操作下拔除牵引钢针，如先将针的两端用乙醇清洗擦净，再用乙醇、碘酒、乙醇消毒，或在消毒之前加用乙醇灯火焰烧热针的两端，或靠近皮肤剪去外露钢针，消毒后再从另端拔除。对由于牵引时间过久，针已松动者，拔针时不宜在伤口内滑动，以免感染扩散。

皮肤牵引最多维持 3 周，如仍须牵引，可重新更换。骨骼牵引以不超过 8 周为宜。如穿针点已发生感染，仍须继续牵引时，则应改换方法或另换部位。

二、皮肤牵引

皮肤牵引系利用胶布贴于皮肤，牵引力直接着力于皮肤，间接牵开肌肉紧张，骨折重叠移位和关节脱位。因此，肢体损伤较小，痛苦不大，且无引起骨骼、关节因穿针发生感染、化脓的危险。但牵引重力量最多不超过 5kg，过重则皮肤承受不了，容易滑脱。对于成人长管骨骨折重叠移位较多，需重力牵引方能矫正者则不适用，且因胶布刺激，皮肤可发生皮炎、水疱或溃疡。牵引后肢体被胶布包裹，不便做关节功能锻炼、按摩或检查等。

1. 适应证　将在下面具体牵引中逐一介绍。

2. 禁忌证　如下所述。

（1）皮肤擦伤、裂伤者。

（2）血液循环受累，如静脉曲张、慢性溃疡、皮炎、血管硬化或其他血管病者。

（3）骨折严重移位重叠，需要重力牵引方能矫正畸形者。

3. 操作方法　如下所述。

（1）检查患者：检查患肢皮肤，如有破溃、皮炎等，禁忌皮肤牵引，以免发生化脓感染或皮肤坏死，甚至影响骨折愈合。

（2）患者准备：患肢必须用肥皂和清水冲洗擦干，用乙醚或乙醇擦去油泥；不需刮除毛发，它们可帮助粘紧牢固，不易滑脱。

（3）准备胶布：取质量较好的胶布，按肢体宽度和长度撕成胶布条。如骨折牵引，其长度应自骨折端至肢体远侧端平面下 10cm；关节牵引，则自关节平面下计算。对成人先撕成 5~7cm 宽的长条，然后将胶布的远端约全长 1/3 处向胶面折叠变窄，使折叠远端的宽度与分开板上的卡孔宽窄一致，以便穿入卡销，牵引胶布条粘面经过骨骼隆起处，如内外踝、桡、尺骨茎突。应以胶布内侧的衬布或纱布垫衬保护，以免压破皮肤，形成溃疡。以上做法比用胶布条直接贴于分开板上有利，因为牵引时间较久，胶布必自行滑脱，则会两侧长短不一，失去平衡。如采用卡销、别扣则可随时调整，使牵引力在两侧始终保持平衡。

（4）分开木板：此木板有分开胶布与肢体凸处，保持一定距离，以免压破皮肤，发生溃烂，并使肢体两侧胶布力量相等，发挥良好的牵引作用。分开板由厚 0.5~1cm 木板制成，宽度因肢体大小不同而异，板外面钉以两端带有卡销的皮带，并于板中心经过皮带钻圆孔，牵引绳可穿过此孔近端打结，以免滑脱，待胶布贴好后，将其窄端穿入分开板的皮带卡销上扣紧，使两侧力量均等，然后再行牵引。日后胶布如有滑脱，两侧力量失去平衡时，可松开一侧卡扣，调整两侧胶布长短适宜，继续牵引。

（5）贴放胶布：先在皮肤上涂抹安息香酸酊（亦有主张不用者，以免妨碍皮肤汗腺与皮脂腺管分泌物而发生皮炎），立刻将备好的胶布条粘贴于皮肤。如为骨折，其上端不应超过骨折平面，即胶布上端分叉处在粘贴时不可互相交叉或重叠，粘贴后用手指或绷带卷摩擦压匀，使无皱褶。其外侧禁用胶布条螺旋缠绕，以防止发生循环障碍或皮肤压迫性坏死、破裂等并发症。

（6）缠绕绷带：贴放胶布后立即用弹性绷带缠绕，如无此种绷带亦可用一般绷带适当均匀加压包裹。胶布近端应保留部分外露，以备观察有无滑脱。绷带下端不得超过关节，以免影响关节活动。如在下肢应保持在踝平面以上，如在前臂应保持在桡尺茎突平面以上，如在上臂应在肘窝平面以上。胶布经过骨凸处必须用纱布保护，以免压破皮肤。现有用成品牵引套牵引者，效果较好，并发症少。

（7）牵引加重：将贴好胶布的肢体放于用外科带装好的托马斯或勃郎-毕格架上，把牵引绳放于固定床架的滑轮上，1~2h 后逐渐加重牵引，以不超过 5kg 为宜。皮肤牵引一般可维持 3~4 周，如胶布失去牵引作用，可更换胶布继续牵引。

三、上肢肘伸位皮肤牵引

1. 适应证　肩胛骨关节盂或肩胛骨颈骨折，远端骨折块向内下方移位；肱骨外科颈骨折或肱骨干上、中 1/3 骨折，有移位者；肩关节周围纤维化，外展活动受限者；肩关节外科术后需要牵引固定者。

2. 牵引用具　上肢托马斯架、胶布、床旁牵引架，牵引棉线绳、分开板、带螺钉的金属滑轮、牵引重量（砝码或铁沙袋 2~5kg）、外科带、大别针或书夹、弹性绷带或一般绷带。

3. 操作方法　如下所述。

（1）常规备皮：用肥皂水洗刷，并用清水冲洗擦干，再用乙醚去其油泥，不剃毛发。

（2）仰卧，伤肢放于 90°外展位，前臂和手部完全放于旋后位。将备好的胶布条自骨折平面下沿上臂及前臂纵轴粘贴，但不能前后交叉或环绕肢体；骨骼隆起部，如桡骨或尺骨茎突需用纱布保护，以免受压。

（3）用弹性绷带或一般绷带沿肢体做螺旋形缠绕，使胶布固定稳固。

（4）用牵引绳自分开板中心圆孔（或支架）穿过，并在近端打结，防止滑脱。然后把贴好的胶布两端固定于分开板皮带的卡销上，使两侧长短一致，力量相等，并使分开板与手指尖端保持一定距离，不影响手指伸屈活动。

（5）将患肢放于有外科带装置的上肢托马斯架上，架上圈的后侧及相当于腋部受力点应用棉垫保护，与腋部皮肤隔离，以免引起压疮。支架远端固定于床旁支架上，将牵引绳的外端穿过滑轮，牵引重力 2kg。

四、上肢肘屈位皮肤牵引

1. 适应证　肩胛骨关节盂骨折，折块向内下方移位；肱骨外科颈骨折或肱骨干上、中 1/3 部骨折。

2．操作方法　如下所述。

（1）备皮方法同上肢肘伸位牵引。

（2）仰卧位，伤肢外展90°，肘关节屈曲90°，前臂旋后位。将备好两份胶布条，一份自骨折平面下沿上臂纵轴的内及外侧粘贴，另一份沿前臂纵轴之掌及背侧粘贴。均用弹性绷带或一般绷带缠绕固定。

（3）将牵引绳两根分别穿入两个分开板的中央孔，在绳的近端打结，防止滑脱。然后把粘好的胶布分别固定于分开板皮带的卡销上，使两侧长短相等，力量一致，前臂牵引板应以不影响手指屈伸为宜。

（4）患肢放在配装外科带的上肢托马斯架内，并用棉垫垫好支架铁圈，防止压破皮肤。远端固定于床旁支架上，将牵引绳放于滑轮上，牵引重力2kg。同时，肘关节屈曲90°位悬吊于床架的滑轮上，牵引重力1kg。

五、下肢皮肤牵引

1．适应证　髋关节中心性脱位；股骨颈骨折术前或术后牵引，以减轻肌肉紧张、痉挛和疼痛；股骨粗隆间骨折牵引整复固定或术后牵引固定；股骨干骨折牵引整复固定或术后牵引固定；纠正肌肉痉挛、坐骨神经痛或因其他病理改变所致的疼痛。

2．操作方法　如下所述。

（1）常规备皮，不剃毛发。

（2）仰卧位。助手牵引患肢，将备好的胶布自骨折平面下沿下肢纵轴粘贴，但不能交叉或环绕肢体。在贴胶布之前用纱布或棉垫在骨凸部，如腓骨头、髌骨和内外踝加以保护，以免压迫坏死。

（3）用弹性绷带或一般绷带自踝上开始缠绕，绝不能自足背开始，以免牵引胶布向下滑动引起压疮。绷带要有适当压力，但不能太紧，缠绕至胶布近端平面以下为止。

（4）将牵引绳自分开板中心圆孔穿出，并在近端打结，防止滑脱。然后把胶布远端固定于分开板的卡销上，使两侧长短一致，力量均等，分开板放于足底部，准备牵引。

（5）患肢放于具有外科带的托马斯架上，并用棉垫垫好铁圈，防止压破皮肤。支架的远端固定于牵引末架上或实施平衡牵引，以牵引绳绕过滑轮，牵引重力4~5kg。

六、小儿下肢悬吊式皮肤牵引

1．适应证　4岁以下小儿股骨干骨折。

2．牵引用具　小儿下肢悬吊牵引架、胶布、弹性绷带或一般绷带、滑轮、牵引绳、砝码或小沙袋。

3．操作方法　如下所述。

（1）常规备皮，准备两侧下肢。

（2）仰卧位，助手将患肢持稳，先在下肢皮肤上涂抹安息香酸酊，然后将备好的胶布条自骨折平面下沿纵轴粘贴，同样用纱布保护骨凸部，防止压疮。

（3）用弹性绷带或一般绷带自踝上开始适当加压缠绕，缠至胶布近端平面下为止。

（4）在胶布远端放分开板和牵引绳，准备牵引。

（5）同样胶布放于健侧下肢。

（6）患儿放于牵引架平板上，两髋屈曲90°，两下肢垂直，牵引绳经过床架上的滑车，加重悬吊两下肢，以臀部恰好离开床面最为适宜。向家属说明注意事项，携带牵引架回家继续牵引。

4．注意事项　双下肢悬吊式牵引法，治疗4岁以下小儿股骨干骨折，是为最理想而有效的措施。牵引重量以保持臀部刚离开床垫为宜，只留肩与背部与床垫接触，重力过大，患儿不适，重量不足则牵引无效。悬吊双侧下肢可控制患儿于仰卧位，以免翻身时使骨折扭转移位。

牵引后应仔细观察患肢血供，绷带下端应始终保持在踝平面以上，以免压迫足背或跟腱处引起皮肤坏死。每天应按需要调整牵引及绷带的松紧度。经过度牵引后骨折端往往仍有重叠移位，但因患儿自身对骨折端畸形有重新塑形功能，6~9个月后其断端可自行修整，甚至在 X 线片上看不出骨折的痕迹。为了加大骨折牵引重量，有的主张用宽带固定腹部及骨盆，但能引起患儿消化不良及其他不适，现已不用。

须注意采用长绳将牵引重量引至足下端，以免脱落砸伤患儿。牵引一般保持 21~25d，骨折即可坚强愈合。

七、Russel 牵引

1. 适应证　髋关节中心型脱位、股骨颈骨折、股骨粗隆间骨折、股骨干骨折、髋关节脱位手术前准备、骨盆骨折。

2. 操作方法　采用胶布牵引，同时用布带悬吊肢体，牵引绳经过两个滑轮，使牵引合力与股骨纵轴必须一致。不用托马斯架装置，简单易行。牵引重力如为 5kg，其合力则 10kg；小孩 2kg，14 岁以下儿童 3kg，成人 4kg。

八、骨牵引

骨牵引又名称直接牵引，应用范围较广。由于牵引力直接加于骨骼，阻力较小，收效较大，可缓解肌肉紧张，纠正骨折重叠或关节脱位等畸形。牵引后便于检查患肢。牵引力可适当加大，不致引起皮肤水疱、压疮等，且便于护理患者。在保持骨折不移位的情况下，配合小夹板固定，可以加强肢体功能锻炼，充分发挥运动与固定相结合，能有效防止关节强直、肌肉萎缩、促进骨折愈合的功能。

1. 适应证　肌力强大的青壮年不稳定性骨折、穿破性骨折，肢体明显肿胀、下肢静脉曲张等周围血管疾病、颈椎骨折脱位等患者。

2. 牵引用具　除上述各项之外，尚需准备局部麻醉和切开手术用具，穿针用具，如手摇钻附套克氏针支架、手钻、钉锤。下面重点介绍牵引针和牵引弓。

（1）骨圆针：为较粗不锈钢针，直径 6~8mm，长 12~18mm，针体为圆形，尖端为三角形，尾端为三角立柱状，可套于手摇钻或手钻的钻头部，以便钻入或插入骨骼。针体较粗，不易折断，不易滑动，感染机会少，承受重量大，维持时间长。但只适用于下肢，对于骨松质，如跟骨较为适宜；上肢因不需过大重量牵引，克氏针即可解决问题。如在胫骨使用骨圆针时，必须用手钻钻入，禁用钉锤敲打，以免劈裂骨皮质。

（2）克氏针：较细的不锈钢针，直径 1~2mm，针体为圆形，尖端如剑锋，尾端为三角立柱状，可卡入手摇钻头上，以便钻入骨骼。对骨质刺激与损伤较小，除非针在骨骼内来回滑动，很少有发生化脓感染。适用于上肢掌骨、鹰嘴突，股骨下端或胫骨上端，但须用特制的牵引弓将针的两端拉紧，增加其紧张力，以承受牵引重量，直径 1mm 克氏针可承受 10kg 以下的力，2mm 者可承受 10~15kg 的力，故时间长、重力大的牵引容易拉豁骨骼。

（3）颅骨牵引钳：为特制的颅骨牵引器，形状如冰钳，弓的两端有短钉可以拉住颅骨外板，尾部有螺丝钮，可调节松紧度，以便卡紧颅骨外板，以免加重后滑脱。

（4）蹄铁形牵引弓：常用克氏针牵引弓，可卡住针的两端将针拉紧，以增加牵引力量。还有粗钢丝制成的简便牵引弓，弓两端有圆圈，以便套住针端牵引，适用于骨圆针牵引胫骨结节或跟骨，亦适用于克氏针牵引手指或足趾。

3. 穿针点　多在骨骼的一端骨质坚强部位进针。穿刺时防止进入关节腔，注意切勿损伤血管、神经，对于小儿勿损伤骨骺。

骨圆针适用于骨质疏松部位，如跟骨；克氏针适用于骨质较坚硬的部位，如尺骨鹰嘴，尺、桡骨远端，第 2~4 掌骨和指骨远节、股骨下端、胫骨结节、跟骨和趾骨远节，按所需牵引选择应用（表 1-2）。

表1-2 常用牵引部位和牵引重量

牵引针	穿针点	入针方向与标志	牵引目的	重量（成人）
颅骨钳	颅骨顶部	两外耳道连线与两眉弓外缘向顶部所画线交点处	颈椎骨折脱位、颈椎病或痉挛性斜颈	开始重量7~15kg，维持重量4~5kg
克氏针螺丝钩布巾钳	尺骨鹰嘴突	由鹰嘴尖端向远侧1.5横指处与距尺缘1cm画线交点处、由内向外，防止损伤尺神经	肱骨骨折，固定不稳的肱骨髁上骨折或局部明显肿胀和肱骨髁间骨折	开始重量2~3kg，维持重量1~2kg
克氏针	尺、桡骨远端	桡骨茎突上3.5cm处	尺、桡骨干骨折和肘关节损伤或疾病	开始重量2~3kg，维持重量1~2kg
克氏针	第2~4掌骨	横贯第2、3或2~4掌骨干由桡向尺侧穿针	前臂双骨折、桡骨远端骨折、腕关节疾病	开始重量2~3kg，维持重量1~2kg
克氏针	指骨	指骨远节基底远侧	掌骨、指骨不稳定性骨折和掌指关节损伤与指间关节损伤	用手套橡皮圈
克氏针冰钳	股骨下端	髌骨上缘2cm处或内收肌结节上两横指处由内处外，防止损伤血管。如用冰钳以内外髁中心为标志	股骨骨折髋关节脱位、感染	开始重量7~8kg，维持重量3~5kg
克氏针骨圆针	胫骨结节	胫骨结节向后一横指即1.25cm处在其平面下部由外向内，避免损伤腓总神经	股骨骨折，膝关节内骨折和髋关节脱位或疾病	开始重量7~8kg，维持重量2~5kg
克氏针骨圆针	跟骨	外踝顶点下2cm再向后2cm垂直线的顶点处，或内踝顶点下3cm垂直线顶点处，或自外踝顶点沿跟骨纵轴2横指	胫骨骨折、踝关节骨折脱位等	开始重量4~6kg，维持重量2~3kg
克氏针	第2~4跖骨	横贯第1~3跖骨	跗跖关节脱位	开始重量2~3kg，维持重量1~2kg
克氏针	趾骨	趾骨远节	跗骨、趾骨	用手套边缘皮圈

4. 操作方法　如下所述。

（1）常规备皮，剃去毛发，用2.5%碘酒和75%乙醇消毒皮肤，再用消毒巾遮盖。

（2）1%普鲁卡因（需做过敏试验）或利多卡因局部麻醉。针尖深达骨膜，用手向上拉紧皮肤，以免牵引肢体伸长时皮肤牵拉过紧。

（3）以牵引针直接穿破皮肤，直达骨膜，此时术者瞄准牵引针的方向，除特殊部位外，一般要求牵引针与骨干长轴垂直，与关节面平行。把持稳妥手钻，不能左右或上下摇摆，然后徐徐旋转摇把，使针逐渐穿过骨皮质，至对侧时将皮肤同样向上拉紧。

（4）注射局部麻醉深达骨膜，继续向外穿针，待针顶起皮肤时，用手指压迫皮肤，使针尖直接穿破皮肤，以达到针与皮之间完全密封，防止出血、渗液引起感染。

（5）穿针后用乙醇纱布和纱布垫保护两侧钢针伤口，胶布条固定。最后放牵引弓，固定钢针两端，旋转牵引弓后侧的螺丝，使钢针拉紧。置患肢于牵引架上，按患者体重、肌肉力量和骨折类型等，确定牵引重力。

5. 注意事项　如下所述。

（1）牵引钳的螺帽应当拧紧，以免滑脱。

（2）颈椎骨折脱位快速加重整复时，必须床旁摄影观察整复情况，一旦复位立即改用维持重量牵引。

（3）调整床位高低，注意牵引方向和角度。

（4）密切观察患者全身情况，加强护理，防止压疮。

（5）对关节突间关节跳跃交锁者，先应稍屈曲牵引，待交锁的关节突牵开后，改为后伸牵引，跳跃即可解脱；若开始就采用后伸位牵引，则交锁必更牢固，反而不易解脱。

九、头部牵引

（一）头部吊带牵引

1. 适应证　颈椎骨折脱位移位不多、颈椎综合征或痉挛性斜颈。至于需要更大重力牵引者应采用骨骼牵引。

2. 操作方法　简便易行，不需特殊装置，用两个布带按适当角度连在一起，一带护住下颌，一带牵拉枕后，利用两带的合力牵引（图 1-12，图 1-13）。

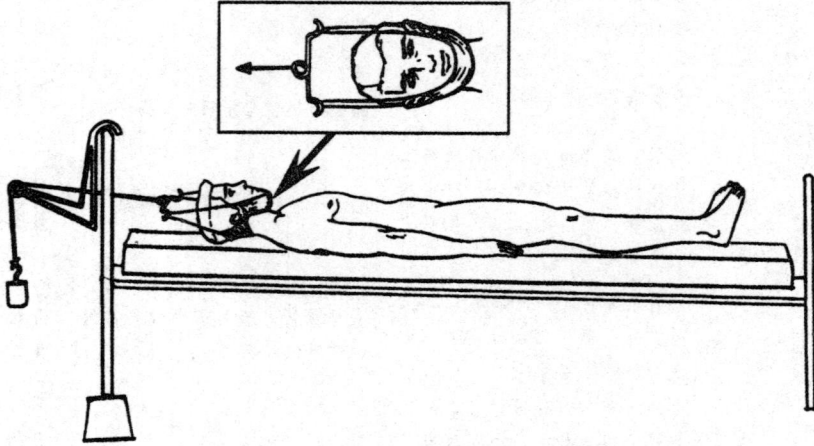

图 1-12　卧位头部吊带牵引

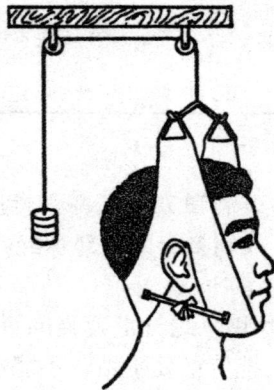

图 1-13　坐位头部吊带牵引

3. 注意事项　牵引重力不能超过 3~5kg，否则下颌活动受限，影响张口，妨碍饮食，甚至滑脱至下颌部压迫颈部大血管或气管，引起脑缺血，甚至窒息；如唾液分泌较多，布带潮湿，还可引起皮肤糜烂、感染，甚至颌部及枕部形成压疮；男性患者需经常剃洗，尤为不便。

（二）颅骨牵引

为骨科创伤常用的牵引方法，如牵引钳安置得当不但不易滑脱，且能防止颌部或枕部发生压疮，牵引重力可加至 7~15kg。

1. 适应证　颈椎骨折脱位，尤其移位较多，需要牵引复位者，必须采用此种重力较大的牵引方法。

2. 牵引用具　包括 Crutchfield 发明的颅骨牵引钳或头颅环（图 1-14），特制手摇钻头仅能钻通颅骨外板，手术尖刀、消毒巾、手套、缝线、镊子、血管钳，均需消毒。

3. 麻醉　采用1%普鲁卡因（需做过敏试验）或利多卡因施行头皮局部浸润麻醉，浸润范围在2～3cm，深达骨膜。

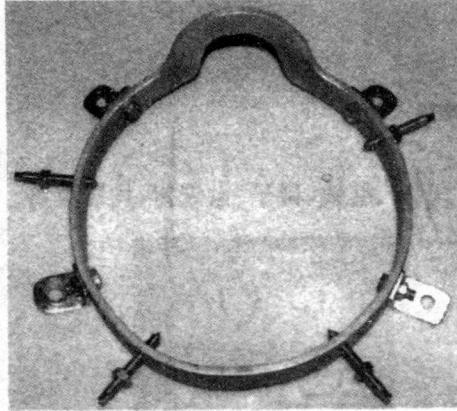

图1-14　头颅牵引环

4. 操作方法　如下所述。

（1）常规备皮：剃去全部头发，用肥皂及清水洗净，再用乙醇、乙醚、碘酒、乙醇备皮。

（2）标记定位：牵引合力必须放正对准，保持均衡，防止滑脱。为此，应先在患者头顶正中画前后矢状线，从颅顶分为左右各半，然后以两侧外耳道为起点经过头顶画一连线，并在此线对准两侧眉弓外缘画一标记，使两标记与中线距离相等，3.5～6cm作为切口和牵引钻骨的标记（图1-15）。

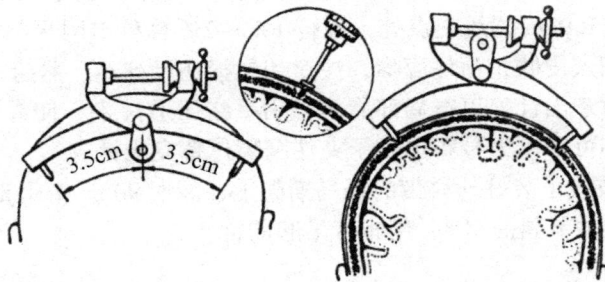

图1-15　颅骨牵引钻孔位置及深度

（3）手术步骤：在顶部两侧标记处分别做约1cm横切口，深达颅骨，然后以骨钻钻入颅骨外板。钻孔前，先将牵引弓放于钻孔部，钻孔方向务必与牵引钳的短钉方向一致，使短钉直接嵌入顶骨外板的钻孔内，旋转后部的螺丝帽，使颅骨钳卡紧，再用带钩的牵引绳挂在牵引钳尾部的孔内，通过滑轮加重牵引（图1-16）。牵引重力因人因病而异，一般开始为7～15kg，维持重力为2～3kg。

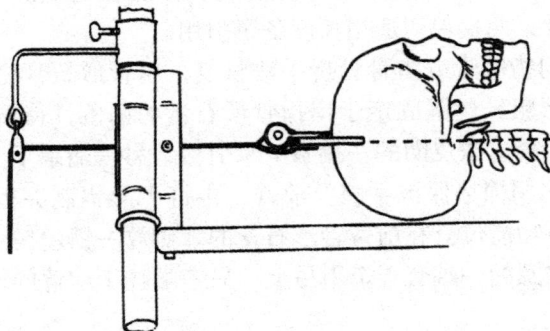

图1-16　颅骨牵引

5. 注意事项　牵引初期注意调节颅骨钳的压力，防止自颅骨滑脱。颈椎骨折脱位应快速牵引复位，每 1 ~ 2h 拍摄颈椎正、侧位 X 线片，以了解复位情况。复位后立即减轻牵引重量，改为维持重量。

十、上肢骨牵引

（一）尺骨鹰嘴牵引

1. 适应证　如下所述。

（1）单纯尺骨鹰嘴牵引：适用于肱骨穿破性骨折严重移位，肱骨髁上骨折局部明显肿胀不能进行手法复位时，和严重移位的肱骨髁间骨折。

（2）尺骨鹰嘴与掌骨联合牵引：适用于前臂双骨折并发肱骨干骨折或前臂与肱骨穿破性骨折时。

2. 牵引用具　托马斯架、牵引床架、克氏针（或大号布巾钳、不锈钢螺丝钩）手摇钻、牵引弓、胶布、牵引绳、砝码、砝码托、消毒巾、大别针。

3. 体位　仰卧位。

4. 麻醉　臂丛麻醉或局部麻醉。

5. 操作方法　如下所述。

（1）常规备皮：肥皂洗刷，净水冲洗，用乙醇、碘酒、乙醇依次备皮。

（2）手法整复夹板固定：特别是肱骨髁间骨折，应先在臂丛麻醉下手法整复，夹板固定，使肱骨下端骨折稳定，然后再穿克氏针牵引。

（3）皮肤或掌骨牵引：为了肘关节保持屈曲 90°位，前臂贴胶布行皮肤牵引，或用布带悬吊前臂。如上臂和前臂同时骨折可考虑加用克氏针横贯第 2 ~ 4 掌骨牵引法。

（4）穿针步骤：患肩外展至 90°。助手持握患肢手腕，术者立于患肢尺侧，自尺骨鹰嘴尖端向远侧 1.5 横指处和距背侧皮缘约 1.0cm 画线交点处，施行 1% ~ 2% 普鲁卡因局部浸润麻醉或臂丛阻滞麻醉。从尺侧进针，先用克氏针刺入皮肤，顶住鹰嘴，注意切勿损伤尺神经。然后徐徐旋转手摇钻，待针穿过鹰嘴时患者感觉疼痛，此时于出针处再行局部麻醉，用手指压迫针尖，使针穿破皮肤，继续旋转手钻，至适合牵引弓长度为止。亦可采用大号布巾钳子夹住鹰嘴代替克氏针。

（5）牵引重力：将患肢放于装好外科带的托马斯架上，屈肘 90°。牵引重力 1 ~ 2kg。前臂在皮肤牵引下悬吊加重 0.5kg 或使肘关节屈曲 90°，用布带吊起前臂。

（二）手指牵引

1. 适应证　拇指掌骨或其他 4 指掌骨，或近节指骨不稳定性骨折；通过手法整复夹板固定，骨折仍不稳定时改用骨牵引法。

2. 体位　坐位或卧位。

3. 麻醉　臂丛或局部麻醉。

4. 操作方法　如下所述。

（1）穿针方法：自手指远节一侧用细克氏针刺破皮肤，抵触远节的一侧骨骼，用手钻徐徐钻入，自对侧皮肤穿出，剪短克氏针，两端保留适当长度备牵引用。

（2）拇指牵引法：先行拇指掌骨或指骨骨折手法整复，用管形石膏将前臂手腕和拇指腕掌关节固定于对掌功能位。然后用 U 形粗铁丝圈固定于拇指管形石膏的两侧，待石膏干固后用钢丝牵引弓拉住穿过拇指远节的克氏针，用手套边橡皮圈的一端系于牵引弓，另一端系于 U 形铁丝圈上进行牵引。

（3）其他 4 指牵引法：先用棉垫保护手腕及前臂，再将 T 形铝制夹板用石膏绷带固定于前臂腕部掌侧，保持腕关节、掌指关节功能位。在前臂管形石膏的掌侧放一铁丝钩。待石膏干固后，用钢丝牵引弓拉住克氏针，以手套边橡皮圈的一端套于牵引弓上，另一端挂于前臂的铁丝钩上，并以撑木撑起橡皮圈，保持适度的牵引力。

5. 注意事项　如下所述。

（1）对其他 4 指牵引时放于屈曲位，指端应对准腕舟骨结节。

（2）牵引力量大小适宜。

（3）拇指腕掌关节必须放于对掌功能位。

十一、下肢骨牵引

下肢牵引应用范围较广。由于下肢肌肉发达，必须用骨牵引方能矫正骨折移位畸形。除小儿或其他特殊情况采用皮肤牵引外，成人多采用骨牵引。常用牵引方法如下：

（一）股骨下端牵引

1. 适应证　成人股骨骨折、骨盆骨折并发骶髂关节脱位。

2. 体位　仰卧位。

3. 麻醉　局部麻醉或腰麻。

4. 操作方法　如下所述。

（1）常规备皮。

（2）穿针方法：患侧膝后放扁枕两个。术者立于患肢对侧，以髌骨上缘2cm处或内收肌结节上两横指处作为穿针点，先向上拉紧皮肤，用克氏针穿入皮肤，顶住股骨内髁上部，注意保护血管，然后徐徐旋转手摇钻，待穿过对侧骨皮质，感觉疼痛时，同样向上拉紧皮肤施行局部麻醉，用手指压迫针尖周围，刺破皮肤，继续旋转手钻向外推出。然后剪除过长的针端，放置牵引弓。用橡皮塞套于针的两端，以免刺伤健肢皮肤。

（3）牵引重力：患肢放于带有小腿附架的托马斯架或勃郎 - 毕洛架上，用外科带装配于架上托住大腿及小腿后部，膝关节适当屈曲位。然后放置牵引弓及牵引绳，加重量3~5kg牵引，待骨折整复后改换维持重量3~5kg。

5. 注意事项　如下所述。

（1）穿针自内向外，勿损伤血管。

（2）穿针勿经过关节腔，防止继发感染。

（3）防止过度牵引；拍片检查，待骨折整复后立即改换维持重量。

（4）每天用乙醇湿润两侧保护针眼的纱布1~2次，以免穿针滑动引起感染。

（5）骨骺未闭的儿童不宜选用。

（二）胫骨结节牵引

1. 适应证　成人股骨骨折。

2. 体位　仰卧位。

3. 麻醉　局部麻醉或腰麻。

4. 操作方法　如下所述。

（1）常规备皮。

（2）穿针方法　患肢用枕头垫起。术者立于患侧，胫骨结节后1横指处，即1.25cm处，在其平面稍下部作为穿针点。然后用手钻将克氏针或骨圆针由外向内穿出，避免损伤腓总神经，待针至对侧皮下再用局部麻醉，压迫针尖穿出皮肤，继续旋转手钻将针向对侧推出，剪除多余部分至两侧长度适宜。最后放牵引弓，置患肢于勃郎 - 毕洛架或带有小腿附架的托马斯架上，膝适当屈曲位。通过牵引弓和牵引绳加重7~8kg牵引（成人体重的1/8~1/7），待骨折整复后改换维持重量3~5kg。

（3）手法整复夹板固定：在未装牵引重量之前手法整复，并用小夹板固定。

5. 注意事项　如下所述。

（1）如用骨圆针牵引，需用手钻穿针，禁用钉锤敲打，以免劈裂骨质。

（2）由外向内穿针，以免损伤腓神经。

（3）预防骨折端过度牵引，抓紧拍片检查。

（4）每天用乙醇湿润保护两侧针眼的纱布1~2次，预防穿针点感染。

（5）骨骺未闭的儿童不宜选用。

（三）跟骨牵引

1. 适应证　小腿穿破骨折、小腿不稳定性骨折、胫骨平台骨折，有时亦可用于跟骨骨折。

2. 体位　仰卧位。

3. 麻醉　局部麻醉或腰麻。

4. 操作方法　如下所述。

（1）常规备皮：必须彻底洗刷充分消毒，先用肥皂水和清水刷洗，再用乙醇、碘酒和乙醇依次消毒。

（2）穿针方法：将双枕垫于小腿后侧，保持膝关节屈曲45°。自跟骨内侧相当于内踝顶点下3cm处，再向后画3cm长的垂直线，其顶点即穿针点，或外踝顶点下2cm再向后2cm的垂直线的顶点处。注意穿针方向：胫腓骨干骨折时，针与踝关节面略倾斜15°，即针的内侧进入处低，外侧出口处高，有利于恢复胫骨正常生理曲线。穿针时最好用手钻旋转穿入。骨圆针比克氏针固定稳妥，不易发生穿针左右滑动或跟骨拉豁。除非牵引重量不大或青少年患者，否则不考虑用克氏针牵引。穿针时助手应将患足把持稳定，以免入针不正。穿针至对侧时应再局部麻醉，然后刺破皮肤，继续旋转手钻向对侧推出，使两侧针的长度与牵引弓的宽度一致，多余部分剪除。最后消毒，纱布遮盖保护针口。

（3）手法整复夹板固定：如为闭合胫腓骨骨折，需在助手牵引下手法整复，加放纸垫和夹板固定。

（4）牵引重力：患肢放于勃郎－毕洛架上，牵引绳挂在牵引弓上，经过滑轮加重4~6kg牵引，待复位后改换维持重量2~3kg。

5. 注意事项　如下所述。

（1）由内向外穿针，防止损伤胫后神经。

（2）用手摇钻穿针比用钉锤敲打震荡小，并能避免骨折部疼痛。

（3）确保穿针经过跟骨，不能穿入距跟关节和跟骨下部。穿针后，如针不向左右活动，说明针已经过跟骨。

十二、骨盆悬吊牵引

1. 适应证　对位比较好的耻骨骨折、髂骨翼骨折折块向外移位、耻骨联合处分离、严重的骶髂关节分离。

2. 牵引用具　骨盆牵引带、悬吊木棍、牵引床架、牵引绳、滑轮、拉手横木棍。

3. 体位　仰卧位。

4. 麻醉　硬膜外麻醉。

5. 操作方法　骨盆牵引带放于腰及臀后部，带的两端各穿一横木棍，绳索系于棍的两端，悬吊于床架上，用铁蹄制S形钩挂于两侧牵引绳上，以便加强骨盆两侧的压力，稳定骨折，减少疼痛，且便于护理，感觉舒适。对髋关节中心型脱位者需行经股骨牵引。

（熊名副）

第三节　骨膜剥离技术

骨膜属结缔组织，包绕着骨干，来源于中胚层，大多数管状骨包括肋骨都有骨膜，肌肉通过骨膜附着于骨干上。骨科手术基本上都在骨面上进行，只有剥离骨面上附着的骨膜才能显露出需要实施手术的部位，因而骨膜剥离是骨科手术中常用的操作方法，但针对不同的手术目的，对术中骨膜剥离方法的要求不尽相同。

一、游离骨膜移植时骨膜的剥离和切取

骨膜生发层的间充质细胞（骨原细胞）既可分化为软骨细胞形成软骨，也可分化为骨细胞成骨，并具有终生分化的潜能。早在1930年，Ham就从理论上提出，胚胎时期骨膜的生发层细胞具有依据存

在环境变化分化为软骨细胞和骨细胞的可能，而成年组织中这种细胞也具有未分化间叶细胞的潜能，但无实验证实。Fell 的实验表明，在鸡胚胎发育过程中，从软骨膜衍化而来的骨膜能够生成软骨，研究亦表明骨膜生发层的骨原细胞在低氧环境下可分化为软骨细胞。骨膜被移植到关节腔后，在低氧环境和滑液的营养及局部应力的作用下，原处于静止状态的细胞可迅速增殖分化为软骨母细胞，后者分泌细胞间质并被包埋而变为软骨细胞，最终成为软骨组织。骨膜生发层细胞是骨膜再生软骨的主要成分，单位面积上骨膜生发层细胞的数量及其活性是决定新生软骨厚度的基础，在同一环境下，单位面积上的骨膜生发层细胞多、活性高，则新生软骨厚；反之，则较薄。骨膜成软骨与否，除理化因素和骨膜固定技术外，首先取决于骨膜剥离技术，仔细的锐性剥离，可使骨膜生发层细胞残留在骨面上的数量减少，骨膜上的生发层细胞数增多，有利于骨膜的成软骨。

二、骨折患者的骨膜剥离

影响骨折愈合最主要的因素是局部血运和骨膜的完整性，骨膜完整可以限制骨折端血肿向周围软组织内扩散，促进血肿的机化和软骨内成骨，有利于膜内成骨的进行。骨膜剥离损伤了骨膜动脉，骨膜动脉在长骨中的供血量小，损伤后骨的其他动脉可很快扩张代偿，短期内通常即可恢复正常的血流量；同时骨膜组织很快增生，有大量血管从周围组织长入，也增加了骨的血流量。虽然骨膜对长骨的血供影响不大，随着时间的推移，长骨的血供可恢复至正常状态，但血供恢复时间越长，对骨组织修复越不利，因而在手术操作中我们应尽量减少操作带来的损伤。在骨折的治疗中，应注意根据受力方向和 X 线片尽量在骨膜破坏侧剥离及放置钢板，保证对侧骨膜的完整性，这样将有利于骨折的愈合，促进患者的恢复。

三、常用的骨膜剥离方法

在具体的手术操作过程中，剥离骨膜时应使骨膜剥离器向骨间膜或肌纤维与其附着的骨干成锐角方向剥离、推进，否则易于进入肌纤维或骨间膜纤维中，造成出血和对组织的损伤（图 1-17）。在剥离肋骨骨膜时，应根据肋间肌的附着特点，先在肋骨上剥离骨膜，由后向前剥离肋骨上缘，由前向后剥离肋骨下缘，即采用上顺下逆的方法（图 1-18），否则可能损伤胸膜而导致气胸。剥离脊柱的肌肉时应自下往上，顺着肌肉的附着点紧贴骨面进行剥离，如此可减少术中的出血（图 1-19）。骨干部位应顺骨干纵行切开骨膜，在骨端或近关节处，为防止骨膜进入关节和骨骺板，可将其作 I 形或 Z 形切开，如此既可缩短纵行切开的长度，又可保证术中有足够的显露宽度。

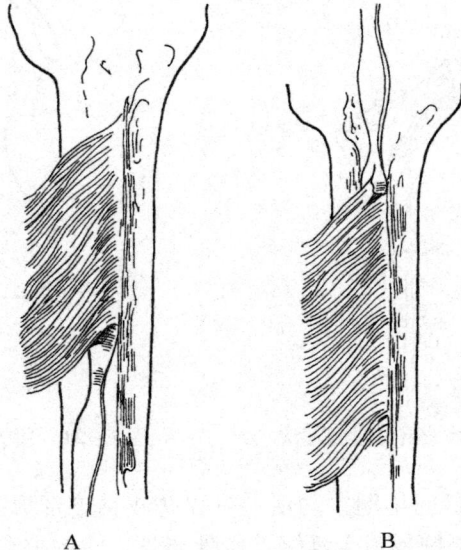

图 1-17　骨膜剥离技术

A. 骨膜剥离器向骨间膜或肌纤维与附着的骨干成锐角方向剥离；B. 如向钝角方向剥离，则剥离器易于离开骨干而进入肌纤维或骨间膜纤维之中

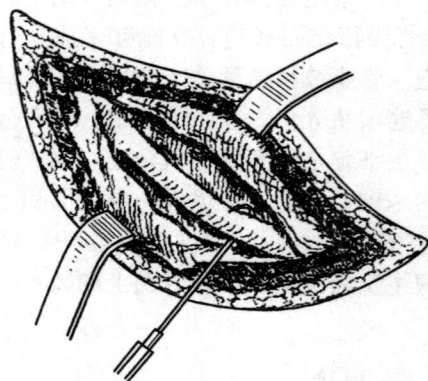

图 1 - 18　肋骨骨膜的剥离方法（箭头）　　　图 1 - 19　竖脊肌的剥离显露方法（箭头）

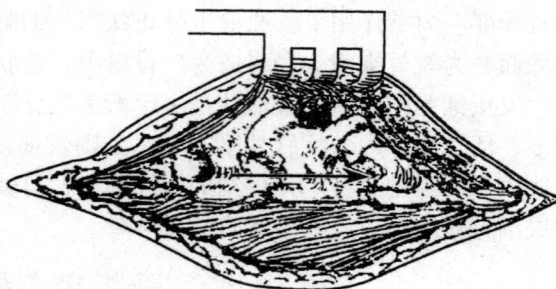

（熊名副）

第四节　肌腱固定技术

　　肌腱外科中有许多手术涉及肌腱的固定，肌腱牢固固定后患者可早期活动，有利于患者的功能恢复，肌腱的确切固定是取得满意疗效的关键。下面简要介绍一下几种常用的肌腱固定于骨面的方法。

　　（1）为使肌腱与骨面有效地愈合，肌腱固定于骨面时，首先应将与肌腱接触的骨面凿成粗糙面，再于固定骨上钻孔，将缝线穿过骨孔并抽紧，将肌腱有效地固定于骨的表面。对于细长的肌腱或筋膜条，可将肌腱、筋膜条穿过骨隧道，肌腱和筋膜条穿出骨隧道后，拉紧使肌腱断端对接、重叠缝合。

　　（2）不锈钢丝拉出缝合法：适用于跟腱、跖骨、指骨的肌腱固定，在骨面上开一骨槽，将穿好钢丝的肌腱近端置入骨槽，再将钢丝经骨钻孔从足底或手指掌侧皮肤穿出，固定于纽扣或橡皮管上，对于张力较大者，应将钢丝穿出石膏外，固定于石膏外的纽扣上，以免压迫皮肤，造成皮肤坏死（图 1 - 20）。

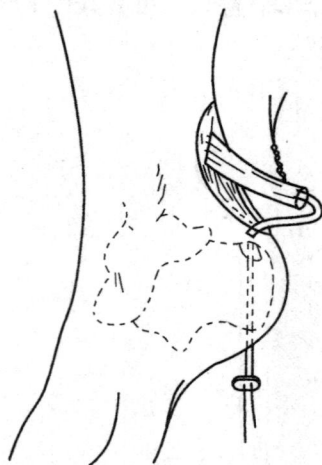

图 1 - 20　跟腱断裂钢丝抽出骨面固定法　　　图 1 - 21　股方肌骨瓣转位植骨、固定

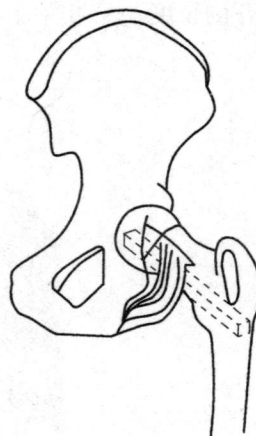

　　（3）肌腱 - 骨瓣固定法：肌腱的早期主动活动可以防止粘连形成，但肌腱早期活动所增加的肌腱止点牵张力，易造成肌腱止点的撕脱或愈合延缓。而骨与骨之间的愈合明显快于骨与肌腱之间的愈合，且利于移植肌腱的早期活动。理论上骨 - 肌腱移植可早期进行主动活动，而不发生止点撕脱断裂。带有肌腱的骨瓣血管供血丰富、血运好，如带有骨片的股四头肌或髋关节外展肌群的转移等，均可通过此法达到良好的固定，但在固定时应将骨面凿成粗糙面，将带有肌腱的骨片以克氏针或螺丝钉固定于粗糙的

骨面上，也可通过钢丝通过骨孔环扎固定，对于一些力量较小的肌肉可以细丝线固定，可促进固定肌腱的愈合，有利于患者的早期康复（图1-21）。

（4）肌腱骨栓固定法：如腘绳肌腱结与骨栓嵌入固定法关节镜下重建后交叉韧带（PCL）损伤，肌腱结和骨栓嵌入瓶颈样股骨隧道内，与隧道挤压紧密，术中可将自体松质骨同时植入隧道，可有效地防止骨道渗血和关节液浸入，有利于移植物与骨壁愈合。

（熊名副）

第五节　植骨术

一、概述

临床上，植骨术是将骨组织移植到患者体内骨骼缺损处或骨关节需要加强固定部位融合的一种手术方法。根据患者的具体病情可采用皮质骨或松质骨移植。移植骨可取自患者本人或其他健康人，也可取自异种的动物骨骼。骨移植的种类有传统骨移植、带肌蒂骨（瓣）移植及带血管的骨移植。近年来，对人工骨（羟基磷灰石、磷酸三钙等）及生物材料的研究进展迅速，在临床上的应用也日益广泛。

（一）骨组织生理

骨组织由骨细胞及骨基质构成。骨基质由有机物质胶原纤维及无机物质钙盐（磷酸钙、碳酸钙）结合而成，赋予骨骼一定的韧性及坚固性。星状的骨细胞散布于骨基质中间。松质骨像海绵一样，含有许多小空隙，储以骨骼；而皮质骨则坚实质密，其骨基质中有许多骨小管与骨外膜内层的毛细血管相通，皮质骨可借此得到部分血液供应。人体的皮质骨主要分布于长骨（股骨、肱骨、胫骨等）的骨干部分，松质骨主要分布于短骨及扁平骨（肋骨、盆骨、椎骨及手腕骨、足跗骨等），长骨两端膨大处也属于松质骨。

（二）移植骨的转归

被移植的骨骼，并不像金属或其他固定物那样仅起一种连接、支撑作用。而是经过一定时间后，与受区的骨骼坚固地融为一体、牢不可分。传统的观点认为，游离骨移植后骨块内的骨细胞失去活性，产生许多空隙，构成骨架。周围血肿首先机化，继而成骨细胞在血肿周围形成许多骨样组织，并呈条状小梁向内生长，占据全部血肿组织，使之钙化、骨化，与骨块接触并逐渐占据骨块的全部表面。与此同时，破骨细胞沿移植骨块的骨基质挺进并将其吞噬，而成骨细胞则紧跟其后，一部分停留来建立新的骨基质，一部分则跟随前进，为了输送营养物质、排出代谢废物，许多新生毛细血管、破骨细胞、成骨细胞的突起伸展到骨块中，并经哈佛管向纵深发展，边吞噬已死亡的骨细胞，边建立新的骨组织。最终，植骨块完全被吸收，代之以新的、有生命的骨组织，并与受体骨组织融为一体，即爬行替代作用。但近来的研究证明，移植骨能诱导宿主的间充质细胞转化为具有成骨能力的细胞，即移植骨有诱导成骨的作用。

人体的骨骼可分为两类：一类为皮质骨，如股骨、胫腓骨、肱骨、桡尺骨的骨干部分，一类为松质骨，如髂骨、脊椎骨、足跗骨、腕骨及长管状骨的两端。这两类骨在显微镜下的组织结构大致相同，都是在一片均匀的骨基质中间散布着许多星状的骨细胞。所不同的是皮质骨较致密，其活力依靠哈弗管中的血管系统维持，移植以后往往需要相当长的时间才能完全再生，而且必须在有了活的骨细胞产生后移植骨才坚实。松质骨非常疏松，像海绵一样有许多小空隙，所以又有海绵骨之称。松质骨的结构有利于营养物质的弥散及受区血管肉芽组织的长入，因而爬行替代作用易于完成，所以松质骨是植骨时最常选用的材料。但支持作用较差。相反，由于皮质骨的结构比较致密，上述两种作用受到一定的影响，因而爬行替代作用进行缓慢，但一旦完成，则可起到较坚强的支持固定作用。因而，皮质骨及松质骨的移植各具优、缺点，临床应根据病情加以选用或二者并用。但无论是皮质骨还是松质骨，其爬行替代作用的进行均是逐渐的、缓慢的、持续不断的，其完成时间须以月计。

（三）植骨适应证

（1）骨折断端硬化或骨质缺损引起的骨折不愈合、假关节形成。

（2）填充良性骨肿瘤或骨囊肿等肿瘤样疾病刮除后所遗留的空腔。

（3）修复骨肿瘤切除后形成的骨质缺损。

（4）脊椎的植骨融合术及促进关节的融合。

（5）重建大块骨缺损间的连续性。

（6）提供骨性阻挡以限制关节活动（关节限制术）。

（7）填充骨结核病灶清除术后遗留的空腔。

（8）促进延迟愈合、畸形愈合、新鲜骨折或截骨术的骨愈合，或填充术中的缺损。

（四）植骨禁忌证

（1）取骨部位或手术部位有炎症时，须待炎症消退后方能植骨，以防感染。

（2）有开放伤口存在时，须待伤口完全愈合半年至一年后，才能进行植骨手术。但对经久不愈、伴有窦道的慢性骨髓炎或骨结核病灶清除术遗留的空洞，在彻底清创的基础上辅以有效的抗生素治疗，可进行Ⅰ期松质骨移植术。

（3）植骨处广泛瘢痕形成、血运不佳，须先行整形手术改善血运，方考虑植骨。

（五）植骨的术前准备

（1）仔细检查患者，确定无感染病灶。

（2）自体取骨时应于取骨部位做好皮肤准备。术前3日开始，每日用肥皂水清洗取骨部位及其周围皮肤，清洗后以75%酒精涂布1次，然后用无菌巾严密包扎。术前1日清洗后剃毛，并重复上述步骤。手术当日晨起再以75%酒精消毒1次，更换无菌巾，包扎后送进手术室。这种方法与术前仅做1日皮肤消毒的备皮方法相比较，更为安全可靠。

（3）于髂骨或胫骨取骨时，因出血较多，应备好骨蜡，必要时做好输血准备。

（4）为预防感染，术前麻醉开始后予以适当的抗生素，对骨关节结核患者术前两周加用抗结核治疗。若为大块的同种骨或骨库骨移植，术前3~4日即应予以抗过敏药物，如苯海拉明、氟美松等。

（5）很多需要植骨的患者都已经过多次手术或长期外固定，以致伤肢肌肉萎缩，骨质脱钙疏松，有不同程度的关节活动限制，血液循环不好，抗感染力低，组织生长能力也差。植骨术后必不可少的一段时间的外固定，将会造成肌萎缩与关节僵硬加重。因此，术前应进行一段时间的功能锻炼与理疗，对无移位的下肢骨折不愈合或骨缺损的患者，可在支架或外固定的保护下进行功能锻炼。

（6）术前摄X线片，了解病骨情况，根据病情设计手术（包括植骨部位、植骨片的大小和植骨方式）。如拟作吻合血管的骨移植，术前应对移植骨的全长摄正、侧位X线片，以便选择植骨的部位和长度。

（7）吻合血管的骨移植术前，应当用超声血流仪探测供区和受区肢体的主要动脉是否存在及血流情况，以便设计手术。一般受区动脉多选用肢体主要动脉的分支作吻合，如股动脉的股深动脉、旋股内、外侧动脉等。如受区有2条主要动脉，如尺、桡动脉、胫前、后动脉，亦可选用其中一条主要动脉作吻合，其先决条件必须是另一条主要动脉经超声血流仪或临床检查证实血供良好。受区的静脉一般多选用浅静脉作吻合，如头静脉、贵要静脉、大隐、小隐静脉及其分支。因此，术前应检查受区的浅静脉有无损伤或炎症，近期用作穿刺，输液的浅静脉不能用作接受静脉。

（六）植骨术后的处理

植骨术后必须加用范围足够、固定确实的外固定，待移植骨的爬行替代作用全部完成、骨质愈合后方可拆除，因而应根据接受植骨的部位、内固定的强度以及采用的植骨方法选用石膏托、管型石膏或硬质支具外固定，以促进植骨的愈合。尽管植骨融合判定的金标准是手术中探查，但临床上对植骨过程完成的判定通常以X线检查为依据，因而术后必须定期复查X线片。

二、植骨术的取骨操作步骤

进行自体骨移植时，为了缩短手术时间，可将手术人员分为两组，手术同时进行。一组暴露受骨区，为植骨做好准备；另一组切取移植骨块，为植骨准备好材料。取整块骨条或骨块时，首先应选择胫骨，其次为髂嵴及腓骨，再次为肋骨。髋关节手术时，若仅需少量植骨时，可就近于股骨大转子或股骨上端取骨，这样可省去取骨切口。

取骨看来简单，实为一精细工作。所取骨块的大小、形状应与受骨部位的需要相符，过大则浪费，并给患者造成不必要的损伤；过小则不能应用。于肢体取骨时应尽量使用止血带，以减少出血。取骨后若切骨面渗血严重，可用骨蜡涂抹止血或用明胶海绵贴敷。

自体骨是最理想的植骨材料。当新鲜自体骨的来源受限时，如儿童的自体骨量有限，可结合应用新鲜或冷冻的同种异体骨移植，或单纯使用新鲜或冷冻的同种异体骨及其他生物植骨材料。但临床实践和动物实验证实，同种异体骨的成骨特性远不及新鲜自体骨优越，在骨移植治疗长骨干骨折不愈合的病例，自体骨移植的成功率比同种异体骨移植约高18%。因而在尽可能的情况下，应多选用自体骨移植。

临床上需要植骨时，可自下列部位取骨：①胫骨；②髂骨；③腓骨；④肋骨。此外，有时也可从受区附近的骨端挖取少量松质骨移植，以填充较小的骨腔。

（一）胫骨骨条的切取

切取胫骨骨条时，为避免术中出血过多，宜在大腿中部使用气囊止血带。

1. 切口　在小腿前内侧面作一略带弧形并避开胫骨嵴的纵切口，以免在胫骨嵴处形成疼痛性瘢痕。

2. 取骨　不要翻开皮瓣，沿皮肤切口切开骨膜直到骨骼，将骨膜向内、外侧剥离，显露胫骨嵴与胫骨内缘之间的整个胫骨面。为了更好地显露切口两端的骨骼，可在骨膜切口两端各作一短的横切口，使骨膜切口呈Ⅰ形。在切骨之前，先在预定取骨区的四角各钻一小孔（图 1-22）。用单片电锯稍斜向移植骨片中央方向锯开皮质骨，如此则可保留胫骨的前缘和内侧缘。若无电锯，则可在胫骨前内侧面的纵轴上凿刻出所需取骨的长度和宽度，再以骨钻在凿刻线上钻出一排小洞，然后用骨刀将这些小洞之间的皮质骨凿开。要求沿取骨线的全长逐渐深入，不可一次在一处凿进髓腔，以免移植骨片碎裂或胫骨骨折。儿童取骨时应注意勿损伤骨骺。

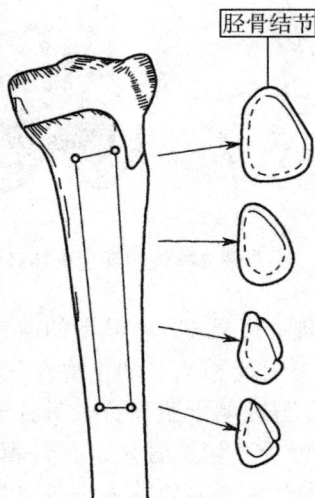

图 1-22　胫骨骨条的切取方法

3. 缝合　取出移植骨条后，即将伤口缝合。儿童骨膜厚，可单独缝合。成人骨膜薄，则与皮下组织深层一起缝合，以覆盖取骨的缺损处。然后再缝合皮肤。

4. 术后处理　如取骨条较大，必须用石膏托固定该肢2~3个月。

（二）髂骨块的切取

髂骨有丰富的松质骨，在髂嵴的前 1/3 分段纵行取骨块，可获取髂嵴的一小段坚硬的皮质骨和其下的一大段松质骨（图 1-23）。如欲获得较坚硬的骨片，则横向取髂嵴前部或后部的长条骨块。在患者仰卧时，可取髂嵴的前 1/3 段；患者俯卧时，则取髂嵴的后 1/3 段。如希望保留髂嵴，则可仅取髂骨的外层皮质骨（图 1-24）。

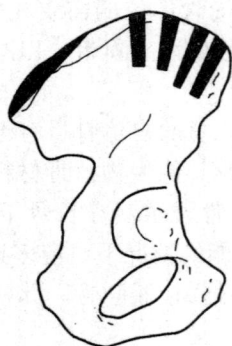

图 1-23　髂骨的分段切取　　　　　　　　　　　图 1-24　外层骨板的切取

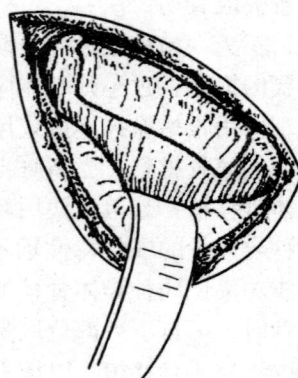

在切取髂骨时，应注意约有 10% 的股外侧皮神经，距髂前上棘后方越过髂嵴至股外侧皮肤。故在髂嵴前取骨时，切口应距髂前上棘后上方 2cm 开始向后伸延至需要长度为止。但向后伸延不要逾越距髂后上棘前上方 8cm 的髂嵴，因臀上皮神经穿腰背筋膜，在距髂后上棘前 8cm 越髂嵴至臀部。无论前方或后方取髂骨时，均要注意避开该部位走行的皮神经，以免对其造成损伤（图 1-25）。

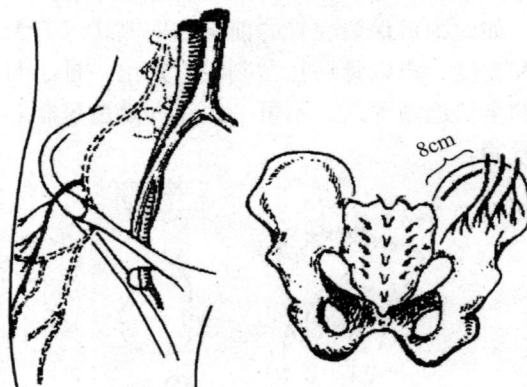

图 1-25　股外侧皮神经和臀上皮神经的走行

儿童应将髂骨的骨骺及其附着的肌肉一并翻开，在其下的髂骨上取骨块，取完后将骨骺复回原处。

1. 切口　髂骨的显露较为容易，但可引起相当多的出血。从髂前上棘沿髂嵴的皮下缘向后作皮肤切口，沿髂嵴中线切开软组织，此切口正好在躯干肌和臀肌附着于髂嵴骨膜处。

2. 取骨　切开皮肤及皮下组织后即可径直切达骨骼，在骨膜下剥离以显露髂骨外板。若只需要包含一侧皮质骨的松质骨作移植，则根据受骨区所需要的大小凿取髂骨外侧皮质骨；若需要包含两侧皮质的髂骨全厚骨块，需将髂肌自髂骨内面作骨膜下剥离，然后用骨刀凿取相应大小的全厚髂骨块（图 1-26）。骨块取下后，可用刮匙插入两层皮质骨之间，挖取多量的松质骨。

3. 缝合　完成取骨后，将翻下的臀肌缝回髂嵴原位。

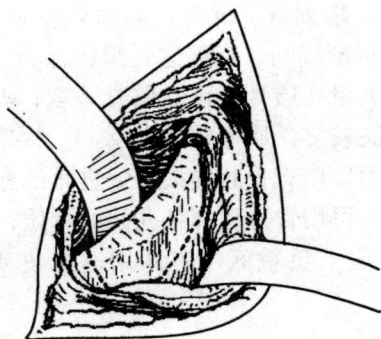

图1-26 全厚髂骨的切取

（三）腓骨的切取

（1）取腓骨时，应注意不要损伤腓总神经；为保持踝关节的稳定和儿童踝关节的正常发育，应保留腓骨的远侧1/4；避免切断腓骨长、短肌，以免影响踝部的动力性稳定。

（2）切口：通常切取腓骨干的中1/3或上1/2段作移植。采用Henry入路，从腓骨长肌和比目鱼肌之间进入。切口从腓骨小头上2cm开始，沿腓骨外侧缘直行向下，至所需切取的长度。

（3）取骨：将腓骨长、短肌牵向前侧，比目鱼肌牵向后侧，显露腓骨，切开骨膜行骨膜下剥离，将腓骨长、短肌翻向前方。骨膜剥离应从远侧开始，逐渐剥向近侧，以使从腓骨斜向起始的肌纤维连同骨膜一并剥开。然后，在显露的腓骨干上判明准备截取的腓骨段，在其近端及远端各钻一排小孔，用骨刀将这些小孔间分别一一凿断，最后连成一线而将腓骨凿断。避免不先钻孔而直接一次性将腓骨凿断，因为这样会使腓骨劈裂，也可用线锯或摆动锯锯断腓骨。有时，需要将从腓骨中段后侧面进入腓骨的滋养动脉予以结扎。若需切取腓骨上段以替代桡骨远端或腓骨远端时，在切口的近端要避免损伤腓总神经。首先在股二头肌腱远端的后内侧显露腓总神经，向远侧追踪到腓总神经围绕腓骨颈之处。在此处，腓总神经被腓骨长肌的起点所覆盖。用刀背对向此神经，以刀刃将栗越神经的薄层腓骨长肌条索切断。然后将腓总神经牵向前方。继续作骨膜下分离时，注意勿损伤在腓骨和胫骨之间经过的胫前血管（图1-27）。

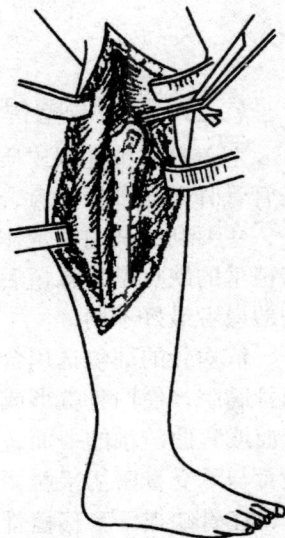

图1-27 腓骨上段的显露和切取

（4）缝合：先缝合深筋膜，再缝合皮下组织及皮肤。切取腓骨上段时，宜将股二头肌腱缝到邻近的软组织上。

（四）肋骨的切取

1. 切口 沿拟切取的肋骨作一长切口。

2. 取骨 切开筋膜及肌肉直至肋骨。切开肋骨骨膜，用肋骨骨膜剥离器进行骨膜下剥离。用骨剪剪断肋骨，将其取出。

3. 缝合 分层缝合切口。当需一段肋骨植骨时，可切取游离的第十二肋骨。

三、骨移植的方法

（一）松质骨移植术

松质骨移植的优点是刺激成骨作用大，爬行代替过程快，抗感染力较强，且可制成碎骨片，填充于骨端间的任何裂隙，消除植骨空腔的形成。因此其应用范围较广，缺点是松质骨质地较软，内固定作用弱。故临床上常需与皮质骨移植或金属内固定合用，一般松质骨移植多用于骨肿瘤或炎症刮除后形成的骨腔填充、关节融合、骨折不愈合、骨缺损等。此外，在血供不良的骨折行切开复位（如胫骨下 1/3 骨折）时也可用松质骨碎片移植于骨折断端间，以促进骨折愈合。

髂骨有较多优质的松质骨，需用大量松质骨时可从髂骨采取；亦可取自肋骨。需用少量松质骨时，则可在病骨邻近的骨端采取，但含脂肪较多，质量较差。

松质骨移植常与其他手术合用，用以填充骨腔缺损和促进骨的愈合，病灶显露后在其周围钻孔，只钻通一侧皮质骨，各个钻孔排成矩形，再用骨刀切开各孔间的骨质，即可取下一块皮质骨，将病变组织搔刮干净后，将松质骨填入。如病变位于负重区，应加用适量皮质骨移植，轻轻打压后，按层缝合（图 1－28）。

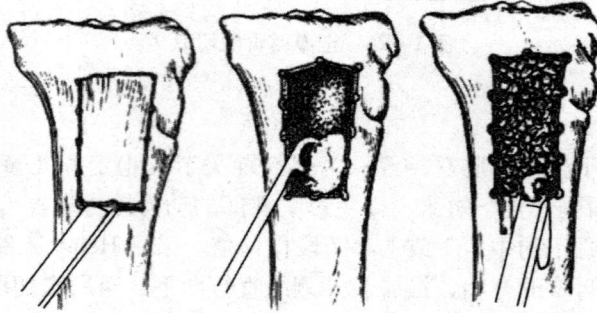

图 1－28　松质骨填充植骨术

（二）皮质骨植骨术

上盖骨移植是取皮质骨板固定于两段病骨上、促使骨愈合的手术。皮质骨板坚硬，临床多用以治疗长管骨骨干的骨折不愈合、骨干缺损以及关节融合手术时的关节外植骨。这种植骨术除有刺激成骨作用外，主要利用其内固定作用。实际应用时常并用松质骨移植，以填充空隙及加强刺激成骨作用。上盖骨移植术的缺点是骨移植后受骨区的直径要增粗，伤口缝合困难，同时皮质骨的抗感染能力弱，有潜在感染的患者最好不用。

依病骨的部位选用合适的显露途径，显露病骨的两端，切除骨端的硬化骨质和瘢痕组织，凿通或钻通骨髓腔，使两骨端形成新的创面。然后将移植的皮质骨板置于承受骨的表面，植骨面应选在承受骨无弯曲或弯曲较小的一面，并将该面的皮质骨凿去一薄层，其面积应稍大于移植的皮质骨板，这样可使移植骨与承受骨密切接触，有利于固定和加速愈合。在骨端复位并放好移植的皮质骨后，用螺钉固定。然后，在骨缺损区和移植骨的周围，用松质骨碎块填充所有的缝隙和缺损，根据具体的操作方法可分为单片骨上盖骨移植术、双重骨上盖骨移植术及带松质骨骨上骨移植术（图 1－29 ~ 图 1－31）。

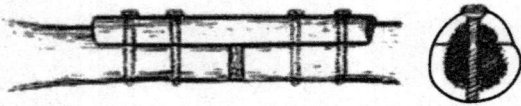

图 1－29　单片骨上盖骨移植术

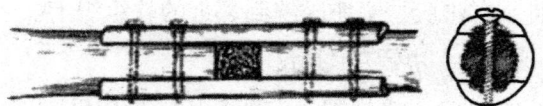

图 1－30　双重骨上盖骨移植术

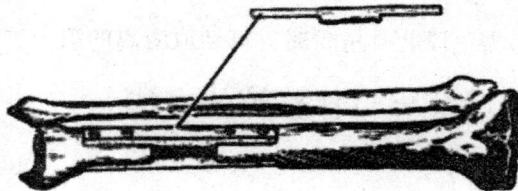

图 1－31　带松质骨的上盖骨移植术

（三）嵌入骨移植术

融合关节时常在关节内融合的同时并用嵌入骨移植作关节外融合，以促进骨愈合和加强固定。关节内融合后将关节置于功能位，先在组成关节的短骨上凿一骨槽或骨隧道，再在组成关节的另一长骨上取一条等宽的、长度为短骨骨槽或隧道一倍的长条骨片，跨过关节嵌入骨槽或插入隧道。如在关节组成骨上不能采取骨片，也可单纯凿槽，另取自体或异体骨片嵌入，然后用螺钉作内固定（图1-32）。这一方法的优点是植骨后病骨的直径不增粗；其缺点是需要有一定的设备（如双锯片电锯），内固定作用不如上盖骨移植术可靠，有骨缺损者应用此手术则更不牢靠，因此多用于无骨质缺损的骨折不愈合及各种关节融合术。

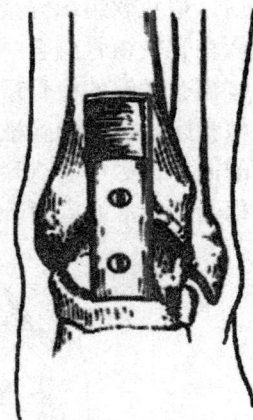

图1-32 踝关节融合术的嵌入

（四）支撑植骨术

以诱导骨生成的松质骨和起支撑作用的皮质骨充填病损区，促进血管再生和支撑软骨下骨，这种植骨术适应于椎体骨折、关节面塌陷骨折以及股骨头坏死后钻孔减压的支撑植骨。

（五）吻合血管的骨移植

吻合血管的骨移植解决了传统方法难以治愈的大段骨缺损，同时可修复并发软组织广泛损伤的疑难病症。缩短了移植骨的愈合时间，成功率高，比传统的骨移植有较大的优越性。即使带肌蒂骨块移植，也受骨块不能很大及不能远距离移植的限制。吻合血管的骨移植则不受这些条件所限，起到了过去传统骨移植方法不能起到的作用。在此基础上，目前还有应用吻合血管的骨膜移植术（图1-33），治疗骨不愈合或骨缺损的疗效满意，吻合血管的骨移植保存了移植骨的血供，骨细胞和骨母细胞是成活的，使骨移植的愈合过程转化为一般的骨折愈合过程，不经过传统骨移植后死而复生的爬行替代过程，而且可同时带有皮瓣，用于并发软组织缺损的Ⅰ期修复。不足之处是，术者必须熟悉显微外科技术，

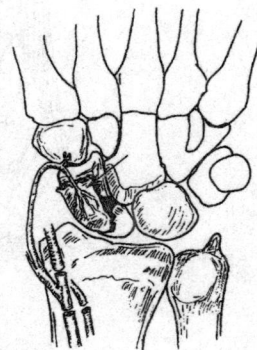

图1-33 游离骨膜移植修复舟状骨骨不连

手术操作较复杂，手术时间长，有失败的可能，而且对供区的损害较大，甚至影响患者的外观。因而，不能完全取代传统的骨移植术，可应用于传统方法治疗有困难或治疗效果不满意的病例。例如，先天性胫骨假关节经传统骨移植方法治疗失败者、创伤所致的大段骨缺损伴有软组织缺损者，特别是低度恶性肿瘤需连同部分正常骨和软组织一并切除者，较为适合吻合血管的骨或骨皮瓣移植。如受区有经久不愈的伤口，原则上应待伤口完全愈合后3~6个月时再施行吻合血管的骨移植。对受区因局部放射治疗、感染和严重创伤所致的血管条件差者，则应该慎重选用。

腓骨、髂骨和肋骨是常用的吻合血管的骨移植供区。根据其形状和结构的不同，在应用上又有所不同。例如腓骨是直的皮质骨，对于修复四肢长骨的缺损优于肋骨。对股骨可用双根带血运的腓骨移植。

（六）组织工程修复

利用自身骨髓，经过体外培养及定向成骨诱导分化后，再种植到高孔隙率的可吸收支架材料上，形成生物活性"人造骨组织"，然后再移植到体内修复大节段的骨缺损。经组织学切片、微循环造影等多项检测证明：置入的"人造骨组织"与正常骨组织无异，形成了正常的哈佛系统，其微血管丰富，骨髓腔完全再通。

四、植骨床的处理

仔细准备植骨床是保证植骨融合成功的关键，否则可能导致植骨融合的失败、假关节形成导致内固定的断裂及畸形的再发和加重。在术中除充分显露植骨床外，如骨干的骨折不连，需切除骨折断端及周围的瘢痕组织，咬除骨断端的硬化骨，用骨钻将髓腔钻通，植骨融合时，最好掀开植骨骨床或除去表层

骨皮质，避免软组织混杂在植骨中，对于骨缺损的修复，应注意植骨条、块应排列紧密，避免空腔形成。而在脊柱植骨融合时则应注意：①不能仅行椎板外、椎板间植骨，应同时行关节突间及横突间植骨；②需有足够的植骨量；③彻底清除植骨部位的软组织；④椎体间植骨时应彻底刮除软骨板；⑤仔细准备植骨床。术中切除椎板背侧和棘突上所有的软组织，并以骨凿将椎板凿成鳞状的小骨瓣，以增加植骨床的面积，尽可能清除小关节的软骨面，使术后小关节可发生自发性融合。同时，应避免融合骨的生长过程受到异常的应力干扰，方能提高植骨的融合率（图1-34、图1-35）。

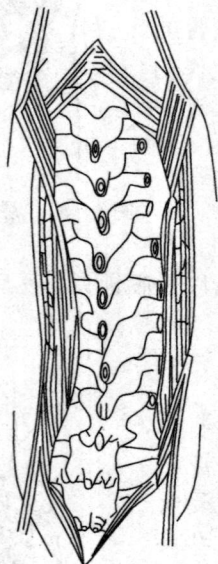

图1-34 脊柱植骨床的显露

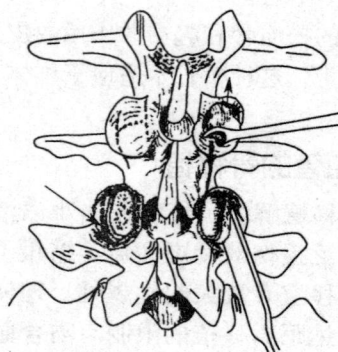

图1-35 脊柱关节突关节软骨面的去除

（熊名副）

第六节　微创技术

传统手术要求充分显露手术部位，以彻底切除病灶、恢复解剖结构和生理功能。但在充分显露的同时，也给患者带来了必然的创伤，包括皮肤的美容学损失、病灶邻近组织的破坏、出血、疼痛、受累组织结构功能丢失和需要康复期，以及一系列缘于手术打击所造成的身体反应。从事传统手术的外科医生，一直期望着通过提高手术技术，减少手术损伤，降低手术并发症的发生率，骨科微创技术就是应其要求而应运而生。骨科微创技术如经皮穿刺椎间盘切除术早在20世纪70年代就已经应用于临床，但微创外科技术（minmally invasive surgery，MIS）作为一种新的手术概念，最早源自20世纪90年代初期的微创冠脉搭桥（minimally invasive direct coronar artery bypass，MIDCAB），它不仅仅强调手术的小切口，而且强调在保证获得常规外科手术疗效的前提下，通过精确的定位技术，减少手术对周围组织造成的创伤和对患者生理功能的干扰，降低围手术期并发症，促使患者早日康复。近年来，随着内镜技术、各种影像与导航技术及骨科器械的不断发展与更新，微创技术日益成熟，骨科微创技术在临床上得到了越来越广泛的应用，其涉及的领域和手术种类也不断得到拓展，一些微创手术已经比较成熟，并成为骨科的定型手术。虽然通过微创技术治疗的患者可直接体会到，快速的康复与良好的美容效果，但各种微创技术的开展必须具备相应的条件，并需经过专门的培训与考核后才可应用于临床，微创技术的适应证、长期疗效、经济性及临床应用价值还存在着相当大的争议，但随着骨科器械的不断改进、新型固定材料与融合替代物的出现，还有内镜成像、计算机影像导航与立体定向以及电脑控制机械手臂等技术的不断完善，将会显著提高微创技术的准确性、成功率与临床疗效，微创技术将会是外科手术发展的一个方向，在后面的相关章节中将会有对相应微创技术的详细介绍，下面仅简要对骨科常用的微创技术作一介绍。

一、关节疾病的微创手术治疗

关节镜在骨科的应用已有 80 年历史，是外科内镜手术中起步较早的一种。由于受到技术和条件等限制，在相当长的一段时间内主要作为一种诊断手段，未得到重视和发展。直到 20 世纪 70 年代彩色闭路电视监视系统开始应用后，关节镜下手术才得以发展。特别是近 20 年来，随着各种关节镜下切割、缝合、固定等专用器械的开发，以及微型电动刨削系统、钬激光器、低温组织气化仪等高科技配套仪器的应用，使得关节镜手术的应用范围迅速扩大，其微创手术带来的优越性进一步得到体现和重视，成为骨科中发展最快的三大领域之一。关节镜技术显著深化了人们对关节局部解剖结构、生理及病理的认识，拓展了关节疾患的诊疗范围，极大地提高了关节疾病的诊治水平。

目前关节镜手术应用最多的是膝关节、肩关节和踝关节，其他如髋关节、肘关节、腕关节、掌指关节、指间关节、颞颌关节及椎间关节等也均可应用。常见的镜下手术有各种关节炎的滑膜切除，滑膜瘤、软骨瘤的切除，关节内骨赘和游离体的摘除，老年性、创伤性关节炎的关节清理，各种半月板损伤的修补、部分切除或成形，交叉韧带损伤、肩袖或盂唇损伤的修补及重建，关节内骨折的复位固定，髌骨半脱位和肩关节脱位的松解或修补，腕关节三角纤维软骨损伤的修整，肩峰下撞击综合征、腕管综合征的减压和松解。近年来还开展了关节镜下关节软骨面的修复，包括软骨面的刨削、骨膜移植，软骨或骨软骨移植，细胞移植以及细胞因子和人造基质植入，异体半月板移植，目前除人工关节置换外几乎各种关节手术均可在关节镜下完成。

由于关节镜手术的创伤小，对骨关节正常结构的破坏干扰少，手术操作更为精细准确，可以最大限度地保留和修复关节内组织，大大减轻患者的痛苦，明显缩短康复周期，使关节功能得到更快、更好的恢复。由于关节镜技术的不断发展，使得各种关节病的诊断、治疗和疗效都发生了根本变化，关节镜外科已逐渐发展成为一门相对独立的分支学科，微创手术目前已成为运动性关节损伤的主要治疗手段，对提高运动员的竞技水平、延长国家优秀运动员最佳竞技状态的时间等都具有极为重要的意义。近年来四肢小关节诸如腕、指、趾、足距下等关节微创手术的开展，有效地提高了运动性小关节损伤的诊断和治疗水平，解决了运动损伤后长期踝、腕、趾、足距下关节疼痛的治疗问题。

随着关节外科的发展及医疗器械的技术革新，近年来出现了微创全髋和全膝关节置换新技术，微创全髋关节置换目前有两种方法："单切口"技术与"两切口"技术。"单切口"技术采用常规的改良外侧入路或后入路，常规手术切口通常需要作 15～20cm 的手术切口，而微创技术仅需 8～10cm 的手术切口，通过特殊设计的拉钩与器械，减少对髋关节周围正常组织的解剖；"两切口"技术通过其中一个切口植入股骨假体，另外一个切口植入髋臼假体，手术过程中需用 C 形臂或导航技术监视。两种手术技术都需要借助一些特殊的拉钩、手术工具来完成。微创全髋关节置换手术具有以下优点：周围组织创伤小、出血少、患者康复快、住院时间短，"两切口"手术 24h 后患者即能出院。

自 1974 年第一例全膝置换手术以来，全膝置换技术如截骨与软组织平衡技术日益成熟，远期临床疗效非常满意。微创全膝置换技术始于单髁置换技术，20 世纪 90 年代后期，Repicci 和 Eberle 等倡导通过有限的外科显露进行单髁置换。随着技术与器械的不断改进，微创单髁置换对于单间隙病变取得了满意的疗效，也为微创全膝置换奠定了基础。Tria 等首先将微创全膝置换技术应用于临床，该技术不仅仅切口小（常规手术的 1/3）、美观，而且强调不干扰伸膝装置与髌上囊，患者手术后疼痛少、功能康复快，显著降低了常规全膝手术后的关节康复锻炼时间，明显缩短了患者的住院时间，初步临床疗效满意。微创关节置换技术还处于起步阶段，有一定的适应证、禁忌证，如髋关节存在明显畸形、过于肥胖者不适宜该项技术，膝关节置换仅用于 10°以内的内翻、15°以内的外翻及 10°以内的屈曲挛缩畸形，但随着影像导航定位系统的不断改进与推广，其将会得到广泛的应用和认同。

二、微创技术在脊柱外科的应用

脊柱微创技术是指应用于脊柱外科领域，并需借助医学影像、显微内镜等特殊仪器和手术器械对脊柱疾患进行诊治的方法和技术。应用于脊柱外科领域的微创技术主要分为两类：一是指经皮穿刺脊柱微创技术，1934 年 B 栅经脊柱后外侧入路行椎体穿刺活检术，开创了脊柱外科经皮穿刺脊柱微创．技术的先河。随后的 30 年，经皮穿刺脊柱微创技术只限于用作脊柱疾患的诊断手段。直到 1964 年 Smith 首先报道了在 X 线透视下经皮穿刺进入病变的椎间盘，将木瓜凝乳蛋白酶注入，使髓核溶解而间接减压治疗椎间盘突出症，这是经皮穿刺微创技术用于脊柱外科疾患治疗的开端。随后 Hijikata 于 1975 年首创了经皮穿刺髓核摘除术，其后有 1985 年 Onik 设计的经皮髓核切吸术以及 Choy 于 1987 年报道的经皮穿刺激光气化的治疗方法等。上述方法均由于适应证相应较窄，自 1999 年后国外文献报道已较少见。1987 年法国 Galibert 等首先报道经皮椎体成形术治疗椎体血管瘤，继之 Deramond 等将此技术用于椎体肿瘤及骨质疏松性椎体压缩性骨折的治疗。Theodorou 等用经皮穿刺气囊椎体成形矫正疼痛性椎体压缩性骨折畸形，对缓解疼痛、矫正畸形取得了满意疗效。Varge 则利用计算机辅助经皮髂骨穿刺成功地切除 12 例骶骨多节段肿瘤，随着技术的日益成熟，其在脊柱肿瘤和椎体骨质疏松性压缩性骨折的治疗中具有良好的应用前景。其二是指需借助内镜系统进行操作的脊柱微创技术，即通过窥镜在镜下进行病变切除和椎管减压，从而达到直接切除病变并解除神经根压迫的目的。内镜系统辅助下的脊柱微创技术，主要是应用胸腔镜、腹腔镜、椎间盘镜及关节镜对颈、胸、腰、骶椎疾患进行治疗。颈椎微创技术已广泛应用于经颈前方、侧前方和后方椎板间隙及椎间孔入路的颈椎间盘切除、神经根管减压、颈髓内肿瘤切除、椎管内骨赘切除等。胸椎微创技术主要是在胸腔镜辅助下经胸腔及胸膜腔外行胸椎间盘切除、胸椎穿刺活检、胸椎及椎旁肿瘤切除、结核病灶清除、胸椎核心减压融合修复重建术，以及僵硬型脊柱侧凸前路松解、融合、胸廓内成形术和轻中型脊柱前路固定。内镜辅助下开展的腰椎微创技术主要有在腹腔镜辅助下开展的经腹腔及腹膜后入路腰椎间盘切除术、全腰椎间盘置换术、腰椎骨折前路减压融合术、显微内镜辅助下的腰椎板切除减压术、经椎间盘镜腰椎间盘切除术、腰椎骨折前路减压融合术、经关节镜腰椎间盘切除术，以及计算机辅助下腰椎前路融合经椎板螺钉内固定术等。与开放性手术相比，脊柱微创技术的优点主要是术中出血少、麻醉耐受性好、术后镇痛药用量少、椎管手术入口周缘瘢痕形成小、康复快、住院时间短、脊柱稳定性好等。脊柱微创技术用于椎间盘疾病的治疗是较为成熟的技术，但目前对于椎间盘的最佳切除量、选择椎间融合、人工椎间盘置换还是人工髓核植入等，还没有一致的意见。

从脊柱微创技术应用之日起，该技术引起的并发症问题就引起骨科界的高度重视，尽管文献报告此类手术与开放性手术相比并发症的发生率显著降低，但相关并发症的报告仍见于微创技术的各个领域。如经皮椎体成形术治疗椎体骨质疏松性压缩性骨折注射骨水泥时，注射区域可出现骨水泥的热损伤，一旦骨水泥渗漏入椎旁肌肉，可引起局部疼痛和异物反应而导致活动受限；渗漏入椎间孔可引起神经根受压，症状严重者需手术减压；渗漏入静脉可引起全身毒性和/或过敏反应；渗漏入下腔静脉可导致肺、脑栓塞等致命性的并发症出现。而内镜辅助下的颈椎微创手术可能发生椎动脉、胸导管损伤、硬脊膜撕裂等并发症；经胸腔镜辅助下经前路胸椎微创手术出现的并发症包括术后肋间神经痛、肺不张、肺大泡、气胸、皮下气肿、乳糜胸、椎体螺钉错位等；经腹腔镜腰椎微创术可能导致血管损伤出血、椎间盘炎、马尾神经损伤及输尿管损伤、逆向射精等。

三、微创技术在骨折治疗中的应用

传统的骨折治疗强调解剖复位、坚强内固定的生物力学观点，客观上使内固定承受更大的应力。导致内固定失效的危险性加大，由于过分强调机械固定的效用，实践中应力遮挡、局部血运破坏影响骨折愈合、钢板下骨质疏松、骨萎缩、骨愈合延迟、再骨折等问题屡屡发生。而人们在非直接复位内固定术中观察到：牵拉主要的骨折块，充分利用骨折块与软组织之间的联系可达到良好的轴线复位，由于不剥离软组织与骨膜从而减少了手术创伤，保护骨组织的生机。微创钢板接骨术（minimally invasive plate osteosynsedis，MIPO）是近年骨折生物学内固定术的一个新进展，通过一小切口建立皮下隧道，用间接复位技术使骨折复位并作钢板内固定。由于不作广泛的切口及广泛的软组织剥离，同时对髓腔内的血液循环产生较小的干扰，其最大程度地保持了骨折处的生物学完整性，生物学完整性即组织结构的维持与血液循环的保护，并据此提供稳定有效的力学结构——机械固定。临床应用显示其创伤小、操作简单并具有优良的效果。近年来，也有学者在关节镜下行关节骨折的治疗（图 1 - 36），通过镜下的操作减少了手术对关节的创伤，有利于患者术后的功能恢复，临床应用疗效满意。

　　尽管目前新型仪器设备性能的改善和手术技艺的提高已经大大促进了微创技术的发展，但整个骨科领域仍有很多疾病的治疗不能达到理想的微创要求，即使在先进的影像设备引导下，利用先进的关节镜或腔镜进行手术，虽然切口变小，但在患者体内操作的范围和显示仍不完全满意，同时其智能化程度较低，其所带来的创伤不能忽视。需要不断改进、发展相应的器械和技术，来推动微创技术的发展。微创技术的主要目标是最大限度地减小手术的侵袭性，但不能不加选择地盲目使用，如果在并发症和术中改行开放手术比率均较高的情况下应用，则无疑会增加患者的痛苦，而且丧失了微创手术的优越性。因此严格掌握微创手术的适应证，在具备相应技术和经验的前提下进行各种微创手术，是保证和提高微创手术疗效的关键。

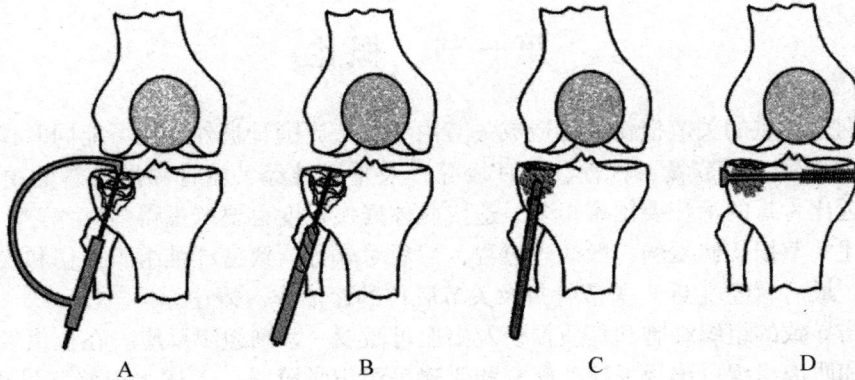

图 1 - 36　关节镜下胫骨平台骨折的复位、内固定
A. 放置定位器，打入导针；B. 经导针放置钻孔；C. 置入套管撬拨并植骨；
D. 拧入拉力螺钉

（熊名副）

第二章

关节损伤的修复和治疗原则

第一节　概论

　　关节损伤特别是严重的关节损伤除可造成关节内和关节周围骨折外，还可能同时伴有关节内外各种致密结缔组织（如韧带、关节囊、软骨、半月板等）及重要神经、血管和淋巴管的损伤，而上述这些组织损伤的治疗远比骨折的治疗要困难得多，造成肢体残疾程度也要严重得多。

　　本章首先描述关节损伤修复的一般病理过程，然后对软骨、致密纤维组织损伤和松质骨骨折的修复作较详细的描述，最后就经（近）关节骨折及关节脱位的诊治作一概述。

　　急性关节损伤导致的组织细胞和基质损伤及出血可激发一系列组织反应。在血供较好的组织、大多数致密纤维组织和肌肉组织可出现炎症、修复和改建等组织学阶段，上述组织修复过程是一个由细胞、基质和血管组织参与的连续修复过程。在血供较差的软骨和半月板某些区域，炎症阶段并不明显，但这些组织可通过其他途径来修复组织损伤。

　　急性组织损伤后即刻出现局部炎症反应，从坏死组织中释放出来的血管活性介质可促进血管舒张并增加损伤局部的血管通透性，局部形成的血肿具有充填损伤创口的作用，而血肿内的纤维蛋白形成及血小板使胶原纤维原纤丝凝固，最终局部停止出血。随着凝血系统激活和血小板黏附、聚集，血小板释放有效的血管活性介质包括 5－羟色胺、组胺和血栓素 A2。血小板同时也释放生长因子，特别是转移生长因子和血小板衍生生长因子，这些生长因子能影响细胞游移、增殖和基质合成。

　　多核白细胞是最早出现在损伤部位的炎症细胞，随后是单核细胞和 T 淋巴细胞。损伤部位附近的血管内皮细胞也开始增殖并形成新的毛细血管向损伤部位侵入。从炎症细胞内释放出来的各种酶有助于清除坏死组织。从单核细胞和其他炎症细胞内释放的趋化性因子和生长因子有助于刺激血管增殖及间充质细胞向损伤部位游移和增殖。巨噬细胞、间充质细胞和血管内皮细胞释放的生长因子不仅能影响其他细胞，而且对这些细胞本身产生的产物也有影响。血管内皮细胞能释放血小板源性生长因子，巨噬细胞也能释放血小板源性生长因子和转移生长因子。此外，不同细胞类型对各种生长因子有着相同反应。这些观察解释了损伤后不同细胞类型在损伤部位的有序集聚现象。

　　修复是一个坏死或损伤组织被细胞增殖和新基质合成替代的过程。一般来说，参与修复的细胞来源于炎症过程中向损伤部位游移的未分化间充质细胞或成纤维细胞。这些细胞具有形成骨、软骨、纤维组织、血管组织、脂肪或肌肉组织的潜能，它们最初的功能是在损伤部位增殖并合成新基质，以后分别分化为成软骨细胞、成骨细胞和其他类型的细胞。损伤部位组织内的各种信号包括各种生长因子的类型和浓度、溶素、营养、pH、氧张力、电和应力环境等，都能影响细胞的增殖与分化及基质的合成。

　　急性损伤的修复可能产生较多的细胞成分和缺乏组织化的基质成分。各种修复组织的改建可通过去除过多的细胞和基质成分而使修复组织得以塑形。随着组织的改建，细胞密度降低和基质塑形，最终修复组织基质内胶原纤维呈高度组织化，其排列方向往往按其应力线分布。大多数组织的改建过程通常可以在受伤后几个月内完成，但某些组织的改建过程也可持续数年。

（全　忠）

第二节 致密纤维组织损伤的修复

致密纤维组织通常指肌腱、韧带、关节和筋膜等。这些组织由紧密排列且高度组织化的 I 型胶原纤维基质和散在的成纤维细胞组成。虽然这些组织在外形、存在部位、组成成分及功能上有些差异，但它们都具有良好的抗张能力。致密纤维组织损伤的修复过程与骨折的修复过程基本相似，从组织学上也可分为炎症、修复和改建三个阶段，但与骨折修复不同的是其基质不发生矿化。

一、肌腱损伤的修复

虽然肌腱损伤可以发生在肌腱附着处、肌腱组织及肌肉肌腱连接处，但大多数肌腱损伤修复的研究主要集中在发生于肌腱组织的损伤，特别是发生于腱鞘内的屈指肌腱损伤。当肌腱损伤后，间充质细胞首先从周围组织向肌腱损伤处游移，紧接着局部出现炎症反应，包括炎症细胞渗出、毛细血管增殖等。损伤后数周左右，成纤维细胞分泌大量Ⅲ型胶原纤丝，在损伤部位形成的肉芽组织不仅包绕损伤断端，而且穿过两断端，从而使断裂的肌腱得到暂时的连接。如果损伤的肌腱已做缝合，缝线与肉芽组织共同维持着肌腱断端，直到成纤维细胞产生足够的胶原纤维，最终在肌腱损伤部位形成"肌腱骨痂"（tendon callus）。约损伤后 4 周，修复肌腱内的胶原纤维呈纵向较紧密排列，提示此时修复肌腱已具有一定的生物力学强度。修复肌腱的改建过程一般需要经过数个月才能完成。

最近有许多研究表明，内在的肌腱细胞有能力修复肌腱损伤，这些内在的肌腱在损伤后能分泌胶原纤维，从而证实这些细胞参与肌腱的修复。但是目前还不清楚这些内在的肌腱细胞修复的肌腱，在缺乏从损伤部位之外游离而来的间充质细胞参与到炎症反应和血管侵入的情况下，能否恢复肌腱的原有强度。但是已有研究证实，肌腱能够在腱鞘内愈合而不与周围修复组织发生粘连。这个研究非常重要，因为肌腱功能恢复不仅需要肌腱发生愈合，而且需要防止阻碍其活动的过多修复组织形成。

已修复的肌腱早期有控制的活动，能减少肌腱与周围组织的瘢痕粘连。早期活动和负载同时可以促进肌腱愈合，但过大的负载可以损害肌腱修复。最佳的肌腱修复不仅需要良好的肌腱缝合外科技术，而且需要在肌腱缝合断端周围形成一个良好的力学环境，这种力学环境具有防止肌腱粘连的足够活动和刺激肌腱组织沿应力线改建的足够负载。

二、韧带和关节囊损伤的修复

关节活动时，附着在关节附近的韧带和关节囊是提供关节活动稳定的静力结构。韧带和关节囊与肌腱一样，也主要由高度组织化的胶原纤维组成。所以，韧带和关节囊损伤的修复过程也同肌腱修复过程相似，主要由外源性细胞参与修复。修复韧带的早期活动和负载也能促进愈合和改建。由于韧带和关节囊松弛而导致的关节不稳定可以损害关节的功能，以及增加关节再次损伤和退行性关节疾病的发生率，因此，恢复和维持正常或接近正常的韧带和关节结构以及保持正常关节活动是治疗的最终目标。

（全　忠）

第三节 松质骨骨折的修复

人类骨骼可以分为松质骨和皮质骨。皮质骨骨折可经一期和（或）二期骨折愈合方式修复。研究表明，松质骨骨折愈合在许多方面与皮质骨不同。松质骨主要分布于长管骨干骺端、脊柱和跗骨等人体负重等部位，其在应力传递和分散中起重要作用。

骨组织发生学和组织形态学研究表明，骨骼主要由皮质骨和松质骨组成，两者都由成熟的板层骨构成，其细胞和基质成分基本相同，但由于皮质骨与松质骨两者在骨孔隙率、骨量、骨表面、血供等方面的不同，使其者在骨转换、矿物质平衡、骨修复方式、骨改建及骨力学性能等方面存在着明显的差异。

松质骨骨折临床极为常见，特别是在患有骨质疏松症的老年人中。但以往对骨折愈合的研究绝大多数偏重于皮质骨。有关皮质骨骨折愈合的研究已在组织学、组织化学、组织形态测量学、超微结构和生物力学等方面进行了广泛深入的研究。目前已经证实，皮质骨骨折可通过一期或二期愈合的方式来完成，力学环境对骨折愈合有着重要的影响，然而迄今为止尚无有关松质骨骨折愈合的系统研究。为此，我们采用光镜、核酸原位杂交、超微结构、偏光显微镜和生物力学等方法，对松质骨骨折愈合作较全面系统的观察研究。研究发现，兔股骨髁间截骨后的松质骨骨折可通过直接骨形成和间接骨形成两种修复方式来完成，不同固定方法对松质骨骨折修复过程中的超微结构、胶原的 RNA 基因表达及生物力学性能等都有不同的影响。

一、直接骨形成

这种松质骨骨折愈合方式主要通过骨性骨痂直接修复骨小梁，其愈合速度较快。主要发生在兔股骨髁间截骨后采用松质骨螺钉固定条件下。骨折断端采用松质骨螺钉内固定后，经显微测量，其骨折间隙极小，一般在 $200 \sim 350 \mu m$，且骨折断端具有稳定加压固定。在光镜下可见到直接骨形成的两种愈合形式。

（一）早期

骨折后 3 天，骨折间隙内有少量炎性细胞和纤维性组织，骨折后 1 周，骨小梁间隙内的纤维组织中出现原始骨小梁，其表面有成骨细胞排列。骨折后 3 周，骨小梁已基本修复。核酸原位杂交显示，骨折间隙中的成纤维细胞出现Ⅲ型胶原 mRNA 表达，同时在众多的骨髓基质细胞内出现Ⅰ型胶原 mRNA 表达。而从骨折后 1 周起，Ⅰ型胶原 mRNA 在成骨细胞内有广泛表达，整个愈合过程无Ⅱ型胶原 mRNA 表达。

（二）后期

此种骨小梁修复方式在某些断裂的骨小梁之间出现时间较晚，一般在骨折后 1 周才出现。成骨细胞首先出现在断裂的骨小梁两端骨表面，随着成骨细胞不断沉积新骨，骨小梁两端呈鸟嘴样突起，骨折间隙逐渐变小，而间隙内无任何其他细胞成分。骨小梁在骨折后 3 周时吻合重建，骨小梁两端鸟嘴样突起消失。核酸原位杂交观察显示，Ⅰ型胶原 mRNA 主要在骨小梁表面的成骨细胞内表达，Ⅲ型胶原 mRNA 表达较少，而整个修复过程中无Ⅱ型胶原 mRNA 表达。

二、间接骨形成

这种松质骨骨折愈合方式主要通过典型的软骨内成骨方式来修复骨小梁，但一般无骨痂出现。根据骨折愈合过程中的细胞和基质成分特征，可将其分为炎症阶段、修复阶段和重建阶段。上述三个阶段的分隔是人为的，事实上，骨折愈合过程中各阶段在时间和空间上有部分重叠。发生间接骨形成的兔股骨髁间截骨部位的间隙较大，经显微测量一般在 $1\ 000 \mu m$ 以上，而且骨折断端较不稳定。

（一）炎症阶段

骨折后 3 天，骨折间隙内存在着较多炎症细胞浸润，这些细胞大小不一、分布也不均匀。在炎症组织内还有许多血管和纤维性组织。核酸原位杂交观察发现，骨折后 3 天，除在骨折间隙内的一些成纤维细胞内出现Ⅲ型胶原 mRNA 表达外，还在某些骨髓基质细胞中出现Ⅰ型胶原 mRNA 阳性颗粒，而无Ⅱ型胶原 mRNA 表达。

（二）修复阶段

骨折后 1 周，骨折间隙内炎症细胞逐渐减少，纤维性组织增多，并在纤维性组织中出现许多较骨细胞性小岛，其中的软骨细胞大小不一，软骨陷窝内可有一个或多个圆形的软骨细胞，分布也不均匀，骨小梁断端表面成骨细胞开始出现。骨折后 2 周，骨折间隙内已由大量软骨性骨痂连接，在软骨性骨痂边缘出现少量原始骨小梁雏形，原始骨小梁中可见许多退变的软骨细胞痕迹。骨折后 3 周，骨折间隙内出现大量原始骨小梁，但大部分原始骨小梁中仍可见到许多软骨细胞变性痕迹。

修复阶段的核酸原位杂交显示，骨折后 1 周，除Ⅲ型胶原 mRNA 在骨折间隙内广泛表达外，尚可见Ⅱ型胶原 mRNA 在软骨细胞内表达，但数量不多。骨折后 2 周Ⅱ型胶原 mRNA 在软骨细胞内有较广泛的表达，但以后随着软骨细胞变性死亡，其表达逐渐减少。在骨折后 3 周，仍可见 II 型胶原 mRNA 在某些原始骨小梁中软骨细胞内出现表达。到修复阶段后期，I 型胶原 mRNA 在原始骨小梁表面的表达范围扩大，而此时 III 型胶原 mRNA 则表达不明显。

（三）重建阶段

骨折 3~6 周，原始骨小梁经不断改建，其骨小梁中的软骨细胞退变痕迹逐渐消失，骨小梁表面成骨细胞继续增多，并可见多个破骨细胞出现。此阶段内 I 型胶原 mRNA 在骨小梁表面的成骨细胞内表达增加，而无 II 型、III 型胶原 mRNA 表达。

（全　忠）

第四节　经（近）关节骨折的治疗原则和方法

经（近）关节骨折是临床最常见的骨折，如股骨颈、股骨转子间、胫骨平台、踝关节、肱骨外科颈、桡骨远端等部位发生的骨折，都属于经（近）关节骨折范畴。经关节和近关节骨折严格来说不属于同一概念。经关节骨折是指骨折线的一部分经过关节软骨，与关节腔相通，亦称为关节内骨折。经关节骨折导致的关节软骨损伤以及关节面不平整，可造成关节功能障碍，严重的可产生创伤性关节炎。近关节骨折一般指关节周围的骨折，常发生在于骺端，其骨折或不与关节相通。近关节骨折虽然不影响关节软骨，但骨折如移位可导致关节面倾斜，好发生于儿童，还可造成骺板软骨的损伤，最终造成关节负重力线及关节面应力分布异常，也可造成创伤性关节炎的发生。然而相对于骨干骨折来说，经（近）关节骨折主要发生在松质骨，其骨折愈合过程及骨折治疗原则和方法与骨干骨折有所不同，松质骨骨折过程已在本章第三节介绍，本节主要论述经（近）关节骨折的治疗原则和方法。

一、骨折机制和分类

经（近）关节骨折的发生可由直接或间接暴力引起。临床常见以间接暴力为主。经关节骨折还常伴有关节脱位。根据骨折的特点，经关节骨折可分为：

（一）关节面塌陷

关节软骨面下陷，软骨下骨也发生压缩塌陷。

（二）关节面劈裂或分离

关节面劈裂部分可呈单髁、T 形或 L 形骨折，可伴有关节面塌陷。

上述两类骨折常由于关节面受纵向、内外翻、内外旋等复合暴力引起，常伴有关节内、外、韧带及半月板等致密纤维组成的损伤。

（三）关节面掀起或脱落

关节软骨面受外力冲击可发生关节面大小厚薄不等的掀起或脱落，如不带有软骨下骨，普通 X 线平片难以发现，常需借助其他检查手段如关节镜、MRI 等才能明确诊断。

（四）撕脱骨折

关节受到内、外翻及内外旋或侧面移位等外力时，可造成关节一侧软组织紧张，从而有可能引起韧带、关节囊或肌腱附着处的撕脱骨折。

近关节骨折发生于长骨的干骺端。长骨干骺端由大量松质骨和很薄的皮质骨包绕而构成。由于负载的需要，此处除受较大的各种应力外，有时还承受较大的弯矩（如股骨转子间）。由于此处的松质骨较早地发生骨质疏松，因此为老年人骨折的好发部位。

二、治疗原则及方法

（一）早期诊断和早期处理

经（近）关节骨折后，由于干骺端血供丰富，可造成关节内出血及关节周围严重肿胀。同时，关节液也可进入骨折间隙，因而有可能影响骨折愈合的早期进程。所以，经（近）关节骨折要获得良好的治疗效果，必须早期诊断和早期处理。同时要注意可能伴有的关节内外韧带和半月板等致密纤维组织的损伤。早期的关节应力位 X 线摄片、MR、关节镜检查等都有利于关节损伤的早期诊断。必须指出的是，临床上经（近）关节骨折伴有的关节内外各种致密纤维组织（如韧带、半月板、软骨等）损伤的早期漏诊率甚高，而上述这些致密纤维组织的后期治疗效果远比早期治疗效果差得多。

（二）尽可能获得关节面解剖复位

可在关节镜监视或手术切开直视下，通过在塌陷骨折下方凿开的骨窗，用骨科特制的冲头器械使塌陷的软骨关节面及软骨下骨复位。关节软骨面被撬起复位后，在于骺端会形成一个骨缺损，可用自体骨或异体骨充填，也可用人工骨充填，一般使用带垫圈的 1~2 枚松质骨螺钉横穿即可支持保持复位的关节面平整。

对劈裂或分离的 T 形或 L 形骨折，如伴有软骨面塌陷，可在撬起塌陷的软骨面及植骨后，用解剖型支持钢板固定。较小的软骨面掀起或脱落，可摘除。较大的关节软骨特别是与软骨下骨一起游离的，应先予复位，然后用埋头可吸收螺钉固定或松质骨拉力螺钉自关节处逆行穿入固定。

（三）恢复关节负重力线

近关节骨折产生的骨移位可改变关节的负重力线及关节面的应力分布。如未能充分纠正，早期可导致关节活动和负重功能障碍，后期将产生创伤性关节炎。

（四）可靠固定和功能锻炼

经（近）关节骨折复位后应采用合适及有效的内固定，如螺钉、支持钢板、角钢板、动力髋螺钉（DHS）、动力髁螺钉（DCS）及记忆合金骑缝钉等。有效可靠的内固定可避免或明显缩短外固定时间，为早期关节功能活动和肢体锻炼创造条件。

（五）尽早开始康复治疗

手术前应教会患者进行肌肉的主动舒缩活动，术后次日即可开始患肢肌肉的主动活动，必要时可采用持续被动活动器（CPM）。CPM 活动幅度应由小到大逐渐增加。骨折愈合后应开始部分负重或负重行走。动物实验证明，兔股骨髁间松质骨骨折采用螺钉内固定后 12 周时，骨折部位的抗剪强度已恢复到正常的 80% 左右，生物力学研究表明，此时骨折断端已能承受正常生理性载荷。

（全　忠）

第五节　关节脱位的治疗原则和方法

关节脱位是指组成关节的各骨关节面失去正常的生理对合。所有关节周围都有关节囊、韧带和肌肉等软组织附着。一旦发生关节脱位，这些维持关节稳定的软组织，根据损伤暴力的大小，可发生部分或完全损伤，有时还可损伤关节软骨面。上述这些损伤在普通 X 线片上往往是看不到的，特别在某些关节半脱位或脱位后又自动复位的情况下，这些软组织损伤（包括软骨面损伤）更容易被忽视。而关节脱位的治疗效果，不仅取决于及时正确地恢复关节的正常生理对合，更重要的是恢复维持关节稳定的周围软组织的正常结构和功能。

一、关节脱位分类

1. 病因分类　如下所述。

（1）创伤性脱位：正常关节受到暴力而发生脱位。

（2）先天性脱位：因胚胎发育异常而发生关节发育不良所致的脱位。

（3）病理性脱位：关节结构遭受破坏而发生的脱位。

（4）复发性脱位：反复多次发生的脱位。

2. 脱位程度分类 如下所述。

（1）完全脱位：组成关节的各关节面已完全失去正常对合。

（2）不完全脱位：组成关节的各关节面部分失去对合。

3. 脱位时间分类 如下所述。

（1）新鲜脱位：发生在3周以内的脱位。

（2）陈旧脱位：发生在3周以外的脱位。

二、关节脱位的临床表现及诊断

关节脱位的临床表现除了有关节局部疼痛肿胀及关节功能障碍等一般症状和体征外，还具有关节畸形、弹性固定及关节空虚等三大特有体征。在诊断关节脱位的同时还应注意有无伴发血管神经和骨骺的损伤，在儿童应注意有无骺板的损伤。X线摄片有助于明确脱位的程度、方向和有无合并骨折等。

三、关节脱位的治疗原则及方法

关节脱位的治疗原则为早期复位，有效固定和积极的功能锻炼。

（一）早期复位

早期复位包括手法复位和切开复位。手法复位要在适当的麻醉下进行，这样不仅可以使肌肉松弛，有利于获得复位成功，而且也可减少或消除因疼痛而施加暴力手法造成的继发损伤。切开复位一般在手法复位失败后，关节腔内有骨折碎片及软组织嵌顿影响复位、脱位合并血管神经损伤和明显移位的骨折，陈旧性骨折手法复位失败等情况下进行。

（二）有效固定

一旦脱位获得整复，关节应固定于稳定的位置，使损伤的关节囊、韧带和肌肉等软组织得以修复。一般固定时间为3周左右。陈旧性脱位复位后固定时间适当延长。

（三）积极的功能锻炼

固定期间应指导患者进行关节周围肌肉的张力锻炼。解除固定后，应进行积极的关节被动活动，同时可辅以各种理疗，使关节功能得以早日恢复。

（全　忠）

第六节　关节软骨损伤的治疗

关节软骨的全层损伤通常分为两类：软骨损伤和骨软骨损伤，后者包括软骨及软骨下骨的损伤。股骨内外髁最常受累及，可以表现为骨软骨骨折、剥脱性骨软骨炎及伴有缺血性坏死病变。骨软骨骨折可导致关节软骨及软骨下骨缺损，常复合严重的韧带损伤，因此常在前交叉韧带重建术中发现这种病变。这种损伤的存在使手术治疗复杂化，从而显示出了关节镜术处理这类损伤的极大优越性。迄今为止，针对软骨损伤的各种治疗方法疗效均不理想。

关节的透明软骨可以承受持续作用于其上的反复冲击和剪力负荷，是一种对关节功能起重要作用的复杂材料。与其下的软骨下骨不同，软骨组织没有血供，因此修复能力有限。虽然有很多方法可以促进股骨髁关节软骨的再形成，但最常用的是钻孔和关节刨削成形术。关节缺损空洞处关节镜下钻孔具有较好的短期疗效，尤其是边缘较硬的小缺损。在家兔关节软骨全层损伤的实验研究中，可通过钻透软骨下骨板提高血管化程度以达到刺激纤维软骨形成的目的。尽管早期修复材料生长较好，但在第12个月进行组织学检查时发现修复材料仍为纤维软骨成分。无论在较大的骨钻孔面（如关节镜下刨削成形）还是多个独立的钻孔点都获得了同样的实验结果。

由于关节镜钻孔术、刨削术或其他治疗方法的长期疗效不够稳定而不尽如人意，寻找其他更有效的治疗方法就引起了人们的很大兴趣。同种异体骨软骨移植是其中的一种方法，是从新鲜供体取下相匹配的关节部分取代缺损的关节软骨及软骨下骨。通常认为软骨组织是没有免疫特异性的，但是长期研究表明受体骨细胞可以通过骨重建替代同种异体的移植骨，而移植的软骨则逐渐变性。同种异体骨移植的最大顾虑是传播疾病的可能。理想的移植骨应该是未经冷冻、放射线照射或化学处理的新鲜骨。然而，目前大多数确保能够消除移植组织传播疾病的方法至少需要 24 小时。一旦移植物经快速冷冻、化学处理或放射线照射，大多数细胞将不能存活。假如我们能够发展一种新的方法可以在数小时内消除移植组织传播疾病的可能，那么将来新鲜同种异体骨移植就会成为治疗此类损伤的最佳方法。

以前曾有人进行过自体骨软骨移植的开放手术，术中将股骨后髁的一部分移植到负重区。最近，有人用聚对二氧环己酮（polydioxanone）钉将大的软骨游离体固定于其相应的关节负重区缺损部位，由于愈合只能发生在带有活软骨下骨的软骨，因此，仅有 1/3 的部位愈合。前交叉韧带重建及切迹成形术为治疗股骨髁关节软骨全层损伤这一难题带来了新观念。即从髁间切迹处取一骨软骨柱（直径 5mm，长度 8mm），将其移植至股骨髁负重区缺损处。目前，初步结果表明此法成功率为 80%～85%，大多数患者疗效很好，因此，这一方法已成为治疗此类损伤的较可行的方法之一。

目前，骨软骨缺损、关节软骨缺损及半月板损伤是正在进行的众多研究的主要内容，目的在于寻找更恰当的治疗方法。正如 Jackson 在《关节镜进展》的前言中提到：光激发联结技术、基因酶和 DNA 的调控技术将来很可能被用来提高这些损伤的治疗效果。相信未来定会有更多的研究来应对这一挑战。

（全　忠）

第七节　开放性骨与关节损伤的并发症及其治疗

一、气性坏疽

气性坏疽的发生率近年来日趋下降，但在农村，伴有严重软组织损伤或血运不佳的Ⅲ型开放骨折仍有发生。

（一）病因

气性坏疽是梭状芽孢杆菌属所引起的特异性感染，其中以产气荚膜梭菌为主。梭菌是一种带有芽孢的厌氧菌，广泛存在于土壤、空气和人畜粪便中。这些细菌一般不致病，只有在某些特定条件下，如大面积肌肉坏死、捻挫伤或供血不佳时，局部严重缺氧，伤口中的产气荚膜梭菌才得以繁殖，产生毒素，引起气性坏疽。

主要致死毒素是卵磷脂酶，它能分解细胞膜内的卵磷脂，使红细胞、组织细胞和血管内皮细胞遭到破坏，从而发生溶血、组织坏死和血管通透性增加而产生水肿。同时，产气荚膜梭菌能使组织内的糖发酵，释放大量气体和恶臭分泌物。所产生的大量气体和分泌物压迫血管和神经，引起剧痛、水肿和坏死进行性加剧，毒素释放，产生全身中毒症状，肢体坏死，甚至患者死亡。

（二）临床表现和诊断

发病急剧，潜伏期可短至数小时，甚至可在 48h 内死亡，因此早期诊断十分重要。主要临床表现有：

（1）伤处剧痛，呈特殊"胀裂样"疼痛，用止痛剂难以控制。

（2）伤口周围水肿，皮肤苍白，继而呈黑紫色，并出现水疱。可触及捻发音，并有恶臭液体溢出伤口。分泌物中可找到革兰阳性短粗杆菌，阳性率可达 80% 以上。

（3）全身表现极度虚弱，表情淡漠，面色苍白，神志恍惚，脉率增快，体温升高或降低，重者可导致中毒性休克。

（4）细菌学检查：伤口分泌物直接涂片染色镜检，如发现有革兰阳性短粗杆菌，同时白细胞很少或变形、破碎，即可初步诊断。可同时做厌氧菌培养，37℃培养 3～4h 即可生长，可根据其生物学特性进行鉴定。也可用荧光抗体、酶标抗体或酶标 SPA 染色法做快速鉴定。

（三）治疗

（1）手术治疗：诊断确定后应立即手术，术前应给用抗生素、输血和输液，积极改善全身状况。手术的主要内容为彻底扩创，清除所有坏死及无生机的肌肉、异物及其他坏死组织。纵行切开深筋膜及肌肉，直达色泽正常、有新鲜渗血的健康组织。适宜用全身麻醉，防止缺氧，禁止使用止血带。所使用过的敷料和清除的伤口组织须按特殊感染处理。

（2）抗生素治疗：以大剂量过氧化氢溶液或 1：5 000 高锰酸钾溶液冲洗，保持伤口开放和湿敷。如整个肢体多数肌肉均已坏死，或伤肢毁损严重，有粉碎骨折和大血管损伤，并有明显毒血症，或已丧失功能者，应行高位截肢，残端保持开放。

（3）高压氧治疗：手术后立即送入高压氧舱，吸入 3 个大气压的纯氧，能使血液和组织内的氧含量较正常高 15 倍，可有效地抑制梭状芽孢杆菌繁殖和毒素生成，每次 1~2h，间隔 6~8h，共需 10 次左右，疗效明显提高。在使用高压氧治疗时，应注意纠正贫血，补充血容量，以增加红细胞，并恢复携氧能力。

（4）抗毒血清的使用：尽早给予抗毒血清 5 万 U 静脉滴注，12 小时内可再追加 1 次，是一种辅助治疗。

（5）全身支持疗法：包括小量多次输血，高蛋白质、高热量和高维生素饮食，维持水和电解质平衡，每日尿量保持在 1 500ml 以上，有助于毒素地排除。

二、血管损伤

除小血管外，一般四肢血管的出血量均较大，尤其是距心脏较近的动脉干，一旦撕裂可在数分钟内因失血过多而死亡；即便是静脉，亦可造成严重后果。由于四肢大血管一般都伴随神经走行，因此，无论是刀割伤，还是火器伤损伤，在伤及血管的同时，1/3~1/2 的病例同时伴有周围神经干损伤，从而为其后的治疗增加困难。

在患者创口大出血情况下，一线救治者几乎无法确认是否伤及大血管而应紧急予以止血带或创口加压包扎止血。来院后，由于患者多较危重，接诊医生亦不敢贸然放松止血带，以致影响对损伤的诊治准确性。目前血管造影以及 CT、MRI 血管成像技术可能有所帮助。除非刀割伤，一般四肢血管伤时的血管壁多有缺损，从而为其手术带来一定的难度。

血管损伤手术探查的适应证（有以下情况之一者均应实施手术探查）：

（1）伤肢远端异常表现：如出现动脉搏动消失、肤色苍白、麻木、肌肉瘫痪或屈曲挛缩等缺血症状者，表明动脉受损或动、静脉同时受损。如肢体出现进行性肿胀，并伴有远端动脉搏动减弱及血液回流障碍征象者，则应怀疑静脉受损，亦应酌情探查。

（2）创口反复出血：指创口不断有鲜血涌出者，表明有动脉受损。

（3）骨折已整复而缺血症状不消除，此在临床上亦较多见，应及早手术探查。

三、皮肤软组织坏死，感染骨外露

其原因有创伤直接造成的皮肤辗挫、撕脱至皮肤缺损，或由于清创时难以确定皮肤撕脱伤缺血机制，未做皮片处理而原位缝合，或不放置引流，或植皮后处理不当皮片坏死或切口皮肤张力过大以及过多剥离骨膜的医源性损伤等。对于皮肤撕脱伤，要将撕脱的皮肤全部切下离体，修剪成全厚皮片，原位植皮后打包或加压包扎以保证皮片成活。骨面及肌腱、神经、血管表面不宜游离植皮，要以转移皮瓣或吻合血管皮瓣覆盖。

四、严重骨缺损

其原因包括严重开放性粉碎骨折本身的骨缺损、早期清创时清除过多的骨块以及后期感染坏死清除死骨等情况。

五、外伤性骨髓炎

对于此种骨髓炎的处理是需要彻底清创、充分引流、稳定骨折以及合理使用抗生素，病灶清除后如果存在骨外露要及时利用皮瓣覆盖，使骨得到良好的血运。

（孙守凯）

第三章

肌肉与骨骼组织的愈合

第一节 概述

治疗骨及软组织损伤的原则首先是避免组织的进一步损伤，避免对自然修复过程的干扰，为修复过程创造适宜的生物和力学环境。同时，我们需要了解各种组织的修复能力，以及影响这些能力的因素。骨及软组织损伤后，在治疗中往往注意骨折的治疗而忽略周围软组织，实际上与骨折有关的软组织损伤，例如肌腱、韧带、关节囊、半月板和关节软骨等，以及周围的神经、血管及淋巴管，都会给治疗带来很多困难，并能导致比骨折更为严重的结果。

一、愈合的概念

愈合是损伤后组织为恢复其结构和功能所做的反应，它是由一系列复杂的和相互联系的细胞反应、体液反应和血管反应所完成的。急性创伤造成组织破坏、出血，引发有血供的组织如骨骼、致密纤维和肌肉组织的反应，包括：炎症、修复和再塑形三个阶段。这三个阶段并不是分别发生的，而是连续的一系列的细胞、体液和血管反应。这一系列反应由炎性介质的释放开始，以再塑形达到动态平衡结束。无血供组织，如：软骨、半月板内层区域损伤后，不能引发明确的炎性反应，但能引起细胞反应，因而不能形成创伤的愈合。

二、炎症、修复和再塑形

（一）炎症

炎症是损伤后引起的细胞和血管反应，包括：炎性介质的释放、血管扩张、血浆渗出和炎性细胞局部浸润。这些反应将引起临床上的肿胀、发红、发热、疼痛以及功能障碍。不是所有损伤都伴有上述每个症状或体征。

在有血供的组织，损伤后炎症反应即刻开始，损伤组织释放的血管活性介质促使损伤周围的血管扩张，血管通透性增高。由破损血管流出血液形成血肿暂时充填了损伤部位。在血肿内纤维蛋白形成，血小板结合胶原纤维蛋白进而取得止血。由于激活凝血系统，血小板黏附和凝集，血小板释放活性血管活性介质，包括：血清素（serotonin），5－羟色胺、组胺和thromboxane A2，血小板还释放生长因子或细胞激素（cytokines），生长因子或细胞激素是小分子量物质，包括：转化生长因子β（TGF－β）、成纤维细胞生长因子（fibroblastgrowth factor）、血小板来源的生长因子（platelet－deribelgrowth factors）以及其他因子，它们影响着细胞转移、增殖和分化，以及基质合成。这些分子似乎在生长、发育及愈合方面有重要作用。

在受伤局部最先出现的是多形核粒细胞，随后单核细胞和T淋巴细胞出现。从炎症细胞中释放的酶有助于清除坏死组织，从单核细胞和其他炎症细胞释放的生长因子能刺激受伤部位的血管浸润，而且有助于原生质细胞的移动和增殖，这将导致修复的开始。在受伤局部附近的血管内皮细胞增生并形成新的毛细血管。肥大细胞、原生质细胞及内皮细胞释放生长因子影响产生次因子的细胞而且影响其他细胞。血管内皮细胞释放血小板来源的生长因子，神经组织释放成纤维细胞生长因子，肥大细胞释放白细胞介素 – 1，血小板释放血小板来源的生长因子和转化生长因子 β（TGF – β），成纤维细胞也释放血小板来源的生长因子和 TGF – β。这些现象可以帮助解释在受伤后不同阶段系列的出现不同类型的细胞。依据这一概念，每一组细胞群产生的因子将吸引或影响下一组细胞群的功能。例如当成纤维细胞出现后，它们不断产生因子来影响整个修复过程的成纤维细胞的功能。

虽然炎症反应通过促进坏死组织的清除、启动修复过程、特别是血管浸润或细胞转移对愈合都有所帮助，但是它并非完全有益。例如过分延迟的炎症可以加重组织损伤程度，延迟的修复过程可造成过多的瘢痕形成。我们对一个很好的愈合是否一定需要炎症反应这一问题还不十分清楚。对年轻动物软组织伤的研究表明在胎儿或新生儿期可以没有或很小的炎症反应而发生愈合。原生质细胞从周边组织通过高透明质酸内容物及低胶原纤维内容物的基质游走到受伤部位愈合伤口而且不形成瘢痕。在生长和发育的早期，未分化的原生质细胞快速增殖而形成骨、软骨、纤维组织、肌肉、脂肪、血管或其他组织。在人一生中，未分化的原生质细胞存在于骨髓、骨膜或可能在外周血液中及其他组织中。它能保持分化成特殊结缔组织细胞的能力。胚胎组织具有能使细胞快速游走和增殖的基质，能在没有炎症反应和血管浸润的情况下发生愈合，这表明修复过程并不是完全需要炎症反应。同时这还进一步表明在血供较差或缺血的组织损伤仍可以愈合；有选择的抑制某些炎性成分及提供一些合适的细胞和基质将促进组织的愈合。

（二）修复

修复是新生细胞或基质代替坏死或受损组织，它是由未分化的原生质细胞的活动来完成的，这些原生质细胞通过炎症反应期形成的血管游走至受伤部位。原生质细胞具有分化成骨、软骨、纤维组织和其他组织的能力。虽然未分化的原生质细胞可能存在于多数结缔组织或骨髓中，而且可能来源于浸润的毛细血管，但在修复过程中其起源仍不确定。在进入到血肿和损伤组织局部后不久，原生质细胞增殖并合成富含胶原蛋白的基质。随后在不同的生物学和力学条件下，它们分化成软骨细胞、成骨细胞、成纤维细胞或其他细胞类型。在损伤组织中的信号，包括各种浓度的生长因子、激素、营养物，以及 pH 值、氧浓度、电和力的环境等，都能控制增殖、基质合成和分化。

（三）再塑形

再塑形，即通过清除、替代及重组细胞和基质而取得组织的塑形和重组结束了愈合的过程。很多急性损伤的修复会产生大量的细胞和血管组织以及无序的基质。再塑形重新形成组织和修复组织使其更加近似于原组织。随着再塑形的进行，细胞和血管密度逐渐减少，细胞清除过多的修复基质，通常修复组织基质中的胶原纤维随着组织所受的应力方向而有序的排列。虽然修复组织的明显的再塑形会在受伤后数月内停止，但组织清除、替代和重组在一生中会不断进行。

三、组织损伤的结局

正如医生和患者所使用的定义，愈合并不是指上述细胞和基质的一系列的变化，而是指这些系列变化所形成的看得见、摸得到的结果，即以相同的组织或瘢痕组织来恢复受伤组织的完整结构。依照这一标准，组织损伤后的结局可以分为下列相互有所重叠的四个组：①完全恢复原组织；②形成瘢痕：部分恢复组织结构完整及功能；③过度修复或瘢痕形成影响功能；④修复失败。值得注意的是，按照组织结构组成成分和功能恢复程度来衡量治疗结果常常不能很好地反映患者功能恢复的结果。例如开放胫骨骨折取得完全愈合，但可以有不同的功能恢复，这种功能恢复结果是以患者能否重返工作，能否进行日常必要的活动或者参加娱乐活动的能力来衡量的。这种功能恢复结果的评定与社会、经济、教育及心理因素有更密切的关系。

四、影响愈合的因素

组织损伤的结局取决于组织自身的愈合能力以及其他影响愈合的因素。动物实验和临床研究表明影响愈合的因素可分为四大类：损伤、组织、患者和治疗。有些损伤，患者和治疗的因素已经明确，有些因素基于临床观察，没有明确确定。有些尚未确定。

（一）损伤的类型

总的来讲，急性软组织损伤可分为：钝伤、撕裂伤、或贯通伤或以上几种的结合。钝伤是对软组织的挤压和压榨，包括轻微的挫伤到严重的挫灭伤（crushing）。撕裂伤包括轻微牵拉直至断裂，撕裂及撕脱。贯通伤有深度和广度的不同，其范围可以是清洁的裂伤或是钝伤与撕裂伤的结合。一般来讲，贯通伤造成的组织损伤程度较易确定，医生常把骨组织的断裂称为骨折。这包括骨组织中有机基质和无机基质的断裂。关节软骨的断裂常指关节软骨及软骨下骨的骨折，即骨软骨骨折或称经关节骨折。如果仅涉及软骨则称为软骨骨折。

损伤的强度和作用时间：如果其他因素是相同的，例如损伤类型、组织的种类和条件，那么作用在组织上的外力的强度和时间将决定损伤的严重程度，即细胞和基质的损伤程度。对有些损伤，作用在组织上的能量可以估算出来，例如：子弹击中组织的能量可以由子弹的质量、翻滚状态、速度计算得出。这些数据连同组织情况可以得出细胞和基质的受损情况。但对其他损伤，例如由高速汽车撞伤所造成的复杂骨折及严重软组织损伤，确定暴力的强度和作用时间是很困难的。

（二）组织的种类

肌肉骨骼组织中有不同的愈合能力。骨折愈合后的组织与未受伤的骨组织没有区别。相反，软骨骨折或肌肉撕裂后通常形成瘢痕愈合，即主要由致密的胶原蛋白基质和较高密度的Ⅰ型胶原蛋白和成纤维细胞组成。并不是所有的瘢痕组织都具有相同的成分，有的包含少量在瘢痕组织内再形成的原组织成分。例如：肌肉、关节软骨及半月板组织损伤后就出现上述现象。瘢痕可以恢复组织的完整性，但在软骨和肌肉中却不能恢复原始结构、成分和功能，在致密纤维组织中能否达到结构、成分和功能恢复仍有疑问。在有些急性损伤中，过度的修复组织可以破坏功能，例如韧带的瘢痕化造成周围组织和关节的挛缩。有时愈合的修复阶段没能完成替代坏死或丢失组织的过程，使得缺损处由肉芽组织、黏液组织、疏松结缔组织或液体充填，这在不愈合的情况下常见，也可在致密纤维组织、软骨及肌肉损伤后见到。

虽然骨和软组织在外表、功能及组成特性上有很大不同，但它们在影响愈合方面有共同特性，他们都具有很重要的力学功能，通过细胞功能的改变来对应力变化做出反应，都具有细胞基质间的相互作用，从而影响组织结构和功能的恢复。具有这些特性，我们就不难理解在受伤后力学环境和机械负荷将影响这些组织的愈合了。

在所有骨和肌肉组织中，受伤时组织的条件以及是否并发其他损伤都将影响愈合。缺血的组织或营养差的组织或老年患者受机械性创伤后会导致更为严重的损害。尽管大多数骨和肌肉的损伤由机械创伤造成，但也可并发其他损伤，如烧伤、中毒、电击和放射伤，这时的损伤范围往往比明显的机械创伤范围大得多。

（三）患者的因素

1. 年龄　总体来讲骨骼未成熟患者具有较强的愈合能力。在成人或老年人损伤后愈合遵循炎症、修复及再塑形的过程，老年人愈合较慢。在考虑治疗方法时，年龄因素应引起重视，例如：3 岁小孩发生小移位的股骨干骨折，在 1 个月内可以愈合并且完全恢复骨骼的结构和功能。同样的骨折发生在 70 岁的老人身上，往往需要 5 个月或更多的时间，骨骼结构和功能很难完全恢复。所以治疗老年人骨及肌肉组织损伤会更为复杂，结果经常不令人满意。

2. 营养　细胞移动、增殖及基质的合成都需要充足的能量，另外合成大量的胶原蛋白、糖蛋白及其他基质内大分子物质，细胞需要充足的蛋白质和碳水化合物。因此，患者的代谢状态将影响其损伤后愈合的结果，在严重营养不良的患者将不愈合，而同样的损伤在营养充足的患者将愈合良好。由于创伤和手术后可引起营养不良，从而降低人体免疫力，所以医生应更多地注意多发创伤患者的营养状况和代谢平衡。即使在营养充足的患者，对多发创伤的愈合需求也常多于摄入的营养。梁国穗等人报告，在 2 周大小的兔的骨折伤口中 ATP（3 - 磷酸腺苷）含量较正常骨中大 1 000 倍。有学者也指出，一个单纯的长骨骨折可以引起 20% ~ 25% 的代谢增加，而多发损伤或感染将增加 55%。如果营养达不到要求，患者的死亡率以及包括感染、伤口裂开、愈合障碍及功能恢复延迟等的并发症将增加。还有实验表明饮食不良患者骨痂的强度和能量存储都较正常饮食的人低。所以治疗创伤患者需要正确评估其营养状况，给予合理的营养支持。

3. 系统和局部疾患　系统疾患包括糖尿病、甲状腺功能低下、肾衰以及对其的治疗等都将影响愈合，并增加组织创伤几率及治疗的并发症。局部疾患包括神经瘤、感染、发育异常或以前有过受伤史等。这些情况将降低组织功能及愈合力。

4. 药物　实验表明有很多药物，例如：皮质类固醇、一些非类固醇抗炎药、抗凝药、双膦酸盐、癌症化疗药等，都会影响骨肌肉组织，特别是骨的愈合。由于患者和治疗的多样性，以及用药患者已存在的系统疾患的复杂性，所以要明确药物的作用较为困难。

5. 遗传缺陷　某些遗传性疾病，如：Ehler – Danlos 综合征、成骨不全、Marfan 疾病、石骨症等，将降低组织抗损伤能力及反应能力。

（四）治疗

医生应选择一种能为愈合提供最佳的生物和力学环境的治疗方法。对有些损伤，医生只需对症处理和保护受伤组织，有些损伤则需要非手术或手术治疗来为愈合提供良好条件。治疗方法应注意以下方面：防止继续进一步损伤；减少因治疗而造成的进一步损伤；清除坏死组织；预防感染发生；恢复和维护组织的对线、对位和力学稳定；保护组织的神经和血管；尽早进行有限的负重和活动。有些治疗方法尚未确定或正处于实验阶段，包括：电场刺激、超声、生长因子、人工基质及细胞移植。

（孙守凯）

第二节　骨组织

一、结构和组成

像其他肌肉骨骼组织一样，骨组织由原生质细胞和其周围包绕的细胞外基质组成。与其他基质不同的是，骨基质中含有矿物质，使其具有很大的抗压和抗弯强度和刚度。骨基质中的有机成分，主要是 I 型胶质蛋白，不仅使骨组织有一定的强度，而且有一定的可塑性而不致骨折断裂。骨组织有精细的血液供应系统，并有神经支配和淋巴循环。骨膜由两层组成，外部纤维层和内部的细胞和血管丰富的生发层。骨膜覆盖骨外表面参与骨折的愈合。婴儿或儿童的骨膜较成人的为厚并更富含血管成分，这与儿童骨折愈合中骨膜更积极参与有关。

人类骨组织有两种形式：皮质骨和松质骨。长骨干部主要由皮质骨组成，长骨干骺端以及不规则骨仅由一层薄皮质骨，主要组成成分是松质骨，这种皮质骨和松质骨分布的不同造成它们骨折愈合能力的不同。

两种骨在力学和生物学特性上也有所不同：网织或非成熟骨和板层或成熟骨。网织骨形成胚胎时骨骼并且随着发育和生长由板层骨替代。与皮质骨比较，松质骨再生和吸收能力强，其基质的纤维蛋白排列不规则，其每单位体积骨细胞含量高于皮质骨 4 倍，基质矿物质排序不均。由于上述特点，骨痂中的松质骨与皮质骨在 X 线片上表现也有所不同。由于胶原蛋白纤维和矿物质的排序不规则，以及相对多的细胞和水浓度，网织骨较板层骨强度低，更易变形。

二、骨折愈合

骨折能启动一系列的炎症、修复及再塑形反应，最终恢复到原始状态。损伤后炎症反应马上开始，随后修复阶段启动，损伤的细胞和基质被替代修复后，就开始了较长时间的再塑形期。在炎症期能量需求快速增加，在修复期达到峰值，这时骨痂中的细胞增殖，大量新生基质合成。当再塑形开始，细胞浓度和活性降低，骨折愈合的能量需求有所减少。

（一）炎症

引起骨折的损伤不仅破坏了细胞、血管和骨基质，而且损伤了周围的软组织，包括骨膜和肌肉。在髓腔内，两骨折断端间、掀起的骨膜下都可形成血肿。血管破坏后，骨细胞失去营养，骨折端出现坏死细胞。严重损伤的骨膜和骨髓及周围的软组织都形成骨折部位的坏死物质。

血小板和坏死受伤的细胞释放炎性介质从而引起血管扩张，血浆渗出，形成骨折局部的急性水肿。炎性细胞向受伤部位移动，这些细胞包括：多形核粒细胞、肥大细胞、淋巴细胞，它们释放细胞激动素，能刺激新生血管形成，随着炎症反应的消退，坏死组织及渗出物被吸收，成纤维细胞出现并开始产生新基质。

（二）修复

能激发骨折修复的因子包括：在炎症反应期局部释放出的趋化因子，骨基质蛋白，包括骨组织破坏后出现的细胞激动因子。电刺激可能也有作用。在新鲜骨折处可发现负电性，也许能刺激新骨生成。这种电负性有赖于细胞的活力，它不像在完整骨上可观察到的电流现象，它不是由受应力而产生。电负性随着骨折愈合而逐渐消失。

尽管几乎所有的骨折都会引起炎症反应，但修复组织的数量和成分以及修复的速率却有很大的不同，这取决于骨折是发生在松质骨，如：骨骺、干骺端、椎体，还是在管状骨的骨干部位。骨折后的力学稳定性将影响修复过程。修复和再塑形可以发生在骨折端存在反常活动的情况下，也可以发生在骨折端稳定固定、紧密接触的情况下。

（三）不稳定骨折的修复

骨、髓腔、骨膜及周围软组织中血管的破裂引起骨折处血液外渗而形成血肿。血肿的机化一般认为是骨折修复的第一步。实验表明，血肿损失将妨碍或减慢骨折愈合，这说明血肿以及包绕血肿的软组织合页的完整对修复的早期有重要作用。开放骨折或切开复位破坏了血肿的机化，因而有可能减慢愈合进程。为什么血肿能影响骨折愈合仍不十分清楚。有人提出骨折后血肿能提供纤维支架而便于修复细胞的移动，另外，生长因子以及血小板和血肿中细胞释放的蛋白质介导了骨折修复中的重要步骤，例如：细胞移动、增殖和合成修复组织基质。

血肿机化过程中，骨折处的微环境呈现酸性，这在修复早期对细胞行为有所影响。随着修复的进展，局部 pH 值回到中性，随后变成弱碱性，这时碱性磷酸酶活性增强，有利于矿物质在骨痂中的沉积。

骨折后局部的血管增生，早期主要是骨膜血管床的增生，随后髓腔内营养血管增生并起重要作用。成纤维细胞生长因子对血管新生起重要作用，但真正对血管浸润和内皮细胞增生起刺激的原因尚不十分清楚。当治疗中由于过多剥离骨膜或使用髓内针破坏了骨折的血供，那么修复过程必须由其他来源提供血液供应。

骨折端因失去血供而坏死吸收，这在 X 线片上表现为骨折几周后出现骨折端明显间隙。这是由破骨细胞作用造成的，破骨细胞来源于循环中的单核细胞和骨髓中单核细胞前体细胞，成骨细胞来源于骨折处的未分化原生质细胞。引起骨吸收的机制尚不清楚，但实验证实在骨折处前列腺素（prostaglandins）含量较多，前列腺素可以增加破骨细胞活力并引起其数量增加。

具有多分化能力的原生质细胞可以在骨折处形成纤维组织、软骨组织以及骨组织。这些细胞有的从受损组织中来，有的随血流移动至受损处。骨膜生发层的细胞形成最早的骨组织。骨膜中的细胞在骨折愈合中起一定作用，特别是儿童，他们的骨膜厚并富含细胞。随着年龄增加，骨膜变薄，在骨折愈合中所起作用也减小。在骨生成中起作用的大多数细胞均有出现在替代血肿的肉芽组织中，虽然它们伴随着成纤维细胞和毛细血管的浸润出现，但它们准确的来源尚不清楚。

骨折端的原生质增生、分化生成骨痂，它主要由纤维组织、软骨组织、网织骨组成。骨痂充填并包裹骨折端，在愈合早期，骨痂有两种，一种是硬性或骨性骨痂，另一种称为软骨痂或软骨骨痂。骨膜内成骨形成的周边骨痂为硬骨痂。软骨痂形成于低氧张力的中央部分，主要由软骨构成。通过软骨内成骨过程骨逐渐替代软骨，增加了硬骨痂量，提高了骨折端的稳定性。这一过程不断继续，直到骨折端骨性桥接，骨连续性得到恢复。

骨痂基质的生化成分随着修复过程的进展而有所改变。细胞成分及含有糖胺聚糖、蛋白多糖和Ⅰ、Ⅲ型胶原蛋白的疏松纤维基质替代了纤维凝块。有些玻璃软骨的形成，Ⅱ型胶原蛋白，软骨特性蛋白多糖和连接蛋白含量增加。直到基质的矿物化，在软骨内成骨和膜内成骨期间，Ⅰ型胶原蛋白，碱性磷酸酶及一些特殊蛋白不断增加。新生的网织骨塑形成板层骨，随之胶原蛋白和其他蛋白恢复至正常水平。

对骨折修复进行分析后得到结论表明，血管、软骨和细胞中与骨有关的特殊蛋白的基因的激活与肉芽组织、软骨和骨的发育有着密切关系，也就是骨折修复有赖于修复细胞基因表达的调控。与此同时在不同部位软骨形成、软骨内成骨、膜内成骨则表明，局部介质以及包括力学应力在微环境中的变化都影响何种基因需要表达，修复细胞转化成为何种组织细胞。压应力妨碍纤维组织的形成。间断性剪式应力促进新生纤维软骨的钙化，静态应力则抑制钙化。影响修复细胞功能的局部因素包括由细胞和血小板释放的生长因子和氧张力。组织内氧张力大小能影响向骨合成还是软骨合成的方向。在远离血管的组织中氧浓度较低，则软骨将合成，能有足够氧浓度供应并有一定力学和电刺激的细胞将合成骨组织。

骨痂的矿化是由一系列细胞反应所引起。细胞合成富含Ⅰ型胶原纤维的基质。这种基质有很多规则的"孔洞区"，有利于羟基磷灰石钙晶体的沉积。矿化需要两种细胞功能。首先，细胞必须去除在纤维软骨骨痂基质中不利于矿化的因素，包括高浓度的糖胺聚糖。骨痂中软骨细胞通过分泌中性蛋白糖在矿化时能降解那些分子从而完成上述功能。其次，当细胞为矿化准备好基质后，软骨细胞以及成骨细胞通过细胞膜胞质小囊出芽形式向基质内释放磷酸钙复合物。这些小囊携有中性蛋白酶和碱性磷酸酶，它们可以降解富含蛋白多糖的基质并水解 ATP 及其他高能磷酸酯来提供磷酸离子以便钙沉积。当骨痂开始矿化（小鼠骨折后 14～17 天）时，中性蛋白酶和碱性磷酸酶活性呈平行增加并达峰值。

随着矿化不断继续，骨折端被纺锤样的骨痂所包裹，其中网织骨量不断增加。矿物浓度的增加与骨痂刚度增加有关。由于内外骨痂的形成，骨折端的稳定性亦增加，最终达到临床愈合，即骨折部位稳定、疼痛消失。放射学上的愈合是指 X 平片上示有骨小梁或皮质骨桥接两断端，这一般在临床愈合后可见到。然而此时愈合仍未完全取得，未成熟的骨痂强度较正常骨为低，需经再塑形才能获得足够的强度。

（四）不稳定骨折的再塑形

在修复的最后阶段修复组织的再塑形开始了，板层骨替换了网织骨，多余的骨痂被重吸收。在网织骨被替代后，再塑形包括破骨细胞对多余的排列紊乱的骨小梁的吸收，以及依应力方向重新排列的骨组织。

电场可能影响骨折再塑形。当骨承受应力时，在骨的凸面呈现电阳性。在凹面呈现负电荷。有证据表明正电荷区域破骨细胞活跃，负电荷区成骨细胞活跃。我们知道 Wolff 定律是指骨结构随着其所受的应力改变而改变，那么用影响细胞活性的电场可以作为另一种解释。再塑形的最终目的是骨痂满足功能的需要。

尽管骨痂再塑形经历一系列细胞和基质的变化，但患者功能的恢复则表现为骨折处力学稳定性的增加。不断增加的骨折稳定性过程可分为四个阶段，第一阶段：愈合中的骨受到扭转应力时在原骨折处断裂，表现为低刚度特性。第二阶段：骨在原处断裂，但断裂呈现高刚度、硬性组织的形式。第三阶段：骨折部分发生在原处，部分发生在原完整骨处，呈现高刚度、硬性组织形式。第四阶段：骨折未发生在原骨折处，表明新生组织已具有原骨组织的力学特性。

虽然骨折成功愈合，但受伤肢体的骨密度在数年内均有降低。这一现象的临床意义尚不十分清楚，但骨折以及骨折引起的肢体负重减少将对肢体产生长时间的影响。

（五）稳定骨折的修复和再塑形

当骨折存在有限的活动时，骨痂逐渐将骨折稳定并再塑形成为板层骨。然而当骨折端相互接触并被坚固固定时，不论在松质骨还是在皮质骨，骨折愈合且没有骨痂生成。有些医学者将这种愈合形式称为

Ⅰ期愈合，即愈合中不出现骨痂形成和替代。很多压缩性的松质骨骨折，或经过干骺端松质骨进行截骨术以及通过手术方法固定进行稳定的关节融合，都可形成Ⅰ期愈合，在骨干部骨折或截骨，则需要通过器械进行加压和牢固固定才能取得Ⅰ期愈合。

比利时医生 Robert Damis 首先描述了Ⅰ期愈合，阐述了坚固内固定的原则。在1958年，以 Mauric EMuller 领导的一组瑞士医生组成了 AO 组织，并提出了内固定的四项原则：①解剖复位；②坚固内固定；③无创外科技术；④术后10天内进行早期无痛主动的肢体活动。

Shenk 和 Willenegger 描述了两种Ⅰ期愈合形式：间隙愈合和哈佛系统再塑形愈合。在某种程度上讲这两种形式相当于骨折不稳定固定时修复和再塑形时期的表现。他们对骨折使用加压接骨板固定后进行观察表明，并非整个骨折端都能获得紧密接触，同时存在不同大小的间隙，这些不同的间隙影响了骨折处新生骨的形成机制、结构、速度。当骨折两端皮质骨紧密接触时，通过骨单位的扩张，板层骨经过骨折线直接形成，方向平行于骨长轴。一撮破骨细胞穿过骨折线，其后跟随成骨细胞沉积新生骨。新生血管随即长入。新生骨基质，含有骨细胞和血管组成哈佛系统，或称为"初级骨单位"。这一过程称为"接触愈合"。在小间隙中，相当于骨单位外径 $150 \sim 200 \mu m$，细胞沿垂直长轴的方向形成板层骨。在大间隙中，即 $200 \mu m \sim 1mm$，细胞以网质骨形式充填。当间隙愈合后，哈佛系统再塑形开始，重建正常皮质骨结构。由破骨细胞、血管和成骨细胞组成的成骨系统横贯间隙中的新生骨，沉积板层骨并重建骨折处的皮质骨血供。哈佛系统再塑形可沿坏死血管途径，也可新建途径。如果有较大坏死骨块，通过骨单位扩张的间隙仍可进行，但进展十分缓慢，而且此区域的再塑形过程很晚才开始。

Perren 等人报道骨端加压可以消除在自发愈合时骨端皮质骨吸收现象。他们认为骨折端的微动及微动引起的应变与骨吸收过程有关，强调稳定性对形成Ⅰ期愈合的重要性。他们研究表明坚固的加压接骨板固定可以通过摩擦力和实施预应力而消除骨折端的微小活动及相应的应变。

三、骨折愈合失败

尽管有最好的治疗，有些骨折愈合缓慢或不愈合。确定一个骨折的准确愈合时间是很困难的，但当愈合时间超过一般的平均愈合时间则可称为延迟愈合。Watson - Jones 描述一种他称为缓慢愈合的状态，即骨折线在片上仍清晰可见，但骨折端没有过度分离，骨端表面没有囊腔，没有钙化及硬化。

这种无痛性的骨愈合与骨折的严重性、血液供应差、患者年龄和营养状态以及其他因素有关。这并不是骨折不愈合，而是正常愈合的一种形式。骨折愈合失败或骨折不愈合是骨愈合过程停止。尽管有大量骨痂围绕骨折端，但骨折仍发生不愈合，这称为肥大型不愈合，相反骨折端几乎没有骨痂，并出现吸收现象，则被称为萎缩型不愈合。在有些不愈合患者，骨折端表面有软骨样组织形成，并被包以囊腔，有像正常关节液那样的清亮液体，这被称为假关节。假关节患者可以或不表现疼痛，但一定有肢体不稳定。在其他不愈合患者中，骨折端充满纤维或纤维软骨样组织，有时这些致密的纤维或纤维软骨样组织能牢固稳定两骨折端而形成纤维愈合。虽然纤维愈合也可以不出现疼痛，但它不能达到正常骨的强度。

四、影响骨折愈合的因素

有时延迟愈合或不愈合的发生没有明显的原因，但大多数情况下存在很多对愈合不利的因素，例如：损伤情况、患者条件和治疗效果等，包括伴有严重软组织损伤的开放骨折或高能量闭合骨折、感染、多段骨折、病理骨折、骨折端有软组织嵌压、局部血供差、患者有系统疾病、营养不良，使用激素以及医源性不良干预。上述因素中有的在实验中证实，但临床上意义不大。有些因素，像骨折端过牵或软组织嵌压，在实验中并未得到系统研究，但在临床上却明确阻碍骨折愈合。有些学者报告有方法能促进骨折愈合，这包括电场刺激、超声波、有控制的负重、微动刺激及使用细胞因子。

（一）损伤因素

1. 严重程度　严重骨折常伴有较大软组织伤口、软组织缺损、移位大的粉碎骨块、骨缺损、局部血供破坏。骨折严重移位及严重软组织损伤将延缓骨折愈合，这时因为严重组织损伤形成较多坏死组织，妨碍了原生质细胞的转移和血管浸润，减少了有活力原生质细胞数量，破坏了局部血液供应。轻微损伤能保持软组织合页的完整，从而血肿不被破坏，能提供现成的原生质细胞，而且完整的软组织合页能为细胞修复提供方向性，并且对骨折块有内加板制动作用。

2. 开放骨折　严重开放骨折会造成软组织撕脱、骨折移位甚至缺损。广泛的软组织撕裂和挤压将使骨折处血供遭到破坏，形成坏死骨及软组织，妨碍了骨折血肿的形成进而修复组织形成受到影响。裸露的骨和软组织变干燥，增加了坏死组织量，使感染的危险性增加。尽早以有血供的软组织将暴露的骨组织覆盖有利于愈合。开放骨折易感染，其治疗需清除感染的骨和软组织，使用抗生素若感染骨折得到稳定固定并控制感染，骨折仍可愈合。

3. 通关节骨折　骨折线涉及关节面将不利于骨愈合并增加治疗难度。含有酶的滑膜液可以降解早期的骨痂基质从而延缓了骨折愈合的第Ⅰ阶段。此外，关节的活动和负重使骨折端产生反常活动而影响愈合。尽管如此，大多数通关节骨折能愈合，但有时会发生骨折延迟愈合或不愈合，特别是当骨折未能获得牢固固定时。因此医生通常愿将骨折尽量复位并牢固固定，从而能恢复关节完整性且能使肢体尽量活动。

4. 多段骨折　长骨多端骨折使中段的髓腔内血供遭到破坏，严重软组织损伤又使骨折处骨膜被破坏，这些将使远或近处的骨折发生不愈合的可能性增加，临床常见于胫骨的多段骨折，股骨由于软组织覆盖好，较少发生上述不愈合现象。在对多段骨折行内固定手术时应特别注意软组织的保护。

5. 软组织嵌压　在两骨折端嵌压软组织，例如：肌肉、筋膜、肌腱、血管和神经将会破坏骨愈合。当闭合复位时骨折对位，对线难以取得时，应怀疑有软组织嵌压，需切开清除嵌压软组织而获得骨折复位。

6. 骨折端血供不足　血供不足能延缓或妨碍骨愈合。血供不足常由严重软组织损伤引起，也可能由于骨折部位本身血供较差，例如：股骨头、腕舟骨近端、胫骨远端、距骨体。外科手术中过分的剥离也可造成血供不足。

（二）患者因素

1. 年龄　患者年龄对骨折愈合有很大影响。婴儿骨折愈合最快。在骨骼成熟以前，随年龄增加骨愈合速度减低。但当骨骼生长完成后，随年龄增加，骨愈合速度并无明显减低，不愈合的危险性亦未增加。儿童具有较强的愈合能力是因为他们具有更多的能产生修复组织的细胞：原生质细胞池中的新生细胞分化速度快，在儿童体内未分化的原生质组织池较成人更大。同时，儿童随生长有较快的骨再塑形能力，能纠正较大的畸形。

2. 体内激素的作用　多种激素能影响骨折愈合。皮质类固醇激素能破坏骨折愈合，这是由于激素抑制了原生质细胞分化成成骨细胞，减少了修复所必需的骨有机基质的合成。长期使用皮质类固醇激素还能引起骨密度降低，增加髋部、桡骨远端、肋骨和椎体骨折的危险性。生长激素在骨折愈合中的作用尚不十分清楚。有实验表明，生长激素缺乏不利骨折愈合，生长激素替代方法可以促进骨愈合。其他实验报道，过多的生长激素没有作用，血循环中生长激素量的改变对骨折愈合没有影响。甲状腺激素、降钙素、胰岛素和合成类固醇被认为能提高愈合速度。实验表明，糖尿病、维生素D过多症、佝偻病能减低愈合速度。然而在临床中激素水平异常的患者愈合较正常为慢，但仍能完成骨愈合。

3. 骨坏死　通常骨愈合从骨折两端进行，但当骨折一端失去血供，愈合将仅依靠从有活力一端或周围软组织长入的毛细血管供应血液。骨折一端缺血，骨折仍可愈合，但愈合速度比两端有良好血供的骨折愈合慢。若骨折两端均有缺血，骨折不愈合的可能进一步增加。创伤性或手术对血供的破坏、感染、长期应用皮质类固醇、放射性治疗能造成骨坏死。

4. 感染　感染可以减慢或妨碍骨折愈合。为使骨折最快地愈合，局部细胞必须主要供应骨愈合，骨折后感染或由于感染造成的骨折，大量细胞必须投入清除感染，能量消耗增加，同时，感染会造成组织坏死、水肿、血管栓塞，进而延缓或阻碍骨愈合。

（三）治疗因素

1. 骨折端的对位　减少骨折间隙将减少骨折愈合所需修复组织的数量。当周围软组织撕脱严重或有软组织嵌压骨折端之间时，恢复骨折对位十分重要。当大部分骨膜和其他软组织保持完整时，骨折块较差的对位不影响骨折愈合。

2. 负重和微动　骨折愈合的最佳条件至少应包括修复组织的部分负重。有证据证明，骨折端负重能刺激骨形成，减少负重延缓骨愈合。肢体失神经支配会延缓骨愈合，这可能是因为失去对骨折的负重作用，也可能是因为失神经支配抑制了需要神经介质激活的生长因子的作用。运动能通过对骨折端负重来增加愈合速度。另外实验工作和临床实践表明，早期甚至即刻开始的有控制的负重和肢体活动，包括有意制造的骨折端的微动，可以促进骨折愈合。

3. 骨折固定　通过牵引、石膏、外固定和内固定来稳定骨折能防止修复组织反复损伤而益于骨愈合。有些骨折，例如：移位股骨颈骨折和舟状骨骨折，必须获得牢固固定才可能得到愈合。有些情况下骨折固定更显重要，这些情况包括广泛软组织损伤，骨折处血供由剩余周边供应，骨折发生在滑膜关节囊内。由于固定失效造成的过度的运动，反复手法复位、过多的负重和活动将延缓愈合甚至引起不愈合，这可能是因为过度的活动破坏了初始的血肿或肉芽组织延迟，或妨碍了骨痂形成，进而骨折端形成较大裂隙成为假关节。

稳定固定对一些骨折很重要，但有些骨折，不稳定并不妨碍骨折愈合，在修复的早期，除非予以牢固内固定，大多数骨折存在骨折端活动。血供良好且软组织合页完整能获得一定的稳定性，这时虽然伤后数局骨折端存在可触及的反常活动，但骨折仍可很快愈合。例如闭合肋骨、锁骨、肱骨干、腕掌骨、足趾骨处的骨折，在形成的骨痂稳定骨折端前，骨折端存在反常活动。正如前述，有控制的微动有助于一些骨折的愈合。

与牵引、石膏固定和一些外固定所不同，金属内植物固定骨折能使骨折获得牢固固定。虽然牢固内固定后能产生没有软骨或结缔组织之Ⅰ期修复，但它不能加速骨折愈合。稳定固定骨折及形成Ⅰ期骨折修复具有早期肢体活动和恢复运动的优点，能避免"骨折病"的发生（关节僵直，肌肉无力），而且患者骨折能达到解剖对位。稳定的内固定在治疗关节内骨折、尺桡骨干骨折、不稳定脊柱骨折、髋部骨折及一些股骨和胫骨骨折取得明确疗效。

金属内植物固定骨折将产生急性或慢性的炎症反应，进而瘢痕形成，最终成为成熟纤维组织。对活性完全稳定的金属内植物，上述现象是最终机体反应。但没有金属是完全稳定的，因为金属能释放离子，这将引起炎症反应，进而形成组织反应。有些患者，覆盖内植物的纤维组织增厚，血管供应丰富，镜下可见肥大细胞出现，但这些对内植物的组织反应并不影响骨折愈合。

虽然金属内植物对骨折的牢固内固定有很多好处，但同时也存有问题。由于内植物的刚度与骨有所不同，所以牢固内固定能改变骨折再塑形和降低骨密度。例如：钢比骨的刚度大10倍。当被牢固固定的骨承重时，与正常受力不一样，骨被更坚强的内植物应力遮挡，因此局部骨质丢失，当去除接骨板时易发生再骨折。解决这一问题的方法是通过减小接骨板的横截面积或采用相对较低弹性模量的材料来降低接骨板的刚度。

除了应力遮挡外，努力将骨折解剖复位并牢固内固定，势必需要广泛地暴露骨折处，从而增加感染可能且破坏了局部血供。此外若不能取得解剖复位及牢固内固定，则对骨折愈合亦不利。在骨折间隙中的骨形成依赖于间隙宽度和固定的稳定程度。当骨折间隙大于1mm，或者骨折端存在活动，骨单元将不能充填间隙。高能量损伤造成的复杂骨折和粉碎骨折以及骨质疏松患者，医生往往难取得解剖对线、骨块间加压和牢固固定。若固定不牢固，骨折端反常活动将导致骨吸收，并有少量骨痂出现，这些少量骨痂不足以稳定骨折，常形成延迟愈合或不愈合。因此牢固内固定并不适宜于所有骨折，当有适应证时，则需认真术前计划并注意外科技术。

4. 植骨　医生经常用松质骨、皮质骨或两者之混合植骨来刺激骨折愈合并填充骨缺损。另外带血供的移植骨为局部带来新血供。根据供体和受体的基因关系可将植骨分为四类型：即自体骨移植、同型骨移植、同种异体骨移植和异种移植。最经常使用的是新鲜不带血供的自体骨移植。新鲜自体移植骨含有能直接形成新生骨的细胞。大多数移植骨中仅有靠近表面的细胞可以存活并形成新骨，因此必须在移植前保持细胞存活，不能将骨干燥、不能使骨浸泡于不利细胞生存的液体中，不能离体过长时间。骨移植后，移植的细胞通过渗透获取营养，只有当骨块不很大时（最大5mm），营养物才能渗透内部。小松质自体移植骨是最好的骨细胞来源。皮质骨比松质骨每单位体积有更小的表面积，很多皮质骨细胞位于距表面很远的位置，不能通过渗透获取养料生存。当破骨细胞吸收移植骨，形成血管浸润，成骨细胞利用移植骨作为支架生成新生骨，则坏死细胞替代可以完成。这一过程可以持续数年，对较大皮质骨移植物，不可以完全恢复其活性，但受体的细胞在其表面可生成新骨。

新鲜的异体骨具有提供存活细胞的潜能。实验研究表明，从新鲜异体骨来的活细胞可以在2周内参与修复过程，此后将引起炎症反应使修复失败，正如其他组织异体移植的排异过程。

因此异体移植物常需处理以消除其抗原性。在诸多方法中，临床实用的方法是冷冻以及干冻。移植物需消毒或高能辐射消毒。冷冻、辐射或被保存的异体骨不能提供细胞而生成新生骨，相反可能会引发免疫反应。尽管如此，异体骨的有机基质有诱导局部骨形成的作用，并能提供结构支持。

选择合适的骨移植应根据骨折条件来决定。由于没有受体免疫反应且能生成新生骨，自体松质骨移植是植骨的最好方法，它对新鲜骨折、延迟愈合或不愈合都有刺激成骨的作用。大量自体松质骨移植可以消除较大骨折间隙、骨干缺损，但长时间的愈合过程中，松质骨植骨不能提供力学稳定。相反，当皮质骨代替骨缺损时，移植的皮质骨即刻能提供力学稳定性，但吸收和血管浸润使移植物骨质疏松从而强度在数月到数年内减低。

异体松质骨和皮质骨移植在治疗骨折中并不常见。受体将愈合或连接异体骨，而且异体骨能替代因创伤形成的骨缺损，但其促进骨愈合的作用尚未证实。

5. 骨转移　骨转移为治疗节段性骨缺损提供了另一种方法。为替代骨干部一段缺损，医生在正常骨部位行皮质截骨术，形成一段可移动的骨块，使用外固定架将骨折转移至骨缺损处。当骨块移动时，不断有新骨生成，随着时间推移，新生骨再塑形，X线片显示正常骨形态，并有髓腔。大多数医生在皮质截骨术后7~14天开始转移骨块。转移速度为每天1mm（每次0.25mm，共4次）。当转移骨块到达缺损一端时，外固定架可对骨端实行加压。如果骨折未能愈合，则可以按照没有骨缺损时的骨不愈合处理。这一方法可以用于因感染引起的骨缺损，将一段正常骨转移至骨缺损处。尽管这一过程需要患者长期配合，但是一种非常有效的方法。Ilizarov首先发明这一治疗方法并阐明了手术原则。

6. 电场　电场能改变细胞增殖和合成功能，能促进骨形成。有报道说应用电场能刺激不愈合的骨折愈合。虽然很多文章报道了良好的使用结果，但确定最佳的电场临床应用尚需进一步研究。

7. 超声波　最近的实验和临床报告指出通过低密度的脉冲超声刺激能加速骨折愈合。在一项前瞻性的、随机的、双盲实验中，胫骨骨折接受超声波治疗组平均96天获得临床和放射学上愈合，对照组以传统保守治疗，愈合时间平均154天。尽管超声波治疗法机制尚不清楚，但总是一种安全的非介入方法。

8. 去矿物质骨基质、生长因子和自体骨髓　细胞和分子生物学的新发展使我们更进一步地懂得了愈合机制和促进愈合的方法。特别是去矿物质骨基质、生长因子能刺激骨形成，自体骨髓细胞能帮助治疗延迟愈合和不愈合。

实验移植去矿物质的骨基质能刺激未分化的原生质细胞转移到移植的基质中去并能刺激这些细胞向软骨细胞分化，从而合成软骨样的基质。然后软骨经过软骨内成骨，随后再塑形。这一系列过程类似于骨折愈合，这样可以利用去矿物质骨基质作为引物刺激骨折愈合。

多种细胞因子都能影响骨修复的所有阶段。目前的研究方向是识别出能作为刺激骨折愈合的分子并将其应用于骨折处的方法。

自体骨髓移植能提供另一种刺激骨折愈合的方法。骨髓含有原生质细胞，能分化成成骨细胞并形成骨，这些细胞以及骨髓其他成分可以通过穿刺抽吸获得。实验证明兔子截骨或延迟骨愈合使用骨髓移植能促进骨愈合。基于上述观察，有学者用自体骨髓局部注射的方法来刺激不愈合的骨折愈合，其结果令人鼓舞，但具体方法尚需进一步研究。

9. 干扰愈合的治疗方法　大多数骨折经治疗可以愈合。而且很多骨折的愈合能力，特别是在儿童，能克服治疗中的不足，但一些手术或非手术方法的确能引起骨延迟愈合或不愈合。例如有些骨折固定不稳定（股骨颈、舟状骨），骨块分离，反复闭合整复，过早活动，过于广泛剥离软组织都能干扰愈合。术后感染或对线较差都可造成延迟愈合或不愈合。

（孙守凯）

第三节　致密纤维组织

一、结构和组成

　　肌肉骨骼系统中致密纤维组织形成结实、柔韧的鞘、囊、带结构，具有很大的张力强度。它们的组成成分是稀疏的成纤维细胞和基质，基质主要由致密、排列有序的 I 型胶原纤维构成。血管网走行于囊状胶原纤维之间。有的神经伴随血管外周走行，有的部位神经具有感受器，对力学负重敏感。特殊的致密纤维组织形成包括盘膜、肌腱、韧带、关节囊及半月板。这些组织在形态、分布部位、形式、组成及功能上有所不同，但都具有抗拒较大张力负荷的共同特点。

二、全密纤维组织的愈合

　　像骨组织一样，有血供的致密纤维组织对急性损伤的反应包括炎症、修复及再塑形三个阶段，而且修复组织基质主要由 I 型胶原蛋白组成。所不同的是致密纤维组织修复后与未曾受伤的组织有所不同，而且修复组织没有矿化过程。虽然致密纤维组织有不同的种类，但它们的修复过程原则上是相同的。由于结构和功能的不同，肌腱、韧带和关节囊以及半月板的愈合都有各自特点。

（一）肌腱

　　肌腱由三部分组成：肌腱实质部、骨附着部和肌腱肌肉交界处。实质部主要由致密的沿纵轴排列的胶原纤维蛋白组成。肌腱含有很少细胞，其代谢率很低，在肌腱的有些部位细胞仅通过渗透来获得营养。但如果肌腱失去血供仍会发生坏死。在大多部位，供应肌腱的血管通过腱膜穿过外周组织而形成肌腱实质部的血管网。腱膜由疏松结缔组织和血管组成，当肌腱滑动时，腱膜也随之伸缩，因而提供肌腱血供。在肌腱的附丽点，肌腱的胶原纤维穿过纤维软骨区，并在进入骨之前形成钙化软骨。肌肉肌腱交界处由肌肉细胞形成犬牙交错的复杂结构，有特殊的细胞外基质区和肌腱实质部的胶原纤维。

　　肌腱的三部分都可受到损伤。肌腱实质部的撕裂最常见。附丽点撕脱和肌肉肌腱交界处的撕断较少发生。肌肉肌腱复合体的完全性断裂使得肌肉回缩造成损伤部位间隙增宽。如果损伤未得到治疗，那么间隙将被瘢痕组织充填，使得肌肉肌腱复合体比损伤前变长，而且瘢痕与周围组织形成粘连。若肌腱的长度和滑动未能恢复，则肌肉肌腱复合体的功能将遭到破坏。正因如此，受伤后复合体功能的恢复需要外科修复以便重建肌腱长度和获得足够的强度，从而使其能即刻进行功能活动。

　　肌腱的特殊结构使得它能将肌肉收缩力传达到骨而产生关节运动。有些肌腱通过完整滑膜鞘以及致密的纤维组织滑囊，在鞘内获得肌腱的愈合，保护好滑囊和肌腱滑动是治疗肌肉肌腱损伤中遇到的特殊问题。切断的肌腱断端可被缝合并获愈合。但如果修复组织使得肌腱和腱鞘或滑囊形成瘢痕粘连，则肌腱滑动将受限而且将引起关节挛缩。没有腱鞘的肌腱不存在这样的问题。这是因为瘢痕组织粘连周围的疏松组织往往不会对肌腱运动产生限制。

　　由于带腱鞘的屈肌腱断裂在临床上存在的愈合问题，很多学者致力于此项研究。Peacock 提出了"一个伤口一块瘢痕"的概念，其含义是肌腱断裂将形成一个伤口，这一伤口包含皮肤、皮下、肌腱和腱鞘，他们会形成一个连续的瘢块。Patenza 的研究证实了上述观点，他指出，肌腱愈合有赖于在周围组织中原生质细胞向肌腱撕裂局部的移动，肌腱的愈合是从炎症细胞和成纤维细胞向受伤部位移动开始的。肉芽组织在肌腱缝合的断端及周围增生，无序的胶原纤维沉积。在伤后 3 周内，当肉芽组织充填并包绕修复区时，成纤维细胞的密度不断增加。如果肌腱得到缝合，缝合材料能维持将两断端拉紧在一起，直到成纤维细胞产生足够的胶原蛋白形成类似骨痂样的结构。修复肌腱的张力强度取决于胶原蛋白浓度和胶原纤维的排列顺序。胶原纤维到 4 周时会变得沿纵轴排列，随后 2～3 个月修复组织再塑形直到形成正常肌腱。肌腱损伤局部和周围组织瘢痕粘连的程度取决于愈合时炎症期和修复期的时间以及修复时肌腱的活动。

最近的研究集中在肌腱内部的腱细胞愈合带鞘的屈肌腱损伤的能力，这些细胞在受伤后肌腱愈合也能产生胶原蛋白，这表明它们也参与肌腱愈合。然而对于不经过炎症、血管浸润、原生质细胞从外周组织移动到受伤局部的过程而恢复到原来强度的机制仍然不十分清楚。但对于肌腱能在腱鞘内不形成较大瘢痕而愈合是清楚的。

早期有控制的修复肌腱的活动能减轻肌腱受伤部位与周围软组织的粘连，而且有利于愈合，但过度的承重将损伤修复组织。因此，最佳的肌腱愈合依赖于手术使肌腱断端良好的对位、断端的机械稳定、没有广泛的软组织损伤；依赖于适宜的力学环境。这种力学环境包括充分的肌腱活动以防止粘连，足够的肌腱承重来刺激修复基质沿应力方向的再塑形，但是肌腱的承重不能超过手术缝合的强度。

肌腱在骨附丽点的损伤常形成一撕脱骨折。治疗常采用手术复位骨块并加以固定。愈合通过骨性愈合或肌腱与骨愈合实现。

在没有进一步损伤的条件下，肌肉肌腱交界处的部分损伤常能很好地愈合。但是完全撕断损伤治疗较为困难，这是因为缝合肌肉与肌腱十分困难。获得较好的愈合决定于肌腱损伤部位，是否有残余腱性组织与肌肉相连，是否有肌膜存在。虽然肌肉与肌腱结合的区域似乎很小，但有很多肌肉其腱性部分常延伸至肌腹内。鉴别这些薄腱囊可以使得撕裂的肌腱与肌肉缝合成为可能。若缝合可以完成，那么肌肉肌腱结合部必须制动足够长的时间以期瘢痕组织修补这一损伤。

（二）韧带和关节囊

韧带和关节囊以致密纤维组织连接邻近的骨骼，既为其提供关节稳定，也允许活动。如同肌腱一样，韧带和关节囊主要由高度指向性的胶原纤维组成，与骨有紧密附着。与肌腱不同的是，它们没有滑膜鞘或滑囊，有较少的活动度，此外，当韧带或关节囊撕裂后，受伤部的间隙不会因肌肉收缩而增加。

韧带和关节囊的愈合遵循上述肌腱的愈合方式，由外在细胞参与愈合。同样也如同肌腱愈合，早期对受伤韧带或关节囊的活动和承重能刺激愈合。因为在控制的正常关节活动并未给韧带和关节囊带来很大力量，因而不会损伤修复组织。

如果韧带或关节囊撕裂在有间隙的情况下愈合或未能愈合，那么关节将会不稳定，继而关节损伤或关节退行变的可能性增加。正因如此，恢复和保持韧带和关节囊的正常长度以及维护关节活动是治疗的目的。对于分离的韧带和关节囊愈合的适宜条件就是将断面直接对合。损伤部位的良好对合和稳定能减少修复组织量，减少瘢痕，并且形成近于正常的组织长度。缝合的韧带可以最小的间距愈合。当施以张力进行测试时，缝合的韧带强度要比以瘢痕愈合的韧带大，以断端间隙愈合的韧带稳定邻近关节的能力会减小。然而很多韧带和关节囊撕裂是以非手术方法治疗，也能很好愈合，其功能还优于手术缝合的患者。这些损伤的断端血供丰富而且往往没有回缩。

（三）半月板

半月板组织具有从结构、组成和力学方面与致密纤维组织和关节软骨相近的特点。像其他致密纤维组织一样，半月板主要由 I 型胶原蛋白组成，具有很大的张力强度；像关节软骨那样，其基质含有大量蛋白多糖和类软骨细胞样的细胞。半月板在膝关节中有很重要的力学功能，这包括承重、缓冲和吸收冲击力以及关节润滑。与关节软骨所不同的是，半月板的一些区域拥有血液供应（外侧半月板的外周25%区域，内侧半月板的外周30%区域），而且具有神经支配（半月板周边区域，特别前角和后角区域）。

在半月板内，从表面到深部中央区域胶原纤维直径和方向以及细胞形态有所不同，呈网状的纤细纤维形成薄层表面。紧靠其下是纤细纤维，小直径纤维呈放射状排列，构成稍厚的表面下层，扁平呈椭圆状细胞其最大直径方向平行于关节表面。构成大部分半月板的中央区，类似软骨细胞的细胞呈球形，大直径的胶原纤维蛋白形成环形束。较小一些的纤维束呈放射状编织于致密的环形束之间。环形纤维蛋白束使半月板在其排列方向上具有较大的张力强度；放射状排列的中央区纤维使半月板具有在纵轴上较大的抗撕裂能力。

　　半月板撕裂后的反应取决于撕裂部位是否有血液供应。有血管区的撕裂反应如同其他有血供的致密纤维组织。如果撕裂能够对合并且愈合早期未受干扰，则撕裂半月板能够愈合并恢复组织结构和功能。手术修复撕裂半月板或半月板附丽点能提供较好的愈合条件。在半月板缺血区，如同关节软骨，严重缺损不能得到修复。损伤区域的细胞增殖并合成新的基质，但是未出现有细胞移动到缺损区并产生能修复缺损的基质。

　　由于在缺血区的半月板细胞不能产生有效的修复反应，有学者致力于研究能刺激修复的方法。这些方法包括引导血管长入到受伤部位并应用植入纤维凝块，人工基质或（和）生长因子来刺激细胞向无血管区的移动。实验研究显示，从半月板周边向在缺血区沿纵轴人为造成的损伤处打通隧道能使血管和原生质细胞向损伤处移动，并使之愈合。但是过大的隧道能破坏环状结构的完整性，进而影响半月板功能。为避免这一问题，有学者利用环钻形成带血管的通路来连接外周与病变区。滑膜也能提供血管来源。擦伤滑膜来刺激其边缘增生而到达受损半月板或者将含血管的滑膜缝合到缺血区的纵裂处从而将血供和新细胞带至该处。尽管上述这些尝试能带来一定效果，但修复组织质量、特性和实验的长期结果尚未明确。

　　有学者还试图不利用血管长入而刺激半月板修复。他们认为如果有适当的刺激，在缺血区的半月板细胞可以修复缺损，或者原生质细胞可以移动到缺血区。有很多实验证明了上述观点，实验显示，当培养的半月板细胞暴露在趋化因子和促有丝分裂因子环境中时，它们将增殖并合成基质，这两种因子存在于血肿中。刺激没有血管参与的半月板修复包括内植入纤维凝血块，其中含有从血小板中来的生长因子及其他因子，它们都能刺激原生质细胞转移，增殖和合成基质。纤维凝血块还有作为细胞转移支架的作用，且能作为内植特殊因子的转移工具。实验证实，在狗半月板缺血区缺损处植入外源性纤维凝血块能刺激纤维结缔组织增生，最终形成纤维软骨样组织，这种组织与正常的半月板组织从组织学和大体上均有所不同。修复细胞的来源尚未确定，它们有可能来源于附近滑膜及半月板组织。临床上在半月板缺损处注射纤维凝血块能刺激修复。一项实验报告，以纤维凝血块治疗单纯半月板撕裂患者中92%获得愈合，未使用纤维凝血块组仅有59%获愈合。这说明植入纤维凝血块或含有生长因子的合成基质或移植入原生质细胞均能刺激缺血区半月板的修复。

三、致密纤维组织愈合失败

　　肌腱、韧带、关节囊及半月板损伤后，虽经治疗仍有可能发生愈合障碍。在损伤处未形成沿应力方向排列的坚硬瘢痕组织，而有一薄层黏液样疏松结缔组织或肉芽组织。有些损伤中愈合失败的原因不清，比较明确的原因包括损伤处存在较大间隙，周围组织广泛损伤（血供丧失）、修复组织承受过度的过早的负重以及与损伤有关的组织坏死。手术治疗也可引起愈合不良，过度剥离使组织失活，不恰当的缝合也会影响局部血供或造成缝合组织张力过大。

四、致密纤维组织的过度修复

　　韧带、关节囊及肌腱损伤愈合可以形成瘢痕过度生长，引起损伤局部和周围组织运动受限，引起邻近滑膜式关节挛缩，肌腱移动受限影响肌力。造成致密软组织伤后过度修复的原因包括严重的损伤、感染、手术造成的广泛损伤。长时间对受伤处的制动不一定引起瘢痕过度生长。但可以引起瘢痕粘连。因此防止瘢痕过度生长和粘连的最好方法是清除坏死组织和过多血肿，尽量减小手术剥离，指导患者进行早期的、有控制的承重和活动。

五、影响致密结缔组织愈合的因素

（一）损伤因素

　　多段组织缺损、腱鞘和腱滑囊撕裂、挤压损伤均会破坏组织血供、损伤周围组织。肌腱、韧带关节囊和半月板损伤后分离过大将很难恢复正常的功能。相反，较小致密纤维组织和周围组织损伤使血供破坏小，基本功能以及组织结构和组成的恢复可以实现。

（二）患者因素

患者因素对致密纤维组织愈合的影响尚未被深入研究。能影响骨愈合的因素包括激素作用、营养状况，系统疾病同样也有影响。年龄的确能影响致密纤维组织的组成和力学特性，而且年龄可以影响血供和愈合速度，然而这些可能性的临床意义尚不十分清楚。

（三）治疗因素

1. 手术修复　当存在很少的坏死组织需要吸收、有活力的断端紧密对合、很少的组织需要替换、受伤部位足够稳定使之有控制的承重且不被损伤，这时损伤可以很好愈合。对于肌腱损伤，医生需要对伤口清创，用有关的缝合技术修复对合有活力的断端。但需注意保持组织血供，避免留有过多的缝合材料。有很多韧带或关节囊的完全断裂常需手术治疗。一般来讲，半月板有血供区域急性撕裂的手术治疗可以取得很好结果。

2. 负重和活动　机械承重能改善致密纤维组织结构和组成，并能增强其组织强度和基质的结构。研究表明修复组织的早期负重和活动能促进修复和基质的再塑形。临床上治疗肌腱、韧带和关节囊损伤常指导患者早期承重来促进修复和再塑形，减少粘连。但过度的活动和承重能撕断修复组织或使之变形。因此承重和活动需要谨慎控制。

最好的活动和承重治疗依不同的致密纤维组织、不同损伤类型及不同的患者情况而有所不同。例如对于儿童的清洁的伸指肌撕裂伤与成人跟腱挤压伤所致肌肉——肌腱撕裂在承重和活动的时间和强度上大有不同。针对不同的组织、不同的损伤采取保守或手术治疗对愈合的结果有重要影响。

（孙守凯）

第四节　关节软骨

一、结构和组成

关节软骨是由分布稀疏的软骨细胞以及精细排列有序的大分子结构架并充以水的结构组成。其中结构架是由三级分子组成，即胶原蛋白、蛋白多糖及非胶原蛋白。Ⅱ型胶原纤维使软骨具有一定结构和抗张力能力，其他不同量的纤维蛋白能维持Ⅱ型胶原蛋白的网状结构。蛋白多糖与水的相互作用使软骨具有抗压力和弹性以及耐用性。非胶原蛋白的作用不像蛋白多糖和胶原蛋白那样清楚，它们可能对基质的组织和稳定有一定作用，能帮助软骨细胞附着于基质的大分子上，使软骨细胞具有一致表现型。与其他肌肉骨骼组织不同的是软骨缺乏血供，没有神经支配，没有淋巴循环。

二、软骨的愈合

因为软骨组织缺乏血液供应，所以对细胞损伤不能引起炎症反应。但当损伤涉及软骨下骨和软骨时，将引发骨折愈合反应过程，从骨组织中来的修复组织将充填关节软骨缺损。这样软骨的愈合遵循炎症、修复和再塑形的过程。但与骨组织和致密纤维组织不同的是，充填软骨缺损的修复组织不向纤维组织或骨方向分化，而是向关节软骨分化。

除了直接机械损伤，关节软骨损伤可能还伤及滑膜。滑膜性关节损伤可分为没有软骨直接受伤的软组织损伤、软骨直接受损伤。

（一）滑膜关节软组织损伤

由于外伤或手术破坏引起关节囊和滑膜受损会造成软骨暴露于空气中，这样将刺激引起蛋白多糖降解或抑制蛋白多糖的合成，从而改变了软骨基质的构成。基质中蛋白多糖成分的减少将降低软骨强度，在承重时易造成损伤。因此应当尽快关闭滑膜使滑膜腔环境恢复，这样有利于软骨细胞修复基质大分子构架的损伤，使组织恢复其成分和功能。关节表面过长时间的暴露会引起脱水、干燥，使软骨细胞不能生存。

目前尚不清楚软骨暴露多长时间即可引起不可逆的损伤。动物实验表明，只要滑膜受到破坏，基质大分子构架就会受损，但在人类，临床经验显示滑膜腔暂时受损并不造成永久的或进行性软骨破坏。只要软骨细胞能充填基质蛋白糖的损失，只要有足够软骨细胞具有活力，只要基质中胶原网状结构完整，那么软骨可以完全恢复其正常功能。

通过减少没有滑膜或其他软组织保护的时间是降低暴露损伤软骨的方法。如果不得不暴露软骨，则应该用生理性液体保持软骨的湿润，这是因为暴露过的软骨对承重更易形成损伤，因此对这种损伤应避免即刻负重。

（二）机械外力造成关节软骨损伤

很多机制可以造成急性的创伤性关节软骨损伤。骨软骨骨折损伤了软骨和骨组织，同时骨折可能并发软骨的钝性损伤、关节面撕裂或软骨内的软骨骨折。急性关节软骨损伤可分成钝性损伤不造成组织撕裂骨折和钝性或其他伤造成组织撕裂骨折。造成撕裂骨折的损伤进一步分为局限于关节软骨的及涉及软骨和软骨下骨折。

1. 不造成撕裂骨折的钝性伤　关节软骨的钝性损伤引起什么样的结果在临床上和实验上尚未获得深入研究，但其发生率却不低，钝性损伤可造成单纯关节软骨损伤，也可并发骨折或脱位。很多因素造成对软骨钝性损伤研究不多，例如软骨钝伤的明确定义不清、临床有意义的结果不确定、软骨承受较大负重而不立即表现损伤的能力不清楚，钝伤后软骨修复反应如何不清楚，钝伤的强度和软骨损伤的关系不能确定。虽然很多总是尚未解决，但现有的知识告诉我们，关节软骨遭受急性钝伤后将引起组织损害，尽管没有明显表现，损害还会导致关节表面的退行性变。

生理水平的冲击性承重不会造成软骨损害，临床经验显示超过生理水平但小于能引起骨折的急性冲击承重很难造成关节软骨损伤。但此种损伤能引起软骨水肿，增加软骨胶原纤维蛋白直径，改变胶原纤维蛋白与蛋白多糖之间关系。这表明，至少在某些条件下钝伤会造成软骨基质中大分子构架的损害，也可能造成细胞损害，这些损害或许不形成可查到的软骨或骨的骨折，假若基质得不到很快修复，那么软骨由于随后外伤引起损害的可能性以及进行性损伤的可能性大大增加。这种损伤类型可以帮助解释为什么那些不引起关节表面可见损害的关节脱位或其他急性关节损害会导致关节软骨的退行性改变。

2. 损害软骨的创伤

（1）局限于关节软骨的损伤：撕裂伤创伤性地引起垂直关节的软骨分离或软骨骨折，杀死局部软骨细胞，破坏软骨基质。损伤周围有活力的软骨细胞增殖，形成新的细胞群合成新的基质。软骨细胞不转移到受伤部位，合成的基质不能充填缺损，没有血肿形成，炎症细胞和成纤维细胞不转移受伤部位。导致这些极小反应的原因是：未分化的原生质细胞不能浸润组织缺损；没有血凝块产生，而血凝块可以吸引细胞并提供细胞附着和永久组织替代的临时基质。尽管软骨细胞反应不能愈合软骨缺损，但大多数创伤性的局限于小面积的关节软骨缺损病变不会进展。

平行关节面或垂直关节表面的撕裂、骨折或损伤都有同样的愈合过程。受伤部位及周围组织可能坏死，其他细胞表现出增殖或合成的活性。非纤维物质的薄层无细胞结构覆盖损伤表面，但没有证据显示损伤刺激的细胞活动能恢复关节软骨到正常状态。

（2）骨软骨损伤：涉及软骨下骨的关节软骨损伤将激起骨折愈合，包括炎症反应、修复和再塑形过程。骨内血管破裂出血形成血肿充填骨和软骨的缺损，通常血凝块可以填充小到几个毫米内的软骨缺损，不能完全填充大缺损。炎性细胞通过凝块转移，随后是成纤维细胞，并合成出胶原蛋白状的基质。在骨和软骨缺损处，一些原生质细胞呈圆形，开始合成与关节软骨相似的基质。

损伤后的几周内，在软骨部位和骨性部位的修复组织开始有所不同。在软骨区内修复组织有修复细胞和与透明软骨相似的基质；在骨性区域则有新骨形成。伤后6周，两者区别更加显著，骨缺损区新骨形成，软骨缺损区没有骨形成，有大量的透明软骨修复组织。

虽然骨软骨损伤的早期修复都遵循类似过程，但随后的软骨修复组织变化会有很多不同。在有些软骨缺损中，软骨样基质不断生成，细胞外形和功能都近似于软骨细胞，包括生成Ⅱ型胶原蛋白和蛋白多糖。它们很难完全恢复成正常的基质，但它们的确能产生纤维软骨样的瘢痕，保持关节表面完整，使关节多年在临床上获得满意的功能。但不幸的是在很多其他损伤中，软骨修复组织没有再塑形，而是不断恶化，它进行性的纤维样变，细胞失去软骨细胞样外形，变成近似成纤维细胞模样。纤维样基质开始纤维化并碎裂，最终使骨裸露。造成上述两种结局的原因目前尚不清楚。

三、影响软骨愈合的因素

（一）损伤的因素

钝伤的程度及是否涉及软骨下骨对软骨愈合结果有重要影响。另外，软骨损伤的体积和表面积以及关节完整性和稳定性损害对愈合均有影响。例如很小的不足以影响关节功能的缺损常能很好地愈合。

（二）患者因素

和其他组织那样，患者的年龄是影响软骨损伤愈合潜力的因素。婴幼儿比老年人具有更强的愈合和再塑形软骨及软骨下骨的能力。其他患者因素，例如体重、活动水平、系统疾患或许有临床意义，但确切的影响力不十分清楚。

（三）治疗因素

1. 对位　实验表明关节软骨上小的缺损能很好地愈合，那么减少软骨缺损的体积和表面，例如通过切开复位内固定骨软骨骨折，将能增加成功愈合的可能性。实验显示 1mm 以下的缺损能很好地愈合。消除骨软骨骨折的间隙所获得关节面很好地恢复。但根据软骨损伤在关节内的位置以及是否有关节其他损伤，有些骨软骨骨折分离移位或者关节表面的缺失可能不形成滑膜关节功能障碍或者较早的软骨退行性变。

通过关节骨折的临床结果显示关节表面能承受有限创伤性软骨缺失而不立即妨碍关节功能而且可能不会造成长期不良结果。有实验研究支持这些观点。Nelson 等人在狗的股骨髁负重面上制造一个 6mm 直径的骨软骨缺损，破坏了髁表面很宽的区域，他们发现缺损并没有引起其周围软骨应力的增加，11 个月后并没有出现软骨退变的迹象。另外，修复软骨并没有帮助承重，这表明对于某些骨软骨损伤，软骨修复是否能成功进行对关节功能没有很大影响。他们指出，关节软骨能耐受一定程度的不完整而不引起软骨压力增加及明显的退行性变。然而关节表面软骨缺失的允许程度多大尚不清楚，而且因关节的不同而有所不同。

2. 负重和运动　骨软骨骨折后关节长时间的制动可以导致粘连和未受损软骨不良改变使关节功能受损。在修复和再塑形期早期的活动可以减少或防止粘连以及由制动引起的非受伤软骨的不良改变。但负重和活动需小心进行，这是因为仅仅负重和活动对有明显临床意义的缺损的关节软骨结构和成分的恢复是不肯定的，而且过多负重和活动可能破坏软骨修复组织，并使骨折块移位。

3. 关节完整性的恢复　严重创伤引起的关节完整性的破坏使得关节力学功能受影响，包括关节不稳定、绞锁、活动范围受限等，同时可以合并进行性关节软骨退变。究竟软骨损伤后形成对远期软骨退变的影响有多大，以及关节完整性破坏后对远期退变有何影响尚不完全清楚。但是在大多数损伤中，恢复关节完整性可以避免即刻出现的关节力学障碍，并可以减缓软骨退变的速度和程度。

不引起远期退变的关节不完整性程度有多少也没有确定。Brown 等在尸体上做胫骨平台骨折后复位不佳模型来研究接触应力偏移情况，他发现随着关节面完整性破坏加重则局部软骨应力峰值增加，但此项结果因不同的关节而有所不同。在多数情况下，只有骨块错位在 1.5mm 以内将不会引起软骨压力增加。当移位大到 3mm 时，软骨压力峰值较正常高出 75%。Brown 等提出软骨的远期压力耐受程度可能会更大，也许是两倍于正常水平，这表明简单的几个毫米的关节面移位不会造成即刻或远期问题。同时他们还发现个体间有很大差异，有时很小的移位，例如 0.25mm，可引起软骨压力峰值增高。关节完整性破坏的远期结果还与年龄有关。骨发育未成熟的个体有着更大的对移位再塑形的能力。

4. 稳定性　骨软骨损伤后满意复位并稳定固定有利于修复组织生长并维护关节软骨的完整从而形成愈合。同样重要的是稳定性取得可以允许早期有控制的负重和活动。

5. 实验性治疗 由于关节软骨愈合能力差，关节表面缺损引起晚期关节退变的结果严重，有很多学者从事如何恢复关节面完整的研究。小的蛋白多糖能干扰血凝块形成和细胞附着于软骨基质，对其进行消化作用并使用 TGF – β 在动物身上可以恢复软骨样组织。这样研究表明软骨可以在没有炎症反应或血管浸润的条件下愈合，但这种方法在人身上尚未应用。异体骨软骨移植可以替代关节面缺损。还有研究显示，人工基质、软骨细胞、原生质干细胞的移植能刺激软骨样表面的形成。

（孙守凯）

第五节 骨骼肌

一、结构和组成

与骨、致密纤维组织和软骨不同，肌肉主要由细胞组成，细胞容纳在较小体积、非常有序的基质内，基质是由胶原蛋白、弹性蛋白和肌肉特异分子组成的。精密分布的血管提供给具有高代谢水平的肌细胞养分，通过基质分布的复杂神经网支配每个肌细胞。骨骼肌的正常功能不仅有赖于细胞、基质和血管供应的完整，还依靠于组织的神经支配。

肌肉细胞（肌纤维或肌肉纤维）排列呈束状称为肌束，肌束集中起来形成肌肉。每个肌纤维含有多个细胞核，一个独特的肌质内质网和由收缩蛋白形成柱状的肌原纤维。肌原纤维由多个肌节组成，即多个收缩单位。肌质内质网的膜包绕肌原纤维。胞质内含有线粒体、溶酶体和核糖体。

虽然细胞外基质仅占肌肉组织很小一部分，但它对肌肉功能、维持肌肉结构和愈合都有重要作用。基膜包含胶原蛋白、非胶原性蛋白、肌肉特异蛋白糖，它包绕每个肌纤维。基膜和周边不规则排列的胶原蛋白纤维形成肌肉膜。很致密的结缔组织鞘覆盖整个肌肉称为肌外膜，它有时与外围筋膜相连接。在肌肉两端，细胞外基质形成部分的肌肉肌腱连接。

肌肉血管和神经走行在肌束间细胞外基质中，在每个肌纤维上有丰富的毛细血管网。神经纤维穿过基质形成神经肌肉接头。基膜可以作为特殊的神经附着界面，它还可以连接肌纤维与肌腱上的胶原纤维蛋白，因而传递由肌原纤维产生的收缩外力到肌腱。

二、肌肉愈合

损伤其他肌肉骨骼软组织的机制，例如钝伤、撕裂等，同样可以伤及肌肉。肌肉肌腱连接部撕断较为常见，临床上常认为是肌肉损伤，这是因为在很多部位的肌肉肌腱连接部可以扩展很长，达到肌肉实质部，同时损伤也可以伤及肌肉实质部。肌肉肌腱连接部的撕裂伤已在上节中涉及，此处主要将讨论肌肉实质部的损伤。

由于肌肉组织的代谢活动水平较高，因此即使暂时性血供中断也会造成肌肉永久性损害。此外，与其他组织不同，肌肉功能的恢复不仅需要恢复组织原始状态和其血液供应，而且需要恢复肌肉组织的神经支配和神经肌肉连接。所以肌肉组织损伤的分类不同于骨、致密纤维组织和软骨组织损伤的分类。尽管对人类肌肉组织在急性创伤后愈合的研究不很深入，但现在的证据表明，与其他有血供组织愈合一样，肌肉愈合也经过炎症反应、修复和再塑形。

（一）炎症

肌纤维损伤后将引发炎症反应，这包括炎症细胞向受伤部位移动、出血及血肿形成。在骨骼肌伤后炎症反应中有一很重要的步骤，就是吞噬性炎症细胞穿透和碎解坏死的肌纤维，从而清除损伤的肌肉组织。巨噬细胞的活动清除了损伤的细胞，而且还能诱导肌纤维的再生。

（二）修复

当巨噬细胞清除了损伤或坏死的纤维后，菱形的肌原细胞出现并开始增殖，相互融合呈长形和胞体性的肌小管，其具有链状中央核。经常有一些再生的肌小管是在坏死肌纤维的基底膜管内生成。随着不断增大，肌小管生成肌质内质网，并开始合成束状收缩丝。中央核链破裂，并移至肌小管外周，完成了肌小管向肌肉纤维的转化。收缩蛋白继续聚集并形成肌原纤维。要获得功能恢复还要有神经支配，包括形成神经肌肉连接。

在肌小管再生的同时，成纤维细胞生成肉芽组织，这对修复肌肉组织基质是必要的。然而这些肉芽组织可以干扰肌肉纤维的有序再生，产生大块瘢痕。瘢痕可以恢复肌肉的连续性，但没有收缩功能。因此，肌肉愈合的最佳结果是肌纤维再生与新生基质的一种平衡，并使两者有序有方向性排列。

（三）再塑形

一旦肌肉纤维出现，细胞外基质将继续再塑形。如果没有过多的瘢痕而且肌肉细胞恢复神经支配，则有控制的肌肉收缩和负重能增加损伤肌肉的力量。

三、影响肌肉愈合的因素

（一）损伤因素

肌肉损伤可以根据损伤的严重度以及损伤的临床机制分类。

1. 肌肉损伤类型　依据伤后剩下肌肉组织的成分的不同使肌肉组织具有不同程度的愈合能力，据此将急性肌肉组织损伤分成三型：

Ⅰ型：肌肉损伤是肌肉纤维受损，但细胞外基质、供应血管及神经支配都保留完好。钝性损伤（外科创伤），轻中度的牵拉伤及暂时性肌肉缺血都将造成Ⅰ型肌肉损伤。这类损伤最常见，通过自发的肌肉纤维再生可以恢复肌肉的原始结构、组成成分及功能。

Ⅱ型：肌肉损伤伤及肌纤维和神经支配，但细胞外基质和血管供应未受破坏。单独的外周神经损伤、钝伤、神经和肌肉牵拉伤会造成Ⅱ型损伤。由于基质能维持肌肉结构，假如再生的神经纤维能到达完整的神经肌肉连接处，肌肉功能恢复的可能性存在。

Ⅲ型：肌肉损伤造成所有肌肉组织成分的丢失或坏死，包括肌纤维和细胞外基质，也可以是过长时间血供丧失或失神经支配。严重的钝伤、撕裂伤或贯通伤可以造成Ⅲ型损伤。如果血管供应尚完好，炎性反应可以清除坏死组织，但有些Ⅲ型损伤殃及血供时，坏死组织无法清除，只有通过外科清创才能清除坏死组织，这样修复才能开始进行。具有分化成肌原细胞的细胞可以经受住严重创伤，它也可以从其他部位移动至受伤处，然而能导向肌纤维再生的细胞外基质的缺乏将阻碍肌肉组织的生成，而且即使肌肉组织已生成，没有基质的导向作用，再生的肌肉组织无法取得神经支配而无法功能恢复。由于上述原因Ⅲ型损伤后常形成瘢痕愈合，同时也伴有零星的肌原细胞试图合成肌纤维。

2. 肌肉损伤的临床机制　因为外界承重造成的急性肌肉损伤机制包括钝性创伤、贯通伤、撕裂或牵拉伤。肌肉抗阻力收缩也能造成损伤，但它不是直接损伤，不在本处讨论范围。

骨骼肌的钝伤较常见，它可以单独发生，也可以并发有骨折。损伤可以是Ⅰ～Ⅲ型，仅仅伤及肌纤维而没有涉及基质的轻微钝伤可造成Ⅰ型损伤。更严重一些的钝伤损伤了血管和肌纤维，引起出血和炎症反应，这种损伤常能愈合，功能恢复良好。非常严重的钝伤可以损伤肌肉的各个成分导致Ⅲ型损伤，其愈合为瘢痕愈合或不愈合。如果这种压轧伤面积小，则肌肉功能或许改变不多，但如伤及范围较大，则缺损都由无收缩功能的再生肌纤维或瘢痕替代，这将导致肌力永久性减弱。

肌肉钝伤还可以刺激骨的形成（骨化性肌炎），一项研究显示，股四头肌内血肿形成后20%的患者有骨化性肌炎发生，这表明肌肉的这种反应较常见。新生骨可与骨膜相连，也可以在肌肉中与骨无关。尽管钝伤后形成骨化的临床结果较肯定，但其形成机制尚无明确解释。

大多数贯通伤包括肌肉撕裂或撕裂与钝伤同时存在。由于撕裂伤会伤及肌原纤维以及细胞外基质、神经和血管供应，因而它属于Ⅲ型损伤。由于肌肉组织多方向性排列，平行肌纤维走行的撕裂较垂直撕裂受伤程度轻很多。因为不同的肌肉肌纤维排列有所不同，有的平行排列，有的放射状排列，所以撕裂伤的严重程度可以大不相同。对肌肉横行的完全或部分撕裂伤的研究表明，完全断裂后，或者断端缝合后，断端主要由瘢痕愈合，同时有小量的肌小管形成。真正的有功能的肌肉组织和神经再生于断端尚属不可能，无神经支配一侧的肌肉表现为失神经支配。横断的肌纤维可以形成芽体，但这种芽体也不能跨越断端恢复功能。

牵拉撕裂伤可以是轻微的 I 型伤，也可以是肌肉的撕脱，呈 III 型损伤。这类损伤常因断裂肌肉表面的软组织完好而导致漏诊。

（二）患者的因素

患者因素包括营养状态、应用皮质类固醇药物、系统疾患（糖尿病）都能影响肌肉愈合。虽然随着年龄的增加，肌内容量和力量有所减低，但十分清楚，老年人也能取得肌肉损伤愈合，伤后他们仍能得益于有效的治疗而重获肌力。

（三）治疗因素

防止和解除肌肉缺血为愈合创造机会，是应首先考虑的治疗措施之一。尽快使肌肉恢复神经支配和清除坏死组织也十分重要。其他必要的治疗包括清除肌肉血肿，暂时制动，有控制的负重和活动。例如过早损伤肌肉的活动能增加瘢痕形成，并妨碍肌纤维的有序生成。在一段时间制动后的早期活动可以加速血肿的吸收及炎症细胞的消失，可以使肌纤维再生更快与更有序，可以使肌力抗张力量和强度增加。在伤后有选择地使用炎症抑制性药物可能有益。或许未来治疗 III 型肌肉组织损伤的方法应包括创造人工基质以防止瘢痕充填缺损，使得肌原细胞形成肌纤维，为传导力提供暂时性网架结构以及刺激血管和神经直接生长。

（孙守凯）

第四章

创伤的早期处理

第一节 止血

正常成人全身血量占体重的7%～8%。体重60kg的人，全身血量约为4 200～4 800mL。若失血量≤10%（约400mL），可有轻度头昏、交感神经兴奋症状或无任何反应。失血量达20%左右（约800mL），出现失血性休克的症状，如血压下降、脉搏细速、肢端厥冷、意识模糊等。失血量≥30%，患者将发生严重失血性休克，不及时抢救，短时间内可危及伤员的生命或发生严重的并发症。因此，在保证呼吸道通畅的同时，应及时准确地进行止血。

一、出血部位的判断

各种创伤一般都会有出血，可分为内出血和外出血，内出血时血液流向体腔或组织间隙，外出血指血液自创面流出。现场急救止血，主要适用于外出血，是对周围血管创伤出血的紧急止血。对于伤员，除了判断有无出血外，还要判断是什么部位、什么血管出血，以便采取正确有效的止血方法。

1. 动脉出血 血色鲜红，血液随心脏的收缩而大量涌出，呈喷射状，出血速度快、出血量大。

2. 静脉出血 血色暗红，血液缓缓流出，出血速度较缓慢，出血量逐渐增多。

3. 毛细血管出血 血色鲜红，呈渗出性，可自行凝固止血。若伴有较大的伤口或创面时，不及时处理，也可引起失血性休克。

夜间抢救，不易辨别出血的性质时，应从脉搏的强弱、快慢，呼吸是否浅而快，意识是否清醒，皮肤温度及衣服被血液浸湿的情况来判断伤员出血的程度，并迅速止血。

二、止血方法的选择

出血部位的不同，出血的性质不同，危险性不同，止血方法也有所区别。原则上应根据出血部位及现场的具体条件选择最佳方法，使用急救包、消毒敷料、绷带等，在紧急情况下，现场任何清洁而合适的物品都可临时借用作为止血用物，如手帕、毛巾、布条等。小伤口出血，只需用清水或生理盐水冲洗干净，盖上消毒纱布、棉垫，再用绷带加压缠绕即可。静脉出血，除上述包扎止血方法外，还需压迫伤口止血。用手或其他物体在包扎伤口上方的敷料上施以压力，使血流变慢、血凝块易于形成。这种压力必须持续5～15min才可奏效。较深的部位如腋下、大腿根部可将纱布填塞进伤口再加压包扎。将受伤部位抬高也有利于静脉出血的止血。动脉出血宜先采用指压法止血，根据情况再改用其他方法口加压包扎法、填塞止血法或止血带法止血。此外，止血方法应根据现场情况灵活选用，如肢体出血可同时用抬高肢体、加压止血法和压点止血法止血。

三、常用止血方法

1. 指压法亦称压点法 是用手指、手掌或拳头压迫伤口近心端动脉经过骨骼表面的部位，阻断血液流通，达到临时止血的目的。适用于中等或较大动脉的出血，以及较大范围的静脉和毛细血管出血。

指压法止血属应急措施，因动脉有侧支循环，故效果有限，应及时根据现场情况改用其他止血方法。实施指压法止血，应正确掌握四肢等处的血管行径和体表标志。常见部位的指压点及方法：

（1）头顶部出血：压迫同侧耳屏前方颧弓根部的搏动点（颞浅动脉），将动脉压向颞骨（图4-1）。

（2）颜面部出血：压迫同侧下颌骨下缘、咬肌前缘的搏动点（面动脉），将动脉压向下颌骨（图4-1）。

（3）头颈部出血：用拇指或其他四指压迫同侧气管外侧与胸锁乳突肌前缘中点之间的强搏动点（颈总动脉），用力压向第五颈椎横突处。压迫颈总动脉止血应慎重，绝对禁止同时压迫双侧颈总动脉，以免引起脑缺氧（图4-1）。

（4）头后部出血：压迫同侧耳后乳突下稍后方的搏动点（枕动脉），将动脉压向乳突。

（5）肩部、腋部出血：压迫同侧锁骨上窝中部的搏动点（锁骨下动脉），将动脉压向第1肋骨（图4-2）。

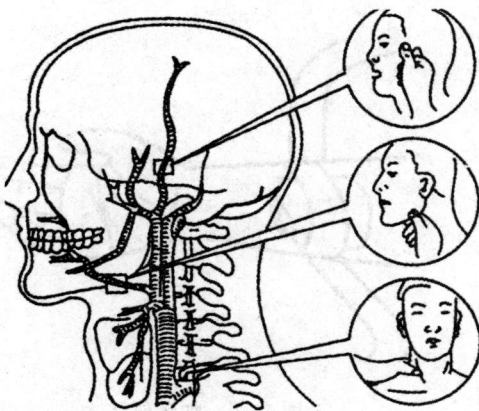

图4-1 头颈部出血压点法   图4-2 肩臂部出血压点法

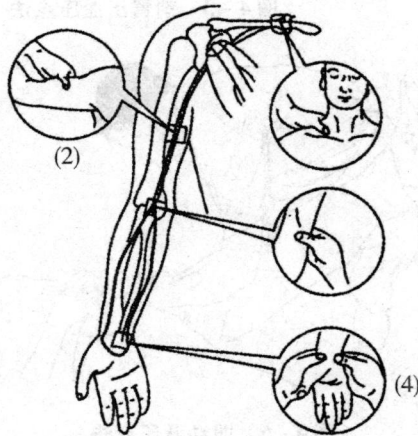

（6）上臂出血：外展上肢90°，在腋窝中点用拇指将腋动脉压向肱骨头。

（7）前臂出血：压迫肱二头肌内侧沟中部的搏动点（肱动脉），用四指指腹将动脉压向肱骨干（图4-3）。

（8）手部出血：压迫手腕横纹稍上处的内、外侧搏动点（尺、桡动脉），将动脉分别压向尺骨和桡骨（图4-2）。亦可压肱动脉。

（9）大腿出血：压迫腹股沟中点稍下部的强搏动点（股动脉），可用拳头或双手拇指交叠用力将动脉压向耻骨上支，或用一手掌小鱼际肌沿腹股沟方向压迫（图4-4，图4-5）。

（10）小腿出血：在腘窝中部压迫腘动脉，亦可压股动脉（图4-5）。

（11）足部出血：压迫足背中部近脚腕处的搏动点（胫前动脉）和足跟内侧与内踝之间的搏动点（胫后动脉）（图4-4）。亦可压股动脉。

2. 加压包扎法 体表及四肢伤出血，大多可用加压包扎和抬高肢体来达到暂时止血的目的。用急救敷料压迫创口加压包扎即可止血，若效果不满意，可再加敷料用绷带或叠成带状的三角巾加压包扎（图4-6）。包扎时敷料要垫厚、压力要适当、包扎范围要大，同时抬高患肢以避免因静脉回流受阻而增加出血。此方法适用于小动脉和小静脉出血。

3. 填塞止血法 将无菌敷料填入伤口内压紧，外加敷料加压包扎。此方法应用范围较局限，仅在腋窝、肩部、大腿根部出血，用指压法或加压包扎法难以止血时使用，且在清创取出填塞物时再次大出血的可能，应尽快行手术彻底止血。

4. 屈曲肢体加垫止血法 多用于肘或膝关节以下的出血，在无骨关节损伤时可使用。在肘窝或腘窝部放置一绷带卷，然后强屈关节，并用绷带、三角巾扎（图4-7）。此法伤员痛苦较大，有可能压迫到神经、血管，且不便于搬动伤员，不宜首选，对疑有骨折或关节损伤的伤员，不可使用。

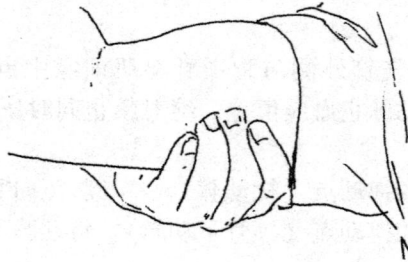

图 4-3　前臂出血压点法

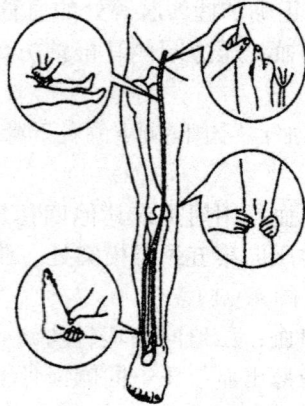

图 4-4　大腿出血压点法

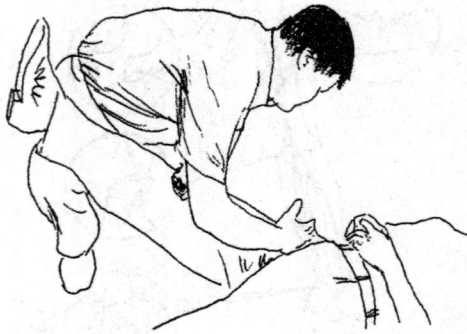

图 4-5　股动脉压点法

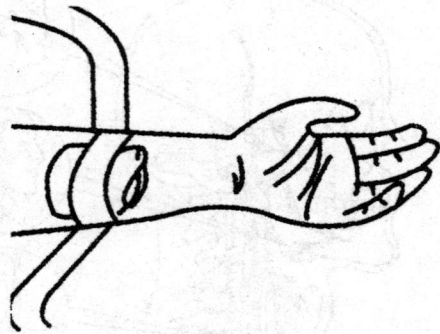

图 4-6　加压包扎法

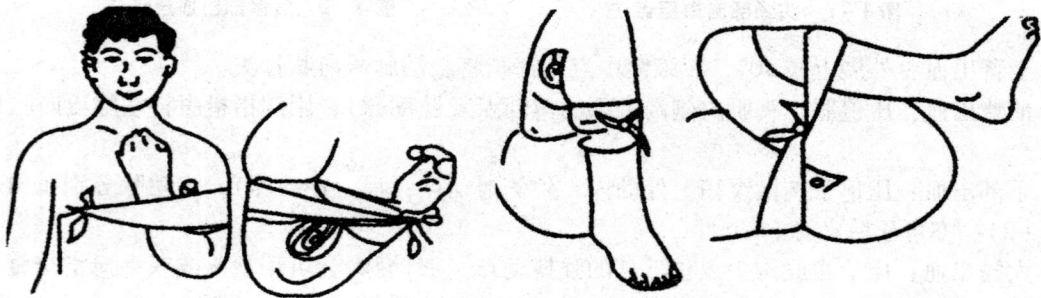

图 4-7　屈曲肢体加垫止血法

　　5. 止血带止血法　适用于四肢较大动脉的出血，用加压包扎或其他方法不能有效止血而有生命危险时，可采用此方法。专用的制式止血带有橡皮止血带、卡式止血带、充气止血带等，以充气止血带的效果较好。在紧急情况下，也可用绷带、三角巾、布条等代替。使用时，要先在止血带下放好衬垫物。常用的几种止血带止血法：

　　（1）勒紧止血法：先在伤口上部用绷带或带状布料或三角巾折叠成带状，勒紧伤肢并扎两道，第一道作为衬垫，第二道压在第一道上适当勒紧止血。

　　（2）橡皮止血带止血法：在肢体伤口的近心端，用棉垫、纱布或衣服、毛巾等物作为衬垫后再上止血带。以左手的拇指、食指、中指持止血带的头端，将长的尾端绕肢体一圈后压住头端，再绕肢体一圈，然后用左手示指、中指夹住尾端后将尾端从止血带下拉过，由另一缘牵出，使之成为一个活结。如需放松止血带，只需将尾端拉出即可（图 4-8）。

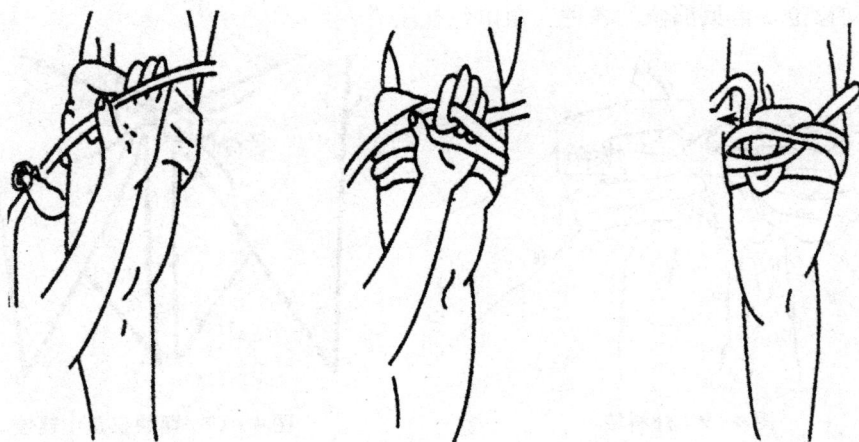

图 4-8　橡皮止血带止血法

（3）卡式止血带止血法：将涤纶松紧带绕股体一圈，然后把插入式自动锁卡插进活动锁紧开关内，一只手按住活动锁紧开头，另一只手紧拉涤纶松紧带，直到不出血为止。放松时用于向后扳放松板，解开时按压开关即可。

（4）充气止血带止血法：充气止血带是根据血压计原理设计，有压力表指示压力的大小，压力均匀，效果较好。将袖带绑在伤口的近心端，充气后起到止血的作用。止血带是止血的应急措施，而且是危险的措施，过紧会压迫损害神经或软组织，过松起不到止血作用，反而增加出血，过久（超过 5 小时）会引起肌肉坏死、厌氧感染，甚至危及生命。只有在必要时，如对加压包扎后不能控制的大、中动脉伤出血，才可暂时使用止血带。

使用止血带时应注意：①部位要准确：止血带应扎在伤口近心端，尽量靠近伤口。不强调"标准位置"（以往认为上肢出血应扎在上臂的上 1/3 处，下肢应扎在大腿根部），也不受前臂和小腿的"成对骨骼"的限制。②压力要适当：以刚好使远端动脉搏动消失为度。③衬垫要垫平：止血带不能直接扎在皮肤上，应先用棉垫、三角巾、毛巾或衣服等平整地垫好，避免止血带勒伤皮肤。切忌用绳索或铁丝直接扎在皮肤上。④时间要缩短：上止血带的时间不能超过 5 小时（冬天时间可适当延长），因止血带远端组织缺血、缺氧，产生大量组胺类毒素，突然松解止血带时，毒素吸收，可发生"止血带休克"或急性肾功能衰竭。若使用止血带已超过 5 小时，而股体确有挽救希望，应先作深筋膜切开术引流，观察肌肉血液循环。时间过长且远端肢体已有坏死征象，应立即行截肢术。⑤标记要明显：上止血带的伤员要在手腕或胸前衣服上做明显标记，注明上止血带时间，以便后续救护人员继续处理。⑥定时要放松：每隔 1 小时放松一次，放松时可用手压迫出血点上部血管临时止血，每次松开 2～3min，再在稍高的平面扎上止血带，不可在同一平面反复缚扎。

（张　坤）

第二节　包扎

包扎的目的是保护伤口免受再污染，固定敷料、药品和骨折位置，压迫止血及减轻疼痛。原则上，包扎之前要覆盖创面，包扎松紧要适度，使肢体处于功能位，打结时注意避开伤口。常用的包扎物品有三角巾、绷带、四头带和多头带等。

（一）三角巾包扎

使用三角巾时，两底角打结时应为外科结（方结）（图 4-9），比较牢固，解开时将某一侧边和其底角拉直，即可迅速解开。三角巾的用途较多，可折叠成带状作为悬吊带或用作肢体创伤及头、眼、下颌、膝、肘、手部较小伤口的包扎；可展开或折成燕尾巾用于包扎躯干或四肢的大面积创伤；也可两块连接成燕尾式或蝴蝶式（两块三角巾顶角连接在一起）进行包扎（图 4-10），但展开使用时若不包紧，敷料容易松动移位。常见部位的各种三角巾包扎法有：

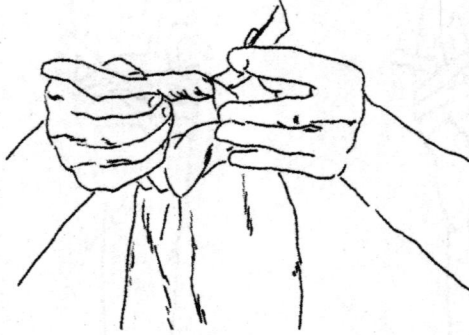

图 4 - 9　外科结

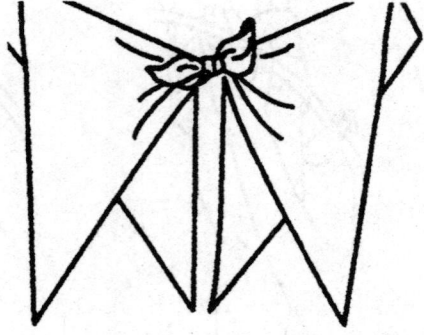

图 4 - 10　两块三角巾连接

1. 头面部伤的包扎

（1）顶部包扎法：三角巾底边反折，正中放于伤员前额，顶角经头顶垂于枕后，然后将两底角经耳上向后扎紧，压住顶角，在枕部交叉再经耳上绕到前额打结固定。最后将顶角向上反折嵌入底边内（图 4 - 11）。

（2）风帽式包扎法：在顶角、底边中点各打一结，将顶角结放在额前，底边结置于枕部，然后将两底边拉紧向外反折后，绕向前面将下锁部包住，最后绕到颈后在枕部打结。

（3）面具式包扎法：三角巾顶角打结套在领下，罩住面部及头部，将底边两端拉紧至枕后交叉，再绕到前额打结。在眼、鼻和口部各剪一小口。

（4）额部包扎法：将三角巾折成 3、4 指宽的带状巾，先在伤口上垫敷料，将带状巾中段放在敷料处，然后环绕头部打结。打结位置以不影响睡眠和不压住伤口为宜。

（5）下颌部包扎法：多作为下颌骨骨折的临时固定。三角巾折成 3、4 指宽的带状巾，于 1/3 处放于下颌处，长端经耳前向上拉到头顶部到对侧耳前与短的一端交叉，然后两端经均环绕头部后至对侧耳前打结（图 4 - 12）。

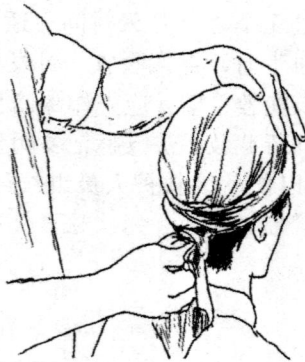

图 4 - 11　顶部包扎法

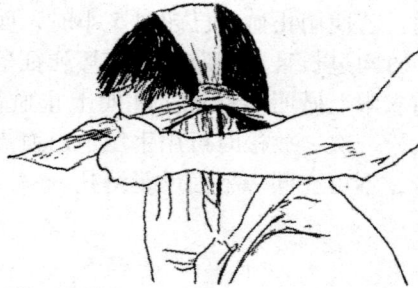

图 4 - 12　下颌包扎法

（6）眼部包扎法：①单眼包扎法：将三角巾叠成 4 指宽的带状巾，斜放在眼部，将下侧较长的一端经枕后绕到额前压住上侧较短的一端后，再环绕头部到健侧颞部，与翻下的另一端打结。②双眼包扎法：将 4 指宽的带巾中央部先盖在一侧伤眼，下端从耳下绕枕后，经对侧耳上至眉间上方压住上端继续绕头部到对侧耳前，将上端反折斜向下，盖住另一伤眼，再绕耳下与另一端在对侧耳上打结。

2. 胸（背）部伤的包扎

（1）展开式三角巾包扎法：将三角巾顶角越过伤侧肩部，垂在背部，使三角巾底边中央正位于伤部下侧，将底边两端围绕躯干在背后打结，再用顶角上的小带将顶角与底边连接在一起（图 4 - 13）。

（2）燕尾巾包扎法：将三角巾折成鱼尾状，并在底部反折一道边，横放于胸部，两角向上，分放于两肩上并拉至颈后打结，再用顶角带子绕至对侧腋下打结。

展开式三角巾和燕尾巾包扎背部的方法与胸部相同，只是位置相反，结打于胸前。

3. 腹部及臀部伤的包扎

（1）一般包扎法：将三角巾顶角放在腹股沟下方，取一底角绕大腿一周与顶角打结。然后，将另一底角围绕腰部与底边打结。用此法也可包扎臀部创伤。

（2）双侧臀部包扎法：多用两块三角巾连接成蝴蝶巾式包扎，将打结部放在腰骶部，底边的各一端在腹部打结后，另一端则由大腿后方绕向前，与其底边打结。

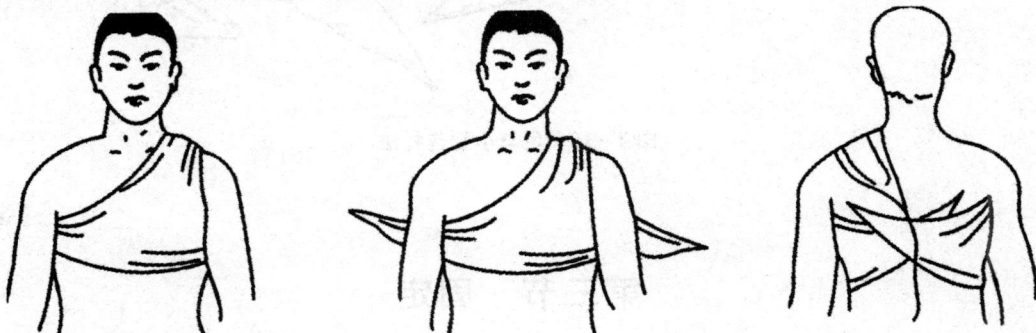

图4-13 展开式三角巾包扎法

4. 四肢伤的包扎

（1）上肢悬吊包扎法：将三角巾底边的一端置于健侧肩部，屈曲伤侧肘80°左右，将前臂放在三角巾上，然后将三角巾向上反折，使底边另一端到伤侧肩部，在背后与另一端打结，再将三角巾顶角折平用安全针固定（大悬臂带）。也可将三角巾叠成带巾，将伤肢屈肘80°用带巾悬吊，两端打结于颈后（小悬臂带）（图4-14）。

（2）上肢三角巾包扎法：将三角巾一底角打结后套在伤侧手上，结的余头留长些备用，另一底角沿手臂后侧拉到对侧肩上，顶角包裹伤肢适当固定，前臂屈到胸前，拉紧两底角打结（图4-15）。

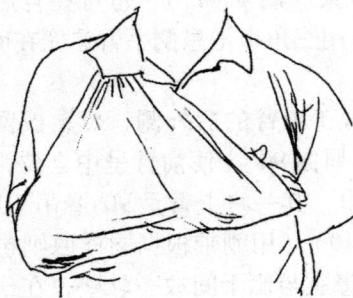

图4-14 上肢悬吊包扎法

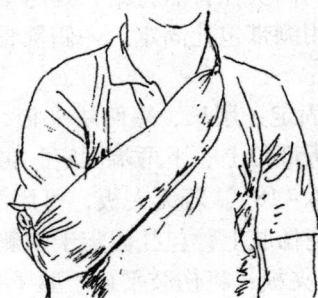

图4-15 上肢三角巾包扎法

（3）燕尾巾单肩包扎法：将三角巾折成燕尾巾，把夹角朝上放在伤侧肩上，燕尾底边包绕上臂上部打结，两角（向后的一角大于向前的角并压住前角）分别经胸部和背部拉向对侧腋下打结。

（4）燕尾巾双肩包扎法：将三角巾叠成两燕尾角等大的燕尾巾，夹角朝上对准项部，燕尾披在双肩上，两燕尾角分别经左、右肩拉到腋下与燕尾底角打结。

（5）手（足）包扎法：将于（足）放在三角巾上，手指（或脚趾）对准三角巾顶角，将顶角提起反折覆盖全手（足）背部，折叠手（足）两侧的三角巾使之符合手（足）的外形，然后将两底角绕腕（踝）部打结。

（6）足与小腿包扎法：把足放在三角巾的一端，足趾向着底边，提起顶角和较长的一底角包绕肢体后于膝下打结，再用短的底角包绕足部，于足踝处打结固定（图4-16）。

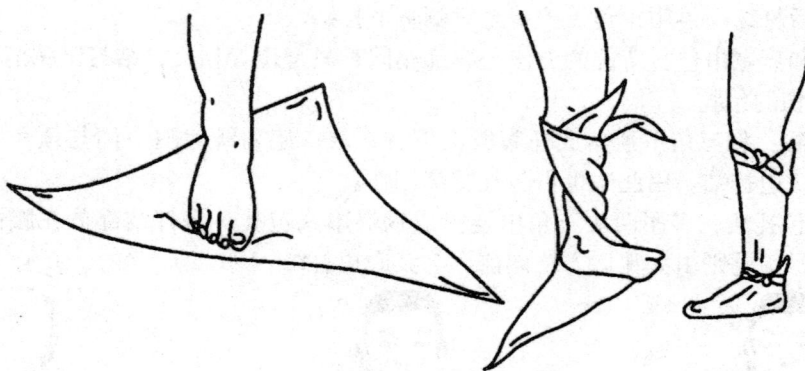

图 4-16 足与小腿包扎法

（张　坤）

第三节　固定

　　固定的目的是为减少伤部活动，减轻疼痛，防止再损伤，便于伤员搬运。所有四肢骨折均应进行固定，脊柱损伤、骨盆骨折及四肢广泛软组织创伤在急救中也应相对固定。固定器材最理想的是夹板，类型有木质、金属、充气性塑料夹板或树脂做的可塑性夹板。但在紧急时应注意因地制宜，就地取材，选用竹板、树枝、木棒、铺把、枪托等代替。还可直接用伤员的健侧肢体或躯干进行临时固定。固定还需另备纱布、绷带、三角巾或毛巾、衣服等。

一、常见部位骨折的临时固定方法

　　（1）锁骨骨折固定：用敷料或毛巾垫于两腋前上方，将三角巾叠成带状，两端分别绕两肩呈"8"字形，拉紧三角巾的两头在背后打结，并尽量使两肩后张（图 4-17）。也可在背后放 T 字形夹板，然后在两肩及腰部各用绷带包扎固定。一侧锁骨骨折，可用三角巾把患侧手臂悬兜在胸前，限制上肢活动即可。

　　（2）上臂骨折固定：用长、短两块夹板，长夹板置于上臂的后外侧，短夹板置于前内侧，然后用绷带或带状物在骨折部位上、下两端固定，再将肘关节屈曲 90°，使前臂呈中立位，用三角巾将上肢悬吊固定于胸前（图 4-18）。若无夹板，可用两块三角巾，其一将上臂呈 90°悬吊于胸前，于颈后打结，其二叠成带状，环绕伤肢上臂包扎固定于胸侧（图 4-19）（用绷带根据同样原则包扎也可取得相同效果）。或用躯干替代夹板：将伤肢平放于躯干一侧，在患肢与躯干间放一软垫，在伤处的上、下及前臂用带状三角巾直接将伤肢固定于躯干侧方（图 4-20）。

　　（3）前臂骨折固定：协助伤员屈肘 90°，拇指在上。取两块夹板，其长度超过肘关节至腕关节的长度，分别置于前臂内、外侧，用绷带或带状三角巾在两端固定，再用三角巾将前臂悬吊于胸前，置于功能位。或直接固定于躯干一侧（方法同上臂）。

　　（4）大腿骨折固定：把长夹板或其他代用品（长度等于腋下到足跟）放在伤肢外侧，另用一短夹板（长度自足跟到大腿根部），关节与空隙部位加棉垫，用绷带、带状三角巾或腰带等分段固定。足部用"8"字形绷带固定，使脚与小腿呈直角（图 4-21）。紧急情况若无夹板，可用健侧肢体替代：在两腿间放一软垫，将伤员健肢移向患肢，使两下肢并紧，两脚对齐，将健侧肢体与伤肢分段（伤处上、下、髋关节、小腿及足）用绷带或带状三角巾固定在一起（图 4-22）。

　　（5）小腿骨折固定：取长短相等的夹板（长度自足跟到大腿）两块，分别放在伤腿内、外侧，用绷带或带状三角巾分段固定。或固定于健侧肢体（固定伤处上、下，大腿、膝关节及足，图 4-23）。

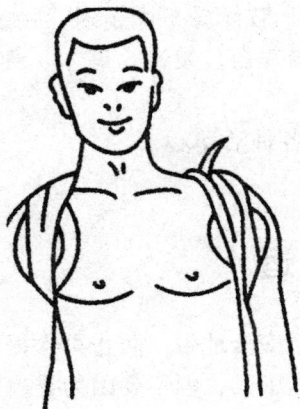

图 4－17　锁骨骨折 8 字形固定

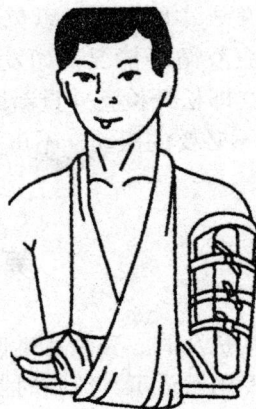

图 4－18　上臂骨折长短夹板固定

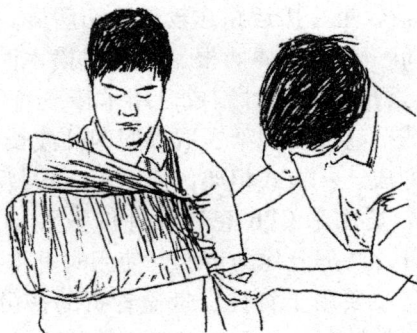

图 4－19　上臂骨折三角巾固定

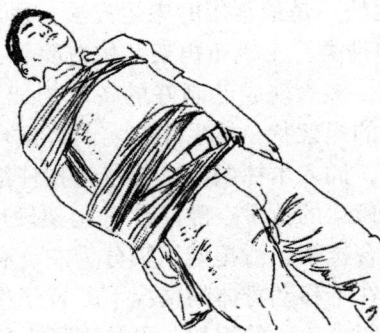

图 4－20　以躯干固定伤肢

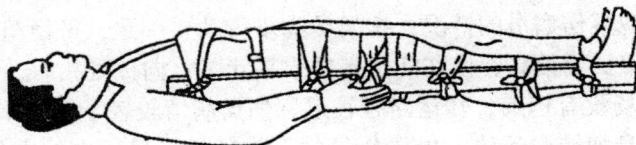

图 4－21　大腿骨折长夹板固定

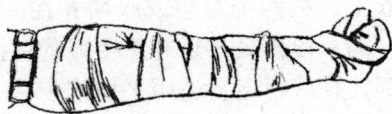

图 4－22　健侧肢体与伤肢分段三角巾固定

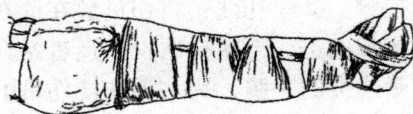

图 4－23　小腿骨折固定

（6）脊柱骨折固定：立即使伤员俯卧于硬板上，不可移动，必要时可用绷带固定伤员，胸部与腹部需垫上软枕，减轻局部组织受压程度。

（二）固定的注意事项

（1）若有伤口和出血，应先止血、包扎，然后再固定骨折部位。若有休克，应先行抗休克处理。

（2）临时骨折固定，是为了限制伤肢的活动。在处理开放性骨折时，刺出的骨折断端在未经清创时不可直接还纳伤口内，以免造成感染。

（3）夹板固定时，其长度与宽度要与骨折的肢体相适应，长度必须超过骨折上、下两个关节；固定时除骨折部位上、下两端外，还要固定上、下两个关节。

（4）夹板不可与皮肤直接接触，其间应用棉垫或其他软织物衬垫，尤其在夹板两端、骨隆突处及悬空部位应加厚衬垫，防止局部组织受压或固定不稳。

（5）固定应松紧适度、牢固可靠，以免影响血液循环。肢体骨折固定时，一定要将指（趾）端露出，以便随时观察末梢血液循环情况，如发现指（趾）端苍白、发冷、麻木、疼痛、浮肿或青紫时，说明血液循环不良，应立即松开检查并重新固定。

（6）固定后应避免不必要的搬动，不可强制伤员进行各种活动。

（张　坤）

第四节　搬运

搬运伤员的基本原则是及时、安全、迅速地将伤员搬至安全地带，防止再次损伤。火线或现场搬运多为徒手搬运，也可用专用搬运工具或临时制作的简单搬运工具，但不要因为寻找搬运工具而贻误搬运时机。

（一）常用的搬运方法

1. 担架搬运法　是最常用的搬运方法，适用于病情较重、搬运路途较长的伤病员。

（1）担架的种类：①帆布担架：构造简单，由帆布一幅、木棒两根、横铁或横木两根、负带两根、扣带两根所组成，多为现成已制好的备用担架。②绳索担架：临时制成，用木棒或竹竿两根、横木两根，捆成长方形的担架状，然后用坚实的绳索环绕而成。③被服担架：取衣服两件或长衫大衣，将衣袖翻向内侧成两管，插入木棒两根，再将纽扣仔细扣牢即成。④板式担架：由木板、塑料板或铝合金板制成，四周有可供搬运的拉手空隙。此种担架硬度较大，适用于 CPR 患者及骨折伤员。⑤铲式担架：由铝合金制成的组合担架，沿担架纵轴分为左、右两部分，两部分均为铲形，使用时可将担架从伤员身体下插入，使伤员在不移动身体的情况下，置于担架上。主要用于脊柱、骨盆骨折的伤员。⑥四轮担架：由轻质铝合金带四个轮子的担架，可从现场平稳地推到救护车、救生艇或飞机等舱内进行转送，大大减少伤病员的痛苦和搬运不当的意外损伤。

（2）担架搬运的动作要领：搬运时由 3～4 人组成一组，将患者移上担架；使患者头部向后，足部向前，后面的担架员随时观察伤病员的情况；担架员脚步行动要一致，平稳前进；向高处抬时，前面的担架员要放低，后面的担架员要抬高，使伤病员保持水平状态；向低处抬时，则相反。

2. 徒手搬运法　若现场没有担架，转运路程较近、伤员病情较轻，可以采用徒手搬运法。

（1）单人搬运：①侧身匍匐搬运法：根据伤员的受伤部位，采用左或右侧匍匐法。搬运时，使伤员的伤部向上，将伤员腰部置于搬运者的大腿上，并使伤员的躯干紧靠在搬运者胸前，使伤员的头部和上肢不与地面接触。②牵托法：将伤员放在油布或雨衣上，把两个对角或双袖扎在一起固定伤员身体，用绳子牵拉着匍匐前进。③扶持法：搬运者站在伤员一侧，使伤员靠近并用手臂揽住搬运者头颈，搬运者用外侧的手牵伤员的手腕，另一手扶持伤员的腰背部，扶其行走。适用于伤情较轻、能够站立行走的伤员。④抱持法：搬运者站于伤员一侧，一手托其背部，一手托其大腿，将伤员抱起。有知觉的伤员可用手抱住搬运者的颈部。⑤背负法：搬运者站在伤员前面，微弯背部，将伤员背起。此法不适用于胸部伤的伤员。若伤员卧于地上，搬运者可躺在伤员一侧，一手抓紧伤员双臂，另一手抱其腿，用力翻身，使其负于搬运者的背上，然后慢慢站起。

（2）双人搬运：①椅托式搬运法：一人以左膝、另一人以右膝跪地，各用一手伸入伤员的大腿下面并互相紧握，另一手彼此交替支持伤员的背部。②拉车式搬运法：一名搬运者站在伤员两腿间，从膝关节处抱住双腿，另一搬运者站在伤员头部，从后背伸入两肩，一起将伤员抱起。

（3）三人或多人搬运：三人可并排将伤员抱起，齐步一致向前。六人可面对面站立，将伤员平抱进行搬运（图 4-24）。

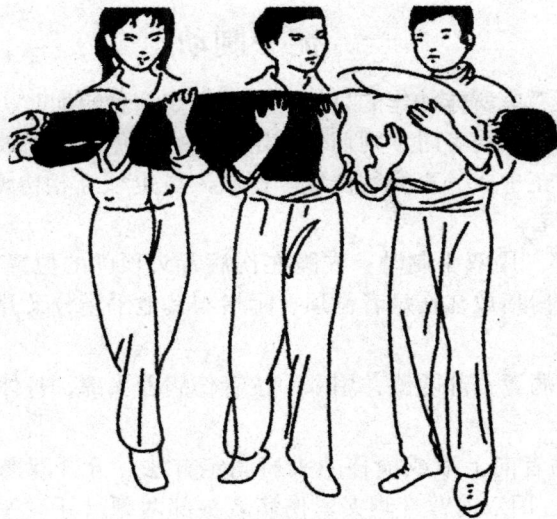

图 4 - 24 三人徒手搬运

（二）特殊伤员的搬运方法

（1）腹部内脏脱出的伤员将伤员：双腿屈曲，腹肌放松，防止内脏继续脱出。已脱出的内脏严禁回纳腹腔，以免加重污染，应先用大小合适的碗扣住内脏或取伤员的腰带做成略大于脱出物的环，围住脱出的内脏，然后用三角巾包扎固定。包扎后取仰卧位，屈曲下肢，并注意腹部保温，防止肠管过度胀气。

（2）昏迷伤员：使伤员侧卧或俯卧于担架上，头偏向一侧，以利于呼吸道分泌物的引流。

（3）骨盆损伤的伤员：先将骨盆用三角巾或大块包扎材料做环形包扎后，让伤员仰卧于门板或硬质担架上，膝微屈，膝下加垫。

（4）脊柱、脊髓损伤的伤员：搬运此类伤员时，应严防颈部与躯干前屈或扭转，应使脊柱保持伸直。

（5）身体带有刺入物的伤员：应先包扎好伤口，妥善固定好刺入物，才可搬运。搬运途中避免震动、挤压、碰撞，以防止刺入物脱出或继续深入。刺入物外露部分较长时，应有专人负责保护刺入物。

（6）颅脑损伤的伤员：使伤员取半卧位或侧卧位，保持呼吸道的通畅，保护好暴露的脑组织，并用衣物将伤员的头部垫好，防止震动。

（7）开放性气胸的伤员：搬运封闭后的气胸伤员时，应使伤员取半坐位，以坐椅式双人搬运法或单人抱扶搬运法为宜。

（三）搬运时的注意事项

（1）搬运过程中，动作要轻巧、敏捷、步调一致，避免震动，以减少伤病员的痛苦。

（2）根据不同的伤情和环境采取不同的搬运方法，避免再次损伤和由于搬运不当造成的意外伤害。

（3）搬运过程中，应注意观察伤病员的伤势与病情变化。

（张 坤）

第五节 脊椎损伤的处理

脊柱创伤可导致伤者呼吸肌肉及肢体瘫痪，后果严重，因此在处理脊椎创伤时，须极为小心，不可随便将伤者转动，尤其是处理脆弱的颈椎骨损伤时，应先徒手固定伤者的头部及颈部，然后才做伤检治理，最后须使用仪器制动伤者的颈部、身体和肢体后，才可将伤者移动。

一、徒手制动

使用徒手制动法时，应先考虑所作动作的目的，如欲把伤病者转动时，应尽量使手臂或手肘找到支点，再捉紧伤病者，反之在移动伤病者时，则切勿固定手肘，以免产生反效果。转动伤病者时，须使伤病者的头部、颈及身体保持在正中成一直线的位置。拯救人员也须互相协调，须以号令和打数来沟通，在动作一致的情况下转动伤病者。

1. 头锁主要用作固定头部　用双手制动：先跪在伤病者头顶部的位置，将双手手肘固定在地上或膝上，把双手手指尽量张开，拇指放在伤病者额顶，示指与其他手指分叉开而不覆盖着耳朵，捉紧头颅（图4－25）。

用双膝制动：置双膝于伤病者头部两侧，用双手按着伤病者头部，身体略向后挨，再移动双膝紧夹伤病者头部（图4－26）。

2. 肩锁　主要用作把伤病者向上下或横移的头肩固定方法。分开双膝并跪于伤病者头顶部位置，双手捉着伤病者肩部（翻腕），用双前臂骨侧夹紧伤病者头部两鬓（手臂平衡，手肘离地），再用力捉紧伤病者肩部（图4－27）。

3. 头肩锁　利用整体翻身法来翻动伤病者时之头部固定手法。先跪于伤病者头顶部的位置，翻向的一方使用长手，并把该手手肘固定在大腿近膝处，抓着伤病者肩部，并用前臂内侧紧贴头部（不要翻腕），短手的手肘固定在另一大腿上，拇指置于眉顶额角，其他手指捉紧伤病者枕部（图4－28）。

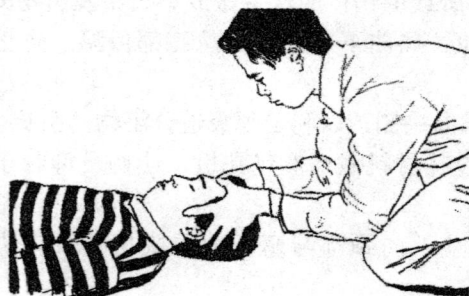

图4－25　头锁双手制动

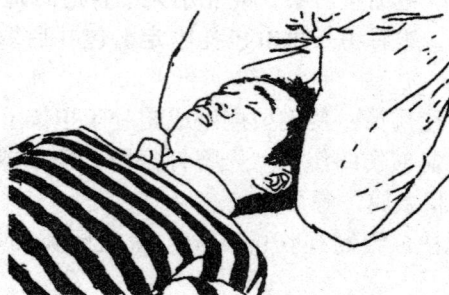

图4－26　头锁双膝制动

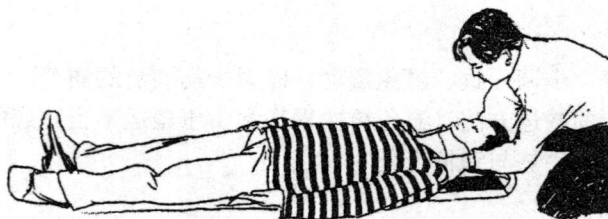

图4－27　肩锁

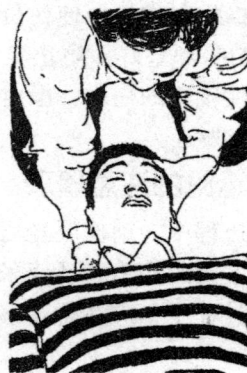

图4－28　头肩锁

4. 胸锁　用作转换其他制动锁或放置头枕时的制动手法。跪或半蹲跪在伤病者侧，近额的手肘固定在膝上或小腿内侧，用手指按着伤病者前额，把另一手臂枕于伤病者胸骨上或肩膊处，用拇指及中指分按伤病者两颧，手掌须弧曲但不可盖着伤病者口鼻（图4－29）。

5. 胸背锁　用作把坐着的伤病者躺卧在脊椎板上或脱除头盔的头颈胸背固定法。先跪在伤病者侧旁正向伤病者，用双臂夹着伤病者的胸部及背部，再把双手手腕向下压锁，并紧捉伤病者的颧骨或下颌及后枕部，而手掌不可覆盖着伤病者的口鼻。

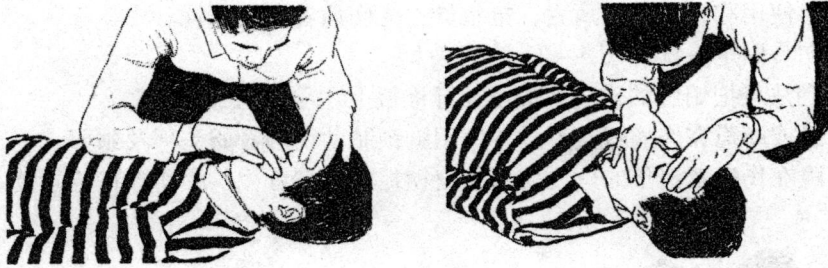

图 4 - 29　胸锁

二、硬颈套

硬颈套是一种承托颈部的装备。其作用是将受伤颈部尽量制动，保护受伤的颈椎免受进一步损害。但套上硬颈套并不能完全制动，因此，在运送伤病者时，仍须格外小心。使用程序为：

（1）劝谕伤病者不要乱动，并保持头部于现有姿势。

（2）抢救员甲先用头锁为伤病者制动。

（3）把伤病者头部置于正中位置（伤病者的头部与身躯的轴心线须成一直线）。如在转动伤病者头部时，伤病者感到痛楚，应立即停止转动，不要使用硬颈套。

（4）抢救员乙用手指量度伤病者肩顶至下颌的距离，再量度硬颈套下缘硬胶边至手指顶的距离，把红点移至指顶孔并扣紧孔锁，如使用另一款硬颈套则量度黑色扣与下缘硬胶边的距离。

（5）将硬颈套套入伤病者颈部。

（6）轻轻把硬颈套拉紧，直至颈套下颌托的中轴线与伤病者的轴心线成一直线。

（7）把硬颈套收紧及固定。

三、整体翻身法

整体翻身法包括有仰翻法和俯翻法。

1. 仰翻法　仰翻法是把仰卧的伤病者翻卧至长脊椎板上。

（1）抢救员甲跪或蹲跪在伤病者身旁并使用胸锁制动伤病者的头部及颈部。

（2）抢救员乙跪在伤病者头顶的位置，使用头肩锁捉紧伤病者，长手摆放在队员甲的一方。

（3）抢救员甲以一只手捉着伤病者的肩膊，另一只手捉着伤病者的髋部，抢救员丙以一只手捉着伤病者髋部，另一手捉着伤病者腿部，并由抢救员乙发号施令，一起把伤病者翻转90°（图 4 - 30）。

（4）抢救员甲以一只手拉抱着伤病者，以另一只手检查伤病者头、颈及背部。

（5）抢救员甲和抢救员丙同时把脊椎板移贴伤病者，并由抢救员乙发令一起把伤病者转回板上。

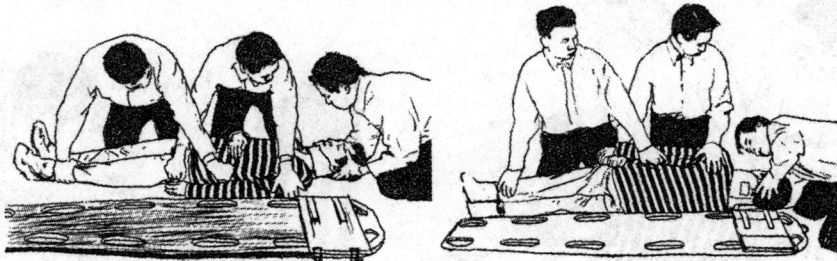

图 4 - 30　仰翻法

（6）抢救员甲使用胸锁制动伤病者，让抢救员乙转换成肩锁。

（7）抢救员甲和抢救员丙同时屈臂抱肘，由抢救员乙发令通知，同时把伤病者推至板中央（如有需要，把伤病者上移或下移至肩膊贴近头垫）。

（8）抢救员甲再使用胸锁制动伤病者，抢救员乙为伤病者摆放头枕。

（9）用头枕带初步固定头枕（图4-31仰翻法b）。

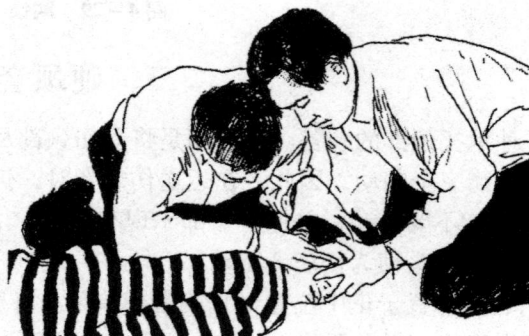

2. 俯翻法 俯翻法可把俯卧的伤病者翻至长脊椎板上。

（1）抢救员甲跪或蹲跪在伤病者身旁，并使用胸锁制动伤病者的头部及颈部。

（2）抢救员乙跪在伤病者头顶的位置使用头肩锁捉紧伤病者，长手摆放在抢救员甲的一方（图4-32俯翻法a）。

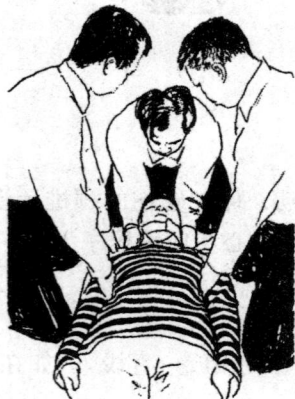

图4-31 仰翻法b   图4-32 俯翻法a

（3）抢救员甲以一只手捉着伤病者的肩膊，另一只手捉着伤病者的髋部，抢救员丙一手捉着伤病者髋部，另一手捉着伤病者的腿部，并由抢救员乙发令打数一起把伤病者翻转90°（图4-33俯翻法b）。

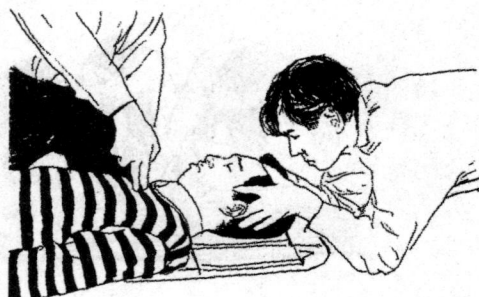

（4）抢救员甲用一臂如胸锁般夹着伤病者胸部，并用该手捉着伤病者下巴，另一手手肘固定在自己前大腿上，再把该手由头顶滑入至承托伤病者头部。

（5）抢救员乙转换左右长短手，再运用头肩锁固定及承托伤病者头部。

（6）抢救员甲一手按肩另一手拉板和抢救员丙一同把长脊椎板拉贴伤病者，由抢救员乙发令一起把伤病者翻转仰卧板上。

（7）抢救员甲使用胸锁制动伤病者，让抢救员乙转换成肩锁。

（8）由抢救员乙发令告诉抢救员甲和抢救员丙同把伤病者拉移至板中央（如有需要，把伤病者上移或下移至肩膊贴近头垫）。

（9）抢救员甲使用胸锁制动伤病者，让抢救员乙转成头锁制动（图4-34俯翻法b）。

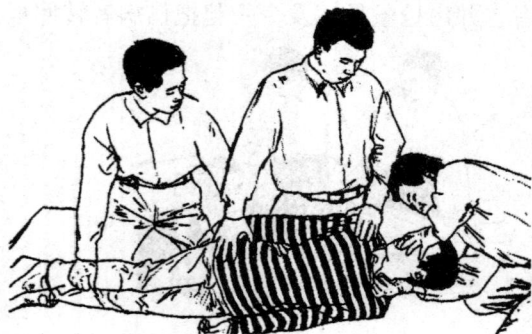

图4-33 俯翻法c   图4-34 俯翻法b

四、长脊椎板

长脊椎板是一块纤维或木料制造如成人般高的长板，板边有带孔，以便使用固定带或蜘蛛带时穿越。在使用长脊椎板前，须先套上头/颈部固定器的头垫，以便粘贴头部固定枕。使用程序：

（1）把脊椎板放在伤病者旁边。

（2）用颈套正确地制动伤病者的颈部。

（3）使用仰翻法或俯翻法（翻转后才使用颈套）把伤病者平稳地仰卧在脊椎板上。

（4）把软垫放在双脚之间。

（5）用蜘蛛带穿过伤病者腋下旁边的孔，越过伤病者肩膊、胸部、髋部、大腿、小腿，并将其制动于脊椎板上。

（6）用三角绷带，把伤病者的手制动。

（7）确定伤病者已整体被固定于脊椎板上，才可搬运（图4-35）。

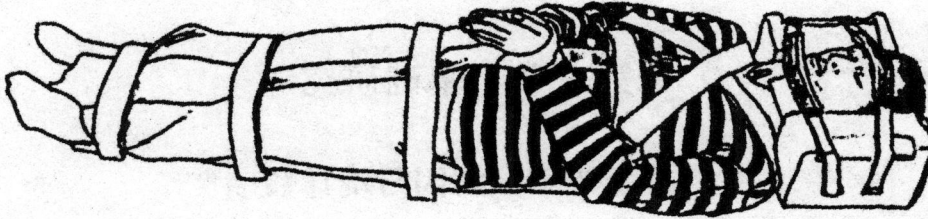

图4-35　长脊椎板

五、救助脊椎损伤伤员时应注意

（1）立刻作徒手制动颈椎直至到被器材替代。

（2）颈套大小要适合，头/颈后的软垫承托要足够，固定器材不可以上下或左右移动，头部或肢体在搬运和转动时不可移动，口部应可正常张口。

（3）固定带或其他结扎不可在胸前妨碍呼吸或引致肢体血液循环受阻，盆骨和下肢应在同一体位的位置上，固定应在合适的时限内完成。

（张　坤）

第五章

脊柱损伤的早期评估与急症处理

第一节 基础研究

一、发生率、病因与统计数字

脊柱损伤可能具有相当的破坏性。在所有节段的脊柱损伤患者中，10%~25%会发生不同程度的脊髓神经损伤，其中发生于颈椎者神经损伤可达40%，发生于胸腰椎者为15%~20%。尽管建立了专业化的脊柱创伤治疗中心，但每个患者给社会带来的负担依然是惊人的。该问题的根本解决有赖于对损伤的预防，而与此同时，在早期转运和治疗过程中应用合理的技术手段来处理那些脊柱损伤患者，可使其发生远期损害的风险降到最低。全面认识脊髓损伤的发生率、解剖和病生理，遵循合理的步骤进行早期评估和治疗，以及充分了解潜在的并发症，对于这个特殊的病人群来说都是获得最优治疗效果的关键。

由于以往在脊柱损伤发生率的研究中遇到了大量问题和困难，促使美国疾病防控中心建立起了脊髓损伤监控系统。过去的发生率统计为4.0/10万人~5.3/10万人，最近的多数统计基本上没有改变。这一数字表示每年有12 000例新发的脊髓损伤患者可能获得治疗，另外还有4 800例遭受脊髓损伤的患者在到达医院前已死亡。

造成脊柱和脊髓损伤的病因如图5-1所示。脊柱损伤的最主要的原因为交通伤（45%），其次为摔伤（20%）、运动损伤（15%）、暴力打击（15%）以及其他原因（5%）。在年龄组别的两极，摔伤的比例由0~15岁年龄组的9%增长为75岁以上年龄组的60%。男：女比例为4：1。当脊柱损伤伴发脊髓神经损伤时，各损伤节段的全部10年存活率为86%。若患者年龄超过29岁，则该10年存活率下降至大约50%。在55岁以上患者、非白种人以及四肢瘫患者中，首要的死因都是肺炎。意外伤害和自杀多见于55岁以下、非白种人以及截瘫的患者中。

尽管预防和治疗水平提高得缓慢，但仍能从官方统计结果中得到清晰体现。据（美国）国家

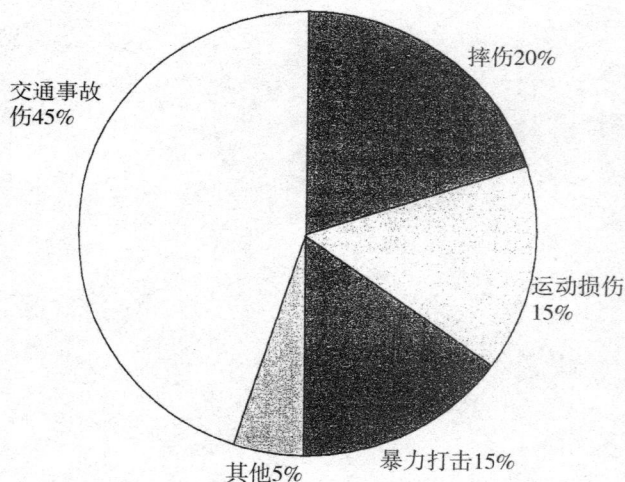

图5-1 脊柱与脊髓损伤的原因

脊髓损伤资料库报告，1985年与1973年相比，完全性脊髓损伤有所减少，而不完全性脊髓损伤的百分率相对提高，这种改变正是早期治疗水平提高的结果。1966年（美国）国家科学院休克与创伤研究委员会提交了一份经典报告，当时报告称，急诊医疗存在严重匮乏，由此才发生了上述改变。而国家橄榄球运动头颈损伤记录的14年报告反映了在预防工作方面的进展，报告指出，1976—1984年间因橄榄球

运动导致的永久性四肢瘫和颈椎骨折病例数均有所下降，1976 年分别为 34 例和 110 例，而 1984 年分别为 5 例和 42 例。这个数字的降低归功于 1975 年出台的一些规则，禁止了故意"刺拦"以及用头盔顶部首先接触对方。

脊髓损伤治疗中心的建立以及患者院前处理水平的提高，对于这些患者的综合预后具有重大意义。作为一种独立单位，脊髓损伤治疗中心的概念始于 1943 年 Ludwig Guttman 爵士所管理的英国斯托克曼德维尔的 Ministry of Pensions 医院。随之，加拿大多伦多于 1945 年建立了该机构，此后又有 8 所这样的机构在美国的一些退伍军人医院中建立。与其他一些治疗中心相比，在美国的这些专业机构中，患者的住院时程较短，并发症（如尿路感染、肺部并发症、褥疮）发生率较低，从而总体治疗花费较少。此外，据调查显示，这些治疗中心已经使完全性脊髓损伤与不完全性损伤的比例由 65% 下降至 46%，还有调查称由 20% 下降至 9%。

二、解剖与病生理

对脊髓损伤患者进行早期物理检查并得出结论，需要掌握脊柱骨骼与神经结构的基本知识。了解了骨折类型，检查者便能够评价损伤的相对稳定程度、发生神经损伤的风险度以及治疗的指征。

（一）脊髓解剖

在寰椎水平脊髓约占据椎管容积的 35%，而在颈段和胸腰段约为 50%。椎管内的其他部分容纳着脑脊液、硬膜外脂肪和硬膜囊。脊髓的直径是上下不等的，在颈椎和腰椎部分膨大，其间存在有神经根丛。在颈椎和上胸椎，神经根所发出的脊髓节比同序号椎体高 1 个节段。比如，T_7 脊髓节位于 T_6 椎体水平。腰骶脊髓节则集中于 T_{11} 至 L_1 椎体处。脊髓的末端（即脊髓圆锥）通常位于 $L_1 \sim L_2$ 椎间盘水平。脊髓圆锥是由 5 个骶髓节构成的。

灰质与白质的位置关系恒定并贯穿整个脊髓全长，但其比例随着节段不同而有所变化。由于白质含有从骶、腰、胸到颈的长纤维束，因而在颈髓的断面上含量多于骶髓。灰质内汇集着下运动神经元，在颈膨大与腰膨大处最为集中，并发出轴突分布于上下肢。要做到对脊髓损伤患者准确查体，就需要充分理解反射弧及运动和感觉成分的构成。

图 5-2 示出颈段脊髓的横切面。上运动神经元起自大脑皮层，于中脑内交叉到对侧，经皮质脊髓侧束下降，在灰质前角内与相应下运动神经元构成突触。在皮质脊髓束中骶髓纤维在最外侧，而颈髓的纤维最靠近中央（图 5-2）。在灰质内的下运动神经元中，支配伸肌的神经元位于支配屈肌的神经元前方。那些未经中脑交叉到对侧的上运动神经元，则经较细的皮质脊髓前束下行。上行的感觉传入支来自于椎间孔处背根神经节内细胞发出的轴突。感觉传入支进入灰质后角，并根据感觉类型不同而有不同的上行方式。痛温觉纤维立即交叉到同节段脊髓对侧，经脊髓丘脑侧束上行。触觉纤维有的立即交叉到对侧，也有的呈分散上行，但主要位于脊髓丘脑前束。本体位置与震动感觉纤维经后柱（楔束、薄束）上行并在脑干内高位交叉。后柱的组成包括相对最外层和后侧的骶髓纤维，及依次的腰、胸和颈段纤维。反射弧（图 5-3，例如球海绵体反射）是一种简单的感觉运动通路，不需要借助白质内上行或下行的长束轴突即可发挥作用。如果反射弧所在的脊髓节段解剖和生理功能完整，即使高位脊髓节段被破坏，也可以完成反射活动。

在脊髓圆锥水平（$L_1 \sim L_2$）以下，椎管内容纳的是马尾囊，运动和感觉神经根由此经各自的椎间孔向远端发出。这些神经根在椎管内有较多的空间，并且被束缚程度不像脊髓那样大，因此它们不大容易受到损伤。此外我们知道，运动神经根属于下运动神经元的轴突（外周神经），因此在遭受创伤时比中枢神经组织耐受性更强。

（二）脊髓损伤的病生理

脊髓损伤的病生理改变包括两方面——原发性和继发性。原发性损伤发生于脊柱受到撞击的一瞬间。当传递来的能量作用于脊柱肌肉、韧带和骨结构并超出了脊柱的弹性范围时，脊柱和脊髓就会受到损伤。脊髓的原发性损伤可来自于两种途径：脊髓因过度屈曲、伸展或扭转而造成的直接损伤；以及受脱位的骨或椎间盘组织挤压而形成的间接损伤。挫伤或挤压所致的损伤最为常见，且比脊髓物理性横断更易引起生理功能障碍。

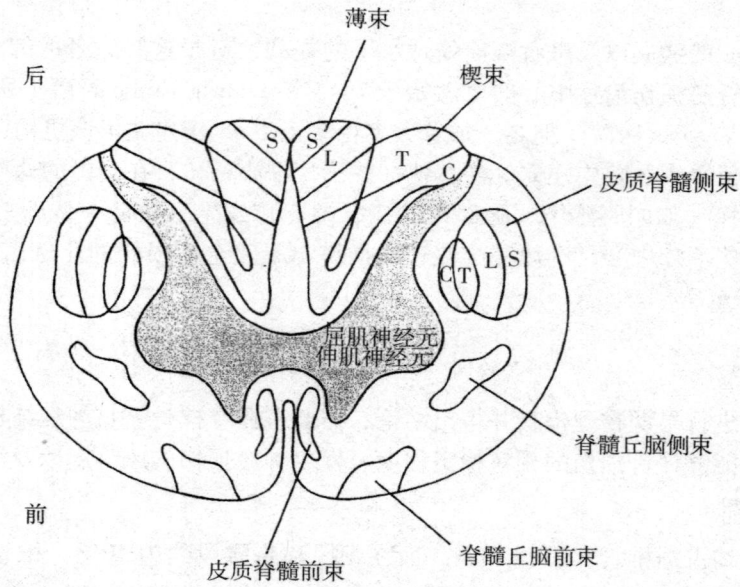

图5-2 颈段脊髓横断面观。注意骶髓结构（S）在后柱和皮质脊髓侧束中都是最靠近外周。在灰质内，支配伸肌的神经元比支配屈肌的神经元更靠外。缩写：C：颈髓结构；L：腰髓结构；T：胸髓结构

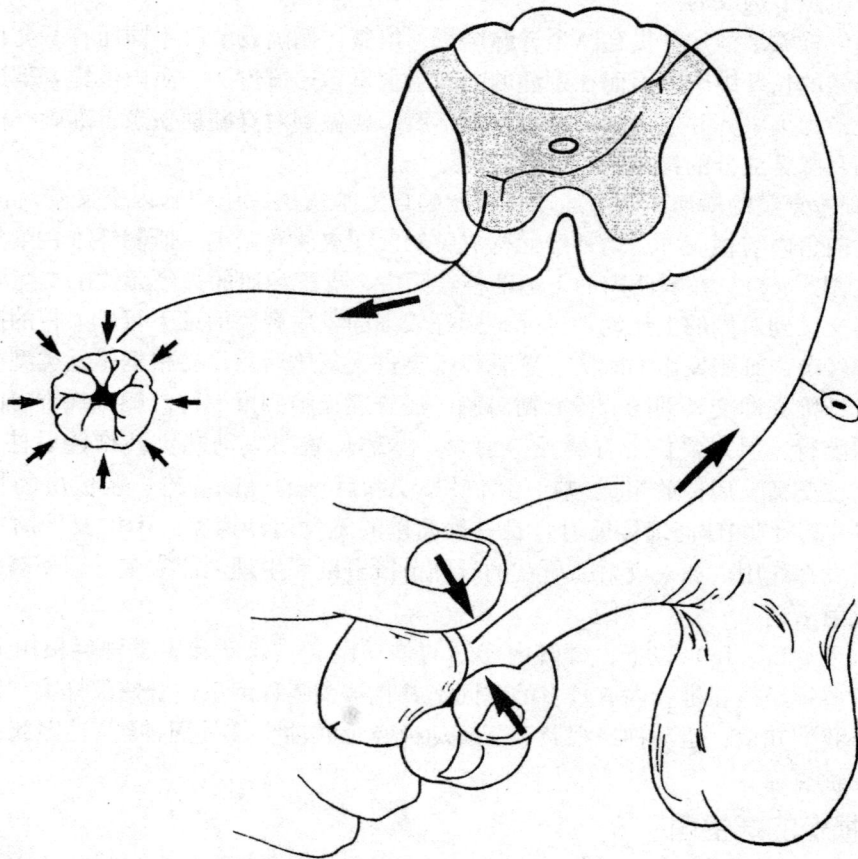

图5-3 球海绵体反射，其反射弧是一种简单的感觉运动通路，不需要借助白质内上行或下行的长束轴突即可发挥作用

　　脊髓的继发性损伤发生于早期神经组织直接损伤之后。然而，在化学、细胞和组织水平发生的诸多复杂变化尚未能完全阐明（图 5 - 4）。这些复杂的过程相互关联，最终主要由于细胞的死亡而形成空洞（图 5 - 5）。细胞死亡可能是坏死或凋亡的结果。坏死可由于细胞肿胀和线粒体与细胞膜损伤引起。凋亡在细胞死亡进程中可以正常存在，但在脊髓损伤时会更为明显。电镜下可以看到染色质聚集和细胞器完整，用以区分凋亡和坏死。

　　目前公认有三个因素导致细胞死亡，即出胞作用、炎症介质和自由基，但还可能包括一些其他因素。损伤或过度活跃的细胞释放兴奋性毒素，可使神经递质释放量增加，如谷氨酸和天冬氨酸。这些过量的神经递质可引起 Ca^{2+} 进入细胞量增多，并使得线粒体功能调节失衡以及肿胀，最终导致细胞死亡。已知的某些自由基，如 O^{2-}、OH^- 和氧化氮，可通过损伤脂质、蛋白及核酸来参与细胞损伤过程。

　　炎症介质，如前列腺素和细胞毒素，是由通过血脑屏障裂隙进入脊髓损伤区的炎细胞产生。细胞因子，如肿瘤坏死因子 - α，可以造成少突胶质细胞的损伤。花生四烯酸降解为前列腺素，而这些类花生酸可引起自由基释放量增多、血管通透性增加、血流改变以及细胞肿胀。

　　目前在脊髓损伤后解剖和形态学方面的变化已有详细的阐述。在损伤后的 30 分钟内，脊髓中央灰质内可见到多发出血点。还可见到髓鞘和轴浆的直接崩解。约 1 小时后，上述变化渐渐累及到脊髓后部。损伤几小时后，出血趋于融合，并出现逐渐纵向发展的坏死。6 小时内可见到水肿特有的组织学和超微结构改变，并在伤后 2~3 天时最为严重。伤后 1 周时，脊髓早先的坏死区发展为囊性变。

　　临床上，脊髓早期损伤后进行性的神经功能衰退并不常见。从损伤的解剖学机制上很难解释继发性损伤因素从何时起开始变得重要，但近来，根据继发性损伤机制进行的药物研究取得成功，意味着在一定程度上对继发性损伤进行干预是可能的。

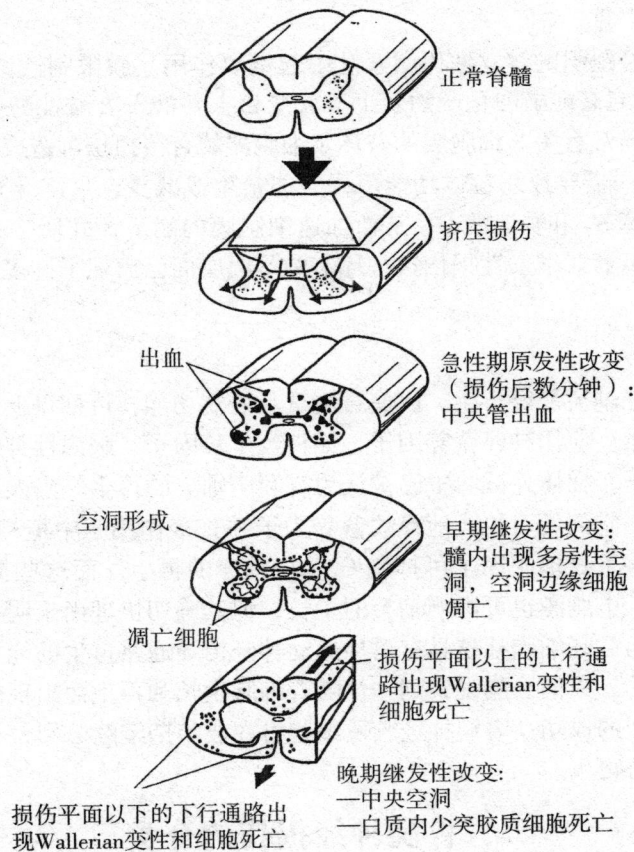

图 5 - 4　从急性原发性损伤到晚期继发性损伤的进展顺序图解

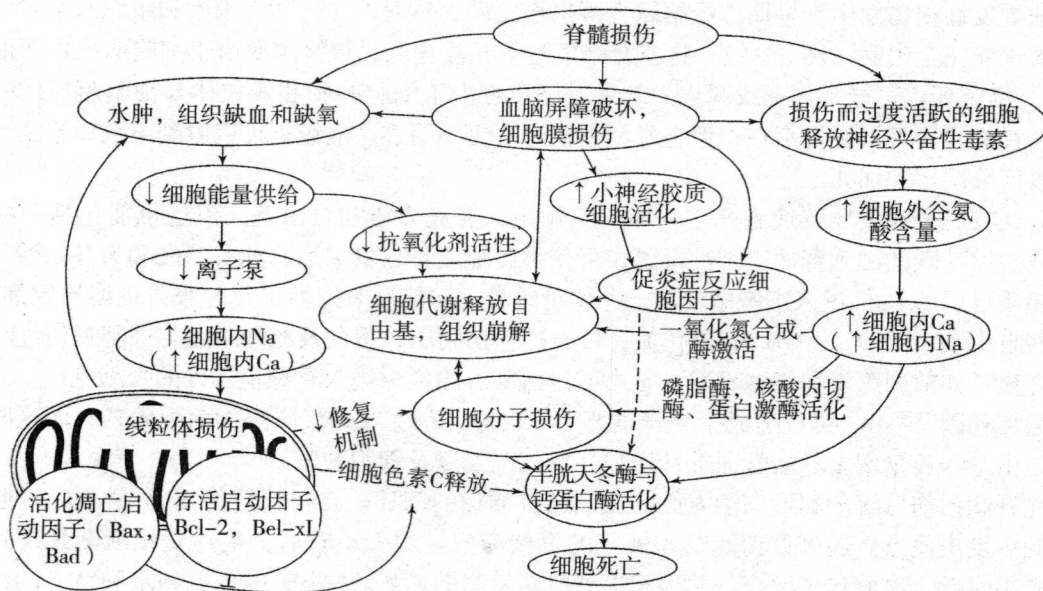

图 5-5　脊髓损伤后细胞死亡的途径

早期机械性损伤通过多种方式破坏神经元的活性。微血管内皮损伤及血栓形成可严重地降低中央灰质的局部血流使之无法再灌注。这种效应与伤后 15 分钟左右外周白质内常见的再灌注现象截然相反，后者可能由于血管痉挛引起。原发损伤还可以引起全身血管运动改变和低血压，这使得或许尚能逆转的白质低灌注状态变得更加严重。

脊髓的相对缺血在神经组织的继发性代谢紊乱中起重要作用。膜限制性钠钾三磷酸腺苷酶（Na^+，K^+-ATPase）的减少，引起高能磷酸化产物发生显著变化，并继发乳酸性酸中毒。一般认为，电解质浓度的异常与轴突的传导异常有关。细胞膜的破坏及细胞器的直接损伤可造成严重的钙平衡失调。钙离子（Ca^{2+}）的大量内流进一步导致线粒体功能障碍，能量生成减少，最终导致细胞死亡。Ca^{2+} 内流如未能控制，则会活化磷脂酶 A_2 和磷脂酶 C，从而加速细胞膜的崩解，并产生花生四烯酸和自由基。近来，在脊髓损伤的治疗中，针对继发性损伤这一环节的不同层面已出现了许多新的进展，并在不同程度上取得了成功。

（三）脊髓的再生

促使损伤后的脊髓神经轴突能够再生，以使脊髓重新恢复功能，可称得上一项巨大的挑战，为此人们已用很多方法进行了探索。应用神经营养因子，如神经生长因子、脑源性神经营养因子、神经营养因子 3 以及睫状神经营养因子，在体外试验中已被认为有利于轴突的再生。当人为使某些细胞具有分泌这种神经营养因子的作用时，它们便可长久地释放营养因子并直接作用于中枢神经系统（CNS），且不必通过血脑屏障。现已证实，生长抑制因子可抑制 CNS 内轴突的再生。而这些抑制因子的抗体可增加轴突的再生。还有研究表明，电刺激也可影响轴突的生长，但其确切机理尚未明了。

研究显示，周围神经与雪旺细胞移植具有诱导运动神经传导通路再生的能力。目前将胎儿脊髓组织移植到新生儿已经获得成功。人们已能观察到，伴随着细胞生长和再生而出现的重要功能恢复。而对于成人，该移植尚未获得类似的成功。嗅鞘神经胶质细胞可在成年期继续分裂，有报道称该细胞移植可使成年大鼠的皮质脊髓束获得再生。

三、脊髓神经损伤的分类

医生通过检查来对一名脊髓损伤患者做出评估时，最初所要做的便是判断脊髓神经损伤的程度。不完全性脊髓损伤患者的预后较好，至少能有一些运动功能的恢复。而对于完全性脊髓损伤者，仅有 3% 在伤后 24 小时内获得治疗者以后能有运动功能的恢复，超过 24~48 小时者便不会再有。根据美国脊柱损伤协会（ASIA）制定的脊髓损伤分类标准，完全性脊髓损伤指的是"脊髓损伤平面以下超过3个以上节段没有运动和/或感觉功能存留"。同理，不完全性脊髓损伤指损伤平面以下超过3个以上节段存在脊髓功能。区分的关键是对损伤平面的判定。ASIA 将其定义为双侧躯体运动和感觉检查功能完整的最远节段。如某块肌肉的肌力至少能对抗地心引力（5级评分中的3级），且其近端节段达到4或5级，便可认为该肌肉功能完整。按这种定义方法判断损伤的完全程度显得有些困难。已有研究认为，单纯骶神经功能的存在或缺失，可作为判断损伤完全程度的更为稳定和可靠的指标。

不完全性脊髓损伤者，骶神经功能残留的概念十分重要，因为这表示白质内的长束（即皮质脊髓束和脊髓丘脑束）至少还有部分结构连续。骶神经功能残留可通过肛周感觉、直肠括约肌功能和踇长屈肌活动来说明（图5-6）。电生理检查方面，应用皮节体感诱发电位检测骶神经残留的方法已有报道，但并不常用。将图5-2的正常解剖和图5-7A损伤示意图进行比较，可以看出仅仅骶区白质功能残留是有可能的。骶神经功能残留指的是脊髓圆锥内骶髓下运动神经元及其经过脊髓到达大脑皮层的连接结构具有连续的功能。因而，存在骶神经功能残留，表明脊髓损伤为不完全性，在脊髓休克恢复后还有可能恢复更多的功能。在急诊室内进行物理检查时，骶神经功能残留可能是表示损伤为不完全性的唯一体征；对其有无进行记录是非常重要的。Waters 及其同事发现，肛门外括约肌肌力或屈踇肌力的存在，或肛周感觉的存在，能够准确地预测脊髓损伤的完全程度，在445例连续性病例中占97%。另外，从预后上看，早先存在骶神经残留的患者后来证实均不属于完全性损伤。

脊髓严重损伤后，可出现一个脊髓反射完全消失期，并持续不同的时间。该时期通常称为"脊髓休克"，一般通过球海绵体反射检查可以识别，后者是一种由圆锥内$S_3 \sim S_4$区所支配的脊髓反射（图5-3）。该反射通常在伤后4~6小时内消失，而在24小时内多可恢复。如果损伤平面以下脊髓功能消失，包括骶区也没有残留功能，而球海绵体反射尚未恢复，则不能就此做出完全性损伤的论断。24小时后，99%的患者可有骶髓反射恢复，表明脊髓休克的结束。若此时骶髓功能仍不存在，则可认为脊髓损伤为"完全性"，而99%的完全性损伤患者日后将无法恢复功能。该判断方法有一点例外，即脊髓远端本身的损伤。脊髓圆锥的直接损伤可破坏球海绵体反射弧，使得脊髓休克的判断缺少可靠的指标。

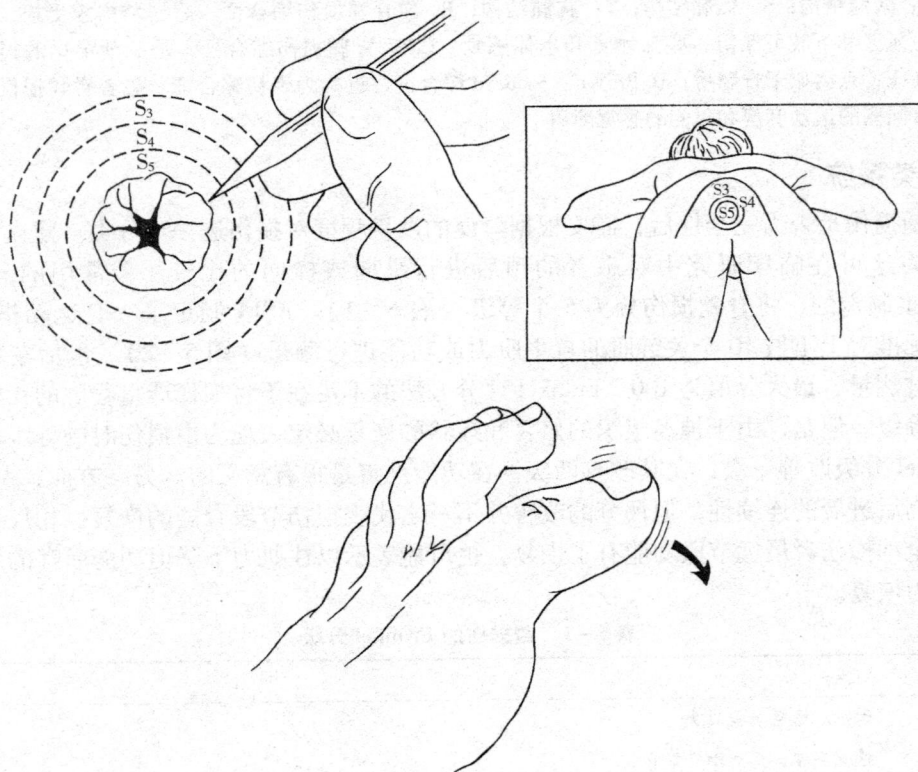

图5-6 骶神经功能残留可包括肛周感觉、直肠括约肌功能和踇长屈肌活动

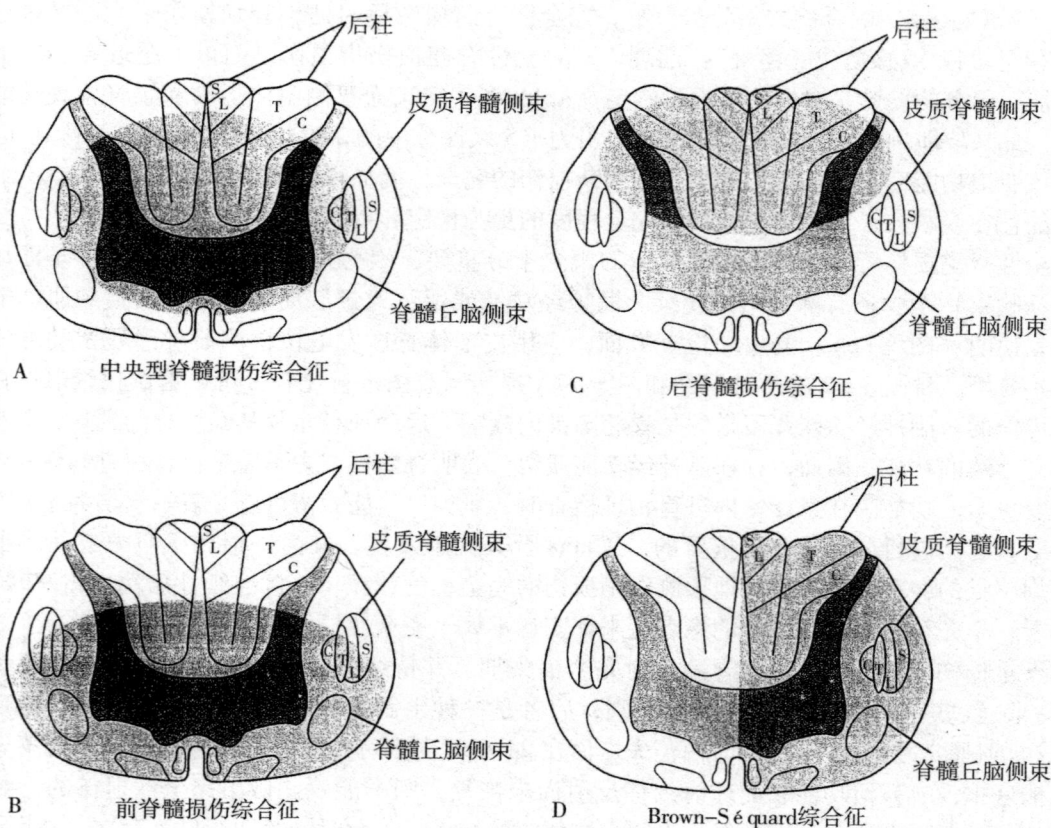

图 5-7　A. 本图示出中央型脊髓损伤综合征，可与图 5-2 对比，以理解脊髓的异常。不完全性脊髓损伤更多地影响中央管而非外周纤维，因而保全了骶髓所在的白质部分。缩写：C：颈髓结构；L：腰髓结构；S：骶髓结构；T：胸髓结构；B. 前脊髓损伤综合征。后柱结构未受损，因此患者在骶区和下肢可保留一些深触觉和本体感觉；C. 后脊髓损伤综合征，是一种罕见的损伤类型，临床特点类似于脊髓痨；D. BroWn - Sequayd 综合征，也称为半切综合征。患者脊髓损伤平面以远有同侧的运动麻痹和对侧的感觉障碍

（一）分类系统

　　了解了脊髓损伤是否为完全性后，需要根据瘫痪的严重程度对损伤进一步分类。建立一个分类系统是有用的，因为这可在临床研究中对患者的预后进行纵向或横向的比较。最常用的分类系统是由 Frankel 及其同事制定的，将脊髓损伤分为 5 个等级（表 5-1）。ASIA 制定了一套运动指数评分系统，应用 6 级评分标准对上下肢 10 个关键肌的自主肌力或功能进行测量（图 5-8）。包括左右两侧的所有独立的肌群均被测量，最大分值为 100。Frankel 评分方法的不足在于将损伤严重程度的无限连续性划分为 5 个独立的等级。但是，由于神经组织的修复和症状的恢复必定表现为由损伤时的等级向高一级别发展，那么 Frankel 分级改善一级，尤其改善两级，在功能上将是很有意义的。另一方面，ASIA 运动指数评分反映了损伤后进展的连续性，但评分的改善并不一定代表损伤节段脊髓的恢复。相反，评分的改善可能代表了完全性损伤者最远节段功能有了恢复，也可能表示以往肌力下降但功能尚存的肌肉出现了一般意义上的肌力恢复。

表 5-1　髓损伤的 Frankel 分级

级别	特点
A	运动和感觉功能丧失
B	感觉存在，而运动功能丧失
C	感觉存在，存在无功用的主动运动（肌力 2/5 ~ 3/5 级）

级别	特点
D	感觉存在，存在有功用的主动运动（肌力 4/5 级）
E	运动和感觉功能正常

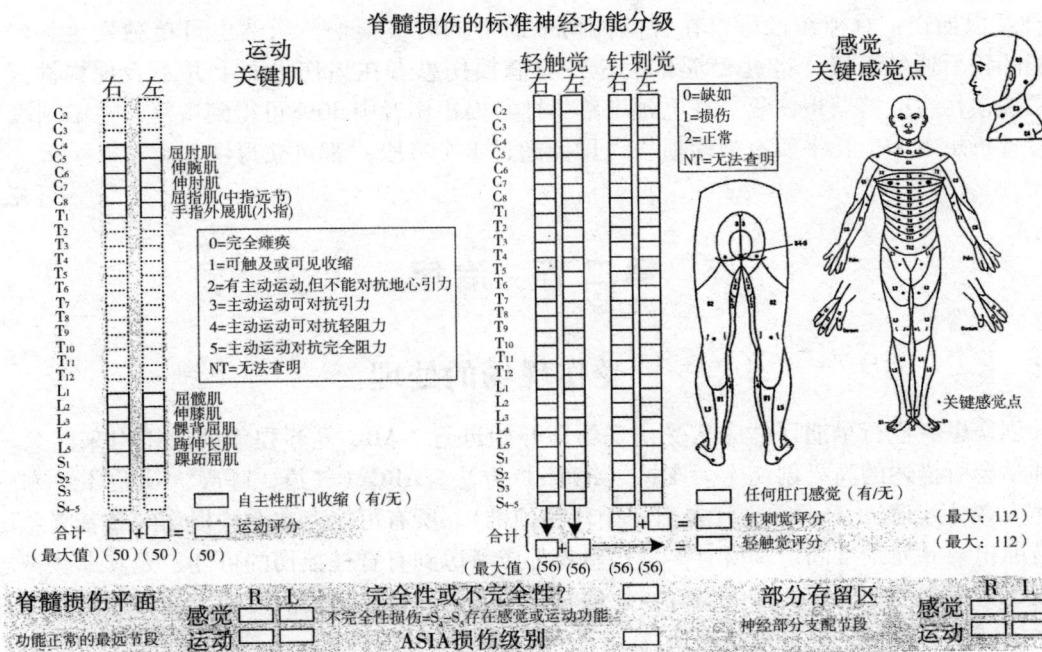

图 5-8　美国脊柱损伤协会（ASIA）运动指数评分表格。表上左侧按 10 组肌群将
肌力分为 0~5 级。将所有得分相加，最大分值为 100

（二）不完全性脊髓损伤综合征

按照前面所讨论的，当诊断为不完全性脊髓损伤时，通常可用若干种综合征中的一种对其进行描述（表 5-2）。一般来说，损伤平面以远功能存留越多，恢复起来越快，预后也越好。

表 5-2　不完全脊髓损伤综合征

综合征	发生机会	描述	功能恢复率（%）
中央型脊髓损伤	最常见	通常为四肢瘫，有骶神经功能残留；上肢重于下肢	75
前脊髓损伤	常见	肌力完全丧失；躯干和下肢的压力感觉和本体感觉存留	10
后脊髓损伤	罕见	深触觉、痛觉和本体感觉丧失	
Brown - Séquard	不常见	同侧运动障碍；对侧痛温觉障碍	>90
神经根损伤	常见	节段分布区内运动和感觉障碍	30~100

（1）中央型脊髓损伤综合征：中央型脊髓损伤综合征是最常见的损伤类型，表示中央管灰质破坏，仅有脊髓外周结构完好，包括骶区脊髓丘脑束和皮质脊髓束的完整（图 5-7A）。患者通常表现为四肢瘫，但肛周感觉存在，二便控制能力能够很早恢复。运动功能的恢复一般开始于骶髓所支配的肌肉（踇屈肌，然后为踇伸肌），以后逐渐为腰髓所支配的踝、膝和髋部肌肉。上肢功能的恢复通常较差，且受中央管灰质损伤程度的影响。据文献报道，肌力恢复达到功能要求的概率约为 75%。

（2）前脊髓损伤综合征：前脊髓损伤综合征患者。

肌力和浅感觉完全丧失，仅有躯干和下肢的压力感觉和本体感觉存留。该类患者功能预后最差，文献报道其肌力恢复达到功能要求的概率仅为 10%（图 5-7B）。

（3）后脊髓损伤综合征：后脊髓损伤综合征少见，表现为深触觉、痛觉和本体感觉的丧失，而脊髓其他功能正常。此类患者行走时步态不稳，类似于脊髓痨患者的步态（图5-7C）。

（4）Brown - Sequard 综合征：Brown - Sequard 综合征从解剖上看是单侧脊髓损伤，例如火器伤所致（图5-7D）。其临床特点为脊髓损伤同侧的运动障碍，伴有对侧的痛温觉麻痹。此类患者几乎均能获得部分恢复，且大多可恢复二便控制功能和行走功能。

（5）神经根损伤：脊神经根可以在脊髓损伤平面上同时被损伤，当然也可单独发生神经根损伤。其运动功能的预后通常较好，将近75%的完全性脊髓损伤患者在损伤平面上并不表现根性损伤症状，或即使有根性损伤也能够获得恢复。在上颈椎单一神经根损伤者中30%可得到恢复，在中颈段为60%，而在下颈段骨折患者中，几乎所有根性损伤（即使超过1个节段）都可获得恢复。

（宋碧晖）

第二节 治疗

一、受伤现场的处理

对各种创伤患者进行早期评估应从受伤现场即开始进行。ABC 复苏程序的应用由来已久，比如美国外科医师学会所描述的高级创伤生命支持（ATLS）方法。ABC（气道，呼吸，及循环）方法还可更确切地描述为 A（气道）、B（呼吸）及 C（循环和颈椎）。所有可能存在脊柱损伤的患者来急诊室过程中都应该借助担架并使颈椎固定。所有多发伤患者都应考虑到有脊柱损伤的可能，尤其那些神志不清或醉酒者，或那些头颈外伤患者。在受伤现场处理时必须考虑到脊柱损伤的可能，这样才能通过有组织的救助和转运，减少对神经组织进一步损伤。

不论现场发现时患者体位如何，搬运时都应使患者脊柱处于沿躯体长轴的中立位。这就要求搬运时一只手小心托住颈后，另一只手扶住下颌，并给予非常轻柔的稳定牵引。使用急救用的双片式颈托，然后离开受伤现场。对于受伤时戴头盔的患者，除非面罩无法拆除影响了通气，或头盔太松难以对颈椎做有效固定，或者随行医务人员接受过拆除头盔的训练，否则来急诊室过程中应始终使头盔保持原位。转运时建议使用平铲式担架；以前有人建议的一些方法如四人搬抬法或滚木法，可导致胸腰段骨折处活动过度。随后尽快将伤员从担架移到长度足够的硬质躺板上，头部和颈部两侧放置沙袋保护，并将前额用绷带固定于躺板。采用何种转运方式及选择目的地需要考虑多种因素，至少包括：患者病情是否稳定，到急救中心的距离，天气状况，以及有多少人力物力等。Vale 及其同事认为，使平均血压保持在85mmHg 以上，对脊髓损伤的预后更为有利。

二、复苏

脊柱损伤患者往往是受了重伤，因而存在多发伤的可能性较大。经验表明，这样的患者在头面部外伤与颈椎损伤之间、特殊的胸腹外伤与胸腰椎骨折之间均存在一定关联。对于这些多发伤患者的低血压现象在评估和处理上存在较多争议。尽管出血和低血容量是形成低血压的重要原因，但必须要注意到颈椎或上胸椎脊髓损伤者有神经源性休克综合征的可能。神经源性休克是指脊髓损伤后引起的血管张力过低和心动过缓。在脊髓损伤的最初几分钟内，因肾上腺髓质激活引起全身增压反应。此期间存在血压升高、脉压增大及心动过速，但随后即转变为血压和脉搏的下降。由于创伤所致的交感输出信号阻断（$T_1 \sim L_2$）和迷走神经活动失调，在低血压和心动过缓的综合作用下，即可发生神经源性休克。

低血压伴心动过速并非神经源性休克所致，因而需要考虑另外一个原因。一项对228例颈椎损伤的研究显示，58例收缩压低于100mmHg 的患者中有40例（69%）存在神经源性休克。另外18例低血压是由于伴发其他严重损伤。还有研究表明，遭受钝性创伤而出现颈脊髓损伤的患者，极少数合并有腹部闭合伤（2.6%）。但是，如果存在血流动力学不稳定，则强烈提示存在隐匿性腹部闭合伤。低血压和心动过缓的程度及发生心脏停搏的概率均与 Frankel 分级直接相关。例如，一项对45例急性颈脊髓损伤的研究中发现，Frankel A 级患者中，87%的患者每日平均心律低于 55 次/分，21%者发生过心脏停搏，还有39%的患者需要阿托品或血管升压药治疗。而在 Frankel B 级患者中，平均心律低于 55 次份的患者为62%，无发生心脏停搏或需要血管升压药者。

新近有研究表明，穿透伤所致的脊髓损伤与钝性创伤相比，在造成低血压的原因方面存在明显不同。穿透伤很少引起神经源性休克。75 例穿透性脊髓损伤者中，仅有 5 例（7%）表现出典型的神经源性休克体征，而在那些发生低血压者中，仅有 22%能找出发生休克的神经性原因。对于所有严重创伤的患者，尤其那些穿透性损伤者，出现低血压时更应该考虑是由于大量失血等损伤引起。

无论造成低血压是何种原因，脊髓损伤后的最初数小时内控制血压都是至关重要的。如前所述，局部脊髓缺血是导致晚期神经功能障碍的重要原因。由于脊髓损伤后丧失了自主调节局部血流的能力，必须依靠全身动脉压的维持。出现低血压后，需要积极输血和补充血容量，必要时需对威胁生命的出血进行急诊手术，针对神经源性休克采取适当的处理。早期处理神经源性休克的方法主要是补充血容量。当血容量扩充后仍有持续低血压而不伴心动过速时，使用血管升压药物。将患者双腿抬高，以减轻下肢的静脉充盈。脊髓损伤患者低血压时若液体量灌注过多，可发生致命的肺水肿。气管内吸痰可能刺激迷走神经，导致严重的心动过缓，甚至诱发心脏停搏。重复使用阿托品来维持心率，以及使用血管升压药来维持血压都是必要的。使用作用温和的拟交感神经药物（如新福林）也可能有所帮助。

三、评估

按照 ATLS 程序的要求，当患者达到急诊室后，应立即开始对有无致命伤情做出迅速评估，并进行急症处置，做到按部就班而有条不紊。首要的检查内容包括评估患者的气道、呼吸、循环、功能障碍情况（神经系统状况），以及皮肤显露（脱掉患者衣物）（ABCDE）。在进行复苏抢救（如前述）的同时，即开始下一步检查，包括对脊柱和脊髓功能的判定。通常先进行物理检查，然后详细询问病史。急诊行颈椎侧位拍片（从枕部到 T_1 上终板范围）是脊柱损伤早期评估中必不可少的一项内容，以便采取最为安全的方式维持气道通畅。对可疑脊柱损伤的患者，在行气管插管前，宜先采用抬高下颌的手法来维持气道通畅，比将头部倾斜更为有利。

对昏迷或醉酒患者，很难从疼痛和肌力感觉功能方面进行评估。关于其脊髓功能如何，也许仅能通过仔细观察肢体自主活动来获取信息，详细检查只能等到患者能够合作时再进行。从昏迷患者对刺激的反应、各种反射情况以及肛门括约肌功能上能够获得一些关于脊髓状况的信息。同样，自主呼吸过程中吸气时出现肋弓抬高和张开，可提示胸段神经和肋间肌功能正常。对昏迷患者，应在颈椎维持固定下使其从全长的平板上翻身侧卧，检查脊柱全长，观察有无畸形、擦伤和瘀斑。还应触诊脊柱，观察有无台阶征或棘间韧带增宽。

头部皮裂伤和擦伤的位置对于分析颈椎损伤是非常重要的。枕部有皮裂伤提示为屈曲型损伤，而前额或头顶的损伤则分别提示为伸展型或轴向压缩型损伤。发现一处脊柱损伤后，不能放弃对其余部分脊柱的继续检查。

所有头颈部外伤者均应高度怀疑颈椎损伤，而所有胸部或腹部外伤者（例如肩部或大腿存在安全带勒痕）应高度怀疑胸腰椎损伤。还应充分认识到联合性损伤的一些常见类型。例如，除了头外伤与颈椎损伤有关外，多发肋骨骨折与胸外伤提示可能有胸椎损伤。严重的骨盆损伤常常伴有腰椎屈曲牵张型骨折。此外，高处坠落所致的跟骨或胫骨平台骨折常常伴有腰椎损伤。

如患者血流动力学稳定且能够应答，则可进行更详细的检查。如前所述的处理昏迷患者那样，对脊柱全长进行视诊和触诊。询问患者所有的疼痛部位，并活动其上下肢，以便对脊髓损伤的总体情况进行定位。如果可能，还要询问患者损伤的机制，有何短暂的神经症状与体征，以及曾经有过何种神经症状体征。根据神经节段检查上肢（图 5-9）和下肢（图5-10）的运动功能。运动功能检查包括直肠指诊，以及检查肛门括约肌自主性或反射性（球海绵体肌）收缩。

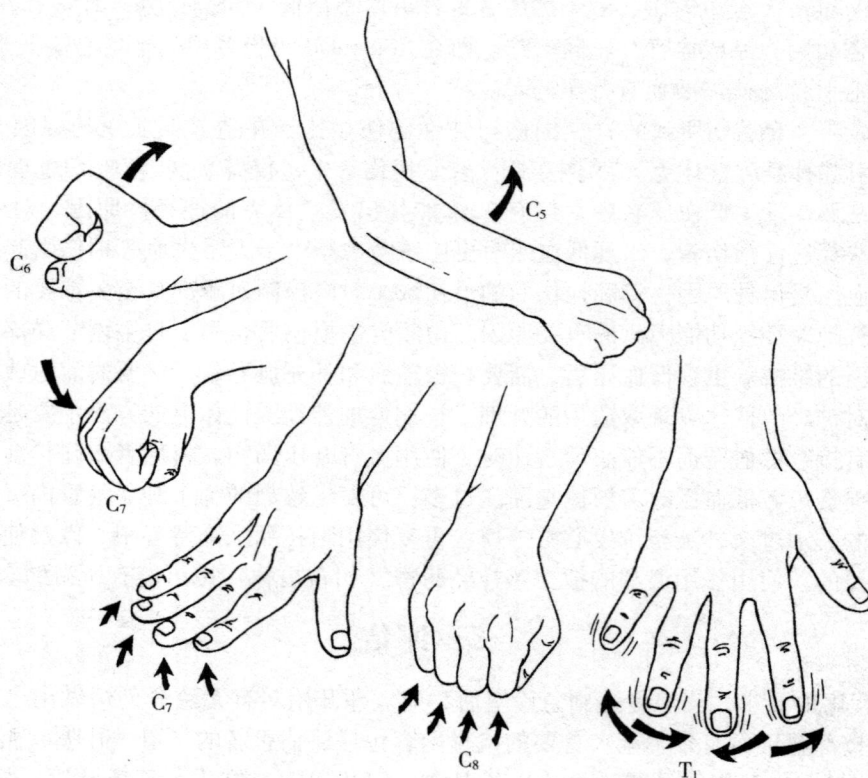

图5-9 上肢检查中所必须涉及的肌肉群，它们分别由不同的神经根支配。分别为：C_5：屈肘；C_6：伸腕；C_7：伸指；C_8：屈指；T_1：手指外展。应在流动记录单上记录其肌力情况（0～5级）

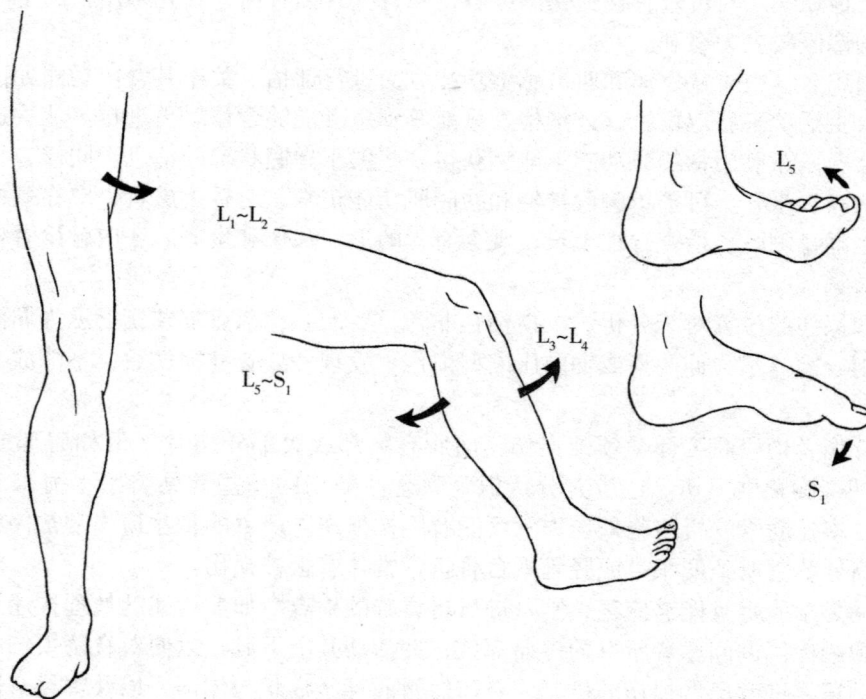

图5-10 下肢检查中所必须涉及的肌肉群，它们分别由不同的神经根支配：$L_1 \sim L_2$：髋外展；$L_3 \sim L_4$：伸膝；$L_5 \sim S_1$：屈膝；L_5：姆趾背伸；S_1：姆趾跖屈

感觉检查的内容包括本体感觉和痛温觉神经的皮节分布情况，如前所述（图 5 - 11）。对针尖的尖锐或迟钝感受反映的为痛觉传导路（脊髓丘脑侧束），对肛周也应测试该感觉。肛门及会阴区存在针刺感觉可能是不完全损伤的唯一证据。检查本体感觉（脊髓后柱）比较容易，检查者只需触动患者足趾，令其回答足趾是朝上、朝下还是中立位。温度觉（脊髓丘脑侧束）的检查在嘈杂的急诊室内比较难以完成，往往需迟些时候才能实施。对感觉障碍区应在病程志或脊髓损伤流动记录单上准确地记录，并注明日期和时间。此外，建议在患者皮肤上用笔标出感觉障碍的平面，也写上日期时间。当存在多名检查者时，在患者皮肤标注感觉平面的做法可以免去很多麻烦。

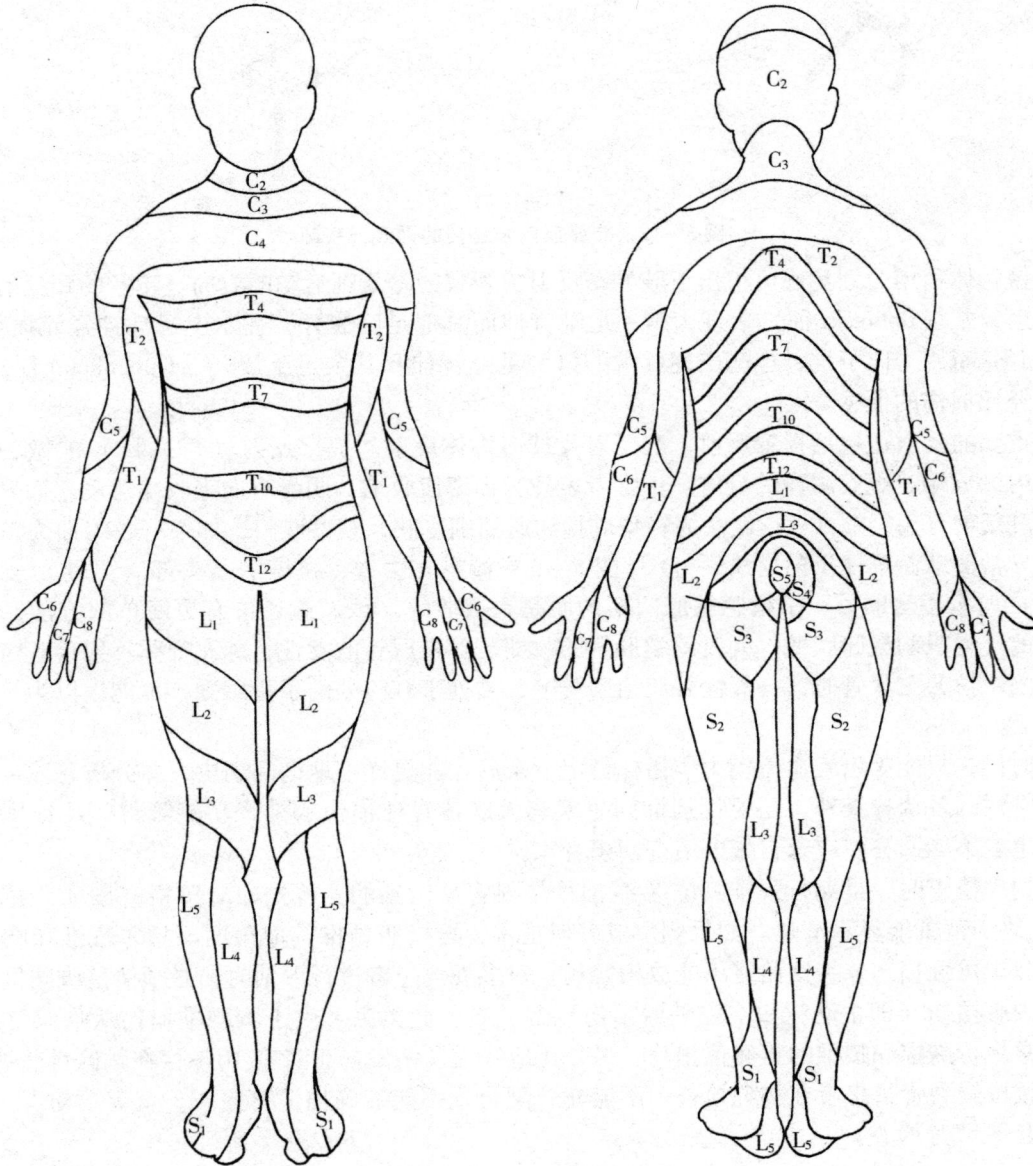

图 5 - 11 感觉皮节分布图。请注意 C_4 包括上胸部范围，在 T_2 皮节区上方

图 5 - 12 示出上下肢牵张反射的部位及其来源的神经根。如果存在脊髓休克，所有反射将消失达 24 小时，以后才能出现反射亢进、肌肉痉挛及震挛。若脊柱损伤患者在脊髓损伤同时还合并有头外伤，那么辨别是颅脑的上运动神经元损伤还是脊髓的下运动神经元损伤是很重要的。如患者存在肢体牵张反射，而肢体无自主活动或对刺激无反应，则提示为上运动神经元损伤。同样情况下若这些反射消失，则提示为脊髓的下运动神经元损伤。

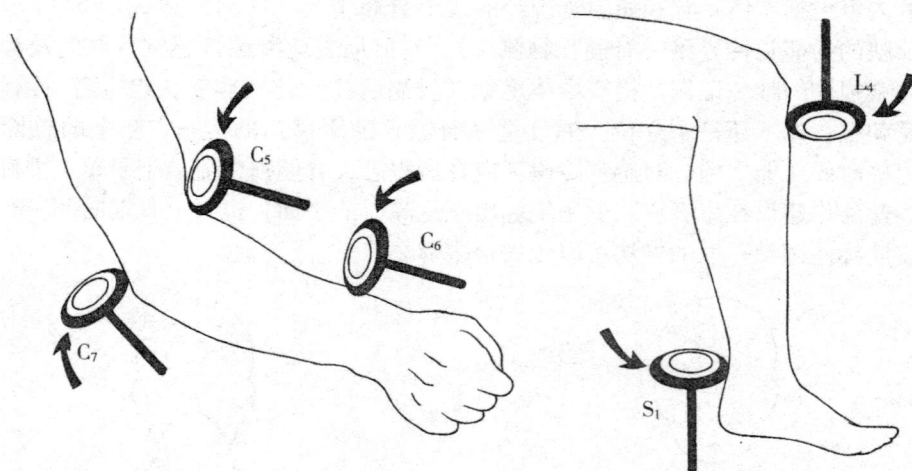

图 5－12　牵张反射及各自的神经根来源

以尖锐物体稍用力划足底可引出下肢的跖反射，观察的是足趾运动的方向。正常的跖反射为足趾跖屈。跖反射异常（Babinski 征）表现为第一足趾背伸而其他足趾展开，提示上运动神经元损伤。同样，用手指沿胫骨嵴用力向下推，也能出现反常的第一足趾背伸和其余足趾展开（Oppenheim 征），可作为上运动神经元损伤的依据。

其他重要的反射还包括提睾反射、肛反射及球海绵体反射。提睾反射（T_{12}～L_1）的做法是用锐物轻划大腿内侧近端，观察阴囊的反应。正常者表现为提睾肌收缩，阴囊有向上收缩运动，而异常者阴囊无活动。肛反射（S_2，S_3，S_4）做法为轻划肛括约肌周围皮肤，观察肛门，如果有收缩即为正常，而无收缩者为异常。球海绵体反射（S_3，S_4）（图 5－3）检查方法为，挤压阴茎头部（男性）或按压阴蒂（女性），同时戴手套的另一手指感觉肛门括约肌是否有收缩。该试验还可有更简单的方法，即轻拉弗雷导尿管的气囊以刺激膀胱壁，同时感觉肛门的收缩。对带尿管的女性行球海绵体反射检查时可能会出现误导；当牵拉弗雷尿管时，气囊向外压迫膀胱壁，被处于肛门处的手指感知，可能误以为是肛门括约肌的收缩。

很多时候，只能等患者血流动力学指标稳定下来后才能更详细地询问病史，并分析总体神经功能状态。除了常规的系统检查外，还要特别询问患者有无既往脊柱损伤或神经功能障碍，及具体的受伤机制。如果患者不能回答，应亲自或电话询问患者家属。

进行物理检查时，早期行颈椎侧位 X 线拍片是很容易做到的。首先即应该检查该项，并确认从枕部到 T_1 上终板范围能显示清楚。如果侧位像表现正常，再投照颈椎其他角度。除非颈椎和胸腰椎经过拍片都排除了可疑损伤，否则始终不能放松警惕。对多发伤患者进行评估时，必须清楚胸腰椎骨折与其他高能量内脏损伤（即主动脉和空腔脏器损伤）的关系。此类患者由于胸腰椎损伤从临床角度无法明辨，必须常规行胸椎和腰椎的正侧位拍片。另外还应知道，多发伤患者有 10% 存在跳跃性骨折。比如，当任何胸腰椎爆裂骨折患者在物理检查中不能充分配合或不能准确描述疼痛时，就需要对其行颈、胸、腰椎的全套 X 线片检查。

四、特殊检查

早期行颈椎侧位 X 线拍片后，应继续投照其他角度。多项研究显示，包括侧位、正位和齿状突开口位在内的一组平片，对于诊断颈椎损伤从技术上讲已经足够，敏感度接近 100%。创伤情况下，由于寰枢关节和颈胸交界处难以显示，因而可能需做进一步检查。对 C_7～T_1 节段做局部 CT 平扫可排除明显的颈胸段损伤；但多数研究认为该方法的准确度并不高。另外，C_1～C_2 节段在平片上表现可疑时需要行 CT 检查。若患者清醒而能够交流，可根据物理检查情况决定如何进一步行影像学检查。已有诸多文献指出脊柱骨折可为多发性。因而如果患者已诊断出有颈椎骨折，特别是有脊髓损伤，则仍需行全套胸腰椎 X 线检查。

核磁共振成像（MRI）在脊柱损伤的评估中已起到越来越大的作用。如果患者临床上具有脊髓损伤表现，而在其他影像学检查中未见骨质或韧带损伤，就可以用 MRI 来辨认软组织（韧带或椎间盘）的损伤情况，同样也可观察受损的脊髓。研究显示，MRI 所见对于脊髓损伤的严重程度和脊髓功能恢复具有一定的预见意义。对于儿童无影像学异常的脊髓损伤（SCIWORA），以往仅从症状上进行过描述，而近年来 MRI 的应用对予准确定义该损伤起了很大作用。在颈椎脱位病例中 MRI 对于分析椎间盘损伤也具有重要作用。

对颈椎损伤患者行颅骨牵引，只要应用一组牵引滑轮，就可使其不论在普通病床、轮床还是翻身床上都可以做到安全搬动。翻身床一般会用于颈椎脱位复位失败者及神经损伤进行性加重者，尤其那些合并腰椎损伤患者。当患者躺在放射科诊台上时，放松牵引绳和滑轮，此时可不必牵引。牵引装置的铁部件会干扰 MRI 磁场，这就带来一个问题，但解决办法还是有的。有人设计了一套牵引装置，将水牵引袋用尼龙绳拴在 halo 环上，用不含铁的锌质滑轮与铝质绳弓相连。高位颈椎损伤需辅助呼吸的患者行 MRI 检查时，只能使用手动的或不含铁质部件的通气辅助装置。胸腰椎损伤的患者处理起来就容易一些，在行普通 X 线及 MRI 检查时可使用塑料结构的躺板。还有一种试验性的躺板式牵引装置，可使颈脊髓损伤患者搬动时不至于因为没有带牵引砣而发生危险。

五、治疗

当脊柱损伤患者复苏满意后，主要的治疗任务是防止已受损的脊髓进一步损伤，并保护正常的脊髓组织。要做到这一点，恢复脊柱序列和稳定脊柱是关键的环节。对多发性损伤患者，应首先处理其他危及生命的情况，而把与脊柱有关的耗费时间的治疗放在其后。在治疗方法上，药物治疗恐怕是对降低脊髓损害程度最为快捷的。

（一）药物治疗

静脉应用大剂量甲基强的松龙（MPS）是目前脊髓损伤的药物治疗中研究最多、临床应用最广泛的治疗方法。对糖皮质激素作用的研究始于上世纪 60 年代中期。在动物试验中，脊髓损伤后静脉应用大剂量 MPS 可降低创伤后脂质过氧化和局部缺血的程度，预防神经元崩解，从而促进神经功能的恢复。第一期全国急性脊髓损伤研究计划（NASCIS Ⅰ）曾尝试制定一份 MPS 的最佳使用剂量方案，分别比较每天滴注 100mg 共 10 天和每天 1 000mg 共 10 天的两组患者的预后，但因没有发现明显差异而未能成功。实际上，大剂量用药会增加出现并发症的风险。

第二次多中心的随机实验用 MPS、纳洛酮和安慰剂进行了比较。于 1990 年完成的 NASCIS Ⅱ 研究结果显示，不论完全性脊髓损伤还是不完全性损伤，损伤后 8 小时以内应用 MPS 治疗过的患者在 1 年后都获得了一些神经功能的恢复。而用纳洛酮治疗效果并不比对照组更好。与安慰剂对照组相比，在损伤 8 小时以后使用 MPS 的患者功能恢复较差。在使用皮质激素患者组中有并发症增多的趋势，其中伤口感染的发生率成倍增高；但经统计学分析，该差异无显著性。由于研究中所使用的脊髓损伤分级系统并不能反应患者神经功能的真实水平，因而有人对该治疗改善的显著意义怀有疑问。尽管如此，该研究结果还是使应用 MPS 的急性期治疗成为了脊髓损伤的标准治疗方案。NASCIS Ⅱ 实验制定出了 MPS 的用量方案，即先按 30mg/kg 静脉快速滴注，再按 5.4mg/（kg·h）持续滴注，并持续 23 小时。目前，许多治疗中心在救护车上或受伤现场就会对患者行 2g MPS 快速滴注，他们认为伤后使用激素越早，预后效果就越好。

第三次多中心随机实验 NASCIS Ⅲ 现已完成。在该研究中，第一种治疗方案为标准的 MPS 冲击量结合 23 小时持续滴注；第二种方案将持续滴注再延长 24 小时。第三种方案为先用 MPS 冲击量，再以 10mg/（kg·d）剂量的替拉扎特甲磺酸酯（敏使朗）滴注 48 小时。替拉扎特甲磺酸酯是一种 21－氨基类固醇复合物，与 MPS 结构类似，只是缺少糖皮质激素受体结合所需的羟基功能。理论上讲，该药物不具备糖皮质激素活性，但却是脂质过氧化的有效抑制剂。因而可显著降低因长时间大量使用 MPS 所致的全身不良副作用。研究显示，只有在伤后 8 小时以内使用大剂量激素才是有效的。如果在伤后

1~3小时以内使用所推荐的冲击量，此后需持续滴注24小时。而如果在伤后3~8小时内用冲击量，则应继续滴注至48小时，而不是24小时。此要求虽然可能有增加并发症的风险，但同时对神经功能预后更好。综合分析 NASCIS Ⅱ和Ⅲ的研究结论，从统计学角度尚不能证明这些方法是完全有效的。而其他能够有效防治继发性损伤的药物还没有找到。文献中对上述研究结果引发了热烈的讨论。

神经节苷脂是存在于中枢神经系统细胞膜内的一类高浓度的复合酸性糖脂。有实验证据表明，此类复合物在离体实验中可促进神经元的再生和出芽，而在体内可使损伤后的神经功能得到恢复。在一项前瞻性随机实验中，以安慰剂作为对照，将 GM_1 神经节苷脂用于脊髓损伤患者，结果显示，与安慰剂对照组相比，GM_1 增强了肌力的恢复。然而，仅有16例患者是每天接受 GM_1 治疗，持续了18~32天，且首次用药是在伤后72小时以内。所有病例均接受了早期激素治疗，用量远小于目前的标准剂量。实验结果分析显示，肌力评分在 Frankel 分级和 ASIA 分级系统上都有所提高，主要原因是由于原先瘫痪的肌肉出现了肌力恢复，而不在于原先力量弱的肌肉出现的力量增强。作者认为，GM_1 有助于恢复和提高外周白质中运动信号反馈的生成作用。目前有实验正在尝试将 GM_1 和 MPS 相结合进行治疗。将运用大剂量 MPS 冲击疗法获得的早期抗氧化作用与使用 GM_1 获得的晚期神经元恢复作用相结合，可能得到比二者简单相加更大的功效。

如何阻断阿片受体一直是脊髓损伤药物治疗中引人关注的研究课题。理论上讲，内源性阿片的释放可引起全身低血压和脊髓血供的减少。纳洛酮和促甲状腺激素释放激素（TRH）在动物实验中已被进行了广泛的研究，并在促进神经功能恢复方面取得了不同程度的成功。但在 NASCIS 的研究结论中，由于纳洛酮没有表现出优于对照组，因而不建议将其用于人体。目前进行的临床实验正在寻找一种更为稳定的 TRH 替代物（半衰期更长）。

还有其他一些实验室研究认为有发展前景的药物，尚未得到临床试验的肯定。维生素 E 已被证明具有抗氧化作用，但由于需要在损伤前给药，从而使其应用受到了限制。钙道阻滞剂已被尝试用于减少继发性损伤反应中钙调节单位的数量，但已有的报道反响不一，临床上也存在诸多争议。还有研究显示，内皮受体拮抗剂可预防和延缓大鼠脊髓损伤后轴突的变性。在颅脑损伤中常用的渗透性利尿剂（甘露醇、低分子右旋糖酐），对于脊髓损伤而言还无法证明其临床有效性。表5-3概述了目前人类脊髓损伤治疗中研究最多的几种药物。

表5-3 脊髓损伤的治疗药物

药物	作用机制
甲基强的松龙（MPS）	通过降低脂质过氧化而稳定细胞膜，防止一系列炎性反应
替拉扎特甲磺酸酯	同 MPS，但不具备糖皮质激素活性
CM_1 神经节苷脂	促进神经元再生
纳络酮	阻断由内源性阿片引起的局部及全身低血压和脊髓制备作用
促甲状腺素释放激素	同纳络酮

（二）物理治疗

按照 NASCIS 标准的大剂量激素方案给药后，即需对脊柱（以及脊髓）的整体序列进行评估分析。应注意到所有可导致神经结构严重受压的序列紊乱或脱位。虽然治疗脊髓损伤并不能改变原始创伤，但实验证明即刻固定可对脊髓起到保护作用。另有实验证明，持续性压迫可造成损害作用的累积，导致受损的脊髓出现缺血和电生理改变。极度不稳定状态可能使已经严重受损的脊髓在最轻微的活动下出现反复损伤。检查患者背部时可能会发现后凸畸形处有中断，此时即需紧急复位。如果业已诊断为完全性脊髓损伤（球海绵体反射完好），对复位的要求便不必过于紧急。但对颈椎是例外，紧急复位能够提高"幸存神经根"恢复的概率。对于不完全性损伤者，应当尽可能快地进行复位和固定，以减少持续性脊髓损伤。在颈椎，上述处理通常包括应用颅骨牵引。对胸腰椎牵引不容易成功，因而若通过复位没能恢复解剖序列，需行急症手术复位治疗。

Eismont 及其同事报告了一组颈椎脱位患者，在牵引和复位之后出现了脊髓功能恶化，从而提出牵引前的 MRI 检查作用，这在此后其他作者的研究中成为争论的焦点。由于小关节脱位时发生椎间盘突出的概率较大，因此这些作者建议在准备对颈椎行闭合复位之前先行 MRI 检查。但很多大型研究驳斥了上述观点，他们对清醒、合作的患者行闭合牵引复位后并未出现神经功能变差。尽管如此，对于不完全性脊髓损伤患者的复位而言，能方便实施是最重要的。如果 MRI 能够很快进行，不会令不稳定损伤患者在搬运过程中有很大风险，牵引前检查就是合理的。在很多治疗中心，这样的检查很难在几小时内完成。若患者不能配合，或闭合复位失败，或由于各种原因需要在麻醉下进行复位，则不得不需要 MRI 检查。如果 MRI 证实有椎间盘突出，应先行前路椎间盘切除加融合，然后再考虑其他手术。如果是准备行胸腰椎骨折脱位的切开复位，则需行 MRI 检查并据此制定手术计划。

充分复位和固定后，在病情相对平稳时，行进一步检查以完善诊断，如 CT（或 MRI，如果此前没有做的话）。尽快行神经系统查体，尤其是在患者接受完诊断性检查回来后，查体最好由同一名医生实施，并在病历上记录。如病历上表现为神经功能障碍进行性加重，则具有急症手术减压的指征。对于脊髓损伤情况稳定或正在逐渐好转但仍需要行稳定性手术的患者，在手术时机的选择上目前尚存争议。有研究认为，对于多发性损伤病例早期恢复其稳定性，不论是通过 Halo 架固定还是手术治疗，都可改善其整体预后，并缩短住院时间。

图 5-13 总结了适用于脊柱损伤患者处理的流程图。虽然这一流程图可能将确定治疗方案所经历的复杂过程过于简单化，但坚持这个处理原则，可在处理这些复杂的、往往为多发性损伤的患者时形成一个基本的工作思路。

对于单发性损伤以及那些复杂多发性损伤患者，都需要一种简单而可靠的方法对颈椎或胸腰椎进行固定，这是为了安全实施所有检查所必需的。早期颈椎固定最有效的方法，是在颈部两侧放置沙袋，将患者前额用绷带固定在躺板上，同时使用费城围领（可限制伸展）。在颈椎，软围领、急救围领、硬围领或费城围领恐怕单独任何一种对固定而言都是不充分的。柱式颈椎外固定架（如四柱式固定架）或颈胸支架（SOMI 架）在急救环境中是不实用的。标准的长脊柱躺板对胸腰椎脊柱能充分起到固定和帮助翻身的作用。只有当摄片显示为正常时才能去除这些固定装置。

当颈椎存在不稳定或序列紊乱时，除了更稳定的固定外，尚须轴向牵引以获得复位。颅骨牵引的概念是由 Crutchfield 于 1933 年提出的，但 Crutchfield 颅骨牵引已被 Gardner-Wells 和 Halo 固定装置所替代。Gardner-Wells 颅骨牵引简单有效，可在复位时提供轴向牵引，但在患者不配合时无法充分限制其自主的扭转和屈伸活动。在安装 Gardner-Wells 牵引时，仅需最简单的备皮，且不需要助手。halo 头环可为复位提供轴向牵引，结合固定背心后可达到非常稳定的固定，但在伤员很多的忙乱环境中，安装 halo 环需要有助手，且比使用 Gardner-Wells 牵引操作时间长。

1. Gardner-Wells 牵引　只有当以后准备行 halo 架或支具固定时，才会在颈椎损伤的早期固定时使用 halo 头环。如果准备短时间牵引后行手术固定，或不打算行 halo 外固定，则更宜使用 Gardner-Wells 牵引。Gardner-Wells 牵引只需一个人即可方便地完成，且无需在前额置牵引钉。

Gardner-Wells 颅骨牵引（图 5-14）使用起来快速简单，不需要助手。牵引架上一般都会附有使用说明。固定钉的位置应在颞嵴以下，耳郭上方 2cm 处，并处于颞肌上方（图5-15）。先备除毛发，局部消毒，然后对皮肤行局部麻醉浸润。必须将螺钉对称地旋紧。在金属压力栓突起 1mm 时牵引是安全的。尸体研究表明，压力指示栓突起 1mm 时，形成的抗拔出力可达 137 磅 ± 34 磅。即便压力指示栓只突起 0.25mm 那么小，也可对抗高达 60 磅的拔出力。建议在牵引后第二天将螺钉再紧 1mm，而以后便不必再紧。

牵引最初可以用 10 磅重量，此后可增加 5~10 磅。复位时应使患者清醒，必要时静脉应用咪达唑仑（镇静剂）。应行 C 形臂透视或动态 X 线检查，同时对神经体征进行动态观察，以免造成损伤。如果患者出现新的神经症状或体征，或椎间隙加大达 1cm，即应停止闭合复位，并进一步拍片检查。

有报道指出，Gardner-Wells 颅骨牵引经反复使用后可出现牵引钉和弹簧的磨损。因此应仔细检查螺钉和牵引弓，必要时进行更换，或者将压力栓的指示标调低，以免发生螺钉拔出。Blumberg 及其同事报道称，兼容 MRI 的钛合金 Gardner-Wells 颅骨牵引弓比不锈钢牵引弓容易发生塑性形变和滑脱。

他们严重反对使用兼容 MRI 的牵引弓来做复位，尤其牵引重量需超过 50 磅时。如必须行 MRI 检查，可在复位后更换牵引，使用较轻的重量。需要 MRI 检查时，另一种选择也可以用兼容 MRI 的 Halo 头环。

2. halo 头环的使用　对那些预计其后续治疗需在 halo 牵引下操作者，或对不准备行 Gardner – Wells 颅骨牵引的患者，halo 头环的安装可在急诊部进行。将患者搬到病床上时，可提前将 halo 背心放置在其身体下方，以便牵引复位后头环与背心能方便地连接。半圈开口式头环比以往的整圈式头环操作起来更方便，不必再将患者头部从担架抬到头架上。头环尺寸根据头的周径来准确选择。安装时先将头环套在头部，依环上的钉孔确定后外侧两个进钉点位置，剃除该处毛发。可以利用 3 枚塑料削子使头环暂时维持原位。然后备皮消毒，通过环上钉孔做局麻浸润。

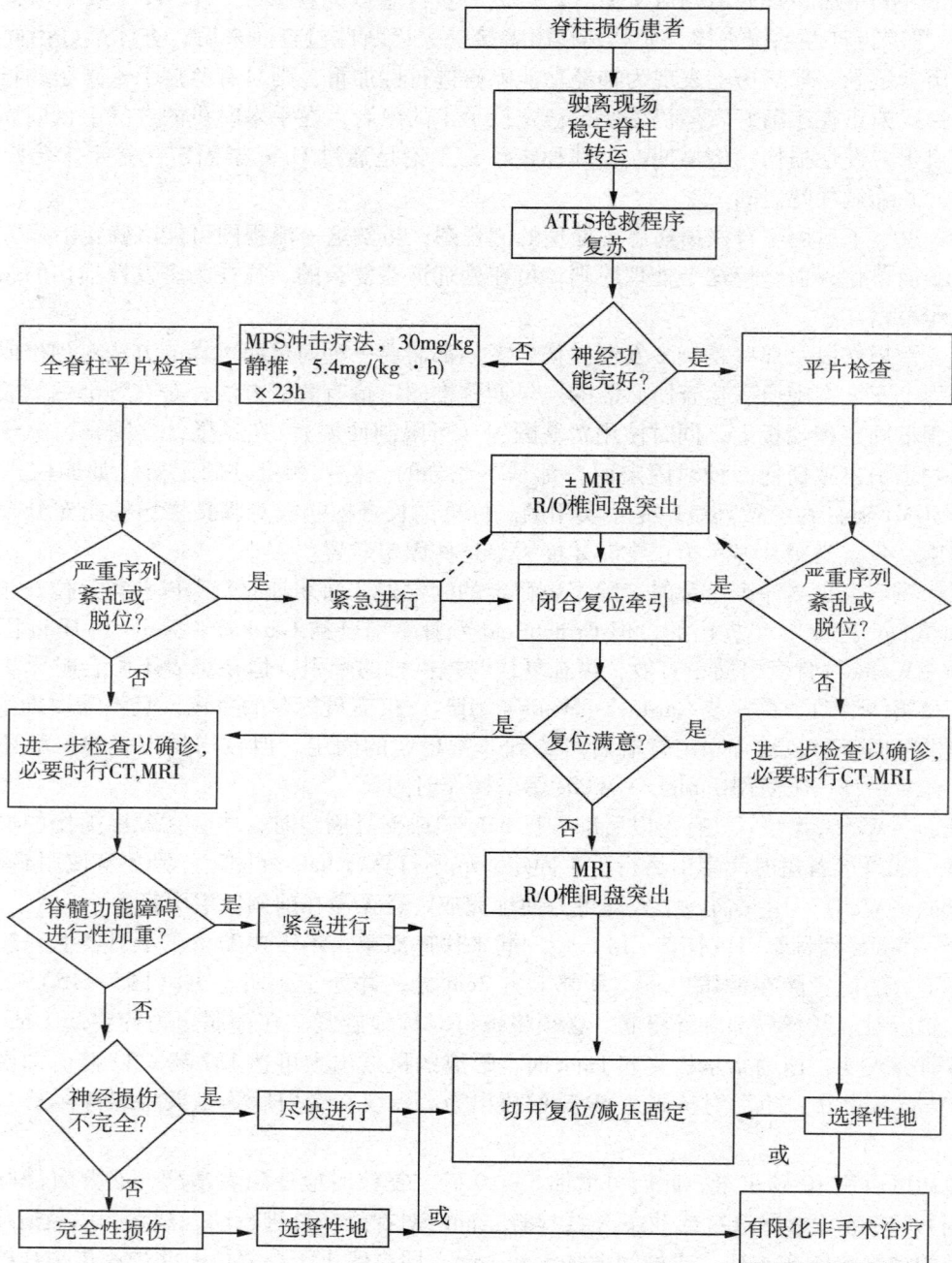

图 5 – 13　脊髓损伤患者处理流程图。缩写：ATLS：高级创伤生命支持系统；CT：计算机体层摄影；MPS：甲基强的松龙；MRI：核磁共振；R/O：排除

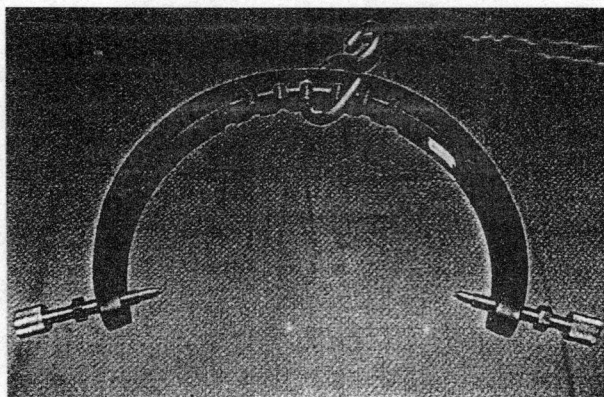

图 5－14　兼容 MRI 的碳素材质 Gardner－Wells 牵引弓

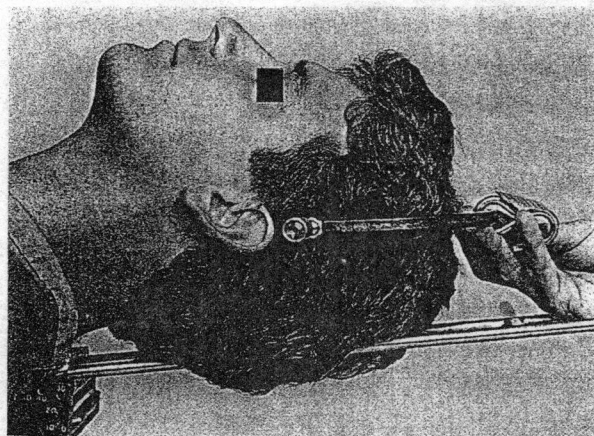

图 5－15　Gardner－Wells 颅骨牵引的正确位置为耳郭上方 1～2cm 处、颞嵴以下

如将 halo 骨钉打得过高而位于颅骨凸面上，尤其在施加牵引时，可能会造成头环的滑脱。根据颅骨解剖和眶上神经的解剖特点，前方螺钉的置入最好位于前额中外 1/3、眉弓上方（图 5－16）。有报道指出，即便没有按照颅骨解剖的要求，而是基于美观的考虑将前方螺钉打得偏外，进入侧方发迹线，也能获得满意的临床效果。我们的一位作者（Benson）也使用过这样的偏外置钉方法，临床效果同样良好。如果用这种偏外置钉方法，一定需谨慎触摸，防止穿透两侧的颞肌和颞动脉。后方螺钉安装在 halo 环后外侧的位置，须小心不要使头环接触皮肤，否则可能造成压疮。

首先用手将各螺钉拧紧。在拧紧螺钉时，应令患者两眼闭紧，以免因皮肤受牵拉而造成患者闭目困难。当用手拧紧后，仔细检查头环确保对称。然后将螺钉按照对角线方式相对地依次拧紧（即右前连同左后，左前连同右后），力矩从 2 英寸·磅到 4 英寸·磅，对成人最终达到 8 英寸·磅，对 5 岁以下儿童达到 4～6 英寸·磅。24 小时内（以及此后）当螺钉有松动且旋紧时有力，可再次紧固。若螺钉松动而旋紧无力，则须更换颅骨固定位置。随后可连接牵引架进行牵引。使用固定背心时，背心尺寸须与剑突水平的胸径相等。常规使用的为兼容 MRI 的 halo 背心和碳素头环，如图 5－17 所示。

Fleming 及其同事设计了一种带压力计的 halo 背心固定装置，可测量螺钉的压力。测量显示，在通常的 3 个月 halo 架固定期内，螺钉压力下降了大约 83%。所有患者均出现了因螺钉压力下降带来的一些症状，意味着存在一定松动。骨质承受的高应力可造成骨质吸收，这可能是松动的原因之一。这是一种潜在的并发症，这提醒我们在对 halo 固定患者的治疗中保持警惕是很必要的。在一些细节上多加留意是很重要的，如钉孔的护理，以及在治疗期间警惕松动症状或其他并发症。

关于使用 halo 头环和背心方面并发症的报告反映了其并发症还是较多的，包括：螺钉松动（36%），钉孔感染（20%），支具背心下压疮（11%），神经损伤（2%），穿破硬脑膜（1%），瘢痕致容貌损毁（9%），以及严重的螺钉不适感（18%）。甚至还有颅骨骨髓炎和硬膜下脓肿的报道。有报告称在成人，初始力矩为 8 英寸·磅者比 6 英寸·磅者螺钉松动和感染的发生率要低。但一项前瞻性随机研究显示，6 或 8 英寸·磅的力矩对于发生螺钉松动而言并没有明显差异。

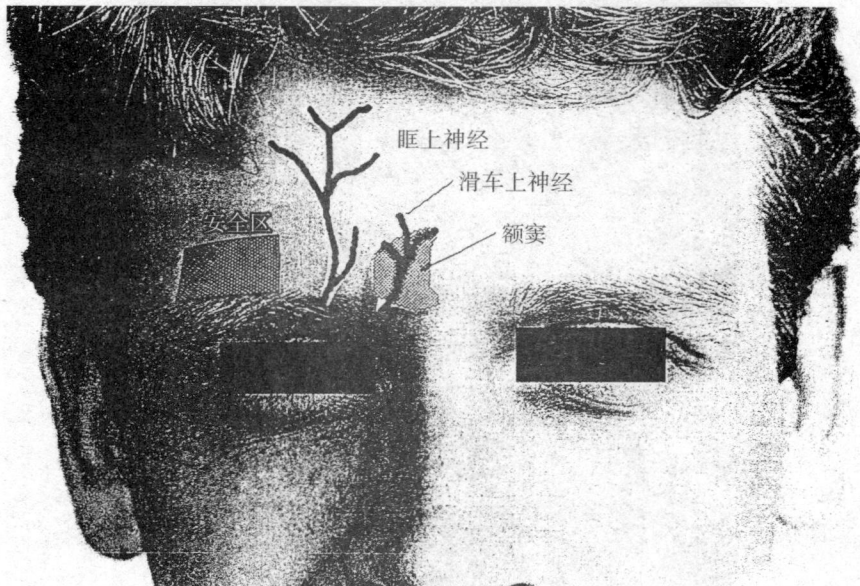

图 5-16　前方螺钉位置应在眉弓上方中外 1/3，避开眶上神经

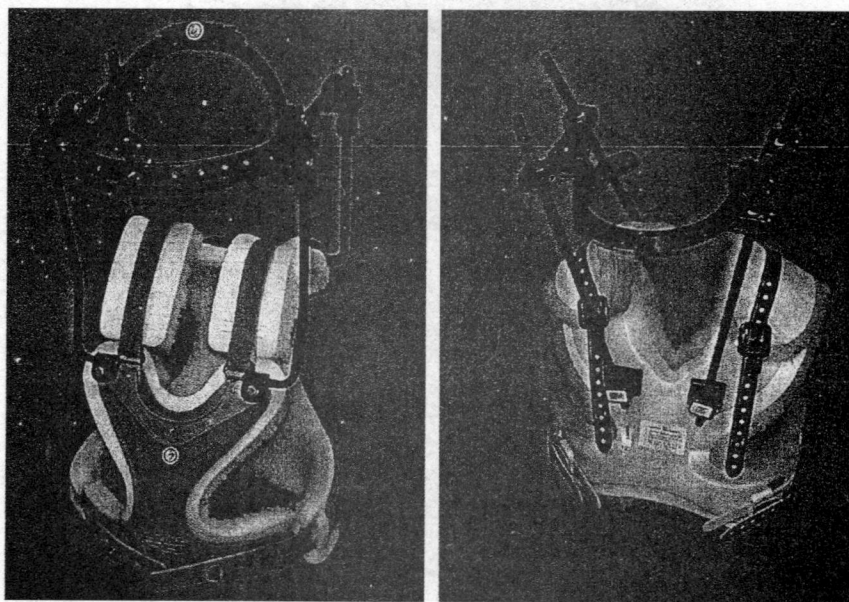

图 5-17　兼容 MRI 的 halo 支架

对儿童使用 halo 头环需要格外谨慎，因为此人群中并发症发生率很高。颅盖的形成随着年龄增长分为三个重要阶段：①1~2 岁，完成颅缝接合；②2~5 岁，头颅径线的快速增长期；③5~12 岁，达到颅骨生长停止。总体而言，12 岁及以下的儿童其颅盖比成人要薄，且缺少中央松植骨层。CT 研究表明，与标准成人的前外侧和后外侧进钉点相对应的是儿童的骨质最厚处，建议以此作为 halo 置钉部位。对 3 岁以下小儿，建议使用多枚螺钉和低力矩技术。对该年龄组，halo 头环和背心一般需要定制。可以使用 10~12 枚标准 halo 钉。螺钉置入压力力矩为 2 英寸·磅，环行分布于颞区与额窦区。在 2 岁以下小儿，因颅缝接合尚不完全而存在囟门开放，halo 头环的安装更为复杂。

（宋碧晖）

第三节　特殊考虑

一、儿科患者

目前认为，8~10 岁时的脊柱即可具有与成人脊柱相同的生物力学特性。在此年龄之前，脊柱损伤是不常见的，且往往会累及软组织，因而在急诊室无法从平片上发现。在 10 岁以下儿童，损伤最常发生于枕骨到 C_3 范围。这些损伤可造成各种类型的神经受累，包括颅神经损伤以及椎基底血管征，如呕吐和眩晕。SCIWORA 在 10 岁以下儿童最为常见。行颈椎屈曲、伸展和牵引位投照及 MRI 扫描可有助于判断损伤位置，但必须加以格外的保护，以免进一步损伤。在 10 岁以后，除了腰椎的屈曲牵张型损伤外，其他损伤类型基本和成人相当。当发生安全带型损伤时，儿童患者可表现为腰椎骨折合并近端胸段水平的截瘫。

对儿童患者做早期固定时，须了解一种叫作仰卧后凸前滑移（SKAT）的现象。由于正常情况下小儿的头部与躯干比例特殊，显得头部较大而躯干较小，因而当平卧于躺板上时，头部受力而形成后凸。有人报道过，在小儿原本不稳的颈椎因被动后凸而导致向前移位。在儿童正常发育过程中，头径尺寸以对数级数增长，于 18 个月龄时达到成人的 50%，而胸径以算术级数增长，于 8 岁时才能达到成人的 50%。避免该问题的方法，可用折叠的床单垫在躺板上将小儿胸部抬高，使肩部与耳平齐，或使用儿童型躺板，板上有凹空部分可适应小儿凸起的枕部。

二、老年患者

习惯上认为脊柱创伤和脊髓损伤往往发生于年轻患者，但所有脊髓损伤患者中有 20% 发生于 65 岁以上。有些特殊的损伤特点和损伤类型是老年患者所特有的。例如，老年脊髓损伤者多见于女性。与年轻人脊柱损伤所不同，前者常与高能量创伤有关，而单纯摔倒是 65 岁以上患者最常见的损伤机制。颈椎损伤在老年脊柱创伤中占绝大多数，可达 80% 甚至更多。$C_1 \sim C_2$ 联合的损伤在老年患者中相当常见，在全部脊柱损伤中占很高的比例，其中齿状突骨折是这些患者脊柱损伤中最常见的一类损伤。

老年患者多表现为不完全性脊髓损伤。因该人群中脊柱关节病很多见，因而易于发生中央型脊髓损伤综合征。更重要的是，有报道称，65 岁以上患者首次住院期间的总体死亡率要比 40 岁以下患者高 60 倍。致死原因主要与治疗有关（固定、卧床），而不是损伤本身。

对该病人群的治疗上尚有很多问题难以解决。总体上治疗的首要任务应是使患者能早期活动，避免肺部及其他系统并发症。尽管以往报道认为老年人对 Halo 架固定的耐受能力差，但这些患者往往更不适合作为手术的对象。对出现颈痛的老年患者，即使仅受了很轻微的创伤，分析时也应保持高度的警惕。

三、多发伤患者

对于多发伤合并脊柱创伤的患者，有许多问题需要注意。对脊柱损伤的诊断延误是可能影响创伤患者治疗的一个大问题。脊柱创伤延误诊断的发生率，在颈椎为 23%~33%，胸腰椎为 5%。在所有延误诊断的一组病例中有高达 22% 者发生于到达三级治疗中心之后。主要原因为警惕性不高，典型表现为：①没有行 X 线检查；②平片上漏诊了骨折，或许不常见；③患者没有引起医生足够的重视。与那些早期评估即确诊脊柱损伤的患者相比，诊断延误者继发性神经损伤的发生率为 10%，而前者仅为 1.5%，但尚未发现在确诊后神经损伤仍继续进展者。其他与延误诊断有关的因素还包括醉酒、多发伤、意识差，以及跳跃性脊柱骨折。充分认识特殊创伤类型与脊柱损伤之间的关系，有助于降低对脊柱损伤严重漏诊的概率。严重头外伤患者，表现为意识下降或合并头皮撕裂伤者，很有可能会有颈椎损伤，而这从临床角度是很难诊断的。跳跃性脊柱骨折的发生率在所有脊柱骨折中约占 4%~5%，而在上颈段发生率更高。因此，诊断脊柱骨折的过程本身就要求不断进行深入检查，以排除跳跃性骨折等其他问题。

　　相反，存在脊柱骨折时应高度警惕有严重而隐匿性内脏损伤的可能性。胸椎骨折导致截瘫时，很可能合并有多发肋骨骨折和肺挫伤。该水平的平移剪力损伤与大动脉损伤密切相关。脊柱损伤患者中内脏损伤的诊断延误率可高达50%。人们现已充分认识了使用搭扣式安全带与胸腰椎 Chance 型屈曲牵张骨折之间的关系。将近2/3的安全带引起的屈曲牵张骨折患者会合并有空腔脏器的损伤。总之，有50%～60%的脊柱损伤患者可合并脊柱以外的损伤，从简单的肢体闭合性骨折，直到危及生命的胸腹部损伤。

（宋碧晖）

第六章

创 伤 急 救

第一节 创伤的分类

与严重创伤的评分不同，严重创伤分类的目的在于采用科学的方法，迅速缓解大量伤员与救治力量有限的矛盾，科学安排伤员救治的轻重缓急，以确保危重伤员得到优先救治，整个治疗过程井然有序。对于各种创伤，可以采用伤部、伤因、伤型以及伤情4者相结合的分类方法，这样既可以明确诊断，也能表明损伤的严重程度。

一、按受伤部位分类

按解剖生理关系，可以把人体分成8个部位，每个部位损伤有它各自的特点。

1. 颅脑部　包括眉间、眶上缘、颧弓、外耳道、乳突尖到枕骨粗隆连线以上的部位。由完整而坚硬的颅骨与人体最重要而又最脆弱的脑组织组成。颅骨未损坏的伤员，可以出现脑震荡、脑挫伤，并可合并颅内出血；颅骨有破坏的伤员，一般有颅内出血和较重的脑挫裂伤，可立即威胁到伤员的生命，应抓紧时间治疗。硬脑膜是防御感染的主要屏障，脑实质对细菌感染的耐受力也较强，因此在伤后48～72小时进行清创有时仍可达到满意效果。

2. 颌面颈部　面部的表面划分是自鼻根起向两侧沿眶上缘上边至耳前、颞颌关节处，沿下颌骨下缘相接于颏的联合处。颈的表面为自胸骨柄上缘正中点沿锁骨上缘向两侧延伸，与前后腋线的延长线相交，沿斜方肌的上缘向内侧相接于第7颈椎棘突。它既是人体外貌的外露和表情部分，又是各特殊感觉器官和呼吸、饮食、语言等重要功能的集中表现部位。创伤一方面可以造成一种或几种器官，如脑、眼、耳、鼻等的同时损伤和功能障碍，甚至威胁到伤员生命。同时伤后颌面部留下的残疾可能给伤员造成巨大的心理障碍。这部分创伤最好由神经外科、眼科、耳鼻喉科、口腔科和普通外科的医生联合救治。

3. 胸部　上界与颈部相连；两侧由腋前、后皱襞与肩峰的连线与上肢相连；下界由胸骨剑突、肋下缘到第8肋间相连；后面由两侧第8肋间连线通过第11肋到第1腰椎中点的连线与腹部相连接。胸廓外形的完整和胸腔内的负压维持机体呼吸与循环功能。因此，胸壁的破坏或变形以及胸腔被血、气压缩都可以立即造成心肺功能的紊乱。所以胸壁伤与胸腔伤有同等的重要性，都应按重伤员对待。

4. 腹部　上界与胸部相连，下界从耻骨联合上缘顺腹股沟韧带沿髂前上棘、髂骨到骶骨上缘。腹部脏器众多，创伤的主要危险是内出血造成的休克和内脏破裂造成的腹膜炎，两者均可致命。因此，只要发现有内脏损伤，原则上都必须进行探查与有效的手术处理。

5. 骨盆部　上界为腹部，前下包括外阴与会阴部。由耻骨联合下缘向外连线到股骨大粗隆上缘，向后沿臀下皱襞到会阴部。集泌尿生殖与消化系统末端于一体。特点是有骨性盆壁保护盆腔脏器，但在骨盆骨折时除有大量出血外也可继发或伴有内脏损伤。特别是部分泌尿生殖器和消化道末端同时遭受创伤，可引起严重污染。

6. 脊柱脊髓部　解剖范围相当于棘突全部以及邻近部位。创伤引起的最大问题是造成不同平面和不同范围的截瘫或偏瘫，能致终身残废。救治时必须防止附加损害。

7. 上肢 上端与胸部相连，可分成肩、上臂、前臂与手4个部分，是人体生活和工作的主要运动器官，其特点是功能灵活，损伤的机会较多。治疗上肢创伤时要把重点放在恢复功能上。

8. 下肢 上端与骨盆部连接，分大腿、小腿与足部3个部分。其功能是移动身体与负重。伤后多需卧床治疗，治疗期长。治疗重点应使行动和负重功能恢复。

据战伤资料统计，在战伤中头颈部伤一般占15%～20%；躯干伤也占15%～20%（其中胸部8%，腹部6%），上肢伤占25%～30%，下肢伤占30%～35%。按交通事故伤资料统计依次为下肢（主要为小腿）85%，头部50%～80%，臂部20%～50%，其余部位则较少。由此可见和平、战时的创伤在部位上有一些差别。

二、按致伤原因分类

1. 刺伤 因锐器，如刺刀、剪刀、铁钉、钢丝等所致的组织损伤，其特点是伤口小而深，有时可以刺入深部体腔而皮肤仅有很小的伤口。刺伤内脏时可以引起体腔内脏大量出血和（或）穿孔。刺入心脏，可迅速致死。

2. 火器伤 为常规武器战伤，是以火药为动力的武器致伤。

（1）枪弹伤：由各种枪支所发射的弹丸所致的组织损伤。根据枪弹的速度不同，可以分为以下3类。

低速：366m/s（1 200英尺/s）以下，如一般的手枪子弹。

中速：366～762m/s（1 200～1 500英尺/s），如一般的卡宾枪和冲锋枪子弹。

高速：762m/s（2 500英尺/s）以上，如部分步枪子弹。子弹之所以具有致伤力是因为它具有动能，而子弹动能的大小又与它飞行速度的平方成正比，其计算公式如下：

$$KE = mv^2/2g$$

式中KE代表动能，m代表质量，v代表速度，g代表重力加速度。

当低速子弹穿入组织时，作用力沿着弹道的轴线前进，直接离断、撕裂和击穿弹道上的组织，形成一个伤道。而高速子弹贯穿组织时，不仅有前冲力，而且还有侧冲力，具有一定的向四周扩散的能量和速度，因而迫使伤道周围组织迅速向四周压缩和移位，形成比子弹大数倍甚至数十倍的椭圆形空腔，称暂时空腔，存在时间极短，约为数毫秒，其内压力有时可达100个大气压以上。子弹穿过后空腔很快缩小，留下一残存伤道，即临床上常见的伤道。伤道内充满失活组织、血液、血块、异物等。从病理学上可以将高速弹伤后的伤道及伤道周围组织分成以下3个区。

1）原发伤道：即投射物直接损伤组织所造成的损伤区域，其中充满失活组织、异物、污染物、血液和渗出液等。

2）挫伤区：紧靠原发伤道，为直接遭受挫伤的区域。此区的损伤范围在伤后数小时内不易判定，一般需要在2～3天后出现明显的炎症分界时才能分清。依受伤程度，可以发生部分或全部坏死，继而脱落，因而使原发伤道扩大，通常要比原发伤道大数倍。由坏死组织脱落后所形成的伤道称为继发伤道。

3）震荡区：挫伤区之外是震荡区，其范围大小与传至组织的能量多少有关。震荡区的主要病变是血循环障碍及其所引起的后果。因为此区内的组织并未直接遭受投射物的打击，伤后短时间内又看不出显著的变化，数小时后才出现不同程度的血液循环障碍，如充血、淤血、出血、血栓形成、渗出和水肿等。血栓形成可导致组织坏死。水肿可以压迫周围的组织，从而引起局部缺氧和坏死。震荡区的血液循环障碍为战伤感染的发生提供了条件。

以上3个区域并无明确的界限，并可能犬牙交错，因具体条件不同，损伤的范围和病变的发展过程也不尽相同，有的早期就可以愈合，有的却发生进行性坏死和感染。

最近的一些资料表明，某些高能撞击伤，如高速车祸所致的软组织伤的创面组织病理改变与枪弹伤的某些病理改变有相似之处。因此，了解高速枪弹伤伤道的病理特点对于平、战时高能创伤时局部创面的处理十分有益。

（2）弹片伤：炸弹、炮弹、手榴弹、地雷、水雷、鱼雷、常规弹头导弹等爆炸后的弹片向外飞散杀伤人体所致的损伤。在现代战争中弹片伤的比例大于枪弹伤。据一组933例西南边境反击战战伤统计，弹片伤发生率高达91.8%（表6-1）。

表6-1　西南边境反击作战933例火器伤伤因分析

	炮弹伤	地雷伤	枪伤	手榴弹伤	雷管伤	合计
例数	701	130	74	26	2	933
百分比	75.1	13.9	8	2.8	0.2	100

弹片伤所造成的周围伤道组织挫伤区随伤员距离爆炸中心远近而有轻重之分，但弹片爆炸时带入伤道的泥土等污染较枪弹伤更为严重，而且常为多处弹片致伤，伤道复杂。据一组越南战争中200例钢珠弹伤的资料统计，总共体表伤口有2 800处，平均每人14处受伤，最多者达318处。第4次中东战争，主要表现为坦克战，阿方使用前苏制反坦克火箭，以方则发射美制"转眼"武器，因而使得49%的伤员发生了主要以金属碎片所致的多发伤、多部位伤增的多发伤，而这种损伤在以往战争中是少见的。因此，高速弹片伤具有以下特点：在战多；伤情复杂，易于漏诊、误诊。

（3）冲击伤：冲击伤是指冲击波作用于人体造成的各种损伤，多为烈性炸药、瓦斯、空气燃烧弹或核武器爆炸时产生的压力波击中体表后释放能量所致。典型冲击伤的特点是多发性听器与内脏损伤（以心、肺、胃肠道为主），而体表常完好无损。冲击伤的伤情与实际所受的压力值密切相关。一般认为，压力值越高，伤情越严重。在冲击波的作用下，人体心肺和听器最易受损。临床上所见的爆震伤主要指空气冲击波和水下冲击波直接作用人体造成的损伤。另外，在冲击波通过固体传导使人体致伤或因冲击波的抛掷及其他间接作用引起的损伤虽然也属于冲击伤范围，但不把它叫作爆震伤。在战时，冲击伤见于原子弹、炸弹爆炸附近的损伤，平时则偶见于化工厂、矿井的爆炸事故等。冲击伤与一般创伤的区别在于它具有多处受伤、外轻内重以及伤情发展迅速等临床特点。

3. 挤压伤和挤压综合征　肌肉丰富的四肢、躯干受重物较长时间的重压（1小时以上）所致的损伤。如伤员四肢被挤压，受伤部位明显肿胀者称四肢挤压伤。如胸部受挤压后胸腔内压力骤然升高，心腔和胸腔内大静脉受压，上腔静脉内的血液向头、颈部逆流，由于这些静脉无静脉瓣，就使小静脉和毛细血管内的压力骤然升高而破裂出血，在面、颈、肩和上胸部皮下、球结膜和颊黏膜等处出现广泛性瘀斑和出血点，这种情况临床上又称为创伤性窒息。如挤压伤后出现受压部位肿胀，并伴有肌红蛋白尿及高钾血症的急性肾衰竭，称为挤压综合征。挤压伤和挤压综合征平时多见于地震、房屋倒塌、建筑事故等。

4. 撕裂伤　因钝物打击所致皮肤、软组织撕裂，常有明显的外出血，伤口周围组织有挫裂。

5. 撕脱伤　指高速旋转的机轮和马达纽带等将大片头皮撕脱或四肢皮肤皮下组织与深筋膜肌肉剥脱分离。脱离的组织常失去活力而深层组织则损伤较轻。有时皮下广泛撕脱而皮肤表面却很完整，这种现象应当引起重视。

6. 钝挫伤　为钝性物打击后表面皮肤尚完整，而深部体腔却可能损伤严重。如腹部钝挫伤时腹壁无伤口，而腹腔内脏却发生破裂出血或穿孔等。

7. 扭伤　外力作用于关节，使其发生过度扭转，引起关节、韧带、肌腱等损伤，严重者可以发生断裂。常出现皮肤青紫、疼痛、肿胀和关节活动功能障碍。

8. 其他损伤　如烧伤、冻伤等。

三、按受伤类型分类

1. 按创伤有无伤口分类　可分为闭合伤和开放伤两类。

（1）闭合伤：皮肤保持完整，表面并无伤口。闭合伤伤情不一定很轻，其难点在于难以确定有无体腔脏器损伤。如胸部闭合伤，可以引起胸内器官损伤，造成肺破裂、血胸、气胸；如颅脑闭合伤，可以发生脑挫裂伤和颅内血肿。

（2）开放伤：皮肤完整性遭破坏，有外出血，受伤时细菌侵入，感染机会多，如刺伤、撕裂伤等。也可同时有内脏或深部组织损伤。火器性损伤均为开放伤。

2. 火器伤按伤道形态分类　可以分成贯通伤、非贯通伤、切线伤和反跳伤4种。

3. 按体腔是否穿透分类　按颅腔、胸腔、腹腔、脊髓腔以及关节等创伤中的硬脑膜、胸膜、腹膜等是否被穿透，可以分成穿透伤和非穿透伤。

四、按损伤严重程度分类

1. 轻伤　没有重要脏器的损伤，不影响生命，无需住院治疗者，如小的挫伤或裂伤、小的单纯性骨折。10% 以内的无碍行动的Ⅰ度烧伤（面部、手部、会阴部除外）。

2. 中等伤　一般无生命危险，但可在一段时间内失去生活、工作和战斗能力，治愈时间较长，治愈后可能留有功能障碍。如广泛的软组织挫伤、上肢的开放性骨折、肢体挤压伤、创伤性截肢以及一般的腹腔脏器伤等。

3. 重伤　重要脏器或部位伤，伤势严重，有生命危险或发生严重并发症的危险而需要紧急治疗的伤员。部分伤员早期既不能耐受手术，也不宜转运。治愈时间较长，治愈后可能留有严重残废。如严重休克、内脏伤、大面积Ⅲ度烧伤、呼吸道阻塞以及开放性气胸等。

4. 极重度伤　伤员伤情危重，生命垂危，存活希望极小。如心脏和主动脉破裂。

（宋碧晖）

第二节　创伤救治原则

对创伤患者实施快速有效和合理的急救处理，不仅可以最大限度地挽救伤员生命，而且可以减轻伤残，更有利于恢复受伤机体的生理机能。最好的创伤的救治是从现场急救开始的，但由于创伤发生突然，可涉及机体任何部位，形式多样，复杂多变，严重度不一，给救治带来困难。面对创伤，如何在第一时间给予合理救治，需要掌握基本的急救处理原则。

一、察看现场脱离险境

创伤现场时常处于危险状态，给救援人员和伤员的生命构成危险。不注意事发现场的安全程度，盲目救援，就有可能造成不必要的伤亡。因此，救援人员到达现场后，要首先查看和分析救治场所的安全状况。如果没有危险因素，应就地抢救伤员，稳定其病情；如果现场安全性差，应想法将伤员移至安全场所，再实施救治。救治中应注意自身和伤员的安全。

二、迅速评估病情、分清轻重缓急

开始急救时，首先观察伤员的生命体征，如神志、呼吸、气道通畅程度、脉搏、肢体活动状况等；重点察看威胁生命的创伤，如大出血、活动性出血、开放性头胸腹部创伤等；只要情况许可，就应作全面的体检，以发现隐含的危及生命的创伤，如腹腔盆腔内大出血等，力争在最短时间内分清病情的轻重缓急。

为了避免创伤查体时发生疏漏，急诊急救（创伤）医师应牢记美国 Freeland 等建议的 "CRASHP-LAN"。

C：Cardiac（心脏）。

R：Respiratory（呼吸）。

A：Abdomen（腹部）。

S：Spine（脊柱）。

H：Head（头部）。

P：Pelvis（骨盆）。
L：Limb（四肢）。
A：Arteries（动脉）。
N：Nerves（神经）。

三、急救与呼救并重

现场救援者应根据伤员的数量和创伤的严重程度，在实施急救的同时，迅速与创伤急救中心或相关医疗机构发出求救，以得到更多的医护人员参与急救，使更多伤员在第一时间获得有效救治。

四、先救命后治伤

救治创伤的第一目的是挽救伤员的生命，因此应优先抢救危及伤员生命的心脏呼吸骤停、窒息、大出血、开放性或张力性气胸等。急救早期不忘 ABC，即开放气道、人工呼吸、循环支持。待伤员生命稳定后，再处理其他创伤，以利恢复其生理功能。

五、先重伤后轻伤

在创伤急救的实践中证明，先处理危及生命，或有可能危及生命的创伤，先救重伤员，能最大限度地挽救更多伤员的生命。在处理完严重创伤和重伤员后，再处理轻伤和病情轻的伤员。

六、先止血后包扎

出血能致命，未给伤口进行有效地止血就先包扎伤口，常达不到止血的目的，尤其是较大血管或动脉的出血更难。不适当的包扎还会掩盖伤口的出血状态，从而延误救治。另外，当对头部、胸部、腹部等部位的开放性伤口应通过适当包扎使之成为闭合性伤口；有多处伤口时，包扎依次为头部、胸部、腹部、四肢。

七、急救操作迅速平稳有效

现场救治伤员时，时间就是生命，要求各种抢救操作快速到位，尤其翻转体位、开放气道，人工呼吸，电击除颤等。由于伤员病情的复杂性、严重性和不确定性，不平稳的操作会导致伤情加重或造成新的创伤，因此，无论抢救环境条件多么差，救治难度多么大，各种抢救操作必须平稳有效。

八、先抢救后固定再搬运

有些伤员需要搬运转入医院进一步救治，对这类伤员应先通过急救稳定病情，再对受伤的肢体或躯干（特别是颈部和脊柱脊髓损伤）进行适当固定，最大限度地避免搬运中发生呼吸循环衰竭和创伤加重的可能。

九、快速转运重伤员

研究表明，快速将重伤员转运到条件较好的医院实施进一步救治可明显提高存活率，降低伤残率。因此，只要条件许可，应采用最快速的转运方案将伤员送到高水平医院救治。在复杂地形和偏远地区，直升机空中转运被认为是最佳转运方案。

十、医护与转运同行

重伤员在搬运或转运途中，需医护人员时刻关注病情变化，进行必要的救治。

（宋碧晖）

第三节 创伤严重程度的评估

创伤严重程度的评估是采用客观指标，对受伤伤员的伤情进行评价，使临床医生在处理创伤时，能对创伤的程度作出统一的评定，它有利于对创伤严重程度进行分类、治疗以及预测伤员的预后。

由于引起创伤的因素千差万别，加之受伤者本身机体反应的个体差异，因此，目前尚没有一种评估方法能够对不同原因、不同致伤部位以及不同致伤阶段的伤情进行全面的评估。20 世纪 60 年代末 70 年代初，一种称为"创伤评分系统"（scoring systems fortrauma）的概念在国外兴起，并得以迅速发展。它是以分数来表示，可对伤员的预后和治疗效果进行定量评价，以及对群体伤员进行可靠的比较。他们的理论基础有的是来源于解剖学，有些则是根据伤员的生理紊乱来表示预后。先后曾采用的评分系统有"创伤简明定级标准（AIS）""创伤严重程度记分法（ISS）""创伤指数（TI）""改良创伤评分系统（RTS）""损伤严重特征系统（ASCOT）"以及 CRAMS 记分法等。其中 AIS 与 ISS 主要在急诊室和医院使用，而 TI 与 CRAMS 等主要用于抢救现场和救护车上。本节概略介绍 AIS、ISS 以及 CRAMS 评分法。

一、创伤简明定级标准

此标准由美国医学会（AMA）、汽车医学安全委员会（AAAM）以及汽车工程师协会（SAE）等共同组织制定。它是以解剖学损伤为基础的损伤严重程度评级方法，自 1969 年制定以来已几易其稿，使其更加完善而符合实际伤情评定的要求。前一段时间它的最新版本 AIS－90 已出版发行。尽管按其标准创伤严重程度可分为 9 级，但在具体评价时主要还是采用 0～5 个定级标准，因 AIS 的 6～9 级已属于致死性创伤范围（24 小时内死亡），再详细的评定实属不必要。以腹部创伤为例：0 级，没有损伤；1 级，轻伤（如腹壁撕裂伤）；2 级，中度损伤（如肾挫伤）；3 级，严重而无生命危险的损伤（如中度脾撕裂伤）；4 级，严重而有生命危险的损伤（如十二指肠破裂伤）；5 级，极严重损伤（如广泛的肝破裂）。

AIS 的优点在于它的原则性与实用性。第一，它以解剖学损伤为依据，这样伤员的每一种损伤便只有一个 AIS 评分，而在以生理学参数为依据的评价中，由于伤员生理状况的变化，可以使伤员出现多个不同的损伤等级；第二，AIS 只评定伤情本身而不评定损伤造成的后果，其目的是使 AIS 成为评价损伤本身严重程度的方法，而不是用来评价损伤造成的功能障碍或残废；第三，AIS 也不是一个单纯预测伤员死亡的分级方法。当然，随着认识的深入，AIS 也需要不断地改进与完善。

二、创伤严重程度记分法

1974 年，Backer 参考 AIS 设计而制定出 ISS 评分系统，目前应用非常广泛。它是在 AIS 的基础上将 AIS 分值最高的 3 个解剖损伤部位的评分值的平方相加。其优点是客观，易于计算。它一律按伤情分类定级，把最严重的损伤，即 5～9 级一律定为第 5 级，而不管其后果如何。另外，它把颌面伤与头颈部伤分开来评价，更为精确与符合实际。因此，这一方法更确切地应称为 AIS－ISS 法。

记分方法是：先根据 AIS 按身体部位给伤员所有损伤逐一定级：1 级为轻度；2 级为中度；3 级为重度（无生命危险）；4 级为极重度（有生命危险）；5 级为危重（存活未定）。从中取 3 个最严重的伤，其级别的平方数相加所得的和就是该伤员创伤严重度的总分数。这一记分法的缺点是只适用于钝性损伤，另外，还可能忽略了同一解剖部位的多处损伤。

根据英国 Bull 的经验，伤员的年龄与 AIS－ISS 法测定出的 LD_{50}（半数致死分值）的关系见（表 6－2）。

表 6－2 伤员年龄与 LD_{50} 关系年龄（岁）

年龄（岁）	LD_{50} ISS
15～44	40
45～64	29
≥65	20

一般认为，当 ISS 大于 50 时伤员很难存活。当然，也有 ISS 大于 66 的伤员被救活的报道。

三、CRAMS 法

CRAMS 法是 Clemmer 在综合 RPM 法（呼吸、脉率、运动）和 RSM 法（呼吸、血压、运动）评定伤情基础上改进的一种采用循环、呼吸、腹部情况、运动、语言为评判标准的评分方法，适合于院前和急诊科。它用生理指标、创伤机制、受伤部位、创伤类型和年龄等综合评定伤情，其结果是更加符合院前伤员伤情的实际（表 6 - 3）。

表 6 - 3　综合评定伤情的方法

分值指标	2	1	0
循环（C）	返白试验正常和收缩压 > 100mmHg	返白试验 > 2 秒和收缩压为 85 ~ 99mmHg	返白试验消失或收缩压 < 85mmHg
呼吸（R）	正常	异常（浅、费劲或 > 35/min）	无
胸腹部（A）	胸腹部无压痛	胸或腹有压痛	腹紧张、胸壁浮动和胸腹有贯通伤
运动（M）	服从命令正常	仅对疼痛有反应	固定体位或无反应
语言（S）	正常（自发）	语无伦次、答非所问	不能或发出无法理解的声音

具体方法是评价伤员循环状况（C）、呼吸状况（R）、腹部（包括胸部）状况（A）、运动状况（M）以及语言能力（S）5 项内容，每项内容分 0 ~ 23 个分值。以上 5 项的得分之和即为伤员的 CRAMS 分值。一般认为，以 CRAMS 的分值小于或等于 8 为重伤标准。

（姚保平）

第四节　创伤的早期救治

创伤又称机械性损伤，创伤引起人体组织或器官的破坏。严重创伤还可能有致命的大出血、休克、窒息及意识障碍直至死亡。创伤是当今人类一大公害，约占全球病死率的 7%。据统计，创伤是美国 45 周岁以下人群死亡的首要原因，是 65 岁以下人群死亡的第 4 位病因。目前，我国每年死于各类创伤的总人数已超过 70 万，在人口死因构成中占第 4 位，已经被纳入国家疾病控制计划。

一、创伤基本概念和分类

（一）按致伤原因分类

1. 刺伤　因锐器所致的组织损伤，如刺刀、剪刀、铁钉、竹片或钢丝等所致组织损伤。刺伤的特点是伤口小而深，可刺到深部体腔，而只有很小的皮肤损伤。刺伤内脏，可引起体腔内大量出血、穿孔；刺伤心脏，可立即致死。平时常见斗殴、歹徒行凶刺伤或自杀，战时多见于白刃战伤。刺伤一般污染轻，如不伤及重要血管和内脏，治愈较快。

2. 火器伤　由枪、炮、火箭等用火药做动力的武器发射投射物（枪弹丸、炮弹等）所致的损伤，包括弹丸伤和弹片伤。

（1）弹丸伤：弹丸伤亦称"枪弹伤"，是枪弹击中人体所产生的损伤。现代战伤中，炸伤发生率低，占战伤的 20% ~ 30%。按枪弹出入口情况，致伤形态分为 4 种。

1）贯通伤（pelforation wound）：亦称"穿通伤"。投射物击中人体后，产生既有入口又有出口的伤道。按出入口大小分 3 种情况：

A. 入口与出口同大，多见于高速、稳定的枪弹正位击中人体较薄弱的部位而又未破坏组织的回缩力时。在伤道较长、枪弹的功能已大部分消耗于伤道内的情况下，即使入口和出口都较小，组织的破坏亦会很严重。

B. 出口大于入口，见于多数枪弹伤。投射物击中人体后，因受阻而失去稳定性，甚至发生翻滚，增加了投射物与组织接触面积。如果投射物发生破碎或造成粉碎性骨折，则可能因继发性投射物产生很大冲击力，引起组织更严重的破坏，导致出口很大。

C. 入口大于出口，多发生在近距离射击时，枪弹的初起和撞击速度几乎完全一致，产生的冲击力很大，与破坏入口皮肤的回缩力，造成入口处的皮肤崩裂，从而形成较大入口。

2）盲管伤（blind wound）：投射物击中人体时，只有入口而无出口的伤道，多由射击距离较远、能量不大的投射物造成。由于投射物停留在体内，其能量也全部消耗在体内，因而造成的组织损伤有时较贯通伤更严重。

3）切线伤（tangential wound）：高速投射物从切线方向撞击人体表面组织所引起的沟槽状损伤，其伤情取决于弹头或弹片等投射物侧击力的大小。如高能投射物在近距离内切线位击中体表，传给体内的能量很大，亦可造成深层组织或脏器损伤。故发生切线伤时，应注意观察深部组织的情况。

4）反跳伤（ricochet wound）：当高速投射物的动能已接近耗尽时击中人体某一坚硬部位，因无力穿入深层，而从入口处反跳弹出所形成的组织损伤。其入口与出口为同一点。被击中的部位常有轻微出血和组织撕裂，但偶可伤及深部。如头部反跳伤，在其相应部位的脑组织也能发生出血等损伤。

（2）弹片伤：炮弹、炸弹、手榴弹等爆炸后的弹片击中人体后引起的损伤，占现代战争中战伤的70%～80%。大弹片致伤时，常呈"面杀伤"，伤口较小、较浅，但数量不多。

（3）高速小弹片（珠）伤（high-speed small fragment pellet injury）：初速>762m/s、自重<5g的弹片或钢珠击中人体后所致的损伤。多为飞机投放的集束型子母弹致伤。一次投放爆炸后可飞散出数十万个钢珠或碎弹片，呈"面杀伤"，一人可同时被多个钢珠或碎弹片击中而发生多处伤。

（4）钢珠弹伤（steel pellet wound）：飞散的钢珠击中人体所造成的损伤，是高速小弹片（珠）伤的主要组成部分，其伤情特点和防治同高速小弹片（珠）伤。

（5）炸伤（explosive wound）：各种爆炸性武器，如航弹、炮弹、水雷、地雷、手榴弹等爆炸后对人体所产生的损伤，包括弹片伤及高压气浪所致的损伤。弹片可造成人体任何部位的外伤，重者可立即死亡。高压气浪可造成肢体缺损、断离或其他部位体表撕裂伤。在有些战伤统计中，把"炸伤"作为"弹片伤"的同义词。

（6）地雷伤（mine injury）：由地雷爆炸所致的人体损伤，是炸伤的一种。直接致伤因素是冲击波和弹片。

（7）冲击伤（blast injury）：冲击伤亦称"爆震伤"。核武器及炮弹等爆炸时产生的强冲击波作用于人体而引起的损伤。空气冲击波的致伤因素主要有超压和动压两种。超压可引起内脏出血、骨膜破裂和听小骨骨折等病变，其中以含气的肺组织损伤最重。

3. 挤压伤　人体肌肉丰富的肢体，受重物长时间挤压（一般>1～6h）造成一种以肌肉为主的软组织创伤。受挤压的肌肉因缺血坏死，有的因肌肉坏死逐渐由结缔组织代替而发生挛缩。在受到严重挤压的伤员中，除局部病变外，还可发生挤压综合征，即以肌红蛋白尿和高血钾为体征的急性肾功能衰竭及休克。挤压伤和挤压综合征是同一种伤，严重程度不同而表现不同。

4. 玻璃碎片伤（glass fragment injury）　简称"玻片伤"。因飞散的碎玻璃击中人体而造成的损伤。核爆炸或大型炸弹爆炸时，在相当广阔的地域，建筑物上门窗玻璃会被冲击波击碎，并向四周飞散，击中人体后可造成切割伤，甚至可穿透体腔，形成穿透伤。其伤情和发生率与玻璃片质量、撞击速度和撞击部位有关。

5. 钝挫伤（contusion）　因钝性暴力作用而引起的软组织闭合性损伤。当钝器作用于体表的面积较大时，其力的强度不足以造成皮肤破裂，但却能使其下的皮下组织、肌肉和小血管甚至内脏损伤，表现为伤部肿胀、疼痛和皮下瘀血，严重者可发生肌纤维撕裂和深部血肿。如致伤暴力旋转方向，则引起捻挫伤，其损伤程度更重些。

（二）按创伤有无伤口分类

1. 闭合伤　皮肤保持完整性，表面并无伤口。其伤情并不一定很轻，其难点在于确定有无体腔脏器损伤。如腹部闭合伤，可能引起腹内空腔或实质性脏器伤。闭合性胸部伤，可引起胸内器官损伤，造成肺破裂、血胸、气胸。闭合性颅脑伤，可发生脑挫裂伤，颅内血肿。

2. 开放伤　皮肤完整性遭到破坏，甚至可引起深部器官损伤，有外出血，受伤时细菌侵入，感染机会增多，如刺伤、火器伤等。按有无穿透体腔分以下几种：

（1）非穿透伤（nonperforating wound）：投射物穿入体壁而未穿透体腔的损伤。多较表浅，伤情较轻。但在少数情况下，体腔虽未破坏，体腔内的组织也可因投射物通过体表时能量传向深部内脏而损伤。治疗时应确诊有无内脏损伤，如有应先处理内脏的损伤。

（2）穿透伤（perforating wound）：投射物穿透体腔（颅腔、胸腔、腹腔、盆腔、脊髓腔、关节腔等）而造成的脏器和组织损伤，多为重伤。发生穿透伤时，被穿透的体腔与外界直接相通，细菌易于侵入而发生严重感染。处理方法因致伤部位而异。

（三）按受伤部位分类

损伤的解剖部位可分为头部伤、颌面部伤、颈部伤、胸部伤、骨盆部（或泌尿生殖系）伤、上肢伤和下肢伤。

（四）按伤情轻重和需要紧急救治先后分类

1. 重伤　严重休克，内脏伤而有生命危险者。
2. 中等伤　四肢长骨骨折、广泛软组织损伤。
3. 轻伤　一般轻微的撕裂伤和扭伤，不影响生命，无须住院治疗者。

（五）创伤中常用的分类名词概念

1. 多发伤（multiple injury）　由单一因素所造成的多部位、多脏器严重损伤。常伴有大出血、休克和严重的生理功能紊乱，从而危及生命。诊断时必须做全面检查，以免漏诊。治疗上，首先是保全生命，其次是保全肢体。手术指征是收缩压在12.0kPa（90mmHg）以上、脉率在120次/min以下、手足转暖。如内出血无法控制时，可在积极抗休克的同时施行手术。如复苏效果不佳，需查明有无隐蔽的创伤。凡有危及生命的损伤应优先手术。当数处创伤均有优先手术指征时，可同时多组手术进行。

2. 多处伤　同一部位或同一脏器的多处损伤，包括腹部肝、脾损伤，小肠多处穿孔，上肢多处弹片伤，体表多处裂伤等。多处伤伤情不一，轻者不需特殊治疗（如体表多处擦伤），重者可致死（如肝脏多处挫裂伤）。战伤统计时，常将多发伤与多处伤合称为多处伤。此时主要指某伤员同时有两处以上部位受伤。

3. 多系统伤（multi-systemic injuries）　多个重要生命系统（如神经、呼吸、循环、消化、泌尿、内分泌等）同时发生损伤。严重创伤，特别是多发伤，常表现为多系统伤，如严重肺损伤并发大血管伤，创伤分类统计时，一般不作为专门的分类词应用。

4. 并发伤（associated injuries）　两处以上损伤时，除主要较重损伤外的其他部位较轻损伤。如严重颅脑伤并发肋骨骨折，肋骨骨折为并发伤；肝破裂并发脾脏被膜下血肿，脾脏被膜下血肿为并发伤等。通常不作为分类词应用。

5. 复合伤（combined injuries）　两种以上致伤因素同时或相继作用于人体所造成的损伤。多见于核爆炸时，以及常规战争和意外爆炸时。

6. 混合性（mixed injuries）　由两种以上的致伤因素（如弹片、枪弹、刃器等）所引起的损伤。如某一伤员既有弹片伤，又有枪弹伤，则称此伤员发生混合伤。

7. 联合伤（united injuries）　指同一致伤因素所引起两个相邻部位的连续性损伤，常见的有胸腹联合伤、眶颅联合伤等。胸腹联合伤占全部伤员数的0.029 9%，其死亡率约为13.3%。战时多由弹片及枪弹所致，但跳伞着地膝部猛烈屈曲挤压上腹亦可发生胸腹联合伤。诊断要注意伤道的位置、临床表现、伤口流出物性质和X线检查，如从胸、腹部X线检查看到有腹内脏器进入胸腹即可确诊。

（六）创伤的系统检查程序

对出诊的医生来说除了通过检查对创伤做出评估之外，对危重患者还需做创伤范围以外的系统检查，以明确是否存在威胁生命的伤情，并安排及时抢救治疗。因为创伤患者的伤情一般比较危重，要求检查快速、准确、不发生漏诊。通常按如下顺序检查：

1. 头面部　检查重点为判断有无颅脑损伤。

（1）意识状态。

（2）观察有无头皮裂伤、出血。触摸有无头皮血肿及颅骨凹陷。

（3）观察有无面部裂伤、出血。头皮和面部裂伤的出血量常常很大。面部肿胀者需除外上下颌骨骨折。

（4）观察有无眼球损伤，注意瞳孔大小及对光反应。眼窝周围皮下血肿（黑眼圈）提示可能有前颅凹骨折。

（5）鼻腔、外耳道出血及脑脊液外漏提示有颅底骨折。

（6）注意有无发绀，有无口腔内损伤及积血，昏迷者要防止误吸。

2. 颈部　检查重点为判断有无颈椎骨折及高位截瘫。

（1）观察颈部有无畸形及活动障碍，触摸颈椎棘突有无压痛及顺列改变。

（2）判断有无脊髓及臂丛神经损伤。

（3）注意气管位置是否正中。

3. 胸部　检查重点为判断有无肋骨骨折及其并发症。

（1）观察有无胸廓畸形及反向呼吸，注意呼吸次数、样式及胸廓起伏状态。

（2）检查有无胸廓挤压痛，叩诊浊音，呼吸音减弱或消失。检查心界大小、心律心音变化。怀疑肋骨骨折及其并发症存在者需拍摄胸部 X 线片，必要时需做血气分析及心电图。胸部外伤是较常见的，造成危重伤势的外伤，常常严重扰乱心肺功能，应特别重视。多段肋骨骨折可导致反向呼吸及肺挫伤，严重影响通气换气功能。少见的严重损伤如气管支气管断裂、纵隔损伤、心脏压塞等。一旦发现或怀疑，应立即呼请胸外科会诊，采取紧急处理。

4. 腹部　检查重点为判断有无肝脾等内脏破裂及内出血。

（1）腹壁若有损伤，常提示内脏也有损伤。

（2）注意有无腹部膨胀，肝浊音界消失或缩小，腹肌紧张、压痛、反跳痛，肠鸣音减弱或消失，有移动性浊音等。

（3）检查肝区、脾区、肾区有无肿胀、压痛、叩痛等。肝脾破裂常并发大量内出血，导致休克，威胁生命。肾损伤常伴尿外溢，局部反应常较严重。腹壁损伤肠管损伤也是常见的，常有内容物漏出，腹膜刺激明显。

5. 胸腰椎和骨盆　检查重点为判断有无骨折及其并发症。

（1）观察胸腰椎有无畸形、血肿，检查有无压痛、叩痛。

（2）判断有无脊髓或神经损伤。

（3）注意骨盆有无变形、肿胀（局部）、压痛及下肢拒动等。

（4）观察男性患者尿道外口有无滴血及排尿困难等。

6. 四肢　检查重点为有无骨折及严重并发症。在外伤中四肢外伤是发生率最高的，对院外医生来说诊断各种软组织损伤、骨折和关节脱位等是不难的，重要的是要估量这些损伤及其并发症带来的严重后果。以下情况需注意：

（1）在四肢骨折应特别重视有无并发血管、神经损伤，检查肢体远端的血循状况、感觉、运动等。

（2）开放骨折在检查后应予包扎，适当外固定，以减少出血和疼痛。

（3）断肢应视为重度创伤，应立即开放静脉输液、通知有条件医院手术室准备断肢再植术。

（4）对肢体肿胀严重，尤其是前臂和小腿者需警惕骨筋膜间隙综合征的可能性。注意有无 5P 表现：①由疼痛转为无痛（painless）；②苍白（pallor）或发绀、大理石花纹；③感觉异常（paresthesia）；④肌肉麻痹（paralysia）；⑤无脉（pulselessness）。一旦确诊应立即行筋膜切开减压术。

（5）股骨或多发骨折者，若伴有呼吸窘迫和颅脑症状需考虑脂肪栓塞综合征的可能性。体检中要特别注意肩颈和胸腋部皮肤有无出血点。

（6）伤口较深、软组织损伤严重、疼痛剧烈、伤部肿胀范围迅速扩大、加剧，并出现全身中毒症状者需警惕气性坏疽的可能。气性坏疽的潜伏期可短至6h，故凡怀疑其发生可能性时，必须尽快送到医院进行以下三项重要检查：①伤口周围有无捻发音；②伤口内渗出液涂片检查有无大量革兰阳性杆菌；③X线片观察肌内、肌间有无气体。

二、创伤的早期自救互救

据流行病学的统计资料表明，创伤患者的死亡呈现三个峰值分布。第一个峰值一般出现在伤后数秒至数分钟内，称为即刻死亡，约占创伤总死亡率的50%。死因多为严重的颅脑损伤，高位脊髓损伤，心脏、主动脉或其他大血管破裂，呼吸道阻塞等，这类患者基本都死于事故现场，只有其中的极少数患者可能被救活。第二个峰值一般出现在伤后2～3h内，称为早期死亡，约占创伤总死亡率的30%。死亡原因多为脑、胸或腹内血管或实质性脏器破裂，严重多发伤、严重骨折等引起大量失血。这类患者是创伤救治的重点对象，因此，这段时间又在临床上被称为"黄金时刻"。第三个峰值一般出现在伤后数周之内，称为后期死亡，约占创伤总死亡率的20%。死因多为严重感染、毒血症和多器官功能衰竭。由此可见，通过建立完善的创伤救治系统，争取在伤后早期按创伤救治程序对患者实施确定性的抢救是减少创伤死亡率的重要措施。现代创伤应急救援中自救与互救是两种重要形式。

（一）自救

自救指伤情发生后，专业医疗急救人员到达前，现场人员自身采取的保护防御措施，包括受伤者自己实施的救援行为，迅速远离危险地区，对伤口进行简单的压迫止血包扎处理等。自救行为主体是伤者本身，要求伤者熟悉受伤后可能发生的进一步的危险，而采取及时必要的自我保护和自我救治措施。

（二）互救

指伤情发生后，专业医疗急救人员到达前，现场受害人员之间相互的救护，以及其他人员（包括社会救援力量）实施的救援行动。重大伤害事故发生时，往往自身救援力量显得十分有限，所以互救在这时显得尤为重要。轻伤人员可以救助重伤者，在最短时间内给予必要的救助措施，减少更大危险的发生。同时争取他人救助和社会力量的救援也相当重要。

（三）一般应急救治原则

1. 重视和加强早期救治　创伤与失血性休克是创伤伤员常见而严重的并发症，如果不及时有效地治疗，将会导致一系列严重后果，如败血症、急性呼吸窘迫综合征、多脏器功能衰竭综合征，甚至死亡。重视和加强早期救治，对创伤与失血性休克的预后有重大影响。早期救治是以救命为主，采取先救治后诊断或边救治边检查诊断的方式进行抗休克治疗。

2. 科学的抢救程序是抢救成功的关键　外界各种暴力作用于机体时可引起组织器官的解剖结构破坏和不同程度的功能损害。当影响到心血管、呼吸或中枢神经等生命支持系统功能时，机体的生命就受到严重的威胁；而当创伤仅作用于体表、空腔脏器或肌肉骨骼时，虽然不会危及生命，但也可产生明显的伤残作用。临床上容易识别判断和处理机体主要的或明显的创伤，然而对于许多相对次要或隐匿的创伤则不易早期识别和处理。值得注意的是，这种创伤往往还是致命的。创伤对机体造成复杂和多方面的损害作用，增加了临床检查和处理的困难，甚至有时会产生各方面的矛盾。创伤救治程序是对创伤患者进行评估和优先处理的方案，在快速、简捷判断伤情的基础上，进行及时、合理、有效的确定性抢救。

创伤救治程序可分为三个不同阶段的优先方案，即第一优先、第二优先和第三优先。第一优先的目的是维持和（或）恢复患者生命支持系统的功能，包括一系列基本的创伤复苏措施和生命支持系统功能检查。重点是：①判断循环和呼吸系统的稳定性，并及时提供处理，以减轻组织器官的缺氧；②判断颅脑外伤的严重程度，并及时提供处理；③预防脊髓的进一步损伤。第二优先的目的是迅速明确并控制生命支持系统的一系列病理生理性改变，包括实施各种确定性的救治措施和有针对性的检查。第三优先的目的是及时确定并处理一些隐匿的病理生理性变化。

3. 有效的安全及急救教育是重要的预防措施　创伤所引起的社会问题已越来越受到人们的关注。

和平时期，交通事故和各种工伤事故是创伤的主要原因。就交通事故而言，增强公民的广泛参与和防范意识对减少此类创伤发生具有重大的现实意义。而通过建立健全交通法规和管理体制，改善道路运输条件，以及提高行人、驾驶员和警察等道路使用者的素质等，可以最大限度地减少交通事故伤的发生。而在厂矿企业中，重视安全生产教育，严格各项规章制度，加强防范意识和安全措施等对于减少工伤事故的发生具有重要的作用。另外，全民急救知识的普及教育和院前急救技术的提高，对提高创伤早期急救复苏水平，减少创伤急救中的二次损伤作用（如在搬运患者时防止脊髓损伤等），有效预防创伤并发症等均具有重要作用。

创伤死亡有三个高峰。因多发创伤、骨折、脏器破裂、血管损伤引起的难以控制的大出血，多在伤后 1~2h 内死亡。掌握"黄金 1 小时"，这个阶段现场急救、途中转运和急诊救治直接决定着创伤患者的救治结果，目前临床创伤复苏主要集中在这个阶段，应做到迅速、准确、及时而有效。危重的多发伤、严重的创伤性和失血性休克患者的伤后"黄金 1 小时"内，前 10min 又是决定性的时间，此被称为"白金 10 分钟"，比"黄金 1 小时"更宝贵。这段时间内如果伤员的出血被控制和处置，预防了窒息的发生，即可避免患者死亡。"白金 10 分钟"期间是以减少或避免心脏停跳发生为处置目标，为后续的抢救赢得时间。护理人员一定要明确将患者从致命危险中抢救出来，才能争分夺秒在"黄金时机"挽救患者的生命。故着眼于通过伤情评估－紧急救治－明确诊断－进一步救治才是科学的创伤患者抢救程序。因此，健全一整套较为科学的急诊抢救机制以及有效的抢救预案，努力提高院前急救能力是十分必要的。文献指出，如能在伤后 5min 内给予救命性措施，伤后 30min 内给予医疗急救，则 18%~32% 伤员的生命会因此而得到挽救或避免致残。特别是呼吸、心跳停止的伤员，如能及早进行正确的心肺复苏，存活率可达 25%，每延长 1min 病死率增加 3%。

4. 建立完备的创伤救治系统　现代创伤救治系统主要由三个部分构成：院前急救、院内救治和康复医疗，并通过通讯联络系统、患者转运系统和抢救治疗系统三个重要环节，相互密切地连接成为完整体系。现代创伤救治系统的建立是确保创伤患者早期接受确定性救治的关键因素。

三、创伤的现场处理程序

（一）应急实施程序

现场处理以保证和维持患者的生命为主要目的。

（1）迅速脱离致伤区，使伤员免受致伤因子的继续损害。

（2）保持呼吸道通畅，吸氧，必要时做环甲膜（气管）造口术或气管插管，人工呼吸。若心跳呼吸骤停，立即施行心肺复苏术。

（3）体腔开放伤口的处理：开放性气胸立即用大块棉垫填塞、包扎固定，并予闭式引流。颅脑开放伤脑膨出、腹部开放伤脏器脱出，外露的脏器不要回纳，用湿无菌纱布包扎。

（4）控制可见出血：采取伤口内填塞加压包扎，非重要血管可钳扎止血，四肢大血管出血上止血带，但要标明时间。

（5）疑有颈椎损伤者应予以颈托固定，胸腰椎损伤者可用胸腹带外固定或真空夹板固定，应用平板或铲式担架搬运，避免脊柱的任何扭曲。肢体骨折者需用夹板固定。

（6）建立静脉通道，有休克者予以适当液体复苏等处理。对疑有骨盆骨折或腹部损伤者应在上肢静脉置管。

（7）离断指（肢）体、耳廓等宜用干净敷料包裹，有条件者可外置冰袋降温。

（8）刺入性异物应固定后搬运，过长者应设法锯断，不能在现场拔出。

（9）严重多发伤应首先处理危及生命的损伤。

对于群体患者，具体应急程序应首先进行患者分类。就是说医护人员在有大量患者存在，而又无法及时全部处理的情况下，按照伤病情的轻重，将患者分别归类处理的方法，即以需要同类医疗救护和医疗转送措施为标准，将患者分成相应的组别。通过分类，能有计划地在短时间内很快地让患者得到救治，并可以迅速、及时地疏散大量患者。只有将患者疏散到各个不同的专科医院，或尽可能多的医院中去，才能挽救患者的生命。

医疗分类的前提：①由熟练的医师负责承担医疗分类任务；②为医疗分类准备相应的医药器材；③拥有医疗分类的职能单位和机构。医疗分类是在诊断及对损伤发展的预后估计基础上进行的，同时也应考虑必要的预防措施。

医疗分类内容可分成治疗分类和后送分类。治疗分类就是将患者分组，以便实施各种不同性质的医疗救护措施。后送分类是将患者按一定标准分组，以便继续后送治疗，后送分类必须决定：到哪里去，即医疗后送的目标；按什么顺序，即是第一批后送还是第二批后送；用什么运输工具；后送患者采取什么体位，即患者是坐位还是必须卧位。

医疗分类标准分为危害标准、治疗标准和后送标准。

医疗分类的首要任务就是将危害环境和他人的患者与其他患者分开。第二个任务就是分别将轻、中、重患者分开。第三个任务就是判定患者耐受能力和后送的紧急性。后送分类时误判或错判，都会导致患者的误诊，损害患者的健康，或在医疗后送的过程中耽误有效的医疗救护。

当病人数量剧增，以致投入所有的急诊医护力量仍不能满足要求时，即应采取批量患者分类法。鉴于所有批量患者的涌现都是突然的，而且，轻患者总是最先到达，所以只有组织严密，才能有条不紊地完成有目的的分类工作。要防止患者擅自进入抢救区，必须让他们集中在周围较宽阔的区域中，并在此分类。有时需纠察人员维持秩序。患者大批到达时，必须放弃一般原则，以便尽快和尽可能多地救护患者。不要在轻患者和长时间复苏或费时费事的手术上耗费时间。因此，不可避免地要用另一些分类标准，使用与一般情况下不同的另一些治疗原则。总体上讲还是应将患者分成四大组，即立即治疗组、可推迟治疗组，最简单治疗组和观望治疗组。

（二）应急处理注意事项

1. 保证急救物品的齐备　院前急救药品、物品要做到全面，准备到位，急救设备必须随时处于完好状态，由专人检查，专人管理，使用后及时补充，急救人员必须熟练掌握抢救药品的用法、用量、适应证和禁忌证。必须重视院前急救药品的齐全、急救设备的完好，避免因急救器材准备不足、药品不全及使用不当引发相关的法律问题。

2. 严格按照急救工作流程进行　参与急救的医务人员，应在规定时间出车到达患者家中或急救现场；应态度和蔼，仔细询问病史，认真进行体格检查，并做必需的辅助检查，根据病史及体格检查做出疾病诊断；依据诊断进行相应治疗，做到病史、体检、诊断、治疗四个相符合，且转运途中密切观察患者病情变化，并及时给予相应处理；到达医院后详细向接诊医生交代病情及用药情况，办理各种交接手续。

3. 提高院前急救质量　强化急救意识，提高急救业务技术水平，加强技术练兵和严格的组织管理是院前急救成功的关键。医护人员必须树立"时间就是生命"的急救意识，随时处于应急状态，具备较高急救水平，掌握全面的医疗护理知识，具有全科医生的知识水平。在具体技能上，每个急救医护人员必须熟练掌握各种急救仪器的规范操作，如心电监护仪、除颤仪、心电图机、呼吸机等的使用。掌握各种急救技术，如徒手心肺复苏（CPR），气管插管术，电除颤术，呼吸机呼吸支持治疗，止血、包扎、固定与搬运等，且在考核管理上也应将此作为重要内容来体现。

4. 注意全身和局部的关系　造成创伤的原因和伤势的情况有时十分复杂，如果在现场急救中只将注意力集中在处理局部损伤，而忽视了危及生命的并发伤或并发症，有时会导致无法挽回的失误。此失误的出现，主要是抢救者经验不足，在抢救患者时因慌乱和疏忽所致。主要表现在：①忽视询问必要的病史，如致伤原因、受伤时的体位、受伤时间、致伤物的性质及伤后的意识等。②忽视了是否存在创伤性休克及其他损伤，而只忙于处理骨折。忘记骨折本身往往不是致命的原因，而骨折并发症（如股骨干骨折、骨盆骨折往往失血在800mL以上，容易致失血性休克或大血管损伤），并发内脏损伤（如颅脑损伤，气胸，肝、脾、肾损伤等）也易造成休克。所以在抢救患者时，应首先了解生命体征是否平稳，有无其他损伤及并发症，在抢救患者生命的前提下，处理局部损伤。

5. 强化法律意识，加强自我保护　院前急救对象均为急、危、重症患者，或随时出现的各类灾害事故，成批伤员可造成紧张甚至恐怖的现场抢救环境，以及酗酒、吸毒、自杀、他杀等现场，抢救时本身带有的法律纠纷。目前，患者不仅对医疗护理质量、服务质量的要求高，而且对医疗消费和自我利益保护观念日益增强，这就要求管理者及院前急救人员增强法律意识，学习有关法律知识，如《中华人民共和国执业医师法》、《医疗事故处理条例》等法律法规，依法办事，将法制教育纳入继续教育的规范化培训中，加强工作的责任心，在工作中应用法律知识保护患者和自身的合法权益，提高遵照法律程序处理医患矛盾的能力。

6. 尊重患者及家属知情权，完善院前急救各项记录　院前急救记录要详细、完整、规范，使用医学术语，执行口头医嘱后及时补充医嘱记录，完善出诊登记和院前急救病情告知书及医嘱记录，详细记录院前急救过程。医护人员向家属交代病情，病情的严重性及可能发生的后果和治疗方案，并签字表示知情。对病情危重，拒绝救治，不配合检查、治疗者，应让其在病历中签字，拒绝签字者急救医生应在急救病历中注明，做到有据可查。急救病历的书写应认真、及时、规范、准确，字迹清楚，所有院前急救的各种记录均应装订交病案室归档保存。

（姚保平）

第五节　四肢及骨盆骨折

骨折常发生在战争、自然灾害或交通事故。随着社会人口的老龄化，骨质疏松症的发病率增高，在日常生活中老年人摔倒所致的髋部骨折、腕部骨折也日益增多。早期的诊断、正确的处理，可以使骨折患者获得较好的功能恢复，减少骨折的致残率。如果处理不当可能出现严重的功能障碍甚至导致死亡。

一、骨折概论

（一）骨折的定义

骨皮质与骨松质的完整性和连续性中断。其成因可由创伤和骨骼疾病所致。

（二）骨折的常见类型

根据骨折部位是否与外界相通可将骨折分为开放性骨折和闭合性骨折。根据骨折的程度可分为完全骨折和不全骨折。完全性骨折根据骨折线的方向和形态又可分为横行骨折、短斜行骨折、长斜行骨折、螺旋骨折、T型骨折、粉碎骨折、嵌插骨折和压缩骨折等。根据病因可分为外伤性骨折、病理性骨折和疲劳（应力性）骨折。

（三）临床表现

（1）全身表现

1）失血性休克：骨折部位出血，特别是骨盆骨折、股骨骨折和多发性骨折，严重的开放性骨折或并发重要内脏器官损伤常常可导致失血性休克。

2）发热：骨折后一般体温正常，出血量较大的骨折，如股骨骨折、骨盆骨折，血肿吸收时可出现低热。开放性骨折，出现高热时，应考虑感染的可能。

（2）局部表现

1）局部疼痛、肿胀、局部皮肤青紫和肢体功能障碍。

2）骨折的特有体征：①畸形：骨折段移位使患肢外形发生改变，表现为肢体缩短、成角或旋转畸形。②异常活动：正常情况下肢体不能活动的部位，骨折后出现不正常的活动。③骨擦音或骨擦感：骨折端相互摩擦时，可产生骨擦音或骨擦感。

（四）辅助检查

良好的X线或CT等影像学检查可以为诊断提供大量信息，骨折的X线检查一般应拍摄包括邻近一个关节的正、侧位片（图6-1），某些特殊部位还应加摄一些特殊位置的X线片（图6-2）。CT三维成像技术，提供了直观的三维骨折影像，对治疗有很大的指导作用（图6-3）。

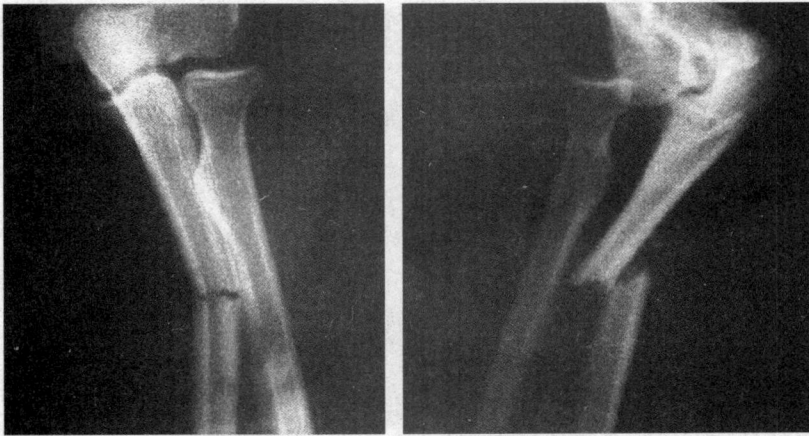

图6-1 尺骨上段骨折并发上尺桡关节脱位正、侧位片

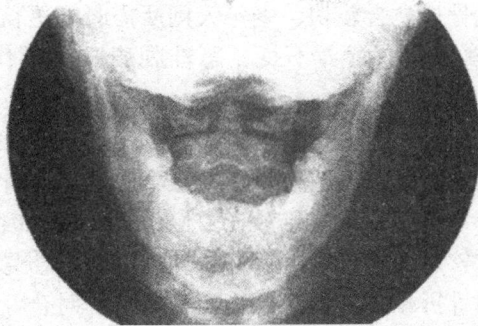

图6-2 张口位片可以显示枢椎齿状突及环枢关节

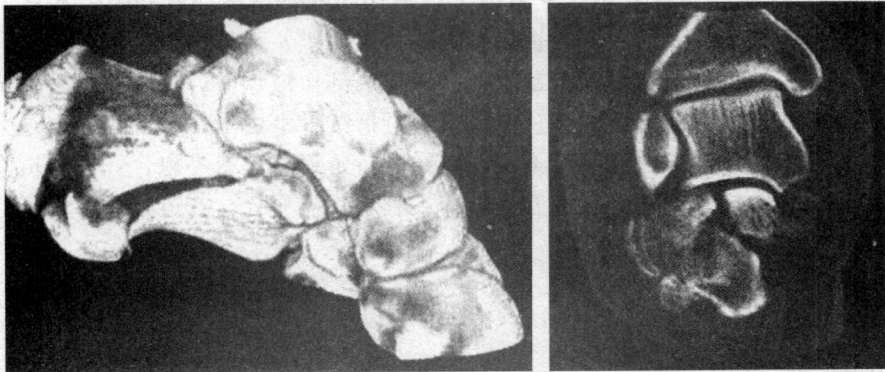

图6-3 CT三维重建显示跟骨骨折

（五）诊断

骨折诊断的基本要求是：尽早发现骨折，明确骨折的部位、类型、严重程度及其对周围组织的影响，并对伤员的全身情况做出判断，据此制定治疗决策和预后评估。多数情况下，骨折不难诊断，特别是移位明显的骨折，根据患者受伤时的病史，仔细体检和X线摄片，一般就能确定骨折是否存在。但在以下情况时，容易出现漏诊：①嵌插骨折和不全骨折，疼痛与畸形常不明显，X线片有时也难以清楚显示。②并发其他脏器损伤时，有时只重视其他重要脏器损伤的诊治而遗漏了骨折。③多处、多段骨折，有时只注意了症状明显部位的骨折，而忽视了症状不明显处的骨折。④昏迷、醉酒、精神患者或智障人士、儿童、老年人、语言表达障碍的患者也容易造成漏诊。对于骨折的诊断，不应只限于骨折本身，同时应了解是否并发其他直接威胁患者生命的创伤。其次应了解骨折本身对患者全身情况的影响。骨折对周围组织损伤的原因有两种：①造成骨折的暴力同时引起的损伤。②骨折后骨折断端和骨折片造

成的损伤。骨折周围软组织损伤中最严重的是重要血管、神经的损伤，必须仔细检查，及时发现。

（六）骨折的愈合过程

骨折后人体是以再生的形式修复，即骨折部最终能被新骨完全替代，恢复骨的原有结构和功能。和其他组织愈合不一样，骨折愈合后不会遗留瘢痕。骨折愈合是一个复杂的过程，受血供、力学环境等多种因素的影响，不同治疗方法和不同部位的骨折愈合过程各有特点。

（1）骨折的愈合方式

1）间接愈合：在局部制动、不进行内固定、骨折端较稳定的情况下，骨折愈合经历其自然的发展过程。一般需先经过三个阶段：①血肿机化期。②原始骨痂形成期。③改建塑型期。最后才被骨完全替代，称为二期愈合。

2）直接愈合：在完全解剖复位和绝对固定的条件下，骨折端之间发生直接愈合，或称一期愈合。X线片上表现为没有外骨痂形成，骨折线逐渐消失。

（2）影响骨折愈合的因素

1）全身因素：①年龄：不同年龄骨折愈合差异很大，如新生儿股骨骨折2周可达坚固愈合，成人股骨骨折一般需3个月左右。儿童骨折愈合较快，老年人则所需时间更长。②健康状况与伴发疾病，特别是患有慢性消耗性疾病者，如糖尿病、营养不良、恶性肿瘤及钙磷代谢紊乱，骨折愈合时间明显延长。

2）局部因素：①骨折的类型和数量：螺旋形和斜形骨折，骨折断面接触面大，愈合较快。横形骨折断面接触面小，愈合较慢。多发性骨折或多段性骨折，愈合较慢。②骨折部位的血液供应：是影响骨折愈合的重要因素，如胫骨干中、下1/3骨折骨折愈合较慢；股骨颈囊内骨折，股骨头血液供应几乎完全中断，容易发生缺血性坏死。③软组织损伤程度：开放性软组织损伤骨折端的血液供应，影响骨折的愈合。④软组织嵌入：组织嵌入两骨折端之间，阻碍了两骨折端的对合及接触，骨折难以愈合甚至不愈合。⑤感染：局部感染可导致化脓性骨髓炎，出现软组织坏死和死骨形成，严重影响骨折愈合。

3）治疗方法的影响：①反复多次的手法复位，可损伤局部软组织和骨外膜，不利于骨折愈合，应予避免。②开放复位时，软组织和骨膜剥离过多影响骨折段血供，可能导致骨折延迟愈合或不愈合，应在严格的手术指征情况下使用，并尽可能少地干扰和破坏局部血液供应。③开放性骨折清创时，过多地摘除碎骨片，造成骨质缺损，影响骨折愈合。④骨折进行持续骨牵引治疗时，牵引力过大，可造成骨折段分离，并可因血管痉挛而致局部血液供应不足，导致骨折延迟愈合或不愈合。⑤骨折固定不牢固，骨折处仍可受到剪力和旋转力的影响，干扰骨痂生长，不利于骨折愈合。⑥过早和不恰当的功能锻炼，可能妨碍骨折部位的固定，影响骨折愈合。

（七）并发症

（1）全身并发症

1）休克：休克多见于多发性骨折、股骨骨折、骨盆骨折、脊柱骨折和严重的开放性骨折。患者常因广泛的软组织损伤、大量出血、剧烈疼痛或并发内脏损伤等引起休克。

2）脂肪栓塞综合征：脂肪栓塞综合征是造成多发性骨折患者死亡的主要原因之一。它也可以发生在髓腔内应用任何外科器械的手术患者。脂肪栓塞综合征的发病机制以机械和化学的联合作用为主，即髓腔中的中性脂肪滴进入血液后引起一系列免疫反应，产生纤维蛋白和其代谢产物诱发的血管内凝血；同时白细胞血小板和脂肪滴互相聚集于肺部毛细血管而形成局部的机械性阻塞。另外入血的中性脂肪酸分解的游离脂肪酸使肺毛细血管通透性增加而产生急性肺间质水肿，从而使肺部损害进一步加重，最终导致呼吸衰竭。最常见的临床表现为呼吸急促、心动过速、发热和神志改变等。这些临床表现可在受伤后即刻出现，也可在于创伤后2~3d后出现。心动过速和呼吸急促是动脉低氧血症的直接表现。另可表现为嗜睡、烦躁、意识模糊直至昏迷。有部分患者可出现咯血。动脉低氧血症是其一个重要特征。在早期可出现血小板减少，血红蛋白下降。胸部X线片可出现暴风雪样肺部渗出阴影。心电图可发现明显的S波、心律失常、T波倒置及右束支传导阻滞。脂肪栓塞综合征的治疗一般应遵循下列原则：保持呼吸道通畅，恢复血容量，维持水、电解质平衡，避免不必要的输液及受伤肢体的制动等。

3）挤压综合征：是一种肢体肌肉组织长时间受到持续挤压而造成的肢体肌肉局部缺血-再灌注损伤，临床上表现为一种以肌红蛋白血症、肌红蛋白尿症和高钾血症为特点的急性肾功能衰竭。本综合征多发生于地震、车祸、长时间应用抗休克裤、断肢再植术后失败、止血带应用时间过长、昏迷及骨筋膜间隔综合征减压以后等。在肢体受压解除后数小时内应在补液的同时使用甘露醇和碱性利尿剂，以维持尿量8L/d，尿pH>6.5。防止急性肾功能衰竭。尿液碱化应一直持续应用到尿液中不再存在肌红蛋白为止。受压肢体局部的筋膜切开减压术具有重要的治疗作用。如全身中毒症状明显而危及生命时，则应及时进行截肢术。

4）坠积性肺炎：多发于长期卧床的老年下肢骨折患者。由于长期卧床，胸部活动受限，加上卧位使肺部分泌物难以排出，易发生坠积性肺炎。

5）泌尿系感染及结石：多见于脊柱骨折并发脊髓损伤引起的瘫痪患者。由于此类患者尿潴留及长期留置导尿，很容易产生泌尿系统感染及结石。

（2）局部并发症

1）骨筋膜间室综合征：骨筋膜间室综合征是肢体骨筋膜室组织的微循环和功能受到骨筋膜室内持续增高的压力影响而发生的综合征。可以造成肢体残废，重者危及生命。小腿和前臂是发生骨筋膜室综合征最常见的部位。任何原因造成的骨筋膜室内压力增高，都可导致骨筋膜室综合征。常见为下列两大因素：

A. 骨筋膜室容积减少：①筋膜缺损的修补术；②过紧的捆扎；③局部的压迫。

B. 骨筋膜室内容物增加：①出血、大血管损伤或出血性疾病。②毛细血管通透性增加、缺血后肿胀、剧烈运动或骨科手术创伤等。③毛细血管压力增加、剧烈运动、静脉阻塞、长腿绷带包扎。④肌肉肥厚。⑤渗出性浸润。⑥肾病综合征。

引起骨筋膜间室综合征的主要原因是骨筋膜室组织压力骤增，导致骨筋膜室内的肌肉、神经出现缺血-水肿的恶性循环，最终导致肌肉、神经的不可逆的损害。典型的骨筋膜间室综合征的临床表现可归纳为：疼痛（pain）、苍白（pallor）、感觉异常（parenthesis）、瘫痪（paralysis）和无脉（pulselessness）。

骨筋膜间室综合征的临床诊断较困难，因此直接测量骨筋膜间室内压力成为一种有价值的临床诊断手段。在正常封闭的骨筋膜间室内的组织压为0kPa。当组织压高于患者舒张压的1.33~4.00kPa时，骨筋膜间室内组织发生异常的灌注和相对的缺血。当组织压上升至4.0~4.67kPa时，即有切开减压的手术指征。当组织压等于或超过患者的舒张压时，骨筋膜间室内已完全丧失有效组织血液灌注，即使此时远端脉搏仍然存在，也必须急诊切开减压。但必须指出，虽然组织压测定和其他一些客观检测方法在诊断骨筋膜间室综合征中有重要参考价值，但仔细的物理检查及密切的观察在早期骨筋膜间室综合征的诊断和治疗中仍具有十分重要的临床意义。

一旦怀疑本综合征可能发生，应立即去除石膏、夹板等影响循环的外在压迫，同时患肢应放置于心脏水平位，密切观察室内组织压的变化及肢体其他的症状和体征。当组织压持续升高，患者的症状和体征不断加重时，应急诊进行筋膜切开减压术，其目的是抢救具有活力和功能的肢体，因此尽可能地充分减压，而不应该过多地考虑皮肤切口的长短。骨筋膜间室内的每块肌肉都应该仔细检查，肌外膜鞘也必须松解。根据减压当时神经损伤的程度决定是否需要神经的手术探查和减压。充分减压后，不缝合筋膜，如果肢体肿胀影响皮肤缝合，则敞开创口，待日后延期缝合或植皮。肢体切开减压后，肌肉缺血坏死过程中的代谢产物，如血红蛋白、肌红蛋白及其他酸性物质等可能进入血液循环，因此，必须严密观察可能出现的水与电解质紊乱、酸中毒、肾功能衰竭、心律失常及休克等并发症的发生，必要时予截肢以抢救生命。

2）骨折的延迟愈合、不愈合及畸形愈合：骨折部位在应愈合的时间内未能愈合称为骨折延迟愈合。继续固定并加强功能锻炼，可望愈合。因固定不当，骨折局部经常活动，长时间后骨折修复活动停止，骨折端平滑，骨折间隙变宽，骨折端硬化形成假关节，骨髓腔闭塞，称为骨折不愈合。骨折未能通过复位达到解剖位置的愈合叫做畸形愈合。

3）缺血性骨坏死：又称骨缺血性坏死，即骨折后因循环障碍引起骨质坏死，如腕舟状骨骨折后舟状骨坏死，股骨颈骨折后股骨头坏死及距骨骨折后距骨体坏死等。从病因学上，缺血性骨坏死可分为创伤性缺血性骨坏死和非创伤性缺血性骨坏死，但其发病机制基本相同，都是由于在骨的某一区域的血管发生栓塞，引起局部骨组织的血液灌注下降或闭阻而导致局部骨坏死。处理方法是早期复位，固定较长时间，在骨坏死现象消失前不负重。后期可考虑关节融合或人工关节置换术。

4）周围神经损伤：对骨折伤员，都应检查患肢的运动和感觉，判断有无神经损伤。如肱骨干骨折，可损伤桡神经。肱骨内髁或内上髁骨折，可并发尺神经损伤。桡骨下端骨折可伤及正中神经。腓骨颈骨折可伤及腓总神经。骨折并发神经伤，应根据神经损伤的程度，决定进行神经探查或观察一段时间无恢复时再做探查手术。

5）创伤性关节炎：涉及关节面的骨折可损伤关节软骨。一般认为损伤的关节软骨面之间的移位不应该超过关节软骨本身的厚度，否则将导致应力分布异常，骨折畸形愈合或关节周围软组织损伤或导致负重力线的改变。以上因素均可造成承受异常高应力的软骨磨损、软骨退变、软骨下骨硬化，最终导致创伤性关节炎的发生。因此，关节内骨折或关节周围骨折应强调早期解剖复位，恢复关节面平整。其他部位的骨折治疗时也应重视恢复肢体的负重力线，这对防止创伤性关节炎的发生有着十分重要的意义。一旦发生严重的创伤性关节炎，常需做人工关节置换术或关节融合术才能改善肢体的功能。

6）迟发性神经炎：迟发性神经炎多继发于骨折畸形愈合、异位骨化或骨痂包绕压迫等。迟发性尺神经炎临床最常见，因为尺神经位于皮下容易损伤，并且位于骨性肘管内。当肘关节屈曲，特别在肘外翻时，肘管容积减少，神经受压更明显。迟发性神经炎的治疗主要是消除压迫神经的原因。

7）创伤性骨化：关节创伤，特别是肘关节骨折脱位可引起关节附近软组织内出现广泛的钙化组织，严重的可影响关节活动。这种因创伤而导致的异位骨化称之为创伤性骨化，亦称为骨化性肌炎。创伤性骨化一般在创伤后3周才可在X线片上发现，但长达1年左右才成熟稳定。文献报道，放射、吲哚美辛（消炎痛）等治疗具有抑制异位骨形成的作用。一般在损伤后6～12个月后骨化范围已局限、骨化已成熟，而患者存在严重的关节功能障碍时，可行手术切除骨化部分，以改进关节的活动度。

8）血管损伤：邻近骨折的大血管可被骨折端刺破或压迫，引起肢体循环障碍，如肱骨髁上骨折可损伤肱动脉；股骨下端骨折及胫骨上端骨折可损伤腘动脉；锁骨骨折可损伤锁骨下动脉。重要的动脉损伤可危及生命，引起肢体坏死或缺血挛缩。重要的静脉伤也可造成严重肢体肿胀等症状。对重要的血管损伤应及时发现和探查处理。

9）脊髓损伤：脊柱骨折脱位常并发脊髓损伤，除脊髓本身在创伤时受到的损伤外，还可由于血肿、破裂的椎间盘、骨折碎片等的局部压迫，以及脊髓受伤后的水肿、出血、坏死等继发性改变造成脊髓的进一步损害。脊髓损伤后除造成损伤平面以下发生截瘫，还可由于患者长期卧床造成褥疮、泌尿系统感染、肺部感染及关节僵硬等。

10）关节僵硬：关节僵硬是关节内、外组织反应性渗出水肿，引起关节内、外纤维粘连，同时关节囊、韧带及周围肌肉发生挛缩，而最终导致的关节功能障碍。通常引起关节僵硬的原因有肢体固定时间过长、缺乏及时和合理的肢体功能锻炼、关节内或经关节骨折和关节感染等。关节僵硬患者常伴有患肢肿胀、肌肉挛缩和局部骨质疏松，临床上将其称为"骨折病"。应积极鼓励患者进行积极的患肢早期功能锻炼，尽量减少不必要的制动时间，配合局部理疗，以预防"骨折病"的发生。严重的关节僵硬常需手术治疗。

（八）治疗原则

骨折治疗的基本要求是及时改善全身情况，妥善处理重要脏器和其他组织的并发损伤；骨折应早期复位、确切固定，立即开始并坚持功能锻炼，以保证骨折在适当的位置尽快愈合；同时防止骨折并发症，使患者尽快康复。

骨折的治疗必须在患者全身情况允许后进行，颅脑、胸腹和其他危及生命的损伤均应优先处理。在不影响抢救生命的前提下，对于开放性骨折、出血不止的患者，可以先进行简单的包扎止血，明显的大血管出血可先进行结扎止血。骨折部位可先用夹板或支具做临时固定，然后再做搬动和接受 X 线等其他检查，以减少患者痛苦和防止骨折断端造成进一步损伤。

骨折治疗的目标是使骨折在功能和外观都能满意恢复的位置上愈合，且愈合过程应尽可能地缩短，患者在该过程中的疼痛和不便应最大限度减少，尽可能地防止骨折的全身与局部并发症。

骨折治疗的方法有闭合治疗和开放治疗两种。开放治疗常应用于：①开放骨折。②多发性骨折。③骨折线经关节，引起关节面不平整的骨折。④骨折端间软组织嵌入。⑤病理骨折。⑥伴有血管、神经损伤的骨折。⑦闭合治疗失败的骨折。无论闭合还是开放治疗，骨折治疗的三大要素仍是复位、固定和功能锻炼。

在急诊创伤患者中，开放性骨折是临床最为常见的骨折。常按 Gustillo - Anderson 分类系统分为三型：Ⅰ型：低能量所致创伤，创口 <1cm，轻度软组织损伤。Ⅱ型：中等能量创伤，创口 >1cm，中度软组织损伤，无需植皮或用皮瓣移植就可闭合创口。Ⅲ型：高能创伤，骨折移位明显或有粉碎，广泛软组织损伤，污染严重。Ⅲa：软组织损伤广泛，但尚能覆盖骨组织。Ⅲb：软组织广泛损伤，污染重，骨膜撕裂，骨暴露，需皮瓣或游离组织移植覆盖创口。Ⅲc：伴有大血管损伤需及时修补，软组织覆盖差，通常需要皮瓣或肌皮瓣移植。

开放性骨折的治疗原则首先是通过彻底的清创将开放性创口变为闭合性创口，然后按照复位、固定、功能锻炼的原则处理。清创是治疗开放性骨折的关键步骤。伤后 6~8h 以内是清创成功的关键。清创的顺序是由浅入深，按皮肤、皮下组织、深筋膜、肌肉肌腱、神经血管、骨骼的顺序逐一进行。清创后应复位骨折和骨折的固定。固定的方法常采用石膏、牵引、内固定和外固定支架。清创和固定完成后，创口的闭合的方法：①一期缝合关闭创口。②用自体皮肤移植、局部或游离皮瓣肌皮瓣转移一期消灭创口。③不关闭创口，留待二期处理。

二、上肢骨折

（一）锁骨骨折

锁骨内端与胸骨相连构成胸锁关节，外侧与肩峰相连构成肩锁关节，横架于胸骨和肩峰之间，是肩胛带与躯干联系的支架。锁骨骨折多发生儿童及青壮年。间接暴力造成锁骨中段的斜形或横行骨折，直接暴力造成骨折多为粉碎或横型。幼儿多为青枝骨折。临床表现为局部肿胀，压痛或有畸形，可能摸及骨折断端。伤肩下沉并向前内倾斜，上臂贴胸不愿活动，X 线摄片可以明确骨折的类型。治疗：幼儿青枝骨折用三角巾悬吊即可。有移位的锁骨骨折，可在闭合复位后用"8"字绷带固定 4 周后了解骨折愈合情况。锁骨骨折并发神经、血管损伤，畸形愈合影响功能，不愈合或少数要求解剖复位者，可切开复位内固定。

（二）肱骨骨折

肱骨骨折可以分为肱骨近端骨折、肱骨干骨折、肱骨远端骨折。

1. 肱骨近端骨折 常发生在肱骨干皮质骨与肱骨头松质骨交接处，好发于中老年人。如果所受暴力大，骨折移位多，可损伤腋神经和臂丛神经，以及腋窝处动、静脉。临床表现为肩部疼痛、肿胀、皮下瘀血、肩关节活动受限。大结节下方骨折处有压痛。根据肩部正位 X 片可显示骨折的类型，必要时可行 CT 重建。无移位骨折无需固定，三角巾悬吊患侧上肢 4 周。移位骨折在麻醉下行手法复位，超肩关节夹板、石膏外固定。手法复位不成功，复位不满意，肱骨近端骨折并发神经血管损伤的患者可以行开放复位内固定。

2. 肱骨干骨折 肱骨外科颈以下至肱骨髁上为肱骨干。肱骨中下段骨折容易并发桡神经损伤。出现垂腕、拇指不能外展、掌指关节不能自主伸直等畸形。肱骨干骨折诊断容易。肱骨中、下段骨折应注意并发桡神经伤（图 6-4）。无移位肱骨干骨折可用夹板或石膏托固定，移位骨折行手法复位后采用外固定。神经血管损伤，可以行开放复位内固定。

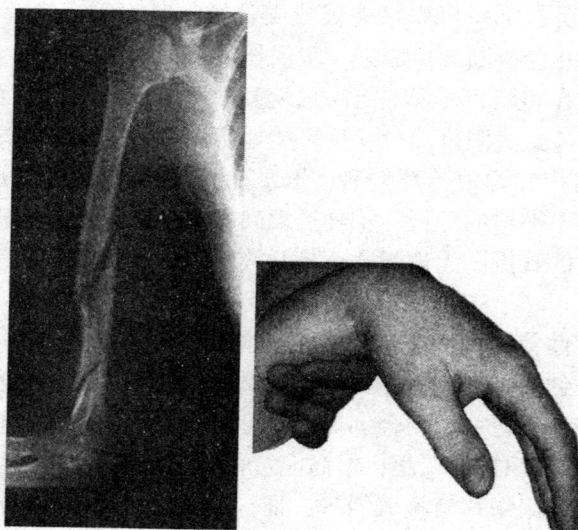

图 6 - 4　肱骨中下段粉碎性骨折致桡神经损伤垂腕畸形

3. 肱骨远端骨折　包括肱骨髁上骨折和髁间骨折。肱骨髁上骨折多发生 10 岁以下儿童，成年人很少见。

（1）伸直型：最多见，容易损伤正中神经和肱动脉（图 6 - 5）。

（2）屈曲型：较少见，肘关节在屈曲位跌倒，较少发生血管、神经损伤。

（3）肱骨髁间骨折，按骨折线形状可分 T 型和 Y 型或粉碎型骨折。

临床表现患者多系儿童。外伤后肿胀、疼痛、功能障碍并有畸形。在诊断肱骨髁上骨折同时要注意手部温度、脉搏、运动及感觉，以明确有无血管，神经损伤。肱骨髁上骨折一般采用手法复位超关节外固定治疗。当有血管、神经伤时，应考虑手术探查血管神经，骨折开放复位内固定。肱骨远端骨折在治疗后常可发生肘内翻畸形，一旦发生通过手术截骨矫正。

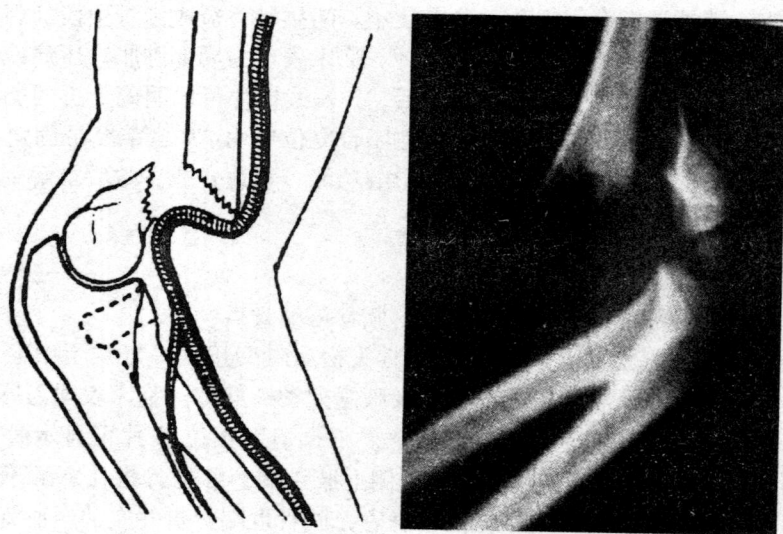

图 6 - 5　伸直型肱骨髁上骨折容易引起肘部血管神经损伤

（三）尺、桡骨骨折

常见，多发生青少年。暴力所造成的骨折常在同一个平面上，断端可有蝶形骨块。间接暴力所致骨折常不在同一平面，常见尺骨骨折面在远侧，桡骨骨折面在近侧。临床常见前臂明显的肿胀和疼痛、畸形、前臂活动丧失。易引起骨筋膜间室综合征。尺、桡骨双骨折是一种不稳定的骨折，不易复位，并且

复位后易再移位。因此,有移位的骨折,以切开复位、内固定治疗为主。另外尺桡骨双骨折有下述2种特殊类型:

1. 尺骨上1/3骨折并发桡骨头脱位 1914年,意大利外科医生Monteggia最早报道了这种类型骨折,称孟氏骨折。孟氏骨折是一种复杂骨折,临床上须做到:①早期准确诊断。②坚强的尺骨固定。③桡骨头准确复位。④术后制动以利环状韧带修复。故常骨折开放复位、内固定,术中观察桡骨头复位及稳定情况,如不能复位或复位后不稳定应行环状韧带修复。

2. 桡骨中下1/3骨折并发下桡尺关节脱位 它常是腕关节桡背侧直接受力或跌倒时前臂旋前位撑地造成的,称Galeazzi骨折。Galeazzi骨折是不稳定的骨折,以切开复位、内固定为主。

(四)桡骨远端骨折

桡骨远端骨折常见。多发生于老年妇女、儿童及青年。骨折发生在桡骨远端2~3cm范围内,多为闭合骨折。

1. 伸直型骨折(Colles骨折) 最常见,多为间接暴力致伤。跌倒时腕背伸掌心触地,前臂旋前肘屈曲。骨折线多为横形。儿童可为骨骺分离,老年常为粉碎骨折。骨折远段向背侧,桡侧移位,近段向掌侧移位,可影响掌侧肌腱活动。暴力轻时可发生嵌入骨折无移位。粉碎骨折可累及关节,或并发下桡尺关节韧带断裂,下尺桡关节脱位,分离,或造成尺骨茎突撕脱。

2. 屈曲型骨折(Smith骨折) 较少见。骨折发生原因与伸直型相反,故又称"反Colles"骨折。跌倒时腕掌屈,手背触地发生桡骨远端骨折。骨折远端向掌侧移位,骨折近端向背侧移位。

桡骨远端骨折临床表现为:腕部肿胀,疼痛,活动受限。伸直型骨折移位明显时,可见餐叉状及枪刺样畸形(图6-6)。屈曲型骨折与伸直型骨折症状相似,畸形相反,X线片显示桡骨远端向掌侧移位。无移位的桡骨远端骨折可采取石膏或夹板外固定,移位的桡骨远端骨折,应尽早复位、固定,开放复位内固定常用于闭合复位不成功患者。

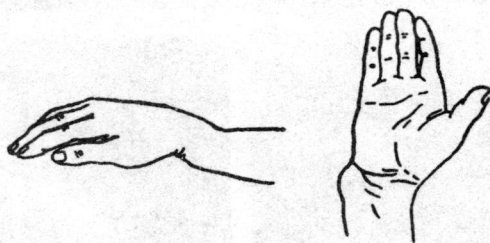

图6-6 伸直型桡骨远端骨折餐叉、枪刺样畸形

三、下肢骨折

(一)股骨颈骨折

由股骨头下至股骨颈基底部之间的骨折称股骨颈骨折,是老年常见的骨折之一。尤以老年女性较多。按骨折部位分为:①头下型:全部骨折位于头颈交界处。②头颈型:骨折的外上部分通过头下,而内下方带有部分颈内侧皮质,此型最多见。③经颈型:骨折完全通过颈部。④基底型:骨折面接近转子间线。头下型、头颈型、经颈型均是关节囊内骨折,易发生骨折不愈合及股骨头缺血坏死,基底型系囊外骨折,骨折相对容易愈合。按骨折的稳定程度(Garden分型)分为:Ⅰ型:无移位;Ⅱ型:轻度移位;Ⅲ型:骨折近端外展,骨折远端上移并轻度外旋;Ⅳ型:骨折远端明显上移并外旋。股骨颈骨折常见于老年人,外伤后髋部疼痛,出现患肢短缩、屈曲及外旋畸形。髋关节正、侧位X线片可确定骨折类型、部位、移位情况及治疗方法的选择。股骨颈嵌插性骨折和全身情况极差不能耐受手术的老年人可采用非手术治疗,对于移位的股骨颈骨折多需手术,常用闭合复位空心螺钉内固定(图6-7),对于年龄较大的老年患者,股骨颈骨折不愈合者可行人工髋关节置换术(图6-8)。

（二）股骨粗隆间骨折

股骨粗隆间骨折系指股骨颈基底至小粗隆水平之间的骨折，多见于老年人，属于关节囊外骨折。骨折多为间接暴力所致。因局部骨质疏松脆弱，骨折多为粉碎性。临床表现为有跌倒等外伤史，局部疼痛、肿胀、压痛和功能障碍均较明显，髋外侧可见皮下瘀血斑，患肢呈外旋畸形，X线摄片可确诊。对于不能耐受手术的患者采用牵引以纠正下肢短缩，外旋和髋内翻畸形，治疗期间应积极预防卧床引起的一系列并发症。对于一般情况较好的老龄患者可积极手术治疗，常常采用闭合复位髓内钉固定，可以使患者早期离床活动，减少并发症发生。

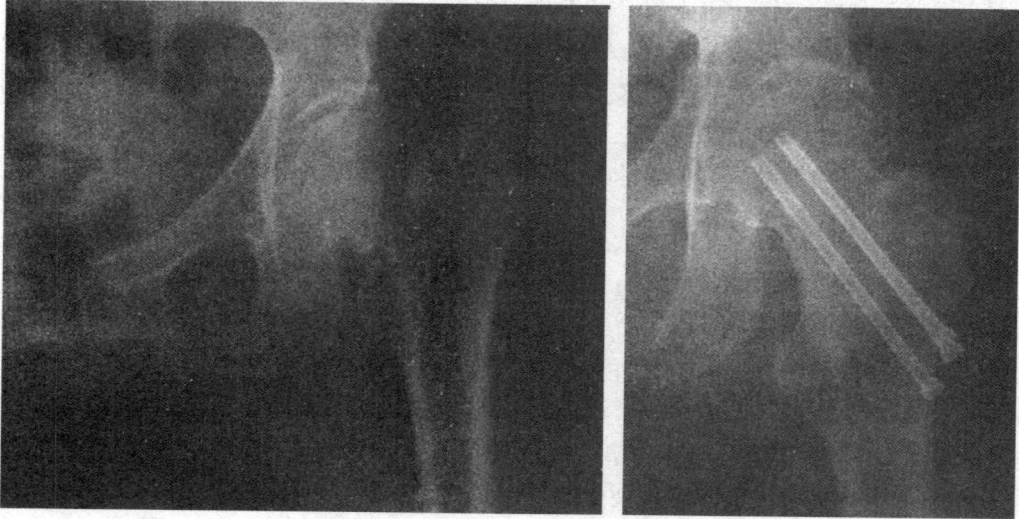

图6-7　股骨颈骨折闭合复位空心螺钉内固定

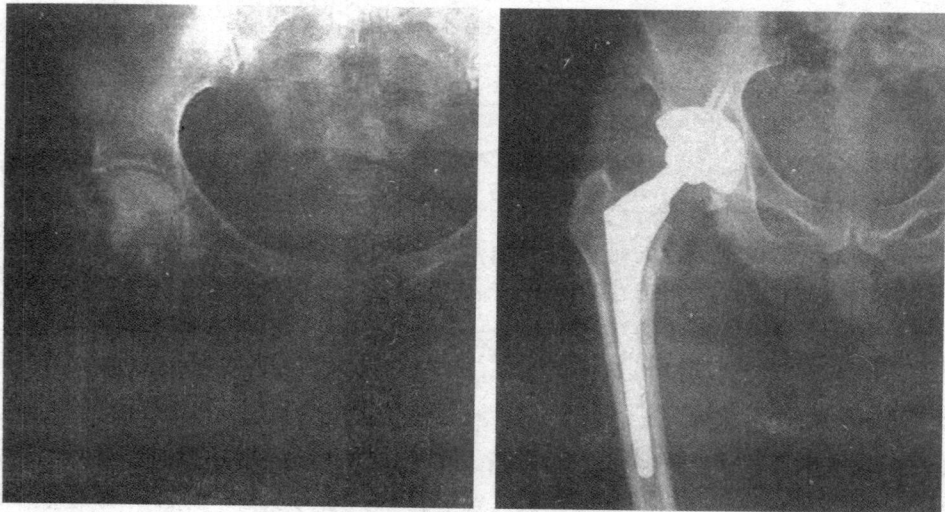

图6-8　股骨颈骨折不愈和全髋关节置换

（三）股骨干骨折

股骨干骨折是指小粗隆下2~5cm至股骨髁上2~5cm的股骨骨折。致伤原因多是强大的暴力，可并发失血性休克者或开放性骨折。疼痛、胀肿、畸形和骨摩擦音和肢体短缩畸形较为明显，X线照片可显示骨折部位、类型和移位方向。股骨干骨折，常有周围软组织严重挫伤，如急救输送时应临时固定伤肢，以防止骨折端移位损伤临近的股动、静脉、腘动静脉。对于股骨干骨折非手术治疗多采用骨牵引复位，6~8周后改为石膏外固定，开放性骨折、股骨干骨折并发血管神经损伤，非手术复位不满意者常采取开放复位、内固定治疗。

（四）髌骨骨折

直接暴力如撞压、打击等可引起髌骨粉碎性骨折。间接暴力常为膝屈曲位，股四头肌突然强烈收缩而致髌骨横断或上、下极的撕脱。临床表现为：膝关节肿胀积血、疼痛，膝关节不能自动伸直，可摸及骨折块间的间隙。X线照片可明确骨折类型及移位情况。髌骨骨折治疗的目的是恢复关节面的平整，修补断裂的肌腱和破裂的关节囊，防止创伤性关节炎、滑囊炎的发生，恢复膝关节的功能。无移位性骨折，石膏托固定关节伸直位4周，逐渐练习膝关节屈曲活动。移位性髌骨骨折多采取开放复位、内固定治疗。

（五）胫腓骨骨干骨折

直接暴力多致横型或粉碎性骨折，软组织损伤常较严重，易造成开放性骨折。间接暴力多致斜型或螺旋型骨折。由于胫腓骨位置表浅，一般诊断不困难，常可在疼痛、肿胀的局部扪出移位的骨断端。重要的是要及时发现骨折是否并发胫前后动静脉和腓总神经的损伤，同时应该了解是否出现骨筋膜室综合征。将足背动脉的搏动、足部感觉、踝关节及拇趾能否背屈活动作为常规记录。X线检查可确定骨折的类型和移位情况，在摄片的同时应注意膝、踝关节有否骨折。无移位的胫腓骨骨折可采取非手术治疗。移位的闭合性胫腓骨骨折可手法复位、牵引复位，外固定治疗。开放性胫腓骨骨折、非手术治疗不成功和伴有血管神经损伤的胫腓骨骨折多采用开放复位、内固定或支架外固定治疗。无论小腿的闭合骨折还是开放骨折，若有筋膜间隙综合征的现象都应进行骨筋膜室切开减压术。

（六）踝部骨折

踝关节韧带损伤常称为踝关节扭伤。较大的暴力，可引起骨折。踝部骨折多由间接暴力引起。可产生外翻骨折和内翻骨折。

1. 外翻性骨折 暴力使踝关节极度外翻。可致内踝骨折，骨折线呈横形。若暴力持续，距骨将撞击外踝，造成外踝的斜形骨折或下胫腓韧带撕裂。

2. 内翻性骨折 踝部极度内翻，可引起外侧副韧带损伤伴有腓骨尖撕脱或外踝横形骨折，若暴力持续，距骨将撞击内踝，引起内踝斜形骨折。在上述暴力作用的同时，若踝关节处于内收跖屈位，则暴力可同时向后，引起距骨向后移位，撞击后踝，引起后踝骨折。若受伤时，踝关节处于背屈位，可引起胫骨前唇骨折。临床表现为踝部肿胀，呈外翻或内翻畸形，压痛和功能障碍。可根据X线片上骨折线的走向，分析骨折的发生机制，有助于正确复位。踝部骨折是关节内骨折，所以解剖复位、早期功能锻炼。无移位的骨折一般将踝关节外固定于中立位。4周后拆除外固定，开始行走。有移位的骨折在麻醉下，做手法复位和小夹板、小腿管形石膏外固定。手法复位失败者。踝部多处骨折并有胫腓骨下端分离、并发踝部神经、血管损伤或开放性骨折，多采取开放复位、内固定治疗。

（七）跟骨骨折

常由高处坠下或挤压致伤，常伴有脊椎骨折，骨盆骨折，头、胸、腹伤。跟骨骨折根据骨折是否进入关节面可分两类：

1. 骨折不影响关节面者 常见的有：①跟骨结节纵行骨折。②跟骨结节横形骨折。③载距突骨折。④跟骨前端骨折。⑤靠近跟距关节的骨折。

2. 骨折影响关节面者 ①部分跟距关节面塌陷骨折：多系高处跌下，骨折线进入跟距关节，常因重力压缩使跟骨外侧关节面发生塌陷。②全部跟距关节面塌陷骨折：最常见，跟骨体完全粉碎，关节面中部塌陷，向两侧崩裂。

跟骨骨折患者多有典型的高处跌下、重物挤压等外伤史，伤后局部疼痛、肿胀、压痛明显，皮下瘀血，出现跟部的畸形，不能负重和关节活动受限等。X线照侧位与纵轴位片、CT三维重建成像对确定骨折类型及选择治疗方式有较大意义。对不影响关节面的骨折常以手法复位、管型石膏固定于轻度跖屈位4~6周，如手法复位失败，则可行切开复位、内固定治疗。对影响关节面的骨折可行切开复位、内固定治疗。

四、骨盆骨折

骨盆骨折是一种严重外伤，多见于交通事故和塌方，由直接暴力所致。多伴有并发症或多发伤。最严重的是失血性休克及盆腔脏器并发伤，救治不当有很高的死亡率。

（一）稳定性骨盆骨折

1. 骨盆边缘孤立性骨折　这类骨折多因外力骤然作用，使肌肉猛烈收缩或直接暴力造成，骨折发生在骨盆边缘部位。①髂前上棘或坐骨结节撕脱骨折。前者因缝匠肌，后者因腘绳肌猛力收缩所致。②髂骨翼骨折。骨折多因直接暴力（如侧方挤压伤）所致，发生在骨盆边缘，未波及骨盆环。骨折可为粉碎性，一般移位不大。③骶骨骨折或尾骨骨折脱位。多为直接暴力所致，不累及骨盆环。

2. 骨盆环单处骨折　骨盆是一闭合环，若只有单处骨折，骨折块移位较少，不致导致骨盆环的变形，故其稳定性尚可。①髂骨骨折。②一侧耻骨上下支骨折。③耻骨联合轻度分离。④骶髂关节轻度脱位。⑤髋臼骨折并发股骨头中心型脱位。

（二）不稳定性骨盆骨折

骨盆环遭受破坏，骨折移位和畸形严重，不仅可有骨盆环的分离，并并发骨折块的纵向移位。

（1）一侧耻骨上下支骨折伴耻骨联合分离。

（2）双侧耻骨上下支骨折。

（3）骶髂关节脱位伴耻骨上下支骨折或耻骨联合分离。

（4）髂骨骨折伴耻骨联合分离或耻骨上下支骨折。

骨盆骨折患者有严重外伤史，局部肿胀，在会阴部、耻骨联合处可见皮下瘀斑，压痛明显。骨盆挤压分离试验阳性。可出现患侧肢体缩短。如出现腹膜后血肿则可有腹痛、腹胀、肠鸣减弱及腹肌紧张等腹膜刺激的症状，应与腹腔内出血鉴别。并发泌尿系损伤患者可出现排尿困难、尿道口溢血现象。X线摄片及骨盆CT三维重建，能明确骨盆骨折的类型（图6-9）。

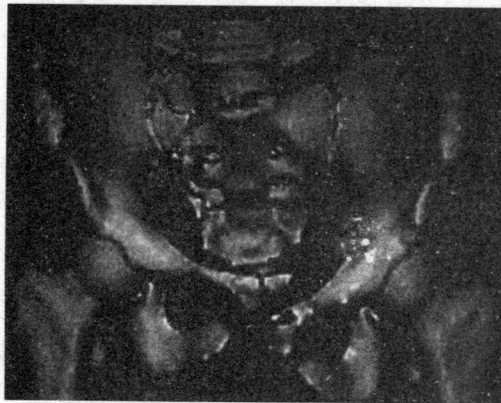

图 6-9　骨盆骨折的 CT 三维重建

骨盆骨折的治疗应首先对休克及各种危及生命的并发症进行处理。对稳定性骨盆骨折可采取卧床休息。骨盆兜带悬吊牵引、下肢持续牵引治疗。对不稳定的骨盆骨折可开放复位、内固定治疗。

（姚保平）

第七章

创伤骨科围术期管理

第一节 手术部位感染及预防

一、概况

手术部位感染（surgical site infection，SSI）是手术后 30 天内发生在手术部位的感染，或者是植入物手术 1 年内发生的感染。SSI 是严重的手术并发症，在清洁手术中其总体发生率约 3% ~ 6%，在不同类型的手术中发生率各有不同，约占所有住院患者医院感染的 14% ~ 16%。美国医院感染监督系统（NNIS）的报告指出：院内死亡的手术患者中，77% 与 SSI 有关，其中 93% 为累及手术器官及组织间隙的严重感染。SSI 也会增加患者的住院天数和治疗成本，与局限于切口的感染相比，累及器官或组织间隙的深部感染所增加的住院天数和住院费用会更多。骨科手术由于通常都有内植物，因此发生 SSI 后果相对更为严重，且治疗更加困难。

二、SSI 的分类

SSI 分为切口周围感染和器官/组织间隙感染。切口周围感染还可分为仅累及皮肤和皮下组织的感染（浅表切口 SSI）以及累及切口深层软组织的感染（深部切口 SSI）。器官/组织间隙感染是指术中切开或进行操作的解剖结构（如器官或组织间隙）的感染，不包括手术切开的浅层组织，约 70% 的 SSI 为仅涉及皮肤的浅表感染。

（一）表浅切口 SSI

表浅切口 SSI 指术后 30 天内发生的、仅涉及切口部位皮肤或皮下组织的感染，至少符合以下一条：

（1）表浅切口化脓性渗出，有或无实验室证据。

（2）从通过无菌技术自表浅切口获得的液体或组织培养物中分离出微生物。

（3）至少有以下一项感染的症状或体征：局部红、肿、热、痛，医师将切口开放。

（4）被外科医师或内科主治医师诊断为表浅切口 SSI。

缝线脓点及戳孔周围有分泌物不列为手术部位感染。

（二）深部切口 SSI

深部切口 SSI 指无植入物留置术后 30d 内发生的切口感染，或有植入物留置者 1 年内发生的切口感染，而且有迹象表明感染与手术有关，感染涉及切口部位深部软组织（如筋膜和肌肉层），至少符合以下一条：

（1）从深部切口而不是手术部位的器官/组织间隙结构流出化脓性渗出物。

（2）深部切口自发裂开或被外科医师有意开放，同时患者有至少以下一项症状或体征：发热（体温 >38℃），局部疼痛或肿胀（微生物培养阴性除外）。

（3）通过直接检查、术中病理组织学或放射学检查，发现涉及深部切口的脓肿或其他感染证据。

（4）被外科医师或内科主治医师诊断为深部切口 SSI。

同时涉及表浅和深部切口的感染应报告为深部切口 SSI，通过切口引流的器官/组织间隙 SSI 应报告为深部切口 SSI。

（三）器官/组织间隙 SSI

器官/组织间隙 SSI 是指无植入物留置术后 30 天发生的切口感染，或植入物留置者术后一年的切口感染，而且有迹象表明感染与手术有关。除了切口之外的任何解剖部位，只要是手术操作过或打开过，至少符合以下一条：

（1）化脓性渗出物自穿入器官/组织间隙的引流管引出。

（2）通过无菌技术从器官/组织间隙获取的液体或组织培养物中分离出微生物。

（3）通过直接检查、术中病理组织学或放射学检查，发现涉及器官/组织间隙的脓肿或其他感染证据。

（4）被外科医师或内科主治医师诊断为器官/组织间隙 SSI。

三、SSI 发病机制

致病微生物污染手术部位是引起 SSI 的最基本因素，以细菌最为常见。大多数 SSI 的病原体来源于患者皮肤、黏膜或空腔脏器中的内源性菌群。当切开皮肤或黏膜后，暴露的组织就有被内源性菌群污染的风险，这些细菌常为需氧的革兰阳性球菌（如葡萄球菌），如果切口靠近会阴或腹股沟，致病菌也可能包括粪便菌群（如厌氧菌和革兰阴性需氧菌）。从远处感染灶或菌群定殖病灶播散至手术部位的细菌也是 SSI 致病菌的一个重要来源，特别是当手术中植入假体或其他内植物后为细菌黏附提供了场所。致病菌的外部来源包括手术人员、手术室环境以及在手术期间进入无菌区域的全部器械和材料，外源性菌群主要为需氧菌，特别是革兰阳性球菌。根据 NNIS 系统的报道，最近 10 年内从 SSI 中培养出的病原体分布无明显变化，金黄色葡萄球菌、肠球菌以及大肠埃希菌仍是最常见的病原体。越来越多的 SSI 由耐甲氧西林的金黄色葡萄球菌（MRSA）、白色念珠菌等耐药病原体造成。真菌、耐药病原体引起的 SSI 比例增加，可能与病重患者和免疫缺陷手术病人数量的增加以及广泛使用广谱抗生素有关。

SSI 的发生与致病微生物的数量和毒力有关。通常情况下机体的天然屏障与免疫功能能够阻挡病原体入侵，外科手术时由于机体的天然屏障被破坏，同时因为手术创伤使免疫功能受到一定影响，从而导致 SSI 发生。致病微生物的危害包括侵袭力和毒素。前者包括荚膜、黏附素和侵袭性物质等，主要涉及菌体的表面结构和释放的胞外蛋白和酶类，是抵抗和突破宿主防御功能，使细菌迅速繁殖的基础。细菌毒素是细菌在黏附、定殖及生长繁殖过程中合成并释放的多种对宿主细胞结构和功能有损害作用的毒性物质，根据其来源、性质和作用可分为内毒素和外毒素。许多革兰阴性细菌可以产生内毒素，内毒素能够刺激细胞因子的生成，导致全身炎症反应综合征，甚至造成多器官功能障碍。现代科学中，导致多器官功能衰竭最常见的原因就是腹腔内感染。某些梭状芽胞杆菌和链球菌株产生强烈的内毒素，可以破坏细胞膜或改变细胞代谢。外毒素是指某些病原菌生长繁殖过程中分泌到菌体外的一种代谢产物，为次级代谢产物，其主要成分为可溶性蛋白质，许多革兰阳性菌及部分革兰阴性菌等均能产生外毒素。外毒素不耐热、不稳定、抗原性强，可刺激机体产生抗毒素，可中和外毒素，用作治疗。多种微生物，包括凝固酶阴性的葡萄球菌等革兰阴性细菌，可以产生多糖 - 蛋白质复合物以及与之有关的黏液成分，这些物质可以保护细菌不被巨噬细胞吞噬，抑制抗生素与细胞结合或穿透细胞。一些细菌的表面成分主要为多聚糖，可以抑制细胞的吞噬作用，而吞噬作用正是体内细胞对细菌污染最重要的早期宿主反应。

四、SSI 发生的危险因素

如表 7 - 1 所示，影响 SSI 发生的危险因素包括患者自身因素和医源性因素两个方面。患者自身因素包括是否存在远处感染灶、营养状况和免疫状态。医源性因素包括手术室环境、术前皮肤准备、外科手消毒、手术衣及手术铺巾类型、手术薄膜的使用、手术技术、术中体温等。

表 7-1 SSI 发生的危险因素

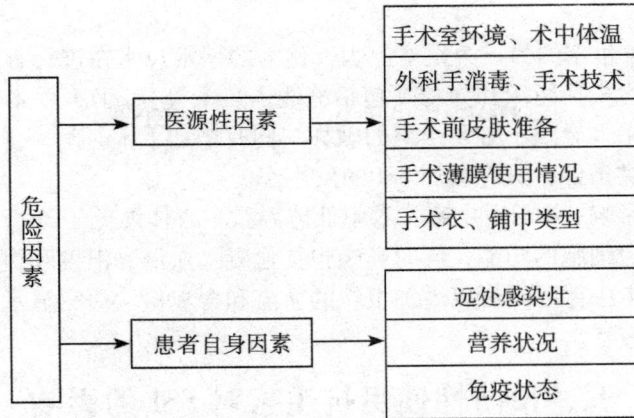

皮肤及口腔溃疡、呼吸、泌尿生殖系统感染等远处感染灶可经血行播散至手术切口，增加 SSI 发生的危险。

患者的营养状况和免疫状态是非常重要的，如果患者营养不良或是免疫功能不全，不能对感染产生积极的反应，SSI 发生的概率将会大大增加。营养不良会影响中性粒细胞的趋化性和杀菌作用，抑制炎性细胞向病灶转移，抑制血浆的补体成分，减少对细菌的清除率。为了对抗感染，机体必须产生炎症反应和免疫应答，如果以上功能不全，可使机体受到一些特定条件致病菌的感染。糖尿病、肥胖和长期使用免疫抑制剂都会对患者机体营养状况和免疫功能产生影响，从而增加 SSI 发生的可能。

在骨科手术中，来自患者皮肤的细菌是引起 SSI 的主要原因，以金黄色葡萄球菌最为常见。术前对患者进行充分的皮肤准备能将 SSI 的风险降到最低点。术前沐浴可以去除皮肤上的污垢和暂住菌，减少常驻菌的数量并抑制其再生。研究显示，相对于肥皂和碘伏，术前使用氯己定沐浴术后切口感染率最低。手术前是否需要备皮始终存在争议，一种观点认为毛囊是微生物的良好寄生环境，术前备皮能降低 SSI 的风险，更有利于消毒液发挥灭菌的作用。另一种观点认为，皮肤本身具有特定的防御功能，备皮可能破坏这一防御系统。研究显示，术前刮除毛发者 SSI 发生率为 5.6%，而用脱发剂或未刮除毛发者 SSI 发生率仅为 0.6%。刮除毛发导致的 SSI 发生危险性增高可能与皮肤微切口有关。备皮过程可造成皮肤微小切口，从而增加 SSI 发生率。术前即刻刮除毛发者 SSI 发生危险较术前 24 小时刮除毛发者低，如果术前超过 24 小时刮除毛发，则发生 SSI 的危险将超过 20%。虽然应用脱发剂的 SSI 发生危险性低于刮除或剪除毛发，但是脱发剂有时会造成皮肤过敏。

手术室空气中的细菌污染是发生 SSI 的一个重要原因，这些细菌通常为革兰阳性菌，几乎全部来自于手术室中的人员。在普通的手术室中每立方英尺空气中可含 10 ~ 15 个细菌，使用空气层流系统后经空气传播的细菌至少可以减少 80%，若使用隔离系统，细菌的减少将更明显。

医护人员的外科手消毒、手术衣及手术铺巾类型、手术薄膜的使用也会对 SSI 产生影响。理论上，刷手使用的理想消毒剂应具有广谱抗菌活性，起效快速并具有持久的抗菌作用。聚维酮碘和氯己定是目前许多美国手术组成员的首选消毒剂，而一些欧洲国家认为酒精是术前刷手的"金标准"。研究显示将 7.5% 聚维酮碘、4% 氯己定与酒精洗泰（60% 的异丙醇和溶于 70% 异丙醇的 0.5% 的氯己定混合溶液）相比，酒精氯己定的残留抗菌活性更强，但是酒精对手部的刺激相对较大。目前大多数评估刷手消毒剂的研究仅关注测定手部细菌数量，尚无评估刷手消毒剂对发生 SSI 危险性影响的研究。除选择消毒剂之外，刷手方法、刷手时间、手部污染情况以及干燥方法和戴手套的方法都会对刷手有效性产生影响。最近的研究显示，刷手超过 2 分钟和以前认为的 10 分钟刷手方法对细菌总数的降低效果相同，但刷手的最佳时间尚无定论。

手术衣和手术铺巾的类型对 SSI 也有影响，目前国内以棉布类使用较多，但是研究显示，骨科手术后一半的手术衣外层是带菌的，使用一次性手术衣物术后发生 SSI 的几率明显低于棉布系统。手术薄膜常被用来封闭手术区域，但是常规使用不含碘的普通薄膜会增加 SSI 的风险，如要使用手术薄膜应使用含碘的手术薄膜，除非患者对碘过敏，如果切缘处的薄膜发生了起边，其术后感染率是不起边者的 6 倍以上。

手术技术是影响 SSI 发生率的另一个重要原因。优秀的手术技术在进行有效止血的同时可以保护组织的血液供应，尽可能减少失活组织和异物（包括缝线、焦痂等），消灭手术部位的无效腔。拙劣的手术技术则会产生相反的结果，导致不必要组织的破坏，同时增加手术时间，延长切口的敞开时间，为致病微生物进入手术切口提供条件，最终增加 SSI 的发生率。

术中患者的体温也会影响 SSI 的发生率。术中低体温指中心体温低于 36℃，可造成血管收缩、降低伤口氧含量、影响吞噬性白细胞的功能，同时影响包括血凝、血液黏滞度和血细胞容积等系统中的分子相互作用和细胞功能，而术中保温则可以增加组织的血流和含氧量。研究显示：术中保温患者的 SSI 风险明显低于术中低体温的患者。

五、预防性使用抗生素对 SSI 的影响

围术期预防性应用抗生素（AMP）指的是术前开始短程应用抗生素。AMP 的目的不是对组织进行杀菌，而是为了减少术中可能出现的细菌污染给患者带来的感染危险。静脉应用抗生素是现代外科临床最常用的 AMP 给药途径。要使 AMP 达到最大效果，必须遵循以下四个原则：对临床试验已经证实 AMP 可降低 SSI 发生率的手术，以及切口或器官/组织间隙发生 SSI 危险性很高的手术应使用 AMP 药物。应用的 AMP 药物应该为安全、廉价、且其体外抗菌谱应包括大部分术中可能污染的细菌。计算首次给药时间，使得皮肤切开时血浆和组织中的药物浓度最高，在整个手术过程中保持血浆和组织中的抗生素达到治疗浓度，直到闭合切口后 1 小时。因为所有手术切口中都会存在凝血，所以除了组织中的抗生素浓度应达到治疗水平外，抗生素的血浆浓度也很重要。

头孢菌素类抗生素是研究最全面的一种 AMP 药物。这类药物对多种革兰阳性和革兰阴性细菌都有效，同时还具有安全、药代动力学良好，价格便宜的优点。特别是头孢唑林被作为清洁手术的首选 AMP 药物而得到广泛应用。如果患者因为过敏而不能使用头孢菌素类抗生素，可以选用克林霉素预防革兰阳性细菌感染，选用氨曲南预防革兰阴性细菌感染，但应同时加用甲硝唑来对抗厌氧菌。氨基糖苷类抗生素很少作为首选的 AMP 用药，不管是单独使用还是联合应用。

对任何手术都不推荐常规应用万古霉素作为 AMP 用药，但是在某些情况下，万古霉素可以作为首选的 AMP 用药，比如 MRSA 的集中暴发，或由耐甲氧西林的凝固酶阴性葡萄球菌造成的切口 SSI。目前尚无预防性应用万古霉素的具体适应证。应用万古霉素需要考虑到病房内发生 MRSA 感染的频率、特定手术的 SSI 发生率、感染预防措施的依从性，必要时可向感染性疾病的专科医师咨询。有效的 SSI 监控项目必须具有可操作性，对 SSI 菌群进行及时、仔细地分离培养以确定致病菌并明确细菌对 AMP 药物的敏感性。

常用的 AMP 药物（如头孢菌素类抗生素）的抗菌活性都具有时间依赖性。这类药物通常在体内药物浓度持续超过对某种病原体的最低杀菌浓度时才能获得最大效果。如果手术时间超过药物可维持的有效作用时间，则应再次给予 AMP 药物。显然，紧急应用 AMP 药物是不合理的，因为这样会造成在手术开始时组织和血浆中都没有达到最佳的药物浓度。

六、SSI 的预防措施

在认识到 SSI 发生的危险因素之后，最有效的措施是预防，感染的预防要比治疗容易得多，预防措施必须贯穿围术期的各个阶段。研究显示，SSI 的病原体主要来自患者和医护人员，分别占 50% 和 35%，因此做好这两方面的工作是至关重要的。

（一）术前患者的准备

在择期和限期手术前，应确认患者是否有远隔部位的感染灶，并进行必要的处理，直至感染消退；术前不常规刮除毛发，在切口周围影响手术操作的，需在手术开始前使用电动推刀去除；调整患者的营养状态及免疫功能，对于营养不良者应进行营养支持；严格控制血糖水平，尤其避免术前高血糖；鼓励

患者停止吸烟；在保证充分的术前准备的情况下尽量缩短术前住院等待时间；手术前一天晚上使用抗菌剂淋浴或洗澡；皮肤消毒准备前，彻底清洗手术部位及周围区域，去除明显污物。

（二）手术成员的准备

手术组成员应保持短指甲，刷手之前清除甲下污垢，摘除手臂上佩戴的饰物；术前使用适当的消毒剂刷手至少2~5分钟；刷手范围从手到前臂直至肘上，刷手后保持双手朝上并离开身体（肘部弯曲），以使水从指尖流向肘部，用无菌毛巾擦干双手，然后穿戴无菌手术衣和手套。当手术即将开始，或正在进行中，或无菌器械处于暴露状态，进入手术室时应戴口罩，口罩要完全盖住嘴巴和鼻子，手术过程中禁止摘下，进入手术室时，戴上手术帽以遮住全部头发，不要通过穿鞋套来预防SSI。

（三）手术室环境的控制

保持每小时至少15次的空气交换，其中至少3次必须是新鲜空气。尽可能过滤所有空气，不论是循环的还是新鲜的。使用按照美国建筑师学会制订的标准制造的合适的过滤器，空气入口设在天花板，而出口接近地面。保持手术间的门处于关闭状态，除非有设备、工作人员和患者进出。矫形外科植入物手术应考虑在室内空气经过严格净化的手术间进行，仅限必要的人员进入手术室，严格控制室内人员数量。当术中有明显污物混合血液或其他体液污染房间表面或器械设备时，在下一台手术之前，使用经EPA核准的医院用消毒剂，以及水冲洗和真空吸尘器打扫手术室地面。

（四）手术器械消毒

按照公认的准则对所有手术器械进行消毒。快速消毒仅在器械需要立即使用时才可采用（如重新消毒不小心掉落的器械），不要因为图方便或不愿额外购买器械、节省时间而使用快速消毒。组装好的设备或配置好的溶液应立即使用，避免放置时间过长。使用在潮湿时也能起屏障作用的手术衣和无菌巾（例如，能抵抗液体浸透作用的材料），更换明显沾污、污染、被血液或其他潜在感染性物质浸透的手术衣和巾单。对于有条件的医院尽量采用一次性手术衣和铺巾系统。

（五）术前预防性应用抗生素

仅在有指征时才预防性使用抗菌药物，并且依据某种手术发生SSI最常见的致病菌及其敏感抗生素和公认的原则来选用抗菌药物。每个医院都应制定出简单、实用、有效的AMP给药程序和监控机制。骨科手术使用AMP的明确适应证为：①四肢、脊柱有内植物的初次手术；②骨科骶尾部手术；③关节翻修、内固定失效翻修等的再次手术；④新鲜开放性创伤手术：手术进入急性炎症但未化脓区域；⑤无菌技术有明显缺陷的患者。

AMP应短程使用，一般不超过术后24h，特殊情况可以延长到48小时。抗生素应在切开皮肤（黏膜）前30分钟经静脉给药，30分钟内滴完，以保证在发生细菌污染之前血清及组织中的药物已达到有效浓度（>MIC 90）。维持血浆和组织中的药物有效浓度必须覆盖手术全过程，常用的头孢菌素血清半衰期为1~2小时，因此，如手术延长到3小时以上，或失血量超过1 500ml，应补充一个剂量，必要时还可用第三次。不要常规使用万古霉素作为预防性用药。

（六）手术技术

应该不断提高手术技术，在处理组织时，操作要轻柔，保持有效的止血，减少失活组织和异物到最低程度，消灭手术部位的无效腔，如果术者认为手术部位已遭受严重污染，可通过延期缝合或开放切口使之达到二期愈合。如果有必要进行引流，可使用闭式引流，引流管应从远离手术切口的部位穿出，病情允许时尽早拔除引流管。术后使用无菌敷料覆盖保护一期缝合的切口24~48小时，在更换敷料以及接触手术部位前后都要洗手。切口敷料需要更换时，应遵循无菌技术。

预防手术部位感染需要医护人员及患者的共同配合，在严格实施SSI感染监控制度的同时对患者及家属应进行宣教，告知合理的切口护理方法、SSI的症状以及把这些症状报告给医师的必要性，同时建议患者出院30天左右复查，以了解出院后有无SSI发生。

（姚保平）

第二节　骨创伤围术期深静脉血栓的预防

深静脉血栓形成（deep venous thrombosis，DVT）是血液在深静脉内不正常凝结引起的病症，多发生于下肢，可分为下肢近端和远端 DVT，前者位于腘静脉或以上部位，后者位于腘静脉以下。血栓脱落可引起肺栓塞（pulmonary embolism，PE），统称为静脉血栓栓塞症（venous thromboembolism，VTE）。DVT 是骨创伤围术期常见的一种并发症，后果主要是肺栓塞和 DVT 后综合征，严重者明显影响生活质量，甚至导致死亡。

一、骨创伤围术期深静脉血栓的形成原因

DVT 的主要原因是静脉壁损伤、血流缓慢和血液高凝状态。骨折患者长期卧床，下肢制动，静脉血回流减慢，同时创伤后血液处于高凝状态，容易发生血栓；骨科大手术术中应用止血带、术中挤压损伤、静脉插管等均可造成静脉损伤。临床上多见于人工髋关节置换术、人工膝关节置换术和髋部周围骨折术后。

二、骨创伤围术期 DVT 的临床表现、辅助检查及诊断

（一）症状

患肢肿胀、疼痛，活动后加重，抬高患肢可好转。偶有发热、心率加快。部分患者可以无任何临床不适表现。

（二）体征

血栓远端肢体或全肢体肿胀是主要特点，皮肤多正常或轻度淤血，重症可呈青紫色，皮温降低。如影响动脉，可出现远端动脉搏动减弱或消失。血栓发生在小腿肌肉静脉丛时，可出现血栓部位压痛（Homans 征和 Neuhofs 征阳性）。

Homans 征：患肢伸直，踝关节背屈时，由于腓肠肌和比目鱼肌被动牵拉而刺激小腿肌肉内病变的静脉，引起小腿肌肉深部疼痛，为阳性。

Neuhofs 征（即腓肠肌压迫试验）：刺激小腿肌肉内病变的静脉，引起小腿肌肉深部疼痛，为阳性。

后期血栓机化，常遗留静脉功能不全，出现浅静脉曲张、色素沉着、溃疡、肿胀等，称为 DVT 后综合征（post-thrombosis syndrome，PTS）。

血栓脱落可引起肺动脉栓塞，从而出现肺动脉栓塞的一系列临床表现。

（三）DVT 的辅助检查

1. 血浆 D-二聚体测定　急性 DVT，D-二聚体大于 500μg/L 有重要参考价值。由于术后短期内患者 D-二聚体几乎都增高，因此对于 DVT 的诊断或者鉴别诊断价值不大，但可用于术前 DVT 高危患者的筛查。该检查对 80 岁以上的高龄患者特异性较低，不宜用于这些人群。

2. 彩色多普勒超声探查　其敏感性、准确性均较高，为无创检查，适用于对患者的筛选、监测。仔细的非介入性血管超声可以使敏感性保持在 93%~97%，特异性保持在 94%~99%。

3. 放射性核素血管扫描检查　利用核素在下肢深静脉血流或血块中浓度增加，通过扫描而显像，对 DVT 诊断是有价值的无创检查。

4. 螺旋 CT 静脉造影　是较可靠的 DVT 诊断方法，可同时检查腹部、盆腔和下肢深静脉情况。

5. 静脉造影　是 DV 诊断的比较可靠的检查方法，一般认为静脉造影是诊断 DVT 的"金标准"。

（四）骨创伤围术期 DVT 的诊断

结合病史、临床表现及辅助检查，骨创伤围术期 DVT 的诊断并不困难。

三、骨创伤围术期 DVT 的预防措施

因有些 DVT 患者没有明显的临床表现，所以临床上 DVT 的实际发生率远高于文献报道的发生率。鉴于 DVT 有发生肺动脉栓塞的危险，而目前临床上尚不能根据 DVT 的临床、遗传、生化、免疫等预测特征确定高危病例，亦不能根据个体危险因素对患者进行分层次预防，因此现阶段应对所有骨创伤围术期患者进行积极预防。

（一）基本预防措施

（1）在四肢或盆腔邻近静脉周围的操作应轻巧、精细，避免静脉内膜损伤，规范使用止血带。

（2）术后抬高患肢时，不要在腘窝或小腿下单独垫枕，以免影响小腿深静脉回流。

（3）常规进行静脉血栓知识宣教，鼓励患者勤翻身、早期功能锻炼、下床活动。鼓励做深呼吸及咳嗽运动，达到扩张肺部，避免肺部血栓形成的目的。

（4）建议患者改善生活方式，如戒烟、戒酒、控制血糖及控制血脂等。

（5）术中和术后适度补液，避免脱水而增加血液黏度。

（二）机械预防措施

利用机械性原理促使下肢静脉血流回流加速，预防术后下肢 DVT 的发生，如使用足底静脉泵、间歇充气加压装置及逐级加压弹性袜等。

但在临床试验中，抗凝药物的疗效优于非药物预防措施，因此这些方法只用于并发凝血异常疾病、有高危出血因素的患者，或与抗凝药物联合应用以提高疗效。

以下情况禁用物理预防措施：①充血性心力衰竭，肺水肿或腿部严重水肿；②下肢深静脉血栓症、血栓性静脉炎或肺栓塞；③间歇充气加压装置和梯度压力弹力袜不适用于腿部局部情况异常（如皮炎、坏疽、近期接受皮肤移植手术）、下肢血管严重的动脉硬化或其他缺血性血管病、腿部严重畸形。

（三）骨创伤围术期 DVT 的具体药物预防措施

骨创伤围术期 DVT 的药物预防包括降低血液粘稠度、减少血小板的凝聚和抗凝等，抗凝治疗是围术期 DVT 预防的主要措施。临床实践证明合适的使用抗凝药物可有效降低 DVT 的发生率，但对有出血倾向者或剂量使用不当，则可引起出血等并发症，应特别注意。下面的具体药物预防方法可供参考。

1. 伤后 12 小时内开始手术者

（1）低分子肝素：术后 12～24 小时（硬膜外腔导管拔除后 2～4 小时）皮下给予常规剂量低分子肝素；或术后 4～6 小时给予常规剂量的一半，次日恢复至常规剂量。

（2）磺达肝癸钠：一种新型高选择性 Xa 因子抑制剂。因其疗效肯定，价格较低，ACCP 抗栓指南推荐为常规抗栓药物。术后 6～24 小时皮下注射 2.5mg 磺达肝癸钠。

（3）维生素 K 拮抗剂：常用的为华法林，为间接抗凝药，半衰期长，约 5～7 天疗效方可稳定。术前或术后当晚开始应用，一般成人常用剂量：10mg/d 口服。因不同患者对此药反应不一，用药一定要注意个体化。要监测凝血因子时间调整用药剂量，一般维持 INR 在 2.0～2.5，勿超过 3.0。

2. 延迟手术 自入院之日开始到手术期间应用低分子肝素预防血栓。术前 12 小时停用低分子肝素。磺达肝癸钠半衰期长，不建议术前使用。若术前已用药物抗凝，手术应尽量避免硬膜外麻醉。术后预防用药同伤后 12 小时内开始手术者。

新型口服抗凝药利伐沙班，除可抑制呈游离状态的 Xa 因子，还可以制成结合状态的 Xa 因子，在髋、膝关节置换手术预防 DVT 临床观察中效果较好但在髋部骨折手术用利伐沙班治疗，尚未进行循证医学的研究。

对有高出血风险的髋部周围骨折患者，推荐单独采取足底静脉泵或间歇充气加压装置物理预防，当高出血风险下降时再采用与药物联合预防。

药物预防措施的禁忌证：

（1）绝对禁忌证：近期有活动性出血及凝血障碍；骨筋膜间室综合征；严重头颅外伤或急性脊髓

损伤；血小板低于 20×10^9/L；肝素诱发血小板减少症者，禁用肝素和低分子肝素；孕妇禁用华法林。

（2）相对禁忌证：既往颅内出血；既往胃肠道出血；急性颅内损害或肿物；血小板减少至（20~100）×10^9/L；类风湿视网膜病患者。

（四）预防深静脉血栓形成的开始时间和时限

（1）骨科大手术围术期深静脉血栓形成的高发期是术后 24 小时内，所以预防应尽早进行。但术后越早进行药物预防，发生出血的风险也越高。因此，确定深静脉血栓形成的药物预防开始时间应当慎重权衡风险与收益。

（2）骨科大手术后凝血过程持续激活可达 4 周，术后深静脉血栓形成的危险性可持续 3 个月。与人工全膝关节置换术相比，人工全髋关节置换术后所需的抗凝预防时限更长。对施行全髋关节、全膝关节置换及髋部周围骨折手术患者，推荐药物预防时间最短 10 天，可延长至 35 天。

四、注意事项

（1）采取各种预防及治疗措施前，应参阅药物及医疗器械制造商提供的使用指南或产品说明。

（2）对 DVT 高危患者应采用基本预防、机械预防和药物预防联合应用的综合措施。有高出血危险的患者应慎用药物预防措施，以机械预防措施为主，辅以基本预防措施。

（3）不建议单独采用阿司匹林预防 DVT。

（4）决定低分子量肝素、维生素 K 拮抗剂、磺达肝癸钠、利伐沙班等药物剂量时，应考虑患者的肝、肾功能和血小板计数的情况。

（5）应用抗凝药物后，应严密观察药物不良反应。如出现严重出血倾向，应根据具体情况做相应的检查，或请血液科等相关科室会诊，及时处理。

（6）药物的联合应用会增加出血并发症的可能性，故不推荐联合用药。

（7）椎管周围血肿虽然少见，但其后果严重。因此，在行椎管内操作（如手术、穿刺等）后的短时间内，应注意小心使用或避免使用抗凝药物。应在用药前做穿刺或置管；在药物作用最小时（下次给药前 2 小时）拔管或拔针；拔管或拔针后 2 小时或更长时间再给低分子量肝素。

临床实践和循证医学研究证明，按上述建议使用后可有效降低术后 DVT 的发生率，但仍有发生深静脉血栓形成和肺动脉血栓栓塞症的可能性。一旦发生，应立即请有关科室会诊，及时诊断和治疗。

（姚保平）

第三节　骨创伤围术期疼痛管理

一、疼痛机制

伤害性刺激自外周组织经脊髓向脑的传递不是一个简单的过程，它包括转导（transduction）、传导（transmission）、调制（modulation）和知觉（perception）4 个不同的阶段。外周组织损伤通过外周敏感化和中枢敏感化机制来调节神经系统的反应性，外周敏感化和中枢敏感化可促使手术后痛觉过敏状态的形成。组织损伤使损伤细胞释放炎症介质，如 H^+、K^+、缓激肽、组胺、5－羟色胺（5－HT）、三磷酸腺苷（ATP）和一氧化氮（NO）等，花生四烯酸途径激活产生前列腺素（PG）和白三烯。免疫细胞进一步释放包括细胞因子（如白介素、干扰素、肿瘤坏死因子等）和生长因子（如神经生长因子）等介质，其中有的炎症介质直接激活外周伤害性感受器，并导致自发性疼痛；而其他的则通过炎性细胞的间接作用刺激另外的致痛物质的释放。这些炎症介质或物质作用于外周神经末梢，使高阈值伤害性感觉器初级感觉神经元的传导敏感性增加（外周敏感化）。在中枢敏感化的形成中 N－甲基－D－天（门）冬氨酸（N methyl D aspartate，NMDA）受体和 NK1 受体占有重要地位。许多内源性介质如 PG、NO、阿片类、肾上腺素能激动剂亦影响脊髓神经元的兴奋性，PG 和 NO 使脊髓兴奋性增加，而肾上腺素能和阿片受体激动剂则通过 C 纤维神经递质释放突触前抑制和第二级神经元的突触后超极化而产生镇痛作用。总体来讲，疼痛的产生是一个多环节的、极其复杂的过程，单一的止痛机制不足以达到理想的镇痛。

二、疼痛的分类

1. 根据病理学机制　疼痛分为伤害感受性疼痛、神经病理性疼痛和包含两者的混合性疼痛。伤害感受性疼痛是指伤害感受器受到有害刺激引起的反应，比如通常的骨折、外伤等。神经病理性疼痛是指由于外周或者中枢神经系统损伤或疾病引起的疼痛，比如周围神经疾病、神经损伤等等。

2. 根据疼痛持续的时间　可以分为急性疼痛和慢性疼痛。急性疼痛是指在短期内（3 个月以内）存在的疼痛；慢性疼痛是指持续存在 3 个月以上的疼痛。

3. 根据疼痛程度　疼痛分为轻微疼痛、轻度疼痛、中度疼痛、重度疼痛、激烈疼痛。

三、疼痛对机体的影响

（一）增加氧耗量

交感神经系统的兴奋增加全身氧耗，对缺血脏器有不良影响。

（二）对心血管功能的影响

心率增快、血管收缩、心脏负荷增加、心肌耗氧量增加，冠心病患者心肌缺血及心肌梗死的危险性增加。

（三）对呼吸功能的影响

手术损伤后伤害性感受器的激活能触发多条有害脊髓反射弧。使膈神经兴奋的脊髓反射性抑制。引起术后肺功能降低，疼痛导致呼吸浅快、呼吸辅助肌僵硬致通气量减少、无法有力地咳嗽，无法清除呼吸道分泌物。导致术后肺部并发症。

（四）对胃肠运动功能的影响

导致胃肠蠕动的减少和胃肠功能恢复的延迟。

（五）对泌尿系统功能的影响

尿道及膀胱肌运动力减弱，引起尿潴留。

（六）对骨骼肌肉系统的影响

肌肉张力增加，肌肉痉挛，限制机体活动并促进深静脉血栓形成。

（七）对神经内分泌系统的影响

神经内分泌应激反应增强。引发术后高凝状态和免疫抑制；交感神经兴奋导致儿茶酚胺和分解代谢性激素的分泌增加。合成代谢性激素分泌降低。

（八）对心理情绪的影响

可导致焦虑、恐惧、无助、忧郁、不满、过度敏感、挫折、沮丧；也可造成家属恐慌、手足无措，引发家庭危机。

（九）术后疼痛的长期不利影响

（1）术后疼痛控制不佳是发展为慢性疼痛的危险因素。

（2）术后长期疼痛（持续 1 年以上）是行为改变的风险因素。

四、骨创伤疼痛特点

骨创伤患者的疼痛，与其他疾病的患者既有类似的一面，也有不同的特点。表现为：

（一）疼痛普遍存在

绝大多数骨创伤患者以疼痛为主诉，因为外伤对机体的伤害几乎毫无例外地造成肢体的疼痛，无论是骨折、韧带损伤、神经损伤、或关节损伤等。

（二）疼痛程度剧烈

大多数骨创伤患者的疼痛都在中度以上，甚至是重度疼痛。尤其在创伤的早期，如果没有制动等有效措施的干预，都会出现难以忍受的疼痛，严重影响其生活质量。

（三）疼痛变化较大

创伤伊始患者的疼痛往往特别剧烈，在有效措施的干预下，往往能在数天内得到缓解。疼痛的缓解与治疗的时效有着明显的关系。

（四）疼痛影响心理

患者受伤往往具有非常大的偶然性，没有一个心理逐渐适应的过程，突然造成的剧烈疼痛，会严重影响患者的心理变化，甚至影响患者对治疗、康复锻炼、甚至二次手术的态度。

（五）疼痛康复相互制约

骨创伤患者术后的康复锻炼是整个治疗过程的重要环节，良好的康复锻炼可以减轻以至消除疼痛，而疼痛未加处理会降低患者进行功能锻炼的依从性，结果康复锻炼不到位，使疼痛持续存在甚至加重，最终影响手术的治疗效果。

（六）术后疼痛雪上加霜

手术是对患者的二次打击，因为患者受伤时的疼痛经过制动和消肿治疗会有所缓解，如果接受手术治疗，就不可避免会出现疼痛的二次高峰。倘若与患者沟通不够或者术后镇痛效果不佳，容易让患者产生病情加重的错觉。

五、疼痛管理的目的

（1）解除及减轻患者疼痛。
（2）增强患者对手术的信心、减轻恐惧心理。
（3）允许早期康复训练。
（4）改善患者的睡眠、促进整体康复。
（5）提高患者生活质量。
（6）降低术后并发症。
（7）提高患者对手术效果的整体评价和满意度。
（8）提高患者对可能需要的再次手术的依从性。

六、骨创伤疼痛管理的目标

（1）最大程度的镇痛（术后即刻镇痛，无镇痛空白期；持续镇痛；避免或迅速制止突发性疼痛；防止转为慢性痛）。
（2）最小的不良反应（无难以耐受的不良反应）。
（3）最佳的躯体和心理功能（不但安静时无痛，还要达到运动时镇痛）。
（4）最好的生活质量和患者满意度。

七、术后疼痛管理误区

（一）错误认为术后疼痛是患者不可避免的经历

传统观念医患双方均认为，手术后出现中—重度疼痛是正常现象，术后疼痛不可避免；担心药物的毒性作用，不用镇痛药是最好的选择；疼痛在难以忍受的情况下，才予以镇痛处理；甚至漠视、容忍、忍耐。

（二）治疗上过度担心镇痛药不良反应

调查显示，护士更加过分高估成瘾的发生率，只有 26.7% 的护士在回答所有用阿片类药物缓解疼痛患者成瘾发生率的问题时正确选择了小于 1% 的答案，却有 40.1% 的护士担心 25% 以上的患者会成瘾，并且患者用药时间越长，护士越担心成瘾。

（三）错误认为疼痛评分应该由医务人员评分而非患者

疼痛是患者主观的不愉快的感觉和情绪上的感受，临床上护士往往忽视疼痛的主观性，认为疼痛强度应有临床医务人员来评估而不是患者，过低的评估患者的疼痛，甚至不相信患者的疼痛，护士自评直接影响了疼痛控制。

（四）错误认为疼痛管理是麻醉师、医师的职责

麻醉师在镇痛领域里有着丰富的经验和独特的技术如 PCA，但由于麻醉医师人员紧缺，其主要任务在于解决临床麻醉问题。术前、术后的疼痛管理由医师负责，医师主要关注的是手术及诊疗的技术，患者只有在疼痛剧烈时医师才给镇痛药，持续镇痛中断出现空白期是疼痛控制不佳的重要原因。

八、骨创伤疼痛管理的要点

（一）重视疼痛宣教（包括家属）

疼痛教育是有效疼痛控制和疼痛评估的前提与保障，目的是改变患者对疼痛错误的认知，让患者也关注自身的疼痛，主动参与到疼痛管理，只有医师、护士和患者三方共同参与疼痛管理，才能达到镇痛效果最大化。

（二）专业化疼痛管理团队，重视及突出护士的作用

国外的疼痛研究发生了两个转变，一是从疼痛控制转变为疼痛管理。二是疼痛管理专业的组成人员从以麻醉师为主体的模式转向为以护士为主体的模式。国外有医院实行以麻醉师为基础疼痛管理模式（Anes - thesiologis based），也只有少部分患者能受益于此疼痛管理模式。而 Rawal 和 Berggren 提出的以护士为基础、以麻醉医师为督导的急性疼痛服务体系（Nurse - based, Anesthesiologist - supervised APS）充分发挥护士的作用，被认为是目前最佳的术后疼痛管理模式。国内的研究也证实了护士在疼痛管理中的重要作用。护士可以连续地、细致的观察患者对疼痛的反应，从而使患者的疼痛得到及时的处理和客观评价，护士还能通过非药物疼痛治疗方法来配合镇痛药使用，达到最佳的镇痛效果和最小的不良反应。

（三）选择合适的疼痛评估

因为骨创伤的病情各不相同，患者个体差异比较大，要根据患者的具体情况选择容易理解的疼痛评估方法。

（四）积极主动治疗

（1）提倡超前镇痛：骨创伤术后疼痛一般都在中度甚至会达到重度疼痛，且疼痛发生迅速，所以要尽早地采取有效干预措施，即按时给药而非按需给药。

（2）根据手术医师及主管护士评估创伤的严重程度、手术时间的长短、手术范围大小、疼痛的经历等预先制定术前、术中及术后的镇痛方案，预先制定镇痛方案。

（五）多模式、个体化治疗

1. 多模式镇痛　方法包括 PCA 镇痛、口服药物镇痛、静脉药物镇痛、肌内注射药物镇痛。同时也推荐将作用机制不同的药物组合在一起，发挥镇痛的协同或者相加作用，降低单一用药的剂量和不良反应。

2. 个体化镇痛　不同患者对疼痛和镇痛药物的反应存在个体差异，原则是应用最小的剂量达到最佳的镇痛效果，往往需要跟踪进行疼痛评估，调整镇痛的手段和用药的种类和剂量。

九、疼痛管理流程

创伤患者疼痛可以是肢体损伤的直接结果，特别是骨折和关节脱位往往引发严重的疼痛，因此在处理疼痛时首先要采取适当的措施整复关节脱位，减轻骨折移位的程度，减少移位的骨折端和脱位的关节对皮肤的刺激或压迫，同时适当制动伤肢，减轻或消除疼痛。然后按疼痛管理流程表进行管理（表7-2）。

表7-2 疼痛管理流程表

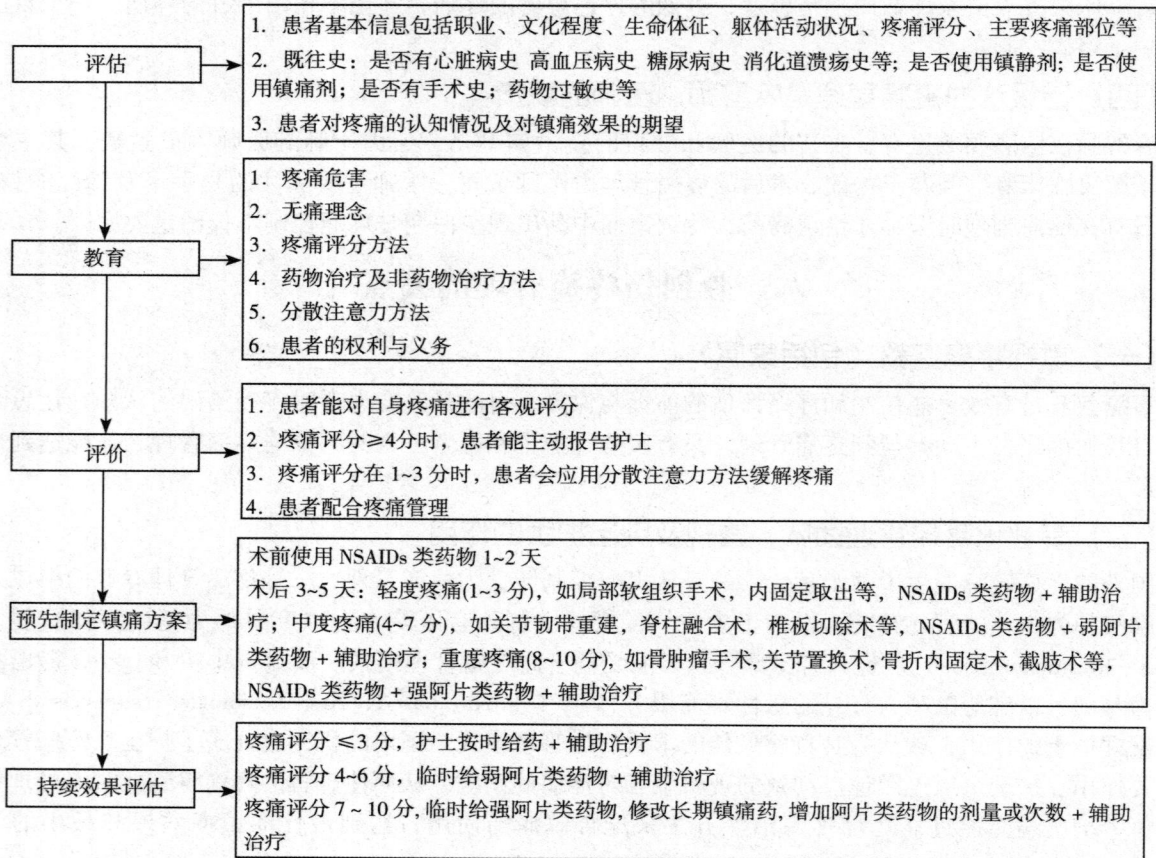

评估	1. 患者基本信息包括职业、文化程度、生命体征、躯体活动状况、疼痛评分、主要疼痛部位等 2. 既往史：是否有心脏病史 高血压病史 糖尿病史 消化道溃疡史等；是否使用镇静剂；是否使用镇痛剂；是否有手术史；药物过敏史等 3. 患者对疼痛的认知情况及对镇痛效果的期望
教育	1. 疼痛危害 2. 无痛理念 3. 疼痛评分方法 4. 药物治疗及非药物治疗方法 5. 分散注意力方法 6. 患者的权利与义务
评价	1. 患者能对自身疼痛进行客观评分 2. 疼痛评分≥4分时，患者能主动报告护士 3. 疼痛评分在1~3分时，患者会应用分散注意力方法缓解疼痛 4. 患者配合疼痛管理
预先制定镇痛方案	术前使用NSAIDs类药物1~2天 术后3~5天：轻度疼痛（1~3分），如局部软组织手术，内固定取出等，NSAIDs类药物+辅助治疗；中度疼痛（4~7分），如关节韧带重建，脊柱融合术，椎板切除术等，NSAIDs类药物+弱阿片类药物+辅助治疗；重度疼痛（8~10分），如骨肿瘤手术，关节置换术，骨折内固定术，截肢术等，NSAIDs类药物+强阿片类药物+辅助治疗
持续效果评估	疼痛评分≤3分，护士按时给药+辅助治疗 疼痛评分4~6分，临时给弱阿片类药物+辅助治疗 疼痛评分7~10分，临时给强阿片类药物，修改长期镇痛药，增加阿片类药物的剂量或次数+辅助治疗

十、疼痛评估

疼痛评估是有效疼痛管理的重要环节。疼痛是患者的主观感受，疼痛强度的评估没有客观的指标，主要依靠患者自己的评估。因此，护士需要教会患者疼痛评估，根据患者的情况选择适合的评估方法。注意不仅应该评估静息时的疼痛强度，还要评估运动时的疼痛强度，因为只有运动时疼痛明显减轻才更有利于患肢的功能锻炼和减少并发症。也要评估疼痛对睡眠的影响情况。

（一）单维度评估量表

1. 数字等级评定量表（numerical rating scale，NRS）　用0~10数字的刻度标示出不同程度的疼痛强度等级，"0"为无痛，"10"为最剧烈疼痛，1~3为轻度疼痛（疼痛不影响睡眠），4~6为中度疼痛，7以上为重度疼痛（疼痛导致不能睡眠或从睡眠中痛醒）。大部分患者，甚至老年人都可以用这个量表，此方法在国际上也较为通用。

2. 直观模拟评分表（visual analogue scale，VAS）　在一条直线（约10cm）的两端分别用文字注明"不痛"和"剧痛"，让患者根据自己的痛觉在线上标记出疼痛程度。刻度较为抽象，标记线时需要必要的感觉、运动及知觉能力，老年人的不成功应答率较高。因此VAS不适合于文化程度较低或认知损害者。

3. Wong－Banker 面部表情量表法（Wong－Banker faces scale） 该方法用6种面部表情从微笑至悲伤至哭泣来表达疼痛程度。最适用于3岁及以上人群，没有特定的文化背景和性别要求，容易掌握，特别适老人、小儿、表达能力丧失者。

4. 言语描述疼痛量表（verbal rating scale，VRS） VRS 是最早应用于疼痛研究的量表。该量表是由 McGill 疼痛量表节选而成，其每个分级都有对疼痛程度的描述。0表示无痛；1表示轻度疼痛，可忍受，能正常生活睡眠；2表示中度疼痛，适当影响睡眠，需用止痛药；3表示重度疼痛，影响睡眠，需用麻醉止痛剂；4表示疼痛剧烈，影响睡眠较重，并有其他症状；5表示无法忍受，严重影响睡眠，并有其他症状。它容易被患者理解，但精确度不够，有时患者很难找出与自己的疼痛程度相对应的评分，从而不能满足疼痛管理和治疗随访的要求。

5. 五指评分法 即将手的五指作为疼痛评估强度的方法，大拇指为剧痛，示指为重度疼痛，中指为中度疼痛，无名指为轻度疼痛，小指为无痛。对文化程度较低者尤为适用，特别是文盲、老人、学龄前儿童，因其直观、简便、容易接受。另外听力、视力低下、各种咽喉口腔疾患致语言障碍或不易发音的患者也适用。

6. 疼痛尺 将视觉模拟量表（VAS）、数字疼痛量表（NRS）、描述疼痛量表（VRS）及 Wong－Banker 面部表情量表结合在一起，能弥补在实际应用中 VAS 和 VRS 量表的尺度难以掌握，描述抽象，个体理解随意性较大，护士给患者宣教比较困难，可能会造成评估结果不够准确，而 VRS 和 Wong－Banker 面部表情量表，患者较易理解，护士容易宣教，但其分度不够精确，有时患者找不到与自己的疼痛程度相对应的评分的不足，是一种较准确、易懂、使用方便的疼痛评估工具。

（二）多维度评估量表

疼痛体验是一种多方面的、复杂的、综合的主观感受，任何一个单维度的评估量表都不可能综合测量疼痛体验的各个方面。多维度评估量表能综合评估疼痛对患者生活的多个方面的影响（例如情绪、精神、日常活动、人际关系、睡眠质量等）。由于多维度评估工具需要更多的时间进行管理、完成、评分和解释，因此，它们最经常用于疼痛的研究。Melzaek 提出的简化的麦－吉疼痛问卷调查表（short－form of McGill pain questionnaire，SF－MPQ），该量表由11个感觉类和4个情感类对疼痛的描述词组成，每个描述词都让患者进行强度等级排序：0－无疼痛，1－轻度疼痛，2－中度疼痛，3－严重疼痛。SF－MPQ 对慢性疼痛、癌症痛以及各种疼痛治疗产生的临床变化都较敏感，是一种敏感，可靠的疼痛评价方法，已成为广泛使用的疼痛研究工具。

（三）疼痛评估的频率

（1）静息时疼痛评分≥7分每天评估6次；手术后3天或疼痛评分≥4分每天4次；连测3天达4分以下改每天一次。

（2）活动时疼痛评分每天评估一次。

（四）疼痛记录

目前国内没有统一的记录方法，多数采用疼痛记录单或传统的护理记录单用文字形式记录疼痛信息。优点是疼痛记录详细、全面，缺点是不能直观反映疼痛变化趋势；记录繁琐；未将疼痛与生命体征联系起来等。另一种则是在三测单上用曲线的形式记录疼痛强度。优点能简明、直观、动态了解患者疼痛强度及强度的变化趋势；方便护士记录及评估；方便医护人员查阅；缺点不能实时记录疼痛，只能反映疼痛的强度。

十一、药物治疗

（一）非甾体类抗炎药（nonsteroidal anti－inflammatory drugs，NSAID）

是一类具有解热、镇痛、抗炎、抗风湿作用的药物。主要作用机制是抑制环氧化酶（COX）和前列腺素类（PGs）的合成。对 COX－1 和 COX－2 作用的选择性是其发挥不同药理作用和引起不良反应的主要原因之一。原则上所有 NSAID 药物均可用于患者的术后轻、中度疼痛的镇痛，或在术前、手术结束后即刻使用作为多模式镇痛的组成部分。临床上用于术后镇痛的 NSAID 药物的剂量和作用时间（表7-3、表7-4）。

表7-3　常用口服 NSAID 类药物

药物	每日最大剂量（mg）	每次剂量（mg）	次/天
缓释布洛芬	2 400～3 600	400～600	1～2
缓释双氯芬酸	70～150	25～50	1～2
美洛昔康	7.5～15	7.5～15	1
氯诺昔康	24	8	3
塞来昔布	200～400	100～200	1～2

表7-4　注射用 NSAIDs 类药物

注射液	剂量范围（mg）	起效时间（min）	维持时间（h）	用法和用量
氯诺昔康	8～24	20	3～6	iv：每次 8mg，每天剂量不应超过 24mg
酮洛酸	30～120	50	4～6	im/iv：开始每次 30mg，以后 15～30mg/6h，日子大量每天 120mg，连续用药不超过 2 天
氯比洛芬酮	50～200	15	8	iv：每次 50mg，3～4 次/天，也可 50mg 首剂，100～150mg/d
帕瑞昔布	40～80	7～13	12	im/iv：首次剂量 40mg，随后 40mg/12h，连续用药不超过 3 天

1. 非选择性 COX 抑制药　抑制体内所有前列腺素物质生成。在抑制炎性前列腺素发挥解热镇痛抗炎效应的同时，也抑制了对生理功能有重要保护作用的前列腺素。可能导致血小板、消化道、肾脏和心血管不良反应，其他不良反应还包括过敏反应及肝脏损害等。非选择性 NSAID 药物导致血小板的可逆性改变，术前停药一次，血小板功能可恢复，但酮洛酸多次给药后有蓄积作用，仅术晨停药一次不足以恢复凝血功能。

2. 选择性 COX-2 抑制药　不影响血小板功能，消化道损害发生率低于非选择性 COX-2 抑制药，选择性 COX-2 抑制药影响肾功能，在脱水、血容量减低等肾前性或肾实质性损害患者可能导致肾功能衰竭。

3. COX-2 抑制药　均有"封顶"效应，故不应超量给药；此类药物的血浆蛋白结合率高，故不同时使用两种药物。COX-2 抑制药用于术后镇痛的主要指征：

（1）中小手术后镇痛。

（2）大手术与阿片类药物或曲马朵联合或多模式镇痛，有显著的阿片节俭作用。

（3）大手术后 PCA 停用后，残留痛的镇痛。

（4）术前给药，发挥术前抗炎和抑制超敏作用。

（二）曲马朵为中枢镇痛药

有片剂、胶囊和缓释剂等口服剂型和供肌内、静脉或皮下注射剂型，用于术后镇痛．等剂量曲马朵和哌替啶作用几乎相当。主要不良反应为恶心、呕吐、眩晕、嗜睡、出汗和口干。

（三）阿片类镇痛药又称麻醉性镇痛药

是治疗中、重度急、慢性疼痛的最常用药物。通过结合于外周及中枢神经系统（脊髓及脑）的阿片受体而发挥镇痛作用。阿片药物种类多样，根据镇痛强度的不同可分为强阿片药和弱阿片药。弱阿片药有可待因、双氢可待因、盐酸布桂嗪等，主要用于轻、中度急性疼痛镇痛。强阿片药包括吗啡、芬太尼、哌替啶、舒芬太尼和雷米芬太尼，主要用于术后重度疼痛治疗。阿片类药物镇痛作用强，无器官毒性，几无封顶效应，但也应遵循能达到最大镇痛和不产生严重不良反应的原则。围术期单独应用阿片类药物对运动痛疗效较差，不利于术后早期运动和恢复。阿片类药物常见不良反应恶心呕吐、呼吸抑制、耐受和身体依赖、镇静和认知功能障碍、体温下降等。

（四）局部麻醉药

局部麻醉药用于术后镇痛治疗主要通过椎管内用药、区域神经丛或外周神经干阻滞以及局部浸润等方法。局部麻醉药与阿片类药物联合应用，可增强镇痛作用并延长镇痛时间。临床上椎管内术后镇痛常合并使用局部麻醉药和阿片类药物，既发挥镇痛协同作用又可降低每种药物的毒性，而在区域神经丛、外周神经干及局部浸润时只使用局部麻醉药。常用于术后镇痛的局部麻醉药有：布比卡因、左旋布比卡因、罗哌卡因和氯普鲁卡因。罗哌卡因的显著特点是产生有效镇痛的药物浓度（0.062 5% ~0.15%）对运动神经阻滞作用相对较弱，"动感分离"现象较布比卡因更明显，且毒性低于布比卡因和左旋布比卡因，是用于术后镇痛较理想的局部麻醉药。氯普鲁卡因起效迅速。低浓度时有一定的"动感分离"现象是其特点。

十二、给药途径

（一）全身给药

1. 口服给药　适用于神志清醒的、非胃肠手术和术后胃肠功能良好患者的术后轻、中度疼痛的控制；也可在术后疼痛减轻后，以口服镇痛作为延续；用作其他给药途径的补充（如超前镇痛）或多模式镇痛的组成部分。口服给药有无创、使用方便的优点，但因肝－肠"首过效应"以及有些药物可与胃肠道受体结合，生物利用度不一。药物起效较慢，调整剂量时既应考虑药物的血液达峰时间，又要参照血浆蛋白结合率和组织分布容积。禁用于吞咽功能障碍（如颈部手术后）和肠梗阻患者。术后重度恶心、呕吐和便秘者慎用。

2. 肌内注射给药　肌内注射给药起效快于口服给药。但注射痛、重复给药易出现镇痛盲区。

3. 静脉注射给药　药物血浆浓度峰谷比大，易出现镇痛盲区。对术后持续疼痛患者需按时给药。静脉炎、皮下渗漏为常见并发症。

（二）局部给药

1. 外周神经阻滞　适用于相应神经丛、神经干支配区域的术后镇痛。例如肋间神经阻滞、上肢神经阻滞（臂丛）、椎旁神经阻滞，下肢神经阻滞（腰丛、股神经、坐骨神经和腘窝）等。由于患者可保持清醒，对呼吸，循环功能影响小。特别适于老年、接收抗凝治疗患者和心血管功能代偿不良者。使用导管留置持续给药。可以获得长时间的镇痛效果。神经电刺激器和超声引导下的神经阻滞术可提高导管留置的精确性。

2. 硬膜外腔给药　适用于胸、腹部及下肢术后疼痛的控制。其优点为不影响意识和病情观察。镇痛完善，也可做到不影响运动和其他感觉功能。腹部术后硬膜外镇痛虽然可能导致胸部和下肢血管代偿性收缩，但可改善肠道血流，有利于肠蠕动恢复和肠功能恢复。下肢术后硬膜外镇痛，深静脉血栓的发生率较低。在下腹部和下肢手术，几乎可以完全阻断手术创伤引起的过高应激反应。

3. PCA　PCA具有起效较快、无镇痛盲区、血药浓度相对稳定、可及时控制突发痛以及用药个体化、患者满意度高、疗效与不良反应比值大等优点，是目前术后镇痛最常用和最理想的方法，适用于术后中到重度疼痛。

（三）多模式镇痛

联合使用作用机制不同的镇痛药物或镇痛方法。由于作用机制不同而互补，镇痛作用相加或协同，同时每种药物的剂量减小。不良反应相应降低，从而达到最大的效应/不良反应比。

十三、药物治疗原则

（一）镇痛治疗应遵循三阶梯镇痛方案及原则

重度疼痛：强阿片类药物＋非阿片类药物＋辅助药物。

中度疼痛：弱阿片类药物 + 非阿片类药物 + 辅助药物。

轻度疼痛：非阿片类药物 + 辅助药物。

第一阶梯：非阿片类药物多指 NSAID 药物（非甾类抗炎药），该药物为非处方药且对轻度疼痛有肯定疗效，并可增强第二阶梯及第三阶梯用药的效果。但当使用一种 NSAID 药物，疼痛得不到缓解时，不宜再换用其他类药物，而应直接升到第二阶梯用药。

第二阶梯：首次使用弱阿片类药物加 NSAID 可产生良好的止疼效果。弱阿片类药物的安全使用剂量往往被有封顶效应的复合剂中其他 NSAID 药物剂量所限，故当疼痛不再能控制时应选用第三阶梯用药或用单一阿片制剂。

第三阶梯：强效阿片类药物以吗啡为代表，常用药物：有美菲康（吗啡缓释片）等。长期应用阿片类药物可引起欣快症和成瘾性。

（二）口服给药方面

1. 能口服的尽量口服　随着剂型的发展，不能口服的有更多的无创给药方式可以选择。警惕"一律使用 PCA 泵给药或一律使用哌替啶"的做法。

2. 按时给药　按照药物半衰期及作用时间，定时给药。目的是使疼痛得到持续的缓解。反对单一按需给药的 PRN 医嘱。既要有长期医嘱，也要有临时医嘱。

3. 按阶梯给药　根据疼痛的轻、中、重度分别用 1、2、3 阶梯药物。反对无计划用药及错误的处方搭配。要注意一阶梯药物及二阶梯药物的封顶效应。强阿片类药物剂量无极限：药效不佳时，可增加剂量而不是增加另一个同类药物。

4. 用药个体化　药物的选择，必须考虑主要用药、辅助用药和突发痛的处理。根据患者疼痛强度、性质，对生活质量的影响，对药物的耐受性、偏爱性、经济承受能力，个体化的选择药物，确定剂量。

5. 注意具体细节　目的是使患者在获得镇痛治疗的同时，不良反应最小，从而提高患者的生活质量。密切观察，认真评估，及时恰当地预防、处理不良反应。

十四、骨科手术术后预期疼痛强度及围术期镇痛推荐方案

疼痛程度	骨科手术类型	推荐镇痛方案
轻度疼痛 评分 1～3 分	关节清洗术，局部软组织手术，内固定取出等	术前 3～5 天服用，口服塞来昔布 200mg bid 或术前晚口服塞来昔布 400mg。 术后单独使用帕瑞昔布钠 40mg bid 1～2 天后，口服塞来昔布 200mg bid 5～7 天
中度疼痛 评分 4～7 分	关节韧带重建，脊柱融合术，椎板切除术等	术前 3～5 天服用，口服塞来昔布 200mg bid 或术晨肌内注射帕瑞昔布钠 40mg。术后如患者 PCA，则联合使用帕瑞昔布钠 40mg bid 2～3 天后，口服塞来昔布 200mg bid 5～7 天；如不使用 PCA，则联合使用盐酸布桂嗪 + 帕瑞昔布钠 40mg bid 2～3 天后，口服塞来昔布 200mg bid 5～7 天
重度疼痛 评分 8～10 分	骨肿瘤手术，关节置换术，骨折内固定术，截肢术等	术前 3～5 天服用，口服塞来昔布 200mg bid，术晨肌内注射帕瑞昔布钠 40mg。术后患者 PCA，联合使用帕瑞昔布钠 40mg bid + 盐酸布桂嗪 2～3 天后，口服塞来昔布 200mg bid 7～14 天

十五、非药物治疗（辅助治疗）

已经证明多种非药物疗法能减轻术后疼痛，减少术后镇痛药用量，减轻围术期焦虑，或改善患者的整体感觉。这些方法包括：冷、热的应用，按摩，运动，针灸，术后放松，想象，催眠和生物反馈技巧及音乐疗法。另有研究提出，缓节律呼吸法可通过减轻肌肉收缩引起的疼痛及松弛紧张、焦虑的心理状态达到控制轻至中度术后疼痛的作用。以下介绍的这些可作为多模式镇痛的组成部分，只要患者愿意接受，均可考虑实行。

（一）认知行为疗法

目的在于改变患者对自身疼痛的负面认识，增强其自信和自我控制感，减轻心理负担，从而提高痛

阈、减轻疼痛。

（二）支持心理疗法

护士采取劝导、启发、鼓励、支持、同情、说服、消除疑虑、保证等方式，来帮助和指导患者分析认识当前所面临的问题，使其发挥自己最大的潜力和优势，正确面对各种困难和心理压力，从而达到减轻疼痛目的。

（三）分散注意力方法

分散注意力能提高痛阈，减轻或缓解疼痛，分散注意力的方法有二大类：一是把注意力转移到外部环境如听音乐、看电视、与家人或朋友聊天、听别人读书或通过其他娱乐活动消遣分散注意力。另一种是把注意力转移到体内如在心里数数、给自己唱歌、做心算、祈祷或自言自语"我能对付"，还有想象某些美好的故事、经历。

（四）催眠疗法

可以减轻疼痛，因为处于催眠状态的患者对施术者的言语暗示很敏感，所以对疼痛的感受性降低。另外，如保持环境安静，减轻不良情绪刺激，争取家属配合等措施，也可减轻疼痛。

（五）暗示疗法

是通过给患者积极暗示来消除或减轻疾病症状的一种治疗方法。它是一种古老而又明确有效的常用心理治疗方法。心理学家巴甫洛夫认为暗示是人类最简单、最典型的条件反射。

（六）争取家属配合

当患者发生疼痛时，陪伴家属毫无疑问地将会受到患者的影响，而表现焦虑不安的情绪。这种情绪反过来影响到患者，两者互为因果，相互影响，致使患者疼痛加重，所以家属的情绪很重要。

（七）物理治疗

1. 中频脉冲治疗仪　根据传统中医经络学的基本原理，用电脑控制的脉冲电流刺激人体各穴道，从而产生针灸、热疗、电疗、磁疗的治疗效果，具有通经活络，调理气血，祛瘀止痛的功能。禁忌证：心脏部位、孕妇的下腹部、急性化脓性炎症、出血部位、带起搏器者、治疗部位有较大的金属异物者。

2. 热疗　加快炎症渗出液的吸收，有消炎作用，同时减轻炎症渗出液对深部组织的压迫刺激，减轻疼痛。温热可以减低肌纤维兴奋性，使肌张力下降，肌肉松弛，可缓解压力，放松精神，改善睡眠，还可改善血液循环和组织营养，促进组织再生。

3. 冷疗　使毛细血管通透性降低，减轻充血及水肿，减慢神经传导速度，降低神经末梢敏感性，减轻疼痛。

（姚保平）

第八章

开放性骨折

第一节　开放性骨折的定义

骨折端经过软组织与皮肤或黏膜破口相通的骨折称为开放性骨折。有时开放性骨折的诊断很难确定，需在手术过程中方能做出明确的诊断。如果骨折附近的皮肤存在伤口，除非已经明确排除了开放性骨折，否则应该按开放性骨折的原则来处理。

潜在开放性骨折的含义不确切，现在很少使用这一名词。其是指伴有皮肤损伤的闭合骨折，如果不及时处理，皮肤会发生坏死，继而造成折端与外界相通。对于这种骨折应按照闭合骨折的治疗原则进行急诊手术。对于皮肤损伤严重程度不能确定的骨折应严密观察皮肤损伤局部的变化，根据皮肤损伤的实际情况和骨折的具体条件来制订手术方案。

由于软组织损伤的严重程度不同，创面损伤情况程度变化很大，可能是很小的损伤，治疗及预后与闭合性骨折无差异。也可能损伤非常广泛、严重，需要行截肢术。

除明确骨折的特点外，还应重点关注软组织损伤情况和细菌污染程度，后二者对预后的影响往往大于骨折本身的因素。而软组织损伤的程度取决于在受伤瞬间肢体对致伤能量的吸收。开放性骨折治疗的最终和最重要的目标是尽早全面地恢复肢体的功能。为达到这一目标，必须预防感染、重建软组织、获得骨折愈合、避免畸形愈合、尽早开始关节运动和肌肉康复。在这些过程中，感染常导致畸形愈合、不愈合、功能丧失，故避免感染的发生是开放性骨折治疗过程中最重要的环节。

开放性骨折治疗的发展经历了四个历史阶段：第一阶段是在刚刚进入 20 世纪之前，开放性骨折的治疗主要是挽救生命；第二阶段是在第一、第二次世界大战期间，治疗的目的主要是保存肢体；第三阶段是到 20 世纪 60 年代中期，治疗的目的主要是预防感染。自 20 世纪 60 年代中期到现阶段，治疗的目的是保留受伤肢体的完整功能，因为现代人不仅希望骨的愈合而且要求完整恢复患肢的正常功能。

在第二次世界大战后的 20 世纪 60 年代，创伤的发生率逐渐增加并达到了相当惊人的水平。开放性骨折在有记录的损伤中占有极大的比例，每年四肢长骨开放性骨折发生率为 11.5/10 万。开放性骨折的发生率与创伤的发生有非常显著的相关关系。

对于各种外力致伤的模型分析表明，外力的大小与受伤有明确关系。一般用公式 $K = MV^2/2$ 表示。K 表示受伤时机体所吸收的能量，M 表示质量，V 表示速度。当 K 值超过了机体组织抵抗或吸收的能力时就造成了损伤，损伤的情况与致伤外力的来源、受伤时机体的状态有关。大多数所受外力不能进行准确计量，但某些常见受伤机制的外力可以进行相当准确的计算。一般分类如下：

（1）运动的机体撞击静止的物体。

（2）运动的物体撞击静止的机体。

（3）运动的机体与运动的物体相撞。

物体与肢体之间高能量的挤撞造成了肢体的软组织损伤，肢体吸收能量，然后以暴发的形式释放出来，传导到骨，并且在软组织中产生振动波，这种振动波造成骨膜剥离，如果振动波非常巨大，将导致皮肤的撕裂。产生开放骨折的同时也产生一种瞬间的真空，邻近的异物被吸入肢体深处，因此，深部组织所受污染的程度不能单纯由伤口尺寸来判定。被一辆以 34 公里/小时行驶的摩托车撞击的行人所承受的致伤能量至少是在人行道上跌倒的低速度损伤中所释放出的能量的 1 000 倍。

以常见的胫骨开放性骨折为例，当一辆汽车撞击一名行人时，首先接触的部位是小腿的后部，外力首先造成小腿后部肌肉的损伤，由于外力巨大，继续向小腿前方传导，胫骨前侧皮质开始断裂，刺破胫骨前薄弱的软组织和皮肤，造成开放性骨折。在对该骨折进行诊疗时，医生会被小腿前部的创面所吸引，然而医生应明白，小腿后群肌肉也有一定程度的损伤，在清创术中，会发现骨折端与小腿后的骨筋膜室相通，创面的污染会播散至各个骨筋膜室中。

开放性骨折的主要致伤原因依次是：车祸、工作伤、坠落伤、枪伤、农场伤、其他。

开放性骨折好发部位依次是：胫腓骨、股骨、尺桡骨、踝关节、肱骨、鹰嘴。

（薛乔升）

第二节　开放性骨折的病原学

在开放性骨折的治疗过程中，虽然经过彻底的清创和冲洗，创面健康、血运良好、没有坏死组织，在以后的治疗过程中很可能不会出现感染，但伤口中肯定会存在少量的细菌，使用抗生素会杀死这些残存的细菌，至少会抑制这些细菌的生长繁殖，有利机体防御机制清除这些细菌。但预防感染的根本措施是严格彻底的清创术，不能完全依靠抗生素来防止感染的发生。

Patzakis 在其随机配对的前瞻性研究中，头孢菌素组的感染为 2.3%，青霉素组为 9.7%，而不使用抗生素组为 13.9%。建议对开放性骨折常规使用头孢菌素。

研究表明，在急诊室、手术室刷洗伤口前、清创术中、清创术后、伤口闭合前伤口细菌培养阳性率分别为：72%、78%、37%、13%、19%。随着来院时间的延长，革兰阳性菌所占比例逐渐降低，革兰阴性菌所占比例越来越高，最高可达 87%。革兰阴性菌中以铜绿假单胞菌增加最为显著。随着来院时间的延长，对青霉素和庆大霉素的敏感菌由最初的 40% 和 57% 降至 0% 和 32%。这些细菌的抗药性与自然社会中细菌的抗药性有着本质的区别，一般认为造成开放性骨折感染的致病菌来源于医院内环境。

急诊室通常是医院污染最严重的地方，不应在这里对伤口进行冲洗清创。在急诊室得到的细菌培养标本只能是从比较表浅的污染物中获得，从深部组织中获得的标本可能会破坏血凝块，导致额外的出血。在手术室取标本培养不再是常规。在过去，此时从开放骨折创面获得标本培养认为是最佳时期，但是 Lee 等证明，在手术室取材培养出的细菌同感染后伤口分泌物培养出的细菌之间没有必然联系。

抗生素的使用极大地降低了开放性骨折的感染率。但反复彻底清创、适当的伤口闭合及骨折端的稳定是预防感染的最根本和首要的步骤，因为决定感染发生的最主要的因素是开放性骨折的损伤程度。在开放性骨折患者就诊时，大约 70% 的伤口已经受到污染，在过去致病菌主要是革兰阳性菌，而现在致病菌主要是革兰阴性菌。在细菌培养报告前，应根据各自医院监测的致病菌种类有针对地使用广谱抗生素，待细菌培养结果得出后，可根据细菌培养的结果调整使用抗生素。

通常在低能量损伤中应用一种广谱抗生素，随伤口的严重程度的增加，可加用一种氨基糖苷类抗生素，如损伤发生在农场或同土壤有关，可加用青霉素钾。应在急诊室内开始使用抗生素，最迟也要在手术室内应用抗生素。过去，广谱抗生素运用 3~4 天，许多患者可能会发展成耐药性感染。所以现在主张短期用药（24~48 小时）。在以后的每次伤口操作前 20 分钟预防应用单剂量抗生素。

Ostermann、Herry、Eckman 等许多人强调在开放性骨折中，特别是在伴有严重软组织损伤的开放性骨折中局部应用含有抗生素的药珠。Ostermann 等总结了共 1 085 例开放性骨折使用抗生素的情况，在清创后伤口内放置药珠并结合全身使用抗生素，减少了抗生素的用量及其不良反应，伤口局部抗生素浓度升高，使感染率自 12% 降至 3.7%。

众多作者在肯定开放性骨折损伤严重程度是感染发生的首要因素的同时，又对开放性骨折创面细菌数量与创面感染之间的关系进行了研究。Gustilo 在其研究中未能确定开放性骨折创面细菌数量与感染之间有明确关系。Cooney、Danial、Moore 均认为清创术切除创面组织中，如细菌数量 $>10^5 C \cdot F \cdot U/$ 克则创面感染率显著增高。而 Breidenbach 与 Merritt 研究发现清创前创面组织中细菌数量与感染的发生无相关，而清创后创面组织中细菌数量与感染的发生有明显关系，如细菌数量 $>10^4 \sim 10^5 C \cdot F \cdot U/$克，则具有显著增高的感染率。

一项对 160 个开放性骨折的前瞻性研究显示在 Gustilo 分型中只有ⅢA 型开放性骨折创面闭合前组织内细菌数量与感染发生之间有最为明确的相关关系，细菌数量 $>10^4 C \cdot F \cdot U/$克创面感染率显著增高。同时这项研究也显示与开放性骨折创面感染相关的因素依次是：严重全身并发伤、Gustilo - Anderson 分型、骨折固定方法、伤口闭合时创面组织内细菌数量和下肢骨折。说明开放性骨折的分型和预后的关系不仅仅取决于创面的大小以及软组织损伤的程度，而且与创面细菌种类及细菌数量有密切的关系，对于 Gustilo - AndersonⅢA 型开放性骨折尤为显著。由于全身和局部创伤的严重程度是决定创面感染的最基本因素，故在组织损伤较轻的 Gustilo - AndersonⅠ、Ⅱ型和组织损伤非常严重的ⅢB 型开放性骨折的感染发生过程中细菌数量因素就不能突出地表现出来。

据统计，一般的感染率是：Ⅰ型：0%～2%，Ⅱ型：2%～7%，Ⅲ型：10%～25%，其中ⅢA 型：7%，ⅢB 型：10%～50%，ⅢC 型：25%～50%。

（薛乔升）

第三节 开放性骨折的分类

开放性骨折的分类不仅仅是使科学研究的结果能够相互比较，更重要的在于能够指导医生对开放性骨折进行诊断和治疗。开放性骨折的分类有多种，目前世界范围内普遍接受 Gustilo - Anderson 分类方法。

Gustilo - Anderson 根据开放性骨折软组织损伤情况、创面污染严重程度和骨折情况将开放性骨折分为三型，其中第Ⅲ型又分为 3 个亚型（表 8 - 1）。

表 8 - 1　Gustilo - Anderson 开放性骨折分型

类型	伤口	污染程度	软组织损伤	骨折损伤
Ⅰ	<1cm	干净	轻	简单，少许粉碎
Ⅱ	>1cm	中度	中度，一定程度的肌肉损伤	中度粉碎
Ⅲ				
ⅢA	>10cm	重度	严重的挤压伤	多为粉碎，但软组织可覆盖骨折端
ⅢB	>10cm	重度	软组织严重丢失	骨骼外露，需行软组织重建手术方能覆盖骨折端
ⅢC	>10cm	重度	严重软组织丢失并伴有需要修复的血管损伤	骨骼外露，需行软组织重建手术方能覆盖骨折端

Ⅰ型　通常是由低能量损伤造成，伤口小于 1cm，一般是由于骨折自内向外穿透皮肤所致。细菌污染是非常少的。Ⅰ型开放性骨折一般没有或仅有少许肌肉损伤。但判断是否为Ⅰ型开放性骨折不能仅仅根据伤口的大小，而应与受伤时所受暴力大小、伤口污染程度等诸多因素相结合来做出诊断。

Ⅱ型　伤口一般大于 1cm，伴有中等程度的软组织损伤，由于外力较大，伤口通常是由外向内受暴力所致。常常发现肌肉组织有坏死，但程度和范围较局限，一般仅波及一个骨筋膜室。没有或仅有少许骨膜的剥脱，无需使用植皮或皮瓣的方法来闭合伤口。

Ⅲ型　是一种高能量损伤，伤口自外向内造成，伴有广泛的肌肉坏死。折端移位大，多为粉碎性骨折。枪伤、车祸伤、农场伤等多为Ⅲ型开放性骨折。在做出Ⅲ型开放性骨折的判断时应考虑到致伤外力的大小以及软组织损伤的严重程度。Ⅲ型开放性骨折可以进一步分为 3 个亚型。

ⅢA 型开放性骨折的骨膜剥离不广泛，骨折端有适当的软组织覆盖。

ⅢB 型开放性骨折有广泛的骨膜剥离，伴有大量的软组织坏死和丢失，常常需要局部转移皮瓣或游离皮瓣才能覆盖折端。

ⅢC 型开放性骨折伴有大血管的损伤，只有修复损伤的血管，才能够保存肢体。

Gustilo‑Anderson 开放性骨折的分类包含了主观因素和客观因素。仅仅在急诊室对伤口表面的观察和 X 线片显示便做出骨折的分类常出现错误。应该结合清创术中的发现，对开放性骨折有一个完整彻底的认识后，才有可能做出正确的分类。Brumback 用 125 个胫骨开放性骨折图片对医生进行调查，仅 60% 分类正确，对创伤医生的调查显示仅 66% 正确。

Gustilo‑Anderson 报道 207 例开放性骨折中Ⅰ型：34%，Ⅱ型：27%，Ⅲ型：39%，其中ⅢA：55%，ⅢB：30%，ⅢC：15%。

除 Gustilo 分类以外还有许多其他分类方法，如 AO/ASIF 分类和 Tscherne 的分类方法。

较早的开放性骨折的治疗原则包括：

（1）彻底清创。

（2）使用坚固的内固定。

（3）采取有效的方法闭合伤口，消灭创面。

（4）合理使用抗生素。

目前开放性骨折的治疗原则包括：

（1）反复彻底的清创。

（2）使用内外固定保持骨折端稳定。

（3）适合的伤口闭合。

（4）短期应用广谱抗生素。

Robert E、Tooms 根据 Gustilo、Burgess、Tscherne、AO/ASIF 组织和其他一些治疗原则，建议以下的治疗原则：

（1）视所有开放性骨折为急诊。

（2）进行全身彻底检查以发现有危及生命的损伤。

（3）在急诊室开始应用抗生素（最迟也要在手术室内进行），一般连续用 2~3 天。

（4）立即清创，充分冲洗。对Ⅱ型及Ⅲ型开放性骨折应在 24~72 小时内反复清创冲洗。

（5）稳定骨折。

（6）伤口开放 5~7 天。

（7）早期行自体骨移植。

（8）伤肢康复锻炼。

（薛乔升）

第四节　急诊检查和伤口处理

（一）最初处置和抢救

患者到达急诊室后，创伤小组应立即对患者进行详细全面检查。进行必要的通气、心肺复苏和抗休克治疗。应该常规拍摄胸部、骨盆、颈椎侧位的 X 线片，建立静脉输液通道，采集标本并送实验室分析。如病情稳定，要对骨盆及脊椎进行检查，轻柔地去除在事故现场所做的部分包扎及夹板，以暴露受伤肢体，如有活动出血，应该加压包扎或使用止血带，不应钳夹血管，这将损伤血管或夹伤邻近神经。清创术与骨折的稳定最好在受伤后的 6 小时内实施。

应对患者肢体的血运和神经功能进行检查。在检查时，肢体最好置于接近于正常的位置，通过皮温、毛细血管充盈、静脉充盈和外周动脉搏动的状况来评估肢体的血循环状态。任何明显的关节脱位或突出的骨折块导致的对软组织或血管神经组织的受压都应去除，如脉搏消失是由于骨折移位导致的血管绞闭或血管的脉压降低，复位会恢复血流灌注。复位后动脉血灌注恢复的好处，远远大于由于复位使浅部污染物或异物带入伤口深处的弊处。应重新检查复位后的脉搏，如果脉搏在复位后仍不出现，必须进行 Doppler 检查，应仔细观察一段时间肢体的血运，因为内膜的损伤通常导致迟发血管闭塞。如果在 Doppler 检查以后脉搏仍缺失，必须行血管造影或直接探查，随着复苏、血压的升高将会增加受伤肢体组织内的压力，导致骨筋膜室综合征。应对增高的前臂、小腿或足的骨筋膜室压力进行测压。

对肢体进行压觉和轻触觉的检查，必要时应对肢体特别是上肢进行两点分辨觉的检查。对于运动功能的检查有时比较困难。由于疼痛，患者很可能不愿活动肢体，这需要医生将伤肢尽可能置于正常对位的位置上，并确实固定，以最大限度地减少病痛。上述检查应与健肢进行对照，以减少漏诊的发生。

接下来要对伤部的皮肤进行检查，描述伤口的大小、形状、边缘是否有挫伤、表面污染是否严重、是否存在皮肤剥脱、是否并发有烧伤等情况。如有条件，可对伤口照相和画图，这不仅有利于临床资料的汇集，也有利于患者及家属对病情的理解。

在急诊室的初始评估后，用消毒敷料包扎伤口并固定患肢，在病历上记录伤口的范围、程度或绘制成图。对于多发创伤患者，大约25%的骨骼损伤被遗漏，但这些损伤经常发生在手和足。

原则上不宜在急诊室对创面进行探查，这不仅仅会给创面带来进一步的污染，而且与手术室内麻醉下彻底的探查术相比较，这样探查的结果是很不完全的，并且易造成进一步的损伤与出血。也不宜为减轻疼痛和探查伤口使用局部麻醉，这将干扰对病情及检查结果的判断。在急诊室内取材行细菌培养的作用还有待进一步证实，但应明确的是，应在急诊室开始应用广谱抗生素。

对已经包扎固定的骨折创面，不易反复打开敷料进行检查。有研究表明医院急诊室空气中菌落数量可高达 5 000C·F·U/m³，远远高于 500C·F·U/m³ 的国家标准。在这种环境中暴露创面，会使医院环境中存在的具有很强抗药性的致病菌污染创面。Tscherne 已证实，反复打开伤口敷料或忽视对创面的急诊室处理，会使开放性骨折的感染率增高。这就要求在对开放性骨折的检查过程中保持一致，医生初次检查后应有详细可靠的记录，并画草图，使下一位医生能够通过医疗记录正确地了解病情。

有时，仅在骨折部位附近有一个很小的破口，通过初步检查不能确定是否为开放性骨折，有人推荐在骨折间隙（关节内骨折可在关节腔内）注射亚甲蓝，观察蓝色液体是否自伤口内溢出。但这种操作可能会增加污染的机会，且由于组织瓣的作用，可能在真正的开放性骨折伤口内却无蓝液体流出。正确的方法应是行正规的清创术，在术中追踪伤口是否与骨折端相通。

（二）病史

对患者进行过初步处理后，应向患者、患者家属、目击者、现场抢救医生等人询问详细病史。亦应询问患者是否患有其他疾病，重点包括心肺疾患、糖尿病、是否使用激素和免疫抑制药物。还要询问患者伤后至来院前使用的药物，除非肯定近期注射过破伤风抗毒素，所有患者应常规注射破伤风抗毒素 1 500U。

一般在患者病情平稳后才开始摄 X 线片，应常规摄颈椎侧位、胸片和骨盆片。除非患者病情危重不易搬动，应在抢救室内摄片外，应尽可能在放射科摄片。应包括标准的正侧位片，X 线片范围应包括骨折远近端的关节，如有必要应摄特殊位置的 X 线片。对于那些复杂骨折如涉及关节、骨盆、头颅的骨折还应行 CT 检查。在患者进行 X 线片检查时，伤肢应用无菌敷料加压包扎并确实固定。对于有血管神经受压的骨折脱位，宜首先将脱位进行复位固定后再去摄片。

（薛乔升）

第五节　清创术的准备工作

对于严重多发损伤的患者，应成立一个由多个相关科室组成的手术组。对于骨科医生来说，不仅要了解骨折处骨结构的各种特点，还应了解软组织损伤的情况和细菌污染程度，进行开放性骨折的分类，综合全面情况确定系列的治疗方案，包括急诊手术清创、骨折固定、伤口闭合、抗生素应用、多发伤的处理、术后患者的监护、伤口换药、二期植骨术、组织功能重建等。特别强调术后具有连续性的康复计划情况。医生应非常清楚正确及时的最初处置方式是决定治疗效果的最重要因素。在开放性骨折的手术过程中存在诸多不确定因素，应充分准备好骨及软组织手术的各种器械。包括骨折固定的全套内固定器械、显微外科器械。医生术前应考虑到术中是否使用 X 线设备，患者采取何种体位，是否行髂骨取骨植骨术等。

已经证实，医院环境内的致病菌较来院时已经在伤口表面存在的细菌有更强的致病能力。为避免或减少医院环境内致病菌对开放性骨折伤口的污染，手术宜在开放性骨折专用手术间内进行，这可保证手术环境清洁并且具备骨折手术的常用辅助仪器和设备。

（薛乔升）

第六节　冲洗与清创

清创术是处理开放性创伤的一种手术方法。包括切除失去活力和被污染的创面和组织，清除异物，使其成为由健康组织组成的新鲜创面，仅含有极少细菌，为闭合创面及修复重要结构创造条件，以达到防止感染、缩短疗程和减轻残废的目的。

患者在到达手术室并麻醉后，首先选择并固定好患者的体位。去除伤口敷料和固定物，一名医生牵引肢体，在肢体近端放置气囊止血带。其他医生开始刷洗肢体，刷洗的皮肤范围要符合手术要求，常规要求用消毒肥皂水刷洗三遍，也可用外科医生刷手制剂来替代。刷洗过程中可用敷料覆盖创面，冲洗用的水最好为无菌液体，如无条件，仅可在冲洗皮肤时使用自来水，在冲洗创面时应用无菌盐水。刷洗完成后，用消毒手术巾擦干水滴，开始消毒铺巾。在刷洗过程中，应使用专用的刷子、水桶、冲洗槽等物品，并有专人对接触开放性骨折创面的物品进行消毒和管理，以避免在操作过程中造成开放性骨折创面的污染。

清创术的原则包括：①凡肉眼所见的异物和污染，失活的组织均须逐一清除和切除；②对已清创的创面尽量避免再污染、再损伤；③尽量减少对组织的创伤，因此要用锐利的刀片切割组织，少用剪刀。不做大块钳夹和结扎组织；④手术从创口的皮肤边缘开始，由浅入深直至创底。必要时可扩大切口；⑤要彻底止血、清除血块，减少结扎线头和其他内固定物等；⑥清创完毕后，创面应由新鲜、健康组织组成，无异物、无空腔、无血块、污染极微。

有人建议在开放性骨折的清创术中不使用止血带，理由是软组织损伤严重且部分组织缺血甚至坏死，使用止血带会加重局部组织的缺血，导致进一步的损伤。然而在临床工作中，四肢开放性骨折大多使用止血带，它可以控制出血使创面清晰，有利于手术操作，在血管神经等组织修复手术过程中必须使用止血带。使用止血带的主要缺点是在放松止血带后，造成毛细血管充血，短时间内创面渗血较多，并造成组织肿胀不利于伤口的闭合。

开放性骨折的软组织损伤污染严重，有些病例在就诊时已经是在伤后 6 ~ 8 小时以上，一次清创不能完全清除掉所有的坏死和失活组织，需在以后的 48 ~ 72 小时内反复多次清创才能得到一个干净的创面，加之软组织缺失多，肢体肿胀等原因，故这些病例不具有一期闭合伤口的条件，患者需要在 24 ~ 48 小时间隔重复清创，直到没有坏死组织出现。

（一）冲洗

用无菌盐水对创面的冲洗是清创术中的必要步骤，有人建议术中冲洗液应不少于10L，加压冲洗可使细菌数量减少100倍。冲洗的作用在于：①冲洗掉血迹和附着物，使创面结构清晰。②极大地减少了细菌的数量。③恢复了组织的颜色，有利于区别坏死组织。④使某些深部结构得以显示。

术中冲洗液量与开放性骨折创面大小、手术时间长短、手术内固定方法有关。一般来讲创面小、手术时间短、行外固定的骨折术中冲洗量少。经验表明 Gustilo ⅢA 型胫骨开放性骨折行接骨板内固定术一般需 7 ~ 10L 林格液或生理盐水。创面经过第一次冲洗后，创面软组织内细菌数量等级自 $10^{4~6}$ CFU/g 降至 $10^{2~3}$ CFU/g。

有人建议冲洗液中加入抗生素，我们认为单独林格液和生理盐水已足够，如有必要，可加入化学消毒剂，不提倡在冲洗液中加入抗生素。

（二）皮肤和皮下组织

对于软组织损伤较小的创面，可通过一个梭形切除便可得到一个清洁的创面。但多数情况下，医生所面对的是一个大的不规则的创面，在开始切除皮肤及皮下组织前，医生应考虑以下方面的问题：

（1）皮肤及皮下组织损伤的范围。

（2）是否存在皮肤剥脱。

（3）计划好延长切口的方向和长度。

（4）确定是否与邻近伤口相连。

（5）损伤形成的组织瓣是否能成活。

（6）可以去除皮肤的范围。

（7）是否有足够的皮肤及软组织覆盖折端。

（8）尽量保护浅静脉。

（9）创面及延长切口应有利于对深部组织结构的探查。

去除皮缘 1~2mm，对健康的皮肤应尽量保留，特别是位于胫前、手和足的皮肤，应尽可能少去除，有时有挫伤的皮肤也能够顺利愈合而不发生坏死。术中应使用锋利的刀片，垂直于皮肤表面来切除皮缘，必要时术中要更换刀片，以保证取得边缘整齐的皮缘。对于创伤形成的皮肤瓣，应按照重建外科组织瓣基底宽与高的比例来进行清创，比例一般遵守基底宽：皮瓣高度 = 1：2 的规律，对于过长或临界水平的皮瓣应在放松止血带条件下仔细检查皮缘出血状况和毛细血管充盈情况，对于血运有怀疑的部位，如条件允许可不闭合伤口，对皮瓣进行观察，行延迟清创术或延迟伤口闭合。开放性骨折的肢体常常伴有大面积的皮肤剥脱，甚至是整个肢体的皮肤完全剥脱。由于皮肤及皮下脂肪与深筋膜剥离，如简单原位加压包扎可导致皮肤及皮下脂肪坏死，继而出现感染，从而危及患者的生命。对于大面积的皮肤剥脱应将剥脱的皮肤切下，行反取皮后，植于清创后的创面上，一般会有 90% 的植皮成活。

（三）筋膜

对于坏死、受损严重或污染严重的筋膜应彻底清除。

（四）肌肉

由于肌肉富含水分，其本身易受冲击波的损害。在高能损伤的开放性骨折中，有时虽然皮肤破口很小，但由于骨折端或骨块移位很大，会对肌肉组织造成广泛的损伤。坏死的肌肉是细菌最好的培养基，应尽可能去除所有坏死的肌肉组织，但在清创术中对肌肉坏死的判断是很困难的。特别是在ⅢB、ⅢC型开放性骨折中，去除整条肌肉或整个骨筋膜室内的肌肉也不是很少见。肌肉组织代偿能力极强，存留10% 的肌纤维便可保存功能，可在第 1 次清创中保留肌肉边缘的部分，在后期清创术中可观察肌肉组织是否坏死。也有人建议对怀疑有坏死的肌肉便可立即去除，保存生命比保留功能更重要。

目前对肌肉状态的判断是根据 4C（color 颜色、consistency 张力、contractility 收缩、capacity to bleed 出血）的标准。在这 4 个指标中，张力和出血两项最可靠，也有人认为是收缩和张力因素最可靠。这说明，对肌肉状态的判断应全面认真综合考虑，临床医生的经验就非常重要了。

1. 颜色　颜色的指标有时很难判断，颜色暗甚至发黑仅代表肌肉表面浅层肌纤维的血运状况和出血情况，如去除浅层肌肉，深层肌组织很可能是正常的。坏死肌肉组织常为黄灰色，与正常鲜红的肌肉有较明显的区别。

2. 张力　肌肉张力可提供一个客观指标。在清创术中，受损肌肉可与正常肌肉进行对比。用镊子轻夹肌肉组织，肌纤维会收缩，并且肌肉很快会恢复其外形而不留有钳夹的痕迹，如轻柔的钳夹也会在肌肉表面留下印迹，则肌肉很可能是坏死了。

3. 收缩　在清创术中，如肌肉有收缩便足以表明肌肉没有坏死，用镊子尖轻夹肌纤维或所支配的神经，如肌肉收缩良好，就应予以保留。

4. 出血　肌肉组织受到碾挫，虽然有动脉通过，但毛细血管内却没有血液流动。只有自肌肉表面缓慢、持续的渗血才表明肌肉的出血能力良好。

（五）肌腱

肌腱对功能的恢复至关重要，应尽可能保留肌腱。肌腱组织不易发生感染，清创的关键是保留腱周组织，术中应尽可能用冲洗的方法来去除对肌腱的污染。如不能保留腱周组织，应用肌肉、皮下脂肪来覆盖肌腱。如伤口不闭合，肌腱不宜直接暴露在伤口内，宜使用灌洗等方法保持伤口湿润以防肌腱干燥。

（六）骨

如果没有肌肉等软组织的存在，因为血供差，骨组织极易发生感染。对于小的没有任何软组织附着的皮质骨骨块可去除。而对于相同的松质骨小骨块，可将其当做植骨块来使用。如果骨折片很大，影响肢体的长度、对线和关节的完整性应给予保留。如骨块有任何软组织相连，说明骨块有可能获得血供，不应去除。对于骨块，可使用浸泡、煮沸、微波、高压消毒等方法来消除污染。

与肌腱组织相同，骨组织也不应直接暴露在伤口中，应使用各种软组织来覆盖，或用灌洗的方法保持湿润。

（七）关节

涉及关节的损伤，原则上应对关节腔进行探查。如伤口较大，可很方便地打开关节腔进行清创术，如涉及关节腔的伤口很小，切开关节行清创探查术将会带来不必要的损伤，使用关节镜探查受累的关节腔或许是一种更好的方法。

（八）神经和血管

对于在清创术中所遇到的小的出血应遵循清创术的步骤自外向内，自浅入深逐步结扎或电凝止血。对于毛细血管渗血只能是采取一定时间的压迫方法。应该在清创术前明确影响肢体血供的大血管损伤，对于肢体失血运大于8小时的病例，应慎重恢复血循环。如需修复血管，应有血管外科经验的医生在场，以简练的方法快速完成清创操作，以争取时间，尽快恢复肢体的血运。

对于断裂的神经应尽可能给予吻合，如不能一期进行修复，应给予标记，以便二期手术时辨认。

（九）筋膜切开术

在开放性骨折术后，特别是伴有血供重建术后，肢体的肿胀严重，常导致骨筋膜室综合征的发生。为预防骨筋膜室综合征的发生，应常规行筋膜切开术。

如开放性骨折的软组织损伤较轻，可在清创术后，通过创面行筋膜切开术，以达到减压的目的。如果软组织损伤重、手术时间长、特别是在修复血管损伤后，应对肢体的各个骨筋膜室进行筋膜切开术。小腿常取外侧纵切口，首先行小腿外侧骨筋膜室减压，然后向前内，切开小腿前侧骨筋膜室的外侧壁。最后向后内切开小腿后骨筋膜室（深、浅两个骨筋膜室）。切开后用手指伸入到各个骨筋膜室中以确认各室得到充分彻底的减压。减张切口不宜闭合。宜在肢体肿胀消退后使用植皮或直接缝合的方法来闭合。

（耿　捷）

第七节　早期截肢

由于骨科手术技术的发展，使过去常需采用截肢术的肢体得以保留。造成截肢术的主要原因是不可恢复的肢体血液循环和不可控制的感染。现在，临床上越来越多地保留肢体，但最终结果与人们所期望的目标相差很大，保留的肢体功能不能达到令人满意的结果。在国内，几乎所有患者都在急诊手术时选择保肢治疗，其中的绝大多数患者虽然经过数年的多次重建手术，但还是不能返回原工作岗位及独立生活，可在医生复查随访时，仍反对行截肢术。但也确有一些患者，在保肢治疗的数年内，对重建手术失去信心，最终选择了截肢。由于损伤的性质是很难判断的，在这个领域的骨科医生的个人经验也有限，通常不可能在损伤的预后判断清楚之前就做出保肢或截肢的决定。伴有血管损伤需要修复（ⅢC型损伤）的严重损伤肢体，常让医生进退两难，这方面的研究结果很少，前瞻性的分级标准还未广泛应用。有关受伤肢体的评分标准有多个，其中经过回顾性和前瞻性研究的评分标准为MESS评分。如评分≥7分，建议行截肢术，如评分≤6分，则保肢的结果好。在62例Ⅲ型胫骨开放骨折的回顾中，Candle和Stern发现Gustilo-Anderson分类可指导预后，ⅢA型损伤的并发症很低，ⅢB型较严重，而ⅢC型特别严重的并发症达到100%，二期截肢达到78%。Lange等分析了23例伴随血管损伤的胫骨开放骨折，在1年的随访观察中，14例（61%）接受截肢的患者没有出现并发症和功能缺失。相反，所有接受保肢的患者需要多次手术、伤口经久不愈、胫骨治疗出现问题。其建议：因为在近来的报告中ⅢC型损伤中总的截肢率已达到60%，所以在决定保肢前应实际地评估功能后果。

Bondurat等认为目前还没有一个较明确的截肢适应证标准，需要一个客观的对肢体估价的方法以明确是否行截肢术。在他的文章中延迟截肢的残废率、手术次数、医疗费用、住院天数是一期截肢术的2倍，死亡率是一期截肢术的20.7倍。并且延迟截肢的截肢水平比一期截肢术的肢体平面高。Georgiadis等比较了共16例用先进的游离皮瓣技术挽救的肢体与18例一期行膝下截肢的病例。发现前者的并发症、手术次数、住院时间、医疗费用、肢体完全负重行走时间均明显高于后者。前者的踝关节活动受限、不愿工作、认为自己是残废人及认为在工作及娱乐活动时困难多的人数也高于后者。上述两项研究认为，如果实施适宜的早期截肢标准，会改善功能、缩短住院日、减少患者和政府的经济负担。最近，几位作者也认为，对于那些受过创伤并接受保肢的患者，虽然肢体得到了挽救，但大多数患者的日常生活和家庭关系已被延长的重建手术摧毁。认为对功能有疑问的下肢严重损伤，早期截肢和安放假体优于保肢。Lange说过，缺乏对这种严重损伤的认识和缺少多方会诊使外科医生不可能做出一期截肢的决定。相反，他会成功地但又不切实际地保留了肢体。Lange建议ⅢC胫骨骨折一期截肢的绝对适应证为：

（1）成人胫后神经彻底破损。

（2）挤压伤伴随热缺血时间>6小时。

相对适应证为：

（1）严重多发伤。

（2）严重的同侧损伤。

（3）预期行多次软组织延长和骨重建的。

但在临床随访中发现，早期截肢确能减少并发症、缩短病程、减轻经济负担，但对日常生活和工作质量的改善是不确定的，因为日常生活和工作的需求每一个人都不一样。与保肢相比，使用假肢会在夜间起床、淋浴、紧急情况下逃离危险区域带来极大不便。所以，对于那些足底有感觉的肢体应尽力保留。

由于目前还没有一个较明确的截肢适应证标准，创伤小组应仔细检查肢体和伤口情况，进行必要的会诊，然后同患者和家属（可能有被截肢者在场）进行坦率的讨论，讲明保肢和截肢的不同结果，最后由对此事最关心的患者本人做出决定。

（耿　捷）

第八节　骨折的稳定

（一）骨折复位固定的重要性

清创完成后，应稳定骨折，骨折稳定的同时也稳定了软组织，在解剖位置的骨的固定将恢复血管神经和肌肉的排列结构、降低炎症反应、改善静脉回流、增强局部血管再生、也会防止过度移位损伤软组织和血管神经。骨折的稳定会减少死腔和诸如疼痛、水肿、僵硬、骨质疏松等问题。最后，骨折固定后允许患者活动将减少呼吸系统的并发症和护理的困难。骨折的固定也允许患者较容易地转运和有利于伤口的后续治疗。骨折复位固定允许肌肉和关节早期活动，使肢体尽早恢复其功能。Salter、Mistchell和Shepard的研究表明，髁部骨折的早期牢固内固定使得关节得以早期活动，这是关节软骨愈合、预防关节僵硬和关节内粘连的基础。在多发创伤的病例中，骨折的早期复位固定能改善心肺功能，预防血栓形成，减少并发症的发病率和死亡率。

骨折固定的方法很多，包括石膏、牵引、外固定和内固定。也可是上述方法相互间的组合。骨折固定的方法各有优缺点，不可能使用一种方法来治疗所有的开放性骨折。对于在工作中偶然治疗开放性骨折的医生，宜选用简单的方法来治疗开放性骨折，因为方法越简单，出现问题的可能性越小，后续治疗就会越容易。而对于经常治疗开放性骨折的医生来讲，应熟悉所有骨折固定的方法。

（二）石膏

现在已很少单独使用石膏来治疗开放性骨折了。主要是由于石膏不能足以稳定折端，又妨碍伤口的处理。但对于 Gustilo Ⅰ、Ⅱ 型开放性骨折，伤口小且骨折端经手法复位后稳定，可使用石膏来固定，特别是在儿童病例中。

一般使用管形石膏来固定肢体。在石膏固定后，一侧用石膏锯开口，以适应肢体的肿胀，同时也可提供较好的稳定性。石膏应包括骨折的远近关节，常规开窗以便观察伤口愈合情况和伤口换药。如果伤口愈合，可更换一个更加贴附的石膏管形、支具或内固定，也可将石膏与斯氏针相结合来使用。在外固定架未普及使用前，曾用斯氏针穿过骨折的远近端以控制不稳定骨折，并将斯氏针固定在石膏内。由于外固定架的广泛应用，现在已很少再看见用此种方法来治疗开放性骨折了。但在经济不发达地区，此种方法可能仍是一种经济可靠的治疗开放性骨折的有效方法。最好使用带螺纹的斯氏针，使针不易松动，减少针道感染的发生。一般在 8 周后拔除斯氏针，改用管形石膏或支具来固定。这种针与石膏相结合的方法常用于胫骨开放性骨折，也可用于前臂开放性骨折。

（三）牵引

在临床工作中，基本上看不到使用牵引治疗开放性骨折直至骨愈合的病例。牵引仅在某些特殊阶段或病例中使用。牵引不能够提供折端足够的稳定，且住院时间过长。在开放性骨盆骨折清创术后使用牵引术可维持至骨盆骨折愈合。在清创术后确定行二期髓内针固定的骨折，可使用牵引维持折端的力线和长度至二期手术时。有时由于骨折复杂、出现意外情况、按术前计划在术中未能有效固定折端，可在术后加用牵引以保证折端的稳定。有时在初次骨折固定后，固定物或装置失效，在再次手术前用牵引的方法来维持折端的暂时固定。由于外固定架的广泛使用，牵引的应用范围被极大地缩小了。

（四）外固定架

在 20 世纪的中后期，外固定开始被广泛应用。在第二次世界大战期间被广泛用于战场。在 20 世纪50—60 年代主要使用双臂 Roger - Anderson 型外固定架，在那时，外固定架的组装方式不灵活，对于外固定架的生物力学原理与骨折愈合的关系也知之甚少。至 20 世纪 70 年代出现了 Hoffmaun 外固定架，它使用起来较前者就灵活多了。Fisher 和 AO 组织对外固定架进行了改进，将双臂的贯通穿过肢体的针改为单臂外固定架，使外固定架可以治疗绝大多数的开放性骨折，外固定架的组合也更加多样化。

Ilizarov 外固定架和组合式外固定架可以与拉力钉配合使用来治疗关节内骨折，也可用于治疗大块骨缺损而不需要植骨术。

外固定架治疗开放性骨折的优点是：

（1）操作简便快速。

（2）足以稳定折端。

（3）可获得解剖对位。

（4）对软组织损伤小，便于伤口的操作。

（5）可进行肢体的早期功能锻炼。

外固定架治疗开放性骨折的缺点是：

（1）有时外固定的组装繁琐费时。

（2）对肌肉、肌腱、软组织有损伤。

（3）妨碍局部软组织重建的手术操作。

（4）针松动和针道感染。

（5）延迟愈合和不愈合。

外固定架的使用应遵循以下原则：

（1）彻底的清创术是治疗开放性骨折的基础。

（2）外固定架的使用不应妨碍伤口的处理。

（3）尽可能取得解剖复位和折块间最大面积的接触。

（4）避免损伤神经血管和肌肉组织。

外固定架的适应证：一般而言，如开放性骨折的感染可能性小，宜选用内固定，反之宜选用外固定架。所以外固定架主要用于治疗 Gustilo Ⅲ型开放性骨折，特别是Ⅲ B 和Ⅲ C 型开放性骨折。

对于上肢骨折，由于致伤能量低，且软组织丰富，一般使用内固定的方法来固定折端。对于Ⅲ B 或Ⅲ C 型肱骨干开放性骨折，可使用单平面单臂外固定架来固定折端。在上肢另一个经常使用外固定架的骨折是桡骨远端粉碎、不稳定的关节内骨折，外固定架一端固定在桡骨背面，另一端与第 2、3 掌骨相固定。

骨盆开放性骨折是使用外固定架的最佳适应证之一。两侧髂嵴各 2 枚针可固定大多数的骨盆环损伤，特别是"开书型"骨盆开放性骨折。

尽量不使用外固定架来治疗股骨干开放性骨折。因为外固定架常常不能使股骨干折端充分稳定，且外固定针穿过股部肌肉，妨碍肢体的活动。而对于股骨远端的粉碎骨折，因固定物不能有效稳定折端，可使用超关节外固定架、组合式外固定架或与拉力钉结合使用来稳定折端。对于Ⅲ B 和Ⅲ C 型股骨干开放性骨折可使用外固定架暂时固定，待软组织愈合后用内固定物来替换。

使用外固定架最多的地方是小腿开放性骨折，这包括胫骨平台骨折和胫骨远端骨折（Pilon 骨折）。虽然有报道认为可使用较细的实心的不扩髓髓内针治疗胫骨开放性骨折，但外固定架在治疗开放性胫骨骨折方面具有其不可替代的优越性。

外固定架可使用直至骨折愈合，也可在软组织愈合后使用石膏/内固定物来替换。外固定架常常与拉力钉配合使用。但也有人反对与拉力钉结合使用。

（五）内固定

在传统习惯上，由于惧怕感染，在开放性骨折中使用内固定方法是相对适应证。但在近 10 年来，这种观念发生了巨大的变化。第二次世界大战后，对开放性骨折的诊治有了很大提高。在朝鲜战争和越南战争中，军医通过使用早期彻底清创、冲洗、开放伤口、使用石膏或牵引来固定折端，显著地降低了感染率。

自 20 世纪 70 年代以来，文献报道的开放性骨折总感染率在 2.1% ~9.4%。Gustilo 和 Anderson 所报道的感染率为Ⅰ：0%、Ⅱ：3.8%、Ⅲ：9%，总感染率为 3.2%。但这些骨折未使用内固定物。在其后的报道中，感染率为Ⅰ：0%、Ⅱ：1.9%、Ⅲ：18.4%，总感染率为 8.9%。Gustilo 解释感染率增高的原因为病例中Ⅲ型开放性骨折比例增大。在Ⅲ型开放性骨折中使用内固定的感染率为 28%，使用髓内针一期固定开放性骨折的感染率为 9% ~13% 不等。对于行严格彻底清创术，且一期不闭合的Ⅰ型开放性骨折，使用内固定物的感染率与闭合骨折相同。近来，由于伤口处理技术、抗生素使用和内固定技术的发展，一期使用内固定治疗开放性骨折的适应证发生了变化。Gristina 和 Rovere 认为金属内固定物的存在不促进细菌的生长。也有研究表明内固定带来的折端稳定较一个不稳定的折端对感染具有更强的抵抗力。

在过去，一些随机、配对的前瞻性研究表明，与内固定相比较，外固定的感染率低，骨愈合率高。但在同期的研究文章中，Lottes 等人使用实心胫骨髓内针治疗胫骨开放性骨折的感染率仅为 7%，而无 1 例不愈合。

在 20 世纪 80 年代，内固定治疗开放性骨折的水平有了显著的提高，平均感染率为 8.9%。慢性骨髓炎的发生率为 0.8%，无骨折不愈合发生。

也有许多文章对各种固定方法进行了比较。Bach 和 Henson 随机治疗 59 例胫骨开放性骨折，使用接骨板内固定感染率为 35%，而使用外固定架则为 13%。许多作者认为使用扩髓髓内针治疗开放性骨折的感染率很高，最高可达 33%。然而 O'Brien 等随机前瞻性研究了扩髓和不扩髓带锁髓内针治疗胫骨开放性骨折，感染率仅为 4% 和 0%。Schemitish 等使用激光多普勒血流仪测量了扩髓与不扩髓髓内针治疗羊胫骨开放性骨折部骨痂的血供，在扩髓后局部血流明显降低。但比较两组第 2、6、12 周的骨痂形成没有差异。

但应明确的是，内固定方法必须通过进一步对肢体的手术操作来实现，一旦出现并发症将会比外固定的并发症严重。使用内固定治疗开放性骨折成功的基础是：①严格选择适应证；②彻底的清创术；③完美的内固定技术；④患者积极配合的术后护理。

1. 一期内固定的适应证　在进行一期开放性骨折的内固定时，应考虑以下几个方面的因素：①骨折的特殊性；②医生的能力；③必要的仪器设备和植入物是否可用；④社会因素；⑤心理因素；⑥经济因素。

对于关节内骨折、某些骨干骨折、伴有血管损伤的骨折、多发创伤的主要长骨骨折以及老年人的开放性骨折可行一期内固定手术。

关节内骨折时关节软骨愈合的关键是骨折块间的加压。Llinas 等的研究表明，如关节面移位小于关节软骨的厚度，骨折可顺利愈合。多项研究表明，关节的早期康复锻炼（连续被动活动）是取得最佳疗效的必要手段，而一期内固定所取得的骨折端的稳定为关节早期活动创造了条件。对于骨折端已解剖复位且稳定、患者预期寿命短、患有神经疾患以及肢体瘫痪的关节内骨折可不使用内固定。

一般来讲，开放性关节内骨折大多为Ⅰ型开放性骨折，在严格清创术的基础上，Ⅰ型关节内开放性骨折一期内固定的感染率与闭合性关节内骨折相同，而Ⅱ、Ⅲ型开放性关节内骨折感染的危险性就增大了。但不管怎样，内固定使骨折端稳定对降低感染发生的作用要远远大于促进感染发生的作用。

近来相关开放性骨折的感染率增高，主要是由于那些在过去常常行截肢术的肢体，通过显微外科重建技术得以保留。这些骨折通常是Ⅲ型开放性骨折，伴有大量软组织丢失、严重的肌肉损伤、大块骨缺失以及神经血管损伤。对于这种严重骨折，常常把外固定架作为固定骨折的首选方法。但如果在治疗计划中拟行多次软组织重建术，由于外固定架针的妨碍，使得医生考虑尽可能使用内固定的方法来稳定折端，而更有利于后期的多次手术操作。而使用拉力螺钉可减少外固定架固定针，但 Krettek 报道使用拉力钉的病例延迟愈合和不愈合率有增加。

多发长骨骨折是多发伤患者的死亡原因之一。多发伤患者在复苏后死亡多由胸、腹创伤和呼吸衰竭引起。Trunrey 等认为成人呼吸窘迫综合征的主要原因是多发长骨骨折、休克、大量失血和骨盆骨折。一期固定主要的长骨骨折特别是股骨干、不稳定骨盆骨折和脊柱骨折可能会挽救患者的生命。但手术方案的确定，有待同普外科、胸外科、脑外科以及麻醉科医生会诊后才能确定。对于股骨干骨折建议使用不扩髓髓内针固定，因扩髓会增加多发伤患者肺部损害的发生。使用外固定架固定小腿骨折，使用石膏固定上肢骨折。

骨折固定的原则同样适用于老年人，在老年患者中，肺及血栓的并发症大大高于青年患者，一期内固定对老年人尤为重要。但对于多发损伤的老年患者，为挽救生命，对于严重损伤的肢体可行截肢术。

2. 开放性骨折的内固定技术　医生应对骨折的粉碎程度有充分了解，取得解剖对位和牢固的固定。如果不能取得良好的骨折面间的接触和牢固的固定，不如不使用内固定。内固定的操作需要对软组织进行进一步的分离操作。内固定物最好通过开放创面植入体内，为了使有足够的软组织覆盖内固定物，内固定物的位置不一定是生物力学上的最佳位置。伤口不应常规闭合，使用肌肉等组织在无张力条件下覆盖骨折端和内固定物，不缝合深筋膜和皮肤。一般很少在行内固定手术的同时行软组织重建手术。

由于对开放伤口进一步的操作，常常形成软组织瓣。在临床上，这些软组织瓣的边缘常常出现坏死，故可以在伤后 5 天时行延迟一期伤口闭合以减少皮瓣边缘的坏死。如果骨折端和内固定物不能用软组织来覆盖，术后处理就显得尤为重要了，应使用林格液灌注的方法保持骨端及周围软组织的湿润以防止外露骨组织的坏死。早期用全层软组织覆盖伤口可加快伤口的再血管化，抑制感染的发生。可使用局部肌皮瓣，游离皮瓣来获得伤口的软组织覆盖。应尽可能在 5~7 天左右的时间内完全覆盖伤口。

内固定的优点在于可使患者及早开始肌肉和关节的功能锻炼。对于关节内骨折应在术后立即使用CPM练习器。对于使用带锁髓内固定的肢体，应尽早开始部分负重锻炼。

（六）植骨术

骨折愈合依靠骨折端的稳定和充分的血供。在开放性骨折时软组织损伤严重，骨折常为粉碎性骨折并伴有骨缺失，建议在骨折部有充分血供后对粉碎性骨折及伴有骨缺失的骨折行自体松质骨移植。Rommens在其124例开放性骨折中，6%的Ⅰ型，29%的Ⅱ型，60%的Ⅲ型骨折均行两次以上植骨术。中等程度（2.5~7.1cm）的骨干缺损最常用的治疗方法是髂骨峰松质骨的移植。因为大多数的胫骨开放伤口是在前正中，理想的是从远离受损软组织区域的后外侧做骨移植。允许在腓骨和胫骨剩余部分之间桥接，如果腓骨同胫骨在同一水平骨折，就应该实施腓骨的复位和内固定。植骨可能需要3~6个月的时间才能坚固到允许承重。如果植骨看起来不是很充分或者生长很慢，就需要多次植骨。如果骨缺损大于7.6cm，外科医生应考虑使用游离腓骨移植或Ilizarov方法。

由于惧怕伤口感染，很少行一期植骨术。但对于软组织损伤较轻的Ⅰ、Ⅱ型开放性骨折，可以行一期植骨术。对于高能量损伤的Ⅲ型开放性骨折如使用接骨板固定则具有较高的延迟愈合的发生率，为避免接骨板断裂应常规早期植骨。

对于Ⅰ、Ⅱ型开放性骨折最佳的植骨时机是在伤口延迟一期闭合时。对于Ⅲ型开放性骨折，可在伤口闭合后，如无感染的征象，通常在6~9周内施行植骨术。对于创面不能有效闭合，有感染发生的创面，可在控制感染的条件下，使用开放植骨技术来植骨（也就是Papineau方法）。高质量、丰富的松质骨常取自于髂后上棘。如植骨量不大，可取自髂前上棘，这不需更换患者的体位，方便手术操作。

Gustilo建议在伴有严重粉碎、骨缺失或有广泛骨痂剥离的Ⅲ型开放性骨折中，如在3~6周后仍显示无早期骨痂形成应尽早行植骨术。如这种情况持续至12周，必须行植骨术。

应在住院期间就开始运动和力量的康复，然而肢体负重必须在骨折牢固愈合后。应让患者懂得，从治疗的开始到功能的完全恢复，简单的开放性骨折损伤至少需要6个月，复杂的损伤则需要2年的时间。

（七）特殊部位的骨折

1. 足、手部开放性骨折　在健康的青年人中，手、足的血运非常丰富，伤口愈合快，感染发生率低，一般都可行一期切开复位内固定术。最常用的内固定方法是螺钉和克氏针，这样可使对软组织的损伤降低到最小水平。早期的康复锻炼对于手、足取得良好功能至关重要。

2. 踝关节骨折脱位　对于低能量损伤的Ⅰ、Ⅱ型开放性踝关节骨折，一期行内固定术的感染率与闭合性骨折相同。对于软组织缺损不多的Ⅲ型开放性踝关节骨折，一期内固定术可取得良好的结果。但对于需用大量内固定操作的高能量Ⅲ型开放性骨折，结果可能是不同的。在这种严重开放性骨折中，可使用克氏针和螺钉来恢复胫骨远端的关节面，对于干骺端的骨折最好使用外固定架来固定折端。

对于某些踝关节骨折，内固定方法可能不是最佳。如Pilon骨折在使用克氏针和螺钉恢复好胫骨远端关节面后，可使用外固定架临时固定干骺端骨折，维持力线。在伤口闭合5~10天时，如无感染的发生，可使用接骨板内固定来取代外固定架，也可同时行植骨术。但不管采用什么方法，早期的踝关节功能锻炼是获取踝关节良好功能的基础。对于某些踝关节骨折脱位，内固定不能提供足够强度的稳定应辅助使用外固定架。对于足踝严重损伤者，需多次反复长时间手术治疗的骨折，最终的功能仍很差，可考虑行早期截肢术。

3. 胫骨开放性骨折　对于Ⅰ、Ⅱ型胫骨开放性骨折，如骨折端稳定使用石膏固定便可以获得满意的功能。

对于不稳定的Ⅰ、Ⅱ和ⅢA型胫骨干中1/3开放性骨折，目前最流行的方法是使用不扩髓的带锁髓内针。在大多数的胫骨开放性骨折中，动力化的带锁髓内针便可提供足够的骨折端稳定，但对于胫骨干粉碎骨折，骨折两端螺钉均应使用。不扩髓带锁髓内针治疗胫骨干开放性骨折的感染率与使用外固定架相同，但畸形愈合和短缩的发生率却明显降低。Bone等人建议在8周时动力化带锁髓内针以促进骨折愈合。也可以使用在术中使折端静态加压的方法，而无需在今后动力化髓内针。

选择何种方法固定ⅢB、ⅢC胫骨开放性骨折还存在争论。外固定架仍是首选的方法。但使用不扩髓髓内针治疗ⅢB、ⅢC胫骨开放性骨折报告日渐增多。Tornetta等前瞻随机比较了不扩髓髓内针与外固定架治疗ⅢB胫骨开放性骨折，二者感染率相同，但不扩髓髓内针畸形愈合率明显降低。Schandelmair等的前瞻性研究表明不扩髓髓内针感染率为2%，外固定架感染率（包括针道感染）为49%。在Henley等的研究中，不扩髓髓内针与外固定架创面并发症的发生率为11%和21%。畸形愈合率为5%和24%。

一般认为扩髓带锁髓内针的感染率较高，不宜一期使用来治疗胫骨干开放性骨折。但可在二期行扩髓带锁髓内针固定以提高固定的稳定性并促进骨折愈合。

在大多数国家和地区，外固定架仍是治疗胫骨开放性骨折，特别是ⅢB、ⅢC型胫骨开放性骨折的首选方法。对于稳定的胫骨骨折，可使用单臂、单平面外固定架。而对于粉碎骨折或多段骨折，应使用双平面单臂外固定架。对于胫骨远、近端的骨折，环形外固定架或组合式外固定有明显的优点，与克氏针和螺钉的内固定结合使用可使折端获得足够的稳定和复位，关节可早期活动。胫骨骨折所致的肢体短缩不能超过2cm，因为小腿肌肉不能够代偿肢体的短缩必将影响肢体的功能。对于粉碎性骨折伴有骨缺失，应行植骨术，并保持肢体的长度。一般使用外固定架固定折端直至骨折愈合。在这个过程中，不宜使肢体过早负重，应将足保持在功能位，在X线片显示折端有骨痂生长后，才可开始肢体的负重。一般在伤后6~9周行植骨术，如果在12周时仍无骨痂形成，必须行植骨促进愈合。另外一种促进骨折愈合的方法是电刺激。

对于愈合不顺利的骨折，可改用其他方法，如石膏管形或带锁髓内针。一般在去除外固定架后10~20天确认无感染发生，行扩髓带锁髓内针固定，但这种方法仍有较高的感染率。

目前，在理论上，不推荐使用接骨板一期治疗胫骨开放性骨折，但由于国家和地区不同，医院的条件差异以及经济因素的影响，接骨板仍是治疗胫骨开放性骨折的一种选择方法。

对于严重的胫骨开放性骨折伴有血管神经损伤，骨折软组织丢失严重，需长期多次重建手术，有时感染已出现且不宜控制，行一期或早期截肢术或许是最佳选择。

4. 股骨骨折　虽然股骨有良好的肌肉覆盖和血供，医生在股骨开放骨折治疗中所面临的问题比其他部位的开放骨折要少，但应该明确的是造成股骨骨折的外力都是巨大暴力。对于多发创伤患者，迅速的股骨固定是理想的。当患者只是单纯的股骨开放骨折，最好也尽快冲洗、清创、稳定骨折。因为冲洗清创之后，骨牵引会增加感染的危险和导致呼吸系统的并发症以及护理上的困难。Ⅰ型股骨开放性骨折一期髓内针固定的感染率与闭合性骨折相近。对于Ⅱ、ⅢA股骨开放性骨折一期髓内针固定与二期髓内针固定相比感染率没有增加。转子间骨折最好应用滑动髋螺钉。转子下骨折也可以用这种方法，带锁髓内针或重建钉也可应用。股骨干骨折使用扩髓带锁髓内针固定。股骨远端骨折的治疗既可以使用扩髓带锁髓内针，也可使用接骨板螺钉，这主要取决于骨折的类型和医生的经验。外固定架用于ⅢB、ⅢC型、多发损伤患者的股骨开放性骨折的初期处理，在Ⅱ期使用扩髓的带锁髓内针来替换外固定架。通常在损伤后7~10天才能确定最终的治疗方案。在股骨开放性骨折中，仍在使用接骨板固定，通过折端创面置入接骨板耗时很少，这对于有严重多发伤、生命体征不平稳的患者来说却非常重要。

5. 上肢骨折　相对于小腿而言，上肢骨有丰富的软组织覆盖，所受致伤暴力小，所以开放性骨折的并发症率低。对于Ⅰ型骨折的治疗原则与闭合性骨折相同。对于Ⅱ、ⅢA开放性骨折，常使用接骨板固定。近来已有使用带锁髓内针治疗前臂骨折的报告。对于肱骨干开放性骨折来讲，如并发臂丛神经损伤是行内固定的最佳适应证。如伴有桡神经损伤，应在一期探查桡神经时进行内固定术。有文章证实一期髓内针固定较接骨板固定具有较多的骨不愈合发生率。对于上肢的关节内开放性骨折，亦应立即行内固定术。

（耿　捷）

第九节　伤口的处理

骨折的固定完成以后，骨缺损空腔可由含有抗生素的药珠填充，这是由混合有 1.2 ~ 2.4g 的妥布霉素或者 1 ~ 2g 万古霉素或者二者混合在一起的，再混合 1 袋（40g）甲基丙烯树脂，这些药珠可提供一个局部的抗生素缓储设备和保存为后续骨移植所占有的空间。暴露的韧带、关节和骨应该用邻近的软组织覆盖以防止干燥。如果皮肤周围的张力不高，可以缝合扩大的手术切口。在过去，暴露组织的临时覆盖是用浸透等渗盐水溶液的无菌纱布覆盖伤口，但是这会使伤口干燥。可选择猪皮或合成的生物敷料来应用。这些敷料的应用同皮肤移植是相同的，可以让伤口边缘清晰，一直无菌覆盖到下一次清创，可避免在病房内换药的疼痛以及院内感染。对伴有严重的软组织损伤的 II 型和 III 型开放性骨折者，延迟一期闭合伤口有其明显的优越性。经过反复多次清创后，一旦软组织伤口清洁，在损伤后的 5 ~ 7 天闭合伤口。这可以通过一些基本的直接缝合、皮肤移植、原位皮瓣或者带血管的游离组织移植来完成。如果治疗成功，便将污染的开放性骨折转变成清洁的闭合骨折。

在对开放性骨折按计划进行清创、稳定折端后，医生所面对是如何处理伤口。开放性骨折的创面闭合可分为：①一期闭合；②延迟一期闭合；③二期闭合；④小的创面通过肉芽组织覆盖瘢痕愈合。

开放性骨折创面闭合的方法有：直接愈合、植皮、带蒂皮瓣和游离皮瓣。

（一）一期闭合伤口

在理论上不建议将开放性骨折创面一期闭合。一期闭合的条件是：

（1）原始创面清洁、污染轻。

（2）去除所有坏死组织和异物。

（3）伤口血运良好。

（4）患者的全身情况良好。

（5）伤口闭合时无张力。

（6）没有死腔。

对于 I 型开放性骨折，一期闭合不会有任何困难，但二期闭合会更加安全。对于 II 型开放性骨折，应结合具体情况，慎重选择一期闭合伤口。对于 III 型开放性骨折不应一期闭合伤口。

我们在临床工作中，将 I、II 及部分 III 型的开放性骨折创面一期缝合，但发现早期伤口感染率较高，这种感染主要发生在伤口坏死、愈合不良的基础之上，说明在我们的临床工作中一期缝合伤口的方法有待进一步提高。也有许多报道，一期行游离皮瓣覆盖伤口取得了很好的疗效，但行急诊游离皮瓣手术需显微外科技术、医生的精力及体力、患者创面情况和其他条件的协调。医生可根据医院的条件来确定是否行一期游离皮瓣手术。

建议：如医生在伤口闭合时不能下定决心，那么请记住这样的原则："如有任何疑问，开放伤口"和"所有开放性骨折的创面均应一期开放"。

（二）伤口的开放

骨折在伤口闭合、无感染、血运良好的条件下愈合很快，所以 Brav 指出开放性骨折治疗的原则就是将开放性骨折尽早转变为闭合性骨折。在临床工作中，医生选择最多的方法是一期部分闭合伤口，而另一部分伤口开放。常选用肌肉、皮下组织等结构覆盖折端、内固定物、血管、肌腱、神经和关节面。缝合部分无张力的皮肤和深筋膜。

在清创和骨折稳定后，如决定不闭合伤口，应仔细对伤口进行包扎，应保障伤口能够得到充分引流。应清除死腔和血肿，纱布应充填至深筋膜下，疏松的包扎可利用虹吸的原理引流伤口。建议在开放创面中也使用引流管，因为创面早期渗出的血液常在纱布上凝集，继而干燥形成敷料"硬壳"妨碍伤口的进一步引流。如果创面中的骨端、肌腱等结构未被软组织覆盖，应在伤口局部置管，滴入林格液以防止骨及肌腱干燥坏死。

在伤后 5 天内，不应常规在病房内更换敷料，这样可增加创面的细菌污染。如需换药，应在手术室环境下打开伤口，按照清创术的操作原则进行伤口探查。应详细记录伤口是否感染、气味、引流量、体液、白细胞数量等情况。对于 Ⅲ 型污染严重的开放性骨折，可在 36～48 小时后进行反复冲洗、清创。

当经过反复清创，在 5 天内不能闭合伤口时，创面内常发生坏死，甚至发生感染，这时可在病房环境内换药。应缩短换药的间隔时间，尽可能去除坏死组织，控制感染，促进肉芽组织生长。

开放性骨折伤口的开放不是绝对的，因为开放伤口的后续治疗非常繁琐，如医院的条件不能确保开放伤口后续治疗的顺利进行，应根据实际条件，可在无张力条件下闭合伤口。

（三）延迟一期闭合伤口

对于健康的成年人，在伤后的 5 天左右时间内，开放创面组织的愈合病理生理过程与一期闭合创面无区别。如果在 5 天内闭合伤口，在 14 天时伤口强度与伤后立即缝合的伤口相同。所以把 5 天内伤口闭合称为延迟一期闭合。延迟一期闭合的优点在于降低伤口感染率、有利伤口防御机制的建立。延迟一期闭合伤口的方法包括：直接缝合、植皮、局部皮瓣和游离皮瓣。

（四）二期闭合伤口

如创面在 3～5 天内不能闭合，常发生感染并且存在较广泛的坏死组织。对于这种创面常需反复多次清创术，清除坏死组织控制感染，这样可获得一个有肉芽组织覆盖的创面，通过二期闭合的方法来覆盖创面。

（五）减张切口

由于组织肿胀，一个没有软组织缺失的线状伤口有时也不能闭合。但通过减张切口，可使骨折端得到皮肤的覆盖。应了解减张切口实际是一种双蒂皮瓣，应该遵循软组织重建的原则，注意皮瓣的比例，也就是说两个伤口间距离不宜过近。同时也应该注意伤口间的皮肤是否有损伤。减张切口最好位于皮肤及皮下组织活动度大的位置如大腿和小腿近端，应避免在小腿远端及踝、腕部位做减张切口。多个、小切口的减张切口也是一种闭合伤口的方法，但在实际工作中应慎重使用。特别是在皮肤有损伤的部位使用。

（六）植皮

在大多数病例中，创面的软组织健康、血运良好，植皮可能是一种闭合创面的最好方法。这样可以不采用减张切口的方法来闭合伤口（减张切口的闭合常需植皮术）移植的皮肤不宜放在肌腱、骨的表面。

（七）皮瓣

当软组织缺失较多时，不能用缝合和植皮的方法来闭合创面，常常需用皮瓣来覆盖。皮瓣的种类包括：局部筋膜皮瓣、局部肌蒂瓣、远位肌蒂瓣、游离肌皮瓣。作为日常工作中经常治疗开放性骨折的医生，应熟悉和使用各种皮瓣。一般皮瓣很少在清创后立即实施。因为在急诊条件下，受区、供区及医生的精力方面有许多不确定因素，一期清创后用皮瓣覆盖伤口也违反了伤口开放的原则。但在实际工作中，常常行局部肌蒂瓣的转移来覆盖骨折端、肌腱、血管神经、内固定物等结构，同时也就覆盖了大部分创面。如行皮瓣手术来闭合伤口，最佳时间是在伤后 5 天内进行。

使用皮瓣的部位大多在小腿，医生应熟悉腓肠肌、胫前肌、长屈肌和趾屈肌肌瓣。

（八）生物敷料

在创面不能直接闭合，也不能使用皮瓣覆盖的条件下，可使用生物敷料和人工合成材料覆盖创面。这些材料包括经过特殊处理的异体皮肤、异种皮肤和人工合成材料。但在临床实际工作中，这些材料的使用指征很少，使用经验也很有限，仅在烧伤科内使用较多。这些材料具有皮肤或类似功能，经过特殊处理后可预防或治疗创面感染，这些材料的使用可为皮瓣转移术争取到部分时间，与自体植皮相结合，可节省自体皮的用量。

（耿　捷）

第九章

手部损伤

第一节　掌骨骨折

掌骨骨折占手部骨折的1/3。这些骨折可以分为两类：第一掌骨和第二至第五掌骨。二者之间的区别在于第一掌骨的功能有别于其他掌骨。

解剖要点：第二至第五掌骨可以分成4个部分——头部（最远端的部分）、颈部、干部和基底部。

掌骨间韧带紧密连接掌骨的头部，而在基底部则有很大的活动性。第四和五指的掌骨在前后位上有15°～20°的前后活动度。第二和三掌骨的基底部则没有活动性，是手部的"固定中心"，其余的手指可以悬吊在上面。在复位掌骨骨折时，首先要考虑正常的活动度。第四和五掌骨的骨折成角移位，不需要很精确的复位，因为它们正常的活动度就可以代偿。第二和三掌骨的骨折必须要准确的复位，因为成角会影响正常的功能。

除此之外，骨折越靠近远端可接受的成角范围越大。换句话说，骨折越靠近近端，造成的掌骨远端的畸形越大。比如，第五掌骨颈部的骨折可以接受的掌侧畸形为30°。但是在骨干水平的30°掌侧畸形就是不能接受的，因为它会导致掌指关节异常过伸。

一、掌骨头骨折

即使是最适宜的治疗，这些骨折仍有可能会出现致残性的并发症。这些骨折位于侧副韧带附着点以远（图9-1）。

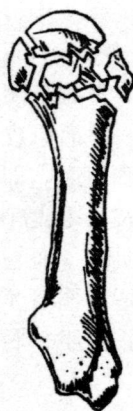

图9-1　掌骨骨折——头部（第二至五指）

（一）损伤机制

最常见的机制是直接的暴力打击或者是碾压伤导致的粉碎性骨折。

（二）查体

受伤的掌指关节出现肿胀和压痛。沿手指轴向施压可使疼痛加重且疼痛局限在掌指关节。

（三）影像学检查

在前后位、侧位片上即可以发现骨折。有些时候需要斜位片明确骨折情况。旋前10°的斜位片有助于诊断第二和第三掌骨的骨折。旋后10°的斜位片有助于诊断第四和第五掌骨的骨折。侧副韧带的撕脱骨折可以通过Brewerton位观察，即掌指关节屈曲65°，掌侧面靠近感光板，以15°投照。

（四）合并损伤

掌骨骨折的合并伤包括：①伸肌腱损伤。②因骨间肌的挤压伤而形成的纤维化。③侧副韧带撕脱伤。

（五）治疗

急诊处理包括抬高、冷敷、镇痛药，以及用大量的软敷料包扎手部。

所有的掌骨头的骨折需要会诊。掌骨头的骨折伴有关节内缺损的多数要术中固定并恢复接近正常的关节位置。小的关节内骨折，多数专家建议将手部固定很短的一段时间后就开始功能锻炼。这些骨折大多需要后续的关节成形术。

骨折伴有邻近的撕裂伤应归为开放性的，需要请矫形外科急诊会诊，进行手术探查，冲洗，并进行修复。

（六）并发症

（1）旋转移位产生的力线不良，必须早期诊断和纠正。

（2）因挤压伤产生的骨间肌的纤维化是一种延迟的并发症。

（3）这种骨折可能伴有伸肌腱的损伤和纤维化。其症状和体征可能早期就出现，也可能晚期出现。

（4）掌关节僵硬。

二、掌骨颈骨折

掌骨颈骨折也被称为"拳击手骨折"，常累及第五掌骨。颈部的骨折多数是不稳定的，并有不同程度的掌侧成角（图9-2）。即使在复位后，通常在掌侧方的排列也与正常不同。掌骨成功复位是指解剖学活动性的恢复。在第五掌骨，允许有15°~25°，最高可以到30°的成角而没有正常功能的受限。在第四掌骨接近20°的成角都是可以接受的。这就是与第二和第三掌骨骨折的不同之处，它们需要解剖复位，以恢复正常的功能。

颈部骨折

无移位　　　　　　　　移位或成角

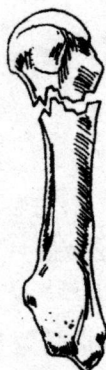 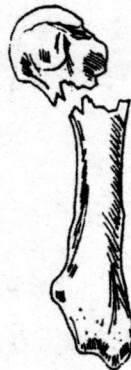

图9-2　掌骨骨折——颈部（第二至五掌骨）

（一）损伤机制

直接的挤压力，例如握紧拳头击拳时常导致颈部的骨折。

（二）查体

受损的掌指关节出现压痛及肿胀。这些骨折常伴有旋转畸形，必须早期诊断和纠正。

（三）影像学检查

前后位、侧位和斜位片常用于诊断骨折和确定成角的度数和移位程度。旋前10°的斜位片有助于第二和第三掌骨骨折的诊断。旋后10°的斜位片有助于第四和第五掌骨骨折的诊断。

（四）合并损伤

这些骨折很少合并有其他的损伤。偶尔会伴随有指神经的损伤。

（五）治疗

掌骨颈骨折的治疗可以分为两组：第四、五指一组，另一组是第二和第三掌骨。

注意事项：在治疗所有的掌骨颈骨折时，有三点必须要注意。①旋转畸形必须早期诊断和治疗。②掌侧成角可以接受程度取决于受损的掌骨的正常活动度。不良的骨折复位可能导致掌指关节过伸和指间关节屈曲。③骨折伴有邻近的撕裂伤应归为开放性损伤，需要请矫形外科急诊会诊，进行手术探查，冲洗，并进行修复。

1. 掌骨颈骨折——第四、五指的治疗

（1）无移位、无成角骨折：第四或第五掌骨颈无移位、无成角的骨折治疗方法包括冷敷，抬高，以及覆盖至掌横纹的掌侧夹板和背侧不包括指间关节的夹板固定。要将腕背伸15°～30°，掌指关节屈曲90°。通常建议早期开始近端指间关节和远端指间运动。保护性的掌指关节运动开始于第3～4周。

有证据支持第2～5指单个掌骨颈骨折时在带有功能性石膏（允许腕和手指的活动）后立即开始运动。这种方法可在矫形外科会诊后实施。

（2）成角骨折：第五掌骨颈骨折成角＞30°，第四掌骨颈骨折成角＞20°需要复位。这些骨折在复位时应遵循以下步骤。

1）腕部阻滞麻醉即可达到满意效果。

2）牵引受伤的手指10～15min，纠正嵌塞。

3）纠正嵌塞后，掌指关节和指间关节屈曲90°（图9-3）。

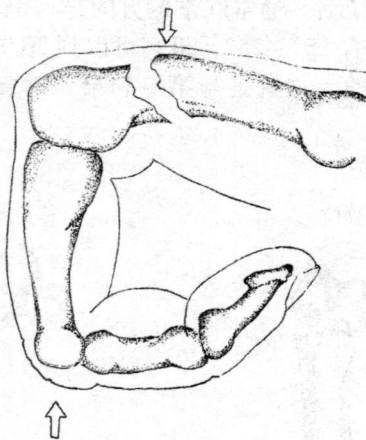

图9-3　掌骨骨折90-90复位法
用近节指骨推挤掌骨骨折维持良好复位

4）在掌骨干的掌侧施加直接的压力，同时在屈曲的近端指间关节直接施加背侧的压力。使用这种方法可以完全地复位。

5）覆盖至掌横纹的掌侧和背侧夹板不包括近端指间关节的夹板固定。要将腕背伸30°，掌指关节屈曲90°。也可以用尺侧的沟形夹板替代。

6）复位后一定要拍X线片，以确保位置良好。1周后要重拍X线片，以确保复位后的稳定性。

这些骨折需要密切的随访，因为尽管有固定，但是仍有向掌侧成角的趋势。

2. 掌骨颈骨折——第二和第三指的治疗

（1）无移位和成角：第二或第三掌骨颈无移位和成角的骨折，推荐的治疗方法为冷敷，抬高，桡侧的从肘关节到近端指间关节的沟形夹板固定。腕关节背伸20°，掌指关节屈曲50°~60°。必须密切随访，确定有无成角和旋转移位。注意：超过1周后才发现的移位会很难纠正。这些骨折在损伤后4~5d要随访X线片，以排除延迟的移位。

（2）移位的或者成角>10°的骨折：第二或第三掌骨颈有移位和成角>10°的骨折，推荐的治疗方法为冷敷，抬高，掌侧或者桡侧沟形夹板固定。这些骨折必须精确的复位，并且都需要用钢针固定。

（六）并发症

掌骨颈骨折伴有几种致残性的并发症。

（1）侧副韧带损伤和偏移常常继发于骨折块的移位。

（2）伸肌腱损伤。

（3）旋转移位必须早期诊断和治疗。

（4）背侧骨突常损伤伸肌结构。正确的固定可以避免这种并发症，复位后密切随访确保正确的位置，抬高手部减轻水肿。

（5）如果复位不完全或不稳定，会产生手指的移位或爪形手。

（6）握拳时疼痛。

三、掌骨干骨折

掌骨干骨折可分为四型：简单的横形骨折（无移位）、移位或成角的横形骨折、斜形或螺旋形骨折、粉碎性骨折（图9-4）。临床医生应该意识到和颈部相比，干部的骨折有小范围的成角是可以接受的。每一种骨折在治疗方法上将单独论述。

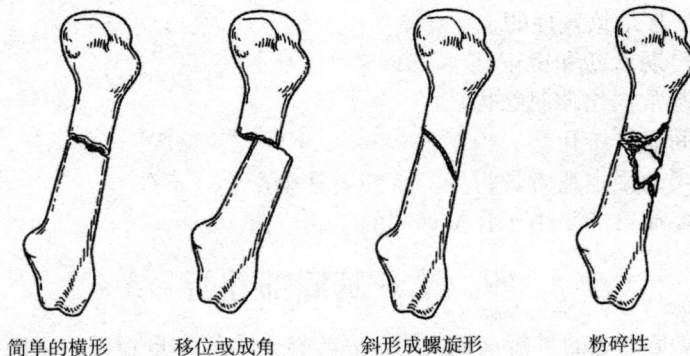

简单的横形　　移位或成角　　斜形成螺旋形　　粉碎性

图9-4　掌骨干骨折（第2~5指）

（一）损伤机制

掌骨干部的骨折有两种受伤机制。手部遭到直接的暴力打击能产生粉碎性、横形骨折，或者由于骨间肌的牵拉形成的向背侧成角的短斜形骨折。

间接暴力下产生的旋转分力常引起掌骨干部的螺旋形骨折。螺旋形骨折很少有成角，因为掌骨间的深横韧带有使骨折短缩和旋转的趋势。

（二）查体

手背出现压痛和肿胀。活动时疼痛加重，多数情况下患者不能握拳。在处理这些骨折时，必须早期排除旋转畸形。例如，掌骨干仅仅5°的旋转就会使手指产生1.5cm交叠。

（三）影像学检查

前后位，侧位和斜位片就可以准确地显示骨折情况。10°的旋前侧位有助于显示第二和第三掌骨的骨折。10°的旋后侧位有助于显示第四和第五掌骨的骨折。越靠近骨干近端的骨折，越容易产生向背侧的成角。当骨干部的直径有差异或者掌骨短缩时要考虑是否有旋转移位。

（四）合并损伤

这些骨折偶尔会有神经的损伤。

（五）治疗

掌骨干骨折常伴有旋转移位。旋转畸形在临床可以通过以下试验中的一个或多个检测出：①辐辏试验。②甲板平行试验。③X线片上骨折片的直径。

第二和第三掌骨干的成角畸形是不可接受的，但是第四掌骨超过10°的成角，第五掌骨20°的成角都是可以接受的。

1. 无移位的横形骨折的治疗　无移位的横形骨折可以用从前臂到手指末端的沟形夹板固定。腕关节背伸30°，掌指关节屈曲90°，近端指间关节和远端指间关节伸直。建议早期转科和重复X线检查。

2. 移位的或者成角的横形骨折　移位的或者成角的横形骨折需要抬高、冷敷、固定、切开复位以及随访。如果无法转诊，可以按照以下的方法行急诊闭合复位。

（1）腕部的阻滞麻醉就可以达到满意的麻醉效果。

（2）持续牵引的同时在掌侧向远端成角的骨折片施力。这时也要把旋转畸形矫正。

（3）塑形良好的掌侧和背侧夹板覆盖整个掌骨干，但是不包括掌指关节。腕关节背伸30°。

（4）患者需要密切的随访，复位后拍摄X线片，以后经常复查以保证正确的位置。

3. 斜形或螺旋形骨折　斜形或螺旋形的骨折需要冷敷、抬高、大块的加压敷料包扎固定，转科行切开复位或者用针固定。

4. 粉碎性骨折　掌骨干的粉碎性骨折处理方法有冷敷、抬高、大块加压敷料包扎固定和早期的转科治疗。在处理这些骨折时矫形外科医生更喜欢掌侧夹板固定。

（六）并发症

这些骨折的并发症常常是致残性的。

（1）旋转不良必须早期诊断和矫正。

（2）背侧的骨性突起常损伤伸肌结构。

（3）损伤后继发骨间肌纤维化。

（4）复位不良、不当的固定或者骨折处的骨髓炎常会产生骨不连。

（5）握拳时的慢性疼痛可能是由于骨折远端的掌侧成角。

四、掌骨基底部骨折

掌骨基底部骨折通常是稳定的骨折（图9－5）。旋转性力线不良在手指末端会表现得更明显。

横形骨折　　　粉碎性骨折　　　撕脱骨折

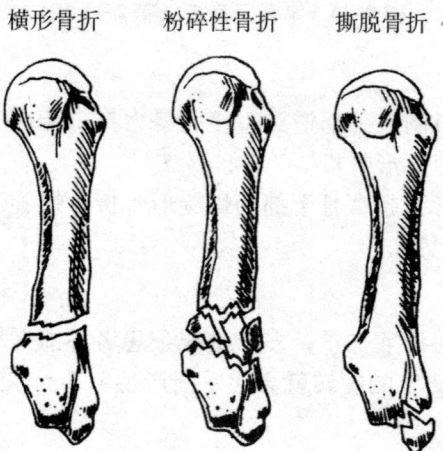

图9－5　掌骨骨折——基底部（第二至五指）

（一）损伤机制

两种机制可以产生掌骨基底部的骨折。一种是基底部遭受直接暴力打击；另一种是手指扭伤间接造成的骨折不很常见。

（二）查体

掌骨基底部有肿胀和压痛。腕关节屈伸活动或纵向受压时会使疼痛加重。

（三）影像学检查

前后位和侧位 X 线片可以确诊这些骨折。为了准确的评价腕掌骨的关系，关节内基底部骨折通常要进行 CT 检查。CT 同样也可以鉴别掌骨基底部的骨折和腕骨骨折。

（四）合并损伤

第四和第五掌骨基底部的骨折常会引起尺神经运动支的损伤，导致除小鱼际肌以外的手部内在肌的麻痹。这种神经损伤多是由于挤压伤造成的，早期可能没有表现，常继发于肿胀和疼痛。

这些骨折的急诊处理包括冷敷、抬高、大块敷料包扎固定然后转科。在处理这些骨折时矫形外科医生更喜欢掌侧夹板固定。如果关节内骨折移位明显时常需要关节成形术。

（五）并发症

掌骨基底部骨折常伴有几种严重的并发症。
（1）伸肌腱或屈肌腱损伤。
（2）旋转不良必须早期诊断和矫正。
（3）慢性腕掌关节僵硬。

（耿　捷）

第二节　中节和近节指骨骨折

一、概述

中节和近节指骨的骨折在解剖、损伤机制以及治疗上有很多相似性，因此把它们放在一起讨论。

近节和中节指骨骨折可以分为两类：关节外的骨干骨折和关节内骨折。关节外的骨干骨折可以分为 3 个亚型：①无移位的。②移位的（成角的）。③螺旋形的。无移位的，稳定的骨折急诊科医生可以处理。有移位的骨折在复位后可能稳定也可能不稳定，需要矫形外科医生的进一步处理。螺旋形骨折属于不稳定骨折，常并发有旋转畸形，需要复位和固定。

（一）解剖要点

近节指骨没有肌腱的附着，但是肌腱紧贴于近节指骨，使骨折的处理变得复杂化。近节指骨的骨折常会因骨间肌和伸肌腱的牵拉而出现掌侧的成角。

中节指骨的骨折比近节要少见。因为绝大部分的轴向应力被近节指骨吸收，因而近节指骨的骨折和近端指间关节的脱位的发病率要高于中节指骨骨折。中节指骨的骨折多发生于狭窄的骨干处。

指伸肌腱在近节指骨的附着仅仅局限在背侧面的近端。指浅屈肌肌腱分裂成两部分，分别附着于几乎整个中节指骨掌侧面的两侧缘，是中节指骨的骨折发生形变的主要力学因素。因此，中节指骨基底部的骨折会出现典型的骨折远端部分向掌侧移位，而远端骨干的骨折会出现骨折近端向掌侧移位。

还有一个要注意的解剖结构是中节指骨基底部的软骨样掌板。掌板的损伤可能并发有关节内的骨折。

（二）查体

每一位患者都要彻底地检查，并且要记录骨折点远侧的神经功能。必须及早发现和纠正旋转移位造成的力线不良。如前所述，当握拳后所有的手指不是指向近端的舟骨，或者甲板平面不同时就要考虑是否有指骨的旋转畸形。

（三）影像学检查

旋转畸形可以通过比较 X 线片上指骨骨折段的直径来判断。如果不对称则说明有旋转畸形（如图 9 - 6）。

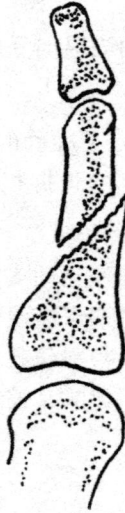

图 9 - 6　骨折旋转移位，骨折断端两侧骨干直径不对称

（四）治疗

在治疗中节和近节的指骨骨折时有两条原则要注意。

1. 绝对不要把手指固定在完全伸直位　手指要固定在功能位，即掌指关节屈曲 50°～90°，指间关节屈曲 15°～20°，这样能够防止手指的僵硬和挛缩。如果只有在完全伸直时才能维持复位，那么在固定于屈曲位之前就要做好内固定。在屈曲位时，侧副韧带是拉紧的有利于维持骨折的复位。

2. 石膏或者夹板固定不要超过远侧的掌横纹　如果需要远端的石膏固定，如近节和中节指骨的骨折，可以使用沟形夹（在桡侧或者尺侧）把骨折的手指和邻近的正常手指固定在一起。

3. 对于中节和近节指骨骨折的治疗有三种方法　动力性夹板、沟形夹和内固定。各种方案的选择取决于骨折的类型、稳定性以及医生的经验。

（1）动力性夹板：这种方法是把受伤的手指和邻近未受伤的手指固定在一起，最大限度地利用手的功能，早期的运动，防止出现手指的僵硬。这种方法仅适用于无移位的、稳定的骨折，如压缩骨折和横形骨折，累及关节的斜形、旋转和不稳定的骨折不适用动力夹板固定。

（2）沟形夹：桡侧和尺侧的沟形夹板适用于无旋转和成角的稳定骨折。沟形夹板比动力性夹板更加牢固。桡侧沟形夹板适用于第二和第三指骨折，而尺侧沟形夹板适用于第四和第五指骨折。

（3）内固定：内固定多采用克氏针固定，主要适用于不稳定骨折或者需要精确复位的关节内骨折。

有开放性骨折的患者术前要应用抗生素。虽然有污染伤口的患者应使用广谱抗生素，但是我们推荐预防性应用头孢类抗生素。清创术前常规棉拭子培养的价值仍值得商榷，并没有被广泛地采纳。推荐在手术室里探查、冲洗和固定。

二、近节指骨骨折——关节外骨折

（一）损伤机制

近节指骨关节外骨折常见的损伤机制有两种（图 9 - 7）。直接的暴力打击可以造成近节指骨的横形或粉碎性骨折。间接暴力的力矩沿手指的纵轴作用，常引起螺旋形骨折。

无移位

不全骨折　　　横形骨折　　　粉碎性骨折

移位或成角骨折

螺旋形骨折

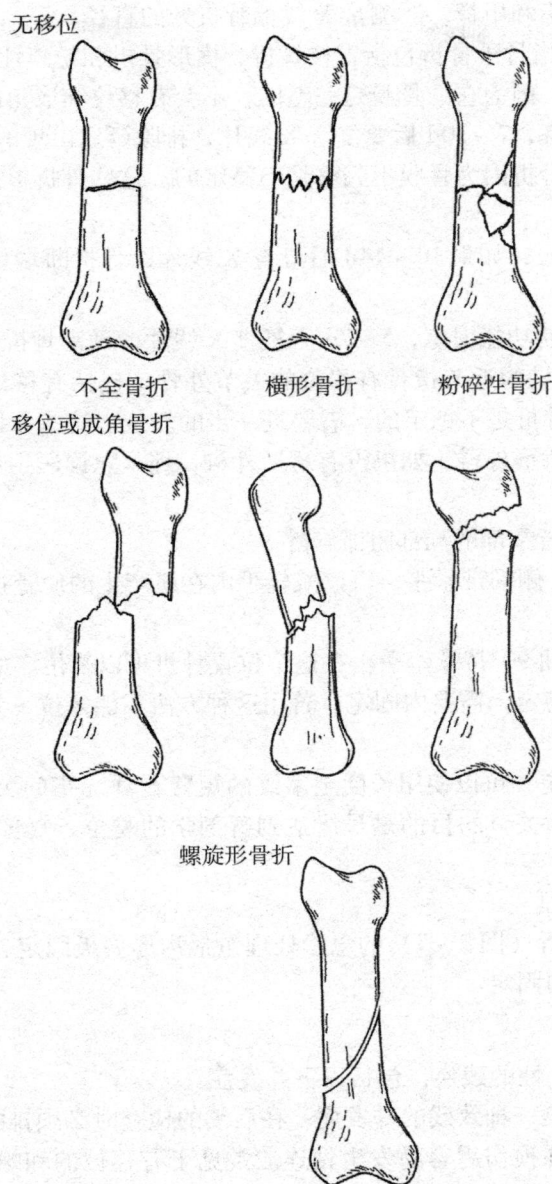

图 9-7 近节指骨骨折——关节外骨折

（二）查体

骨折处疼痛和肿胀。纵向压缩手指引起骨折处的疼痛。近节指骨常常伴有旋转畸形。临床上一定要识别手指的旋转骨折，因为任何程度的旋转畸形都是不能接受的。

（三）影像学检查

需要有正位、斜位和侧位片。如前所述，若手指骨折部位的直径不一致，要考虑是否有旋转畸形。

（四）合并损伤

近节指骨骨折常合并有指神经损伤，包括挫伤和横断伤。罕见的有肌腱的损伤，包括肌腱的断裂和部分肌腱断裂后粘连引起的延迟活动受限。

（五）治疗

近节指骨骨折可能出现的功能障碍常被低估。彻底体检，纠正成角和旋转并固定后，大多数情况下能够完全恢复手指的功能。临床上表现不明显的旋转畸形，通过以下的三个试验可以检查出来：①朝向手舟骨的辐辏试验。②对比手指和甲板。③测量 X 线上骨折处的直径。

1. 无移位　无移位的近节指骨干骨折包括青枝骨折、横形骨折和粉碎性骨折。

青枝骨折属于稳定的骨折，因为它的骨膜是完整的，不会有移位和成角的趋势。这种骨折应该选用动力性夹板，早期开始运动锻炼，7～10d 后要复查 X 线片，排除延迟出现的移位和旋转。

无移位的粉碎性或者横形骨折因为骨膜不完整是不稳定的。这些骨折根据其稳定性的不同，可以选择以下两种方案中的一种。

（1）我们推荐使用沟形夹板，如果 10～14d 后复查 X 线片，骨折断端位置良好，那就可以使用动力性夹板。

（2）应用动力性夹板，早期功能锻炼，5～7d 后复查 X 线片，确定骨折位置良好。

2. 移位或成角的骨折　常见的近节指骨有移位的关节外骨折包括有移位和成角的横形骨干部或者颈部的骨折（图 9-7）。这些骨折是不稳定的，需要进一步的复位。这些骨折的急诊处理包括沟形夹固定、冷敷、抬高手指和转诊到矫形外科。如果没有矫形外科，那么急诊医生也可以复位这些骨折。复位方法如下。

（1）麻醉可以选用腕部或者掌部的局部阻滞麻醉。

（2）掌指关节屈曲 90°使外侧韧带紧张，可以减轻手内在肌产生的使骨折移位的力。当掌指关节屈曲时，纵向牵引可以增加长度。

（3）保持近端指间关节屈曲 90°持续牵引。在这个位置骨折可以复位。如果近节指间关节没有复位并有轻度的过伸，说明骨折不稳定，需要内固定。若用这种方法不能复位，就要考虑是否骨折断端间有软组织的嵌入。

（4）如果复位后能保持稳定，可以使用长度至掌纹的短臂石膏（指间关节背伸）或者掌指关节屈曲位的沟形夹板固定。屈曲掌指关节的目的是最终达到解剖学的复位。复位术后需要拍摄 X 线片记录位置。

（5）请矫形外科进一步处理。

3. 螺旋形骨折　螺旋形骨折（图 9-7）的急诊处理包括沟形夹板固定、冷敷、抬高手指和矫形外科治疗。多数情况下需要进行内固定。

（六）并发症

近节指骨骨折可能产生永久性的残疾，包括以下并发症。

（1）旋转造成的力线不良是一种致残的并发症，在后续的检查时必须排除。

（2）伸肌结构靠近骨膜，在损伤后容易发生粘连。常见于有移位的和螺旋形骨折，结果会导致部分运动功能丧失，可能需要外科手术治疗。

（3）固定后深屈肌腱和浅屈肌腱之间常发生粘连。这些损伤需要手术治疗来恢复肌腱的功能。

（4）除非是开放性骨折或固定不当，骨不连很少见。

三、中节指骨骨折——关节外骨折

（一）损伤机制

直接的暴力打击是中节指骨骨折最常见的原因（图 9-8）。间接创伤，如沿纵轴的扭转力常造成近节指间关节的脱位而不是中节指骨的螺旋形骨折。

这些骨折常伴有因屈指肌腱和伸肌腱的牵拉而导致的成角畸形。屈肌结构施加主要的力，能把较大的骨折片向掌侧牵拉。

（二）查体

骨折处出现疼痛和肿胀。在临床和影像学检查中应注意旋转畸形。

（三）影像学检查

前后位、侧位以及斜位 X 线片能够辨认骨折线、成角和旋转畸形。

无移位横形骨折

移位或成角骨折

螺旋形骨折

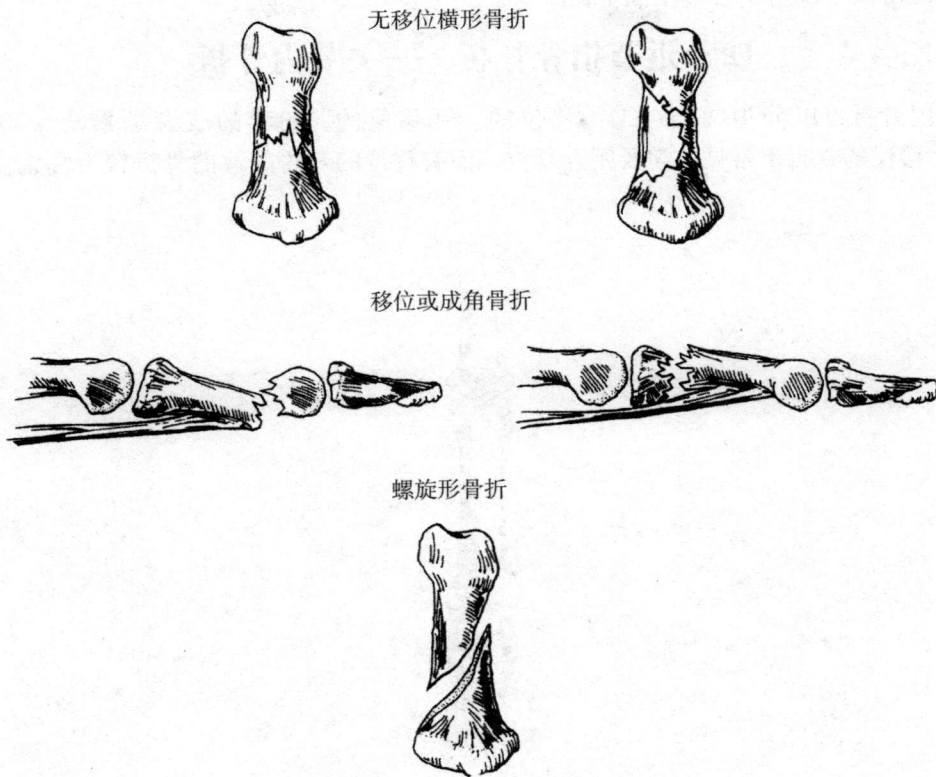

图 9 - 8　中节指骨骨折——关节外骨折

（四）合并损伤

在中节指骨骨折时，手指的神经血管组织可能受损伤。此外，在这些骨折中可能会有肌腱（急性或延迟）断裂以及肌腱粘连形成。

（五）治疗

中节指骨骨折的治疗方法取决于骨折是无移位的、有移位的（成角）或者是螺旋形的。

1. 无移位骨折　这种骨折可以用动力性固定或者沟形夹板固定 10 ~ 14d 后，复查 X 线片，确定骨折是否愈合。

2. 有移位的或成角骨折　这些骨折是不稳定骨折，即使是在复位后仍可能不稳。这些骨折的急诊处理方法包括沟形夹板固定、冷敷、抬高患肢以及矫形外科手术。如果无法急诊会诊，那么急诊医生可以尝试复位。有移位的、成角的骨折复位方法如下。

（1）采用腕部或者掌部局部阻滞麻醉。

（2）轻柔地纵向牵引，并屈曲和推拿远端的骨折块使其复位。

（3）如果骨折不稳定并有轻度的过伸，则需要内固定。

（4）如果复位后骨折稳定，使用沟形夹板固定 4 ~ 6 周。复位后要拍摄 X 线片记录复位后的位置。

（5）请矫形外科进一步处理。

3. 螺旋形骨折　螺旋形骨折的急诊处理包括沟形夹的固定、冷敷、抬高手指和矫形外科的治疗。

（六）并发症

和近节指骨外伤的并发症相似。

（1）旋转造成的力线不良必须早发现、早纠正。

（2）复位后并发伸肌结构的瘢痕形成。

（3）屈肌腱粘连的发生是一种致残的并发症。

（4）骨不连继发于固定不当和复位不良。

四、近节指骨骨折——关节内骨折

这些关节内骨折可以分为两类：①无移位的。②移位的、粉碎的或者是累及 > 20% 的关节面（图 9 - 9）。无移位的骨折不常见，需要闭合复位。而有移位的和粉碎性的骨折较为常见，需要手术切开复位。

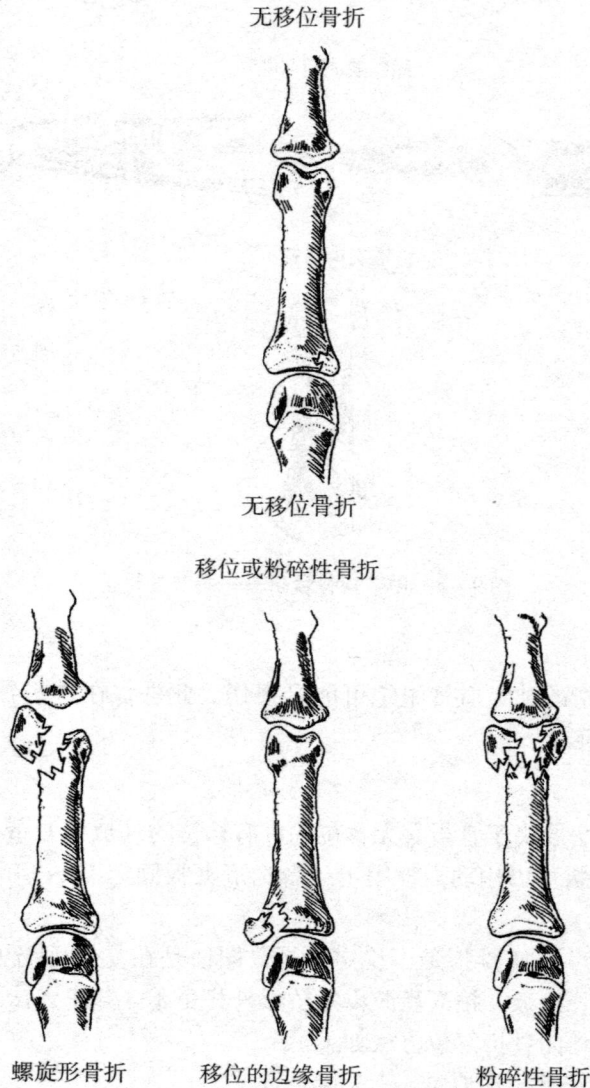

无移位骨折

无移位骨折

移位或粉碎性骨折

螺旋形骨折　　　　移位的边缘骨折　　　　粉碎性骨折

图 9 - 9　近节指骨骨折——关节内的

（一）损伤机制

最常见的机制是继发于侧副韧带的牵拉引起的撕脱骨折。沿纵轴间接传导的力可能会产生髁的骨折。

（二）查体

受损伤关节会出现梭形肿胀和压痛。关节不稳表示有侧副韧带撕脱。

（三）影像学检查

前后位、侧位和斜位片常用来诊断这些骨折。

（四）合并损伤

撕脱骨折可能会产生侧副韧带的脱离及继发的关节不稳。

（五）治疗

1. 无移位骨折 第二至第五指的近节指骨基底部的关节内撕脱骨折，如果骨折稳定并且累及 <
20%的关节面时，可以保守治疗。在密切监护的条件下可以采用动力性夹板，早期开始主动功能锻炼。

2. 移位的粉碎骨折，累及 > 20%关节面 急诊处理包括沟形夹板固定、冷敷、抬高患肢，采用切
开复位内固定。

（六）并发症

最常见的并发症是慢性关节僵硬或关节炎。

五、中节指骨骨折——关节内骨折

这些骨折可分为三类：①无移位的髁骨折。②移位的髁骨折。③粉碎的底部骨折（图 9 – 10）。撕
脱骨折单独讨论，因为它和前述的三种骨折在治疗原则上不同。

无移位的　　　移位的　　　　基底部
踝部骨折　　　踝部骨折　　　粉碎骨折

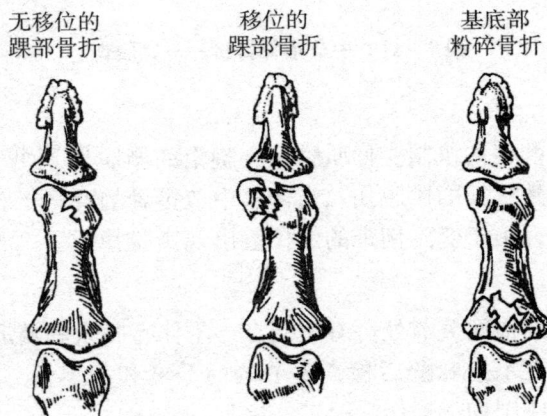

图 9 – 10 中节指骨骨折——关节内的

（一）损伤机制

在中节指骨的关节内骨折中有两种常见的机制。但是，很少有直接的创伤导致这些骨折。最常见的
机制是从远节指骨传来的纵向力。

（二）查体

受损伤的关节出现梭形肿胀和压痛。

（三）影像学检查

前后位、侧位和斜位 X 线片即可发现这些骨折。

（四）合并损伤

很少会有合并伤出现。

（五）治疗

1. 无移位的髁部 推荐用动力性夹板，并且早期开始功能锻炼。
2. 移位的髁部急诊处理 包括沟形夹板固定、冷敷、抬高和手术用钢针固定。
3. 基底部粉碎性 急诊处理包括沟形夹固定、冷敷、抬高和手术用钢针固定。

（六）并发症

最常见的并发症包括关节僵硬或者关节退变，尽管采用最适合的治疗方法，仍有可能出现。

六、中节指骨骨折——关节内撕脱骨折

这些骨折分为三组：①伸肌腱中央腱束的撕脱骨折，如果不治疗，就会产生纽状指畸形。②掌板的撕脱伤（Wilson 骨折）。③侧副韧带的撕脱伤（图 9 - 11）。

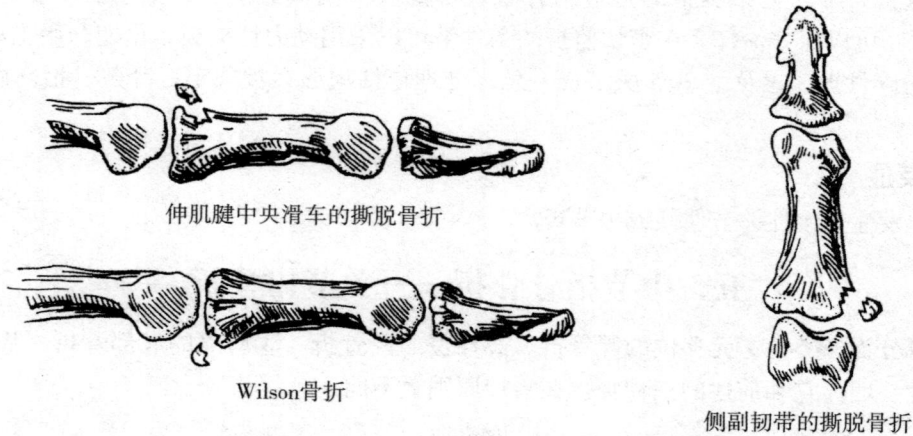

伸肌腱中央滑车的撕脱骨折

Wilson骨折

侧副韧带的撕脱骨折

图 9 - 11　中节指骨骨折——撕脱伤

（一）损伤机制

每一种撕脱骨折都有不同的损伤机制。伸肌腱中央腱束的撕脱伤是由于伸直位时强烈屈曲引起的。近节指间关节的极度过伸会导致掌板的撕脱伤。常伴随中节指骨的背侧半脱位或脱位。近端指间关节在受到内侧或外侧的极度外力时，由于侧副韧带的牵拉会出现撕脱骨折。

（二）查体

该类骨早期诊断困难。早期指间关节处可有压痛点，不伴有肿胀和畸形。随后，指间关节处出现弥漫性肿胀和压痛。早期诊断可在手指麻醉后检查关节的活动度和稳定性。掌侧撕脱骨折使安全伸直受限。如指间关节松弛则可能有侧副韧带损伤。

（三）影像学检查

前后位和侧位就可以发现骨折。

（四）合并损伤

在伸肌腱的中央束完全撕裂时可以没有骨的撕裂伤。近端指间关节的半脱位和脱位常伴有掌板的破裂。在临床上仅依靠疼痛和肿胀很难诊断。侧副韧带的撕脱伤常会出现关节的侧方不稳。

（五）治疗

撕脱骨折的固定时间应短，以减少关节僵硬的发生。在愈合过程中重复 X 线检查以确保位置良好，并需要早期转诊。

1. 伸肌腱撕脱骨折　背侧面撕脱骨折需要内固定，因而需要紧急手术。无骨折的肌腱撕脱伤可以用夹板固定近端指间关节 5 ~ 6 周。远端指间关节不用固定，在夹板固定期间进行主动和被动功能锻炼。

2. 掌板撕脱骨折（Wilson 骨折）　如果骨折片累及 <30% 的关节面，可以采用保守治疗。在复位半脱位或移位后，可以用夹板把近端指间关节固定在 45° ~ 50° 的屈曲位 4 周。这种方法是有争议的，因为对这些骨折手外科医生会选择内固定，以修复掌板。对于没有半脱位的关节处的骨折采用保守的治疗方法。因此，建议早期会诊，以选择一种恰当的治疗方案。

3. 侧副韧带撕脱骨折　大多数的外科医生建议手术固定。强烈地建议早期会诊，以选择一种最恰当的治疗方案。

（六）并发症

撕脱骨折常伴有几种致残性的并发症。

（1）继发于韧带损伤的关节不稳。

（2）慢性退行性关节炎。

（3）骨不连造成的伸肌腱功能的丧失。

（4）若背侧面的撕脱骨折漏诊或者不恰当的治疗会产生锤状指畸形。

（杜　兵）

第三节　远节指骨骨折

远节指骨骨折占手部骨折的 15% ~ 30%。只有对远节指骨的解剖结构十分熟悉的情况下才能对这些骨折进行诊断和治疗。纤维隔连于骨膜和皮肤之间，形成间隔，能够稳定远节指骨的骨折。在这些间隔之间常形成创伤性血肿，使这些密闭性间隙内的压力增加，引起剧烈的疼痛。

指屈肌腱和伸肌腱分别止于每一个远节指骨的掌侧和背侧。从第二指到第五指，指深屈肌腱附于手指的掌侧，指伸肌腱末端附着于手指的背侧。在大拇指，拇长屈肌腱附着于末节指骨基底部的掌侧，拇长伸肌腱止于基底部的背侧。

当遭受过度的应力时，这些肌腱能够撕裂指骨，临床上引起一定的功能丧失，同时 X 线片经常能够看到沿指骨基底部的撕脱骨折。这些骨折被认为是关节内骨折。远节指骨骨折在分类时既有关节外骨折也有关节内骨折。

一、关节外骨折

远节指骨的关节外骨折可分为纵向的、横向的、粉碎的或者横向并伴有移位（图 9 – 12）。

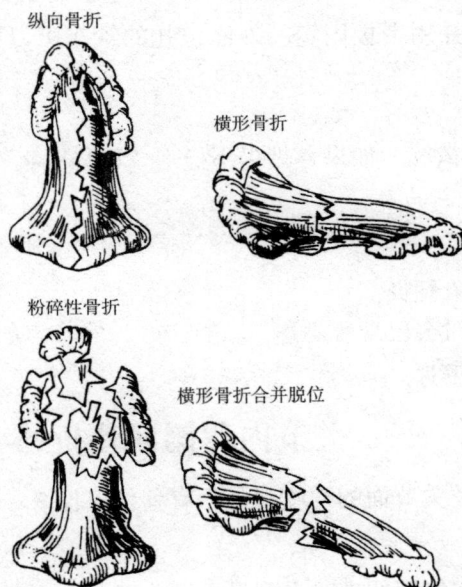

图 9 – 12　关节外骨折

（一）损伤机制

损伤的机制为对远节指骨的直接打击。打击的力量决定了骨折的严重程度。最常见的骨折为粉碎性骨折。

（二）查体

典型的症状为末节手指肿胀和压痛，包括指腹。常能发现指甲下有血肿，提示有甲床的撕裂伤。

（三）影像学检查

为了明确是否有骨折和移位通常做前后位和侧位片检查。

（四）合并损伤

常见甲下血肿和甲床的撕裂伤。末节指骨的横行骨折常伴有指甲（甲板）的不完全撕脱伤。

（五）治疗

无移位的骨折治疗可以选用夹板固定，抬高患肢以及服用止痛药。简单的夹板或者是发夹样的夹板可以适应有不同程度的肿胀的骨折。这些骨折需要夹板固定3～4周。粉碎性骨折的疼痛可能要持续几个月。

有明显的成角或者移位的横形骨折要把远端的骨折片向背侧牵引复位，然后在掌侧用夹板固定，复查X线片记录位置。可能会因为有软组织嵌入骨折端之间而使复位比较困难。如果没有成功，就可能会产生骨不连，因此，矫形外科会使用克氏针固定。

伴有甲下血肿时，不论血肿的大小，只要甲板保持完整，就不需要摘除指甲。利用电灼或者18号的注射针头钻透指甲，就可以缓解患者的痛苦。

伴有甲板破裂或者撕裂的远节指骨骨折被认为是开放性骨折，但是在急诊治疗时可以遵循以下的指导方针。

（1）手部消毒后，选用手掌部的区域阻滞麻醉。

（2）使用锋利的剪刀把甲板直接从甲床上剪下。

（3）当把指甲去掉后，就可以暴露出甲床的撕裂伤，用生理盐水彻底地冲洗。骨折复位后用5-0的可吸收线间断缝合甲床。因为甲床连接着远节手指的背侧，缝合甲床后有利于保持骨折的复位。

（4）用合适的、干纺薄纱放在背侧基质和甲床之间隔离，或把患者刚摘除的指甲放回甲襞处，并在两侧各缝两针固定住，防止其移位。将甲床和顶部隔离开后能够防止其粘连出现以及出现指甲的畸形再生。

（5）整个手指都用纱布包扎并用夹板固定。外面包扎的纱布可以根据需要更换，但是隔绝甲床与基质的材料应该保留10d。

（6）抗生素要使用7～10d。

（7）复查X线片记录复位的情况。如果骨折仍不稳定，骨科医生就需要使用钢针固定。

（六）并发症

远节骨折能产生严重的并发症。

（1）开放性骨折可能会出现骨髓炎。

（2）骨折断端间有甲床嵌入时会出现骨不连。

（3）粉碎性骨折常出现延迟愈合。

二、关节内背侧面骨折

这些骨折分类是根据骨折累及关节面的程度和是否有移位（图9-13）。

（一）损伤机制

这些外伤多是由于远节手指在绷紧伸直时受到暴力屈曲引起，受伤后多形成"锤状指"。这些骨折在篮球、棒球和垒球运动员中很常见，由于球突然撞击手指的末端引起过度屈曲所致。伸肌腱可能会遭受三种合并伤（图9-14）。

（1）肌腱被拉长，结果在伸直时会产生15°～20°的屈曲。

（2）肌腱可能断裂，在伸直时产生45°的屈曲畸形（软组织锤状指）。

（3）肌腱可能从远节指骨上撕脱一小块骨碎片，在伸直时产生45°的屈曲畸形（骨性锤状指）。

累及关节面<25%

累及关节面>25%

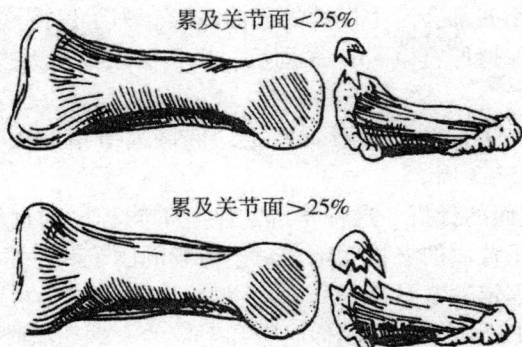

图 9 - 13 远节指骨关节内撕脱骨折——背侧面

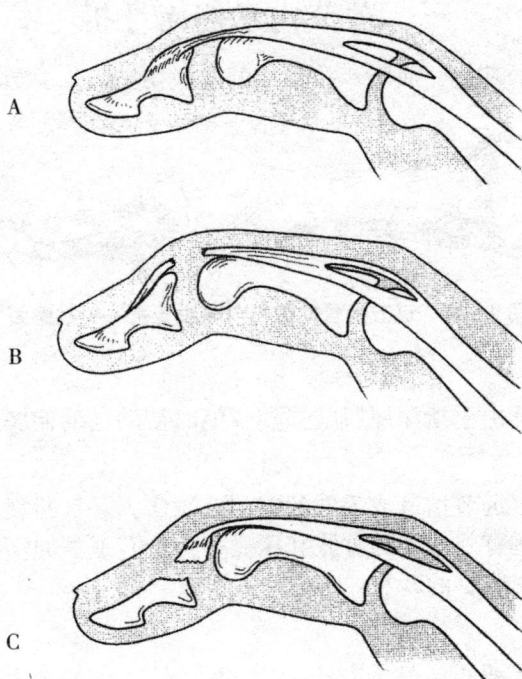

A

B

C

图 9 - 14 伸指肌腱断裂的三种方式

A. 肌腱牵拉伤，断端未分离；B. 肌腱在远节指骨止点处断裂，远节手指屈曲
40°畸形，患者不能主动伸直远侧指间关节；C. 随肌腱撕脱的远节指骨骨块

（二）查体

主要的表现是关节背侧面的肿胀和压痛。远端指间关节主动伸展功能的丧失。

（三）影像学检查

侧位 X 线片是必需的，要明确撕脱性骨折的骨折片是否大于关节面的 25% 和有无移位。

（四）合并损伤

这些骨折常伴有甲板的损伤。

（五）治疗

这些骨折的治疗主要由三个因素决定：患者的合作性、骨折块的大小及移位的程度。

1. 无移位骨折 在合作的患者中，采用保守治疗，在掌侧或者背侧用夹板固定。手指的背侧夹板固定较牢固，因为在夹板和骨折间的软组织较少。

远端指间关节保持伸展位，近端指间关节可以屈曲。手指必须保持这种位置 6 ~ 8 周。在这段时期内，远节指间关节任何程度的屈曲都会产生慢性的屈曲畸形。为了保持这种位置，在更换夹板时也要求患者把手指的末端压在桌子上保持伸直位。6~8周后，夹板可以在白天去掉，要求患者注意在剩余的4周不要屈曲手指。

如果患者不合作，就必须在手部和手指石膏固定，保持远节指间关节于伸直位。石膏必须固定6周，然后再用夹板把手指固定2~3周。

2. 移位并且超过25%关节面的骨折　这种骨折常伴有不同程度的远端指间关节的半脱位。处理方法包括按照矫形外科的要求给予背侧的夹板固定。对于持续的固定和手术治疗哪种方法更有益存在着争议，但是闭合复位和克氏针内固定通常是必需的。

如果骨折没有正确处理，那么由于破裂的伸肌腱和对应的末端屈肌腱的失衡可能产生近端指间关节的过度伸展畸形（鹅颈）。

三、关节内掌侧面骨折

指深屈肌腱附于远节指骨的基底，肌腱牵拉形成的撕脱伤被归入关节内骨折（图9-15）。

掌侧撕脱骨折

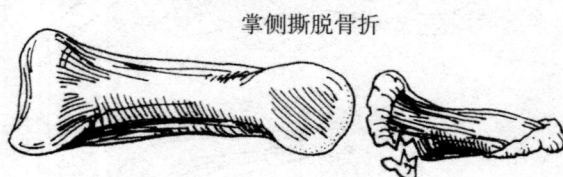

图9-15　远节指骨的关节内撕脱骨折——掌侧面

（一）损伤机制

这是一种很罕见的损伤，是由于指深屈肌腱强烈收缩时被动过度伸展造成的。

（二）查体

患者的远节指骨无法屈曲。远节指骨或手掌的掌侧有压痛，并且断裂后的肌腱可出现短缩。

规则：患者远节指骨的掌侧有外伤性的肿胀和压痛，并伴有手掌的疼痛，除非能通过别的方法证明没有损伤，那么一定是有指深屈肌腱的断裂。

（三）影像学检查

侧位X线检查是确认是否有骨折最好的方法。

（四）合并损伤

这种骨折很少有合并伤。

（五）治疗

急诊处理包括指骨掌侧的夹板固定和矫形外科早期的手术固定。

（六）并发症

远端指骨掌侧关节内的撕脱骨折常会出现畸形愈合。

（杜　兵）

第四节　手部韧带损伤

手部最常见的韧带损伤是拇指掌指关节尺侧侧副韧带损伤，常造成拇指对指力和精细指捏能力丧失。1961年，Weller就确认这是滑雪运动中特别常见的一种损伤，Cantero、Reill和Karutz报道的资料分别有53%和57%是由滑雪所致。因此，该损伤又称为滑雪拇指。

一、手部韧带损伤的功能解剖

拇指掌指关节是单一的铰链式关节，平均屈伸活动为10°~60°。关节旋转轴为偏心性，关节囊两侧各有两个强有力的侧副韧带加强，即固有侧副韧带和副侧副韧带，维持关节的被动稳定性。

固有侧副韧带从第一掌骨小头的背外侧向远掌侧行走，止于近节指骨基部的外侧结节，宽 4 ~ 8mm、长 12 ~ 14mm，相当厚，能承受 30 ~ 40kg 外力。副侧副韧带从第一掌骨髁上固有侧副韧带的掌侧起，部分越过掌侧籽骨，至掌侧纤维软骨，当关节伸直位时紧张（图 9 - 16）。

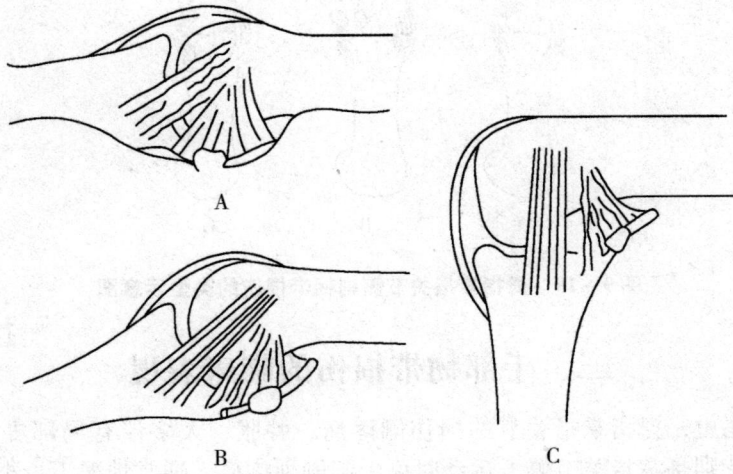

图 9 - 16　拇指掌指关节的功能解剖示意图

二、手部韧带损伤机制

拇指掌指关节尺侧侧副韧带损伤可由拇指用力外展、旋转和过伸所致。在滑雪损伤时，多由不正确的握雪杆滑行引起。打球时，尤其是在接球时，可能为球的直接创伤所致。使用手杖也可致慢性损伤。在手着地跌倒时，处于外展位的拇指使尺侧侧副韧带过度负重，而滑雪杆柄在拇指和示指之间更加重了这种负重（图 9 - 17）。韧带损伤的程度主要取决于作用力的方向、受力瞬间拇指所处的位置和关节所受的压力。

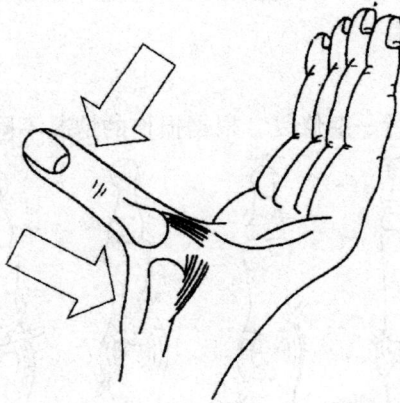

图 9 - 17　拇指掌指关节尺侧侧副韧带的损伤机制示意图

外力所致侧副韧带断裂一般有 3 种类型（图 9 - 18）：

（1）远侧止点附近断裂。

（2）远侧小骨片撕脱。

（3）韧带中间断裂。

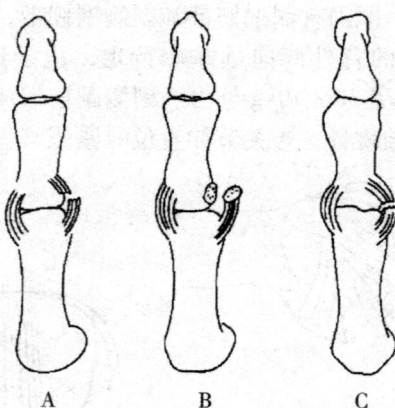

图 9 - 18　拇指掌指关节侧副韧带损伤的类型示意图

三、手部韧带损伤的临床表现

患者有典型的外伤史，拇指掌指关节的损伤侧疼痛、肿胀、大多伴有局部皮下青紫、运动明显受限。局部明显压痛，特别是掌指关节侧方运动时可引起剧烈疼痛。通常情况下，拇指掌指关节向外翻约25°，即是侧副韧带断裂的可靠征象。如果关节能在伸直位侧翻，表明掌板和侧副韧带均已断裂；如轻度屈曲的关节外翻约20°，表明仅有侧副韧带损伤。陈旧性韧带损伤者，在瘢痕区行走的皮神经常引起放射性疼痛。

拍摄拇指掌指关节正侧位 X 线片，伴有骨性韧带撕脱时，可以确定骨片的大小和部位，为临床治疗方法的选择提供参考。

四、手部韧带损伤的治疗

（一）非手术治疗

单纯挫伤、扭伤、部分韧带断裂而无拇指掌指关节过度外翻和不稳定时，可用石膏托将整个拇指直至指间关节固定 3 周即可。

（二）手术治疗

新发侧副韧带损伤应在损伤后行一期修复，根据损伤的情况不同，采用不同的方法（图 9 - 19）。

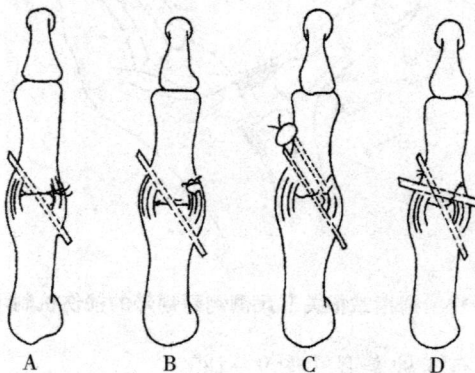

图 9 - 19　拇指掌指关节侧副韧带损伤的治疗方法示意图

韧带断裂可在伤后立即或 4 ~ 7 天局部肿胀消退后，进行直接缝合。延迟的一期缝合，可在伤后 2 周内进行。手术在臂丛神经阻滞麻醉和止血带下进行，跨越拇指掌指关节的尺侧背部弧形切口，切开皮肤及皮下组织，保护行走于切口内的桡神经分支。纵向切开拇收肌腱，在其深面显露断裂的侧副韧带，一般多见于韧带的中部和远端。将其直接缝合，也可钢丝抽出缝合法或者带线锚钉将撕脱的侧副韧带固定于近节指骨基部的骨粗糙面处（图9-20），缝合拇收肌腱和皮肤。

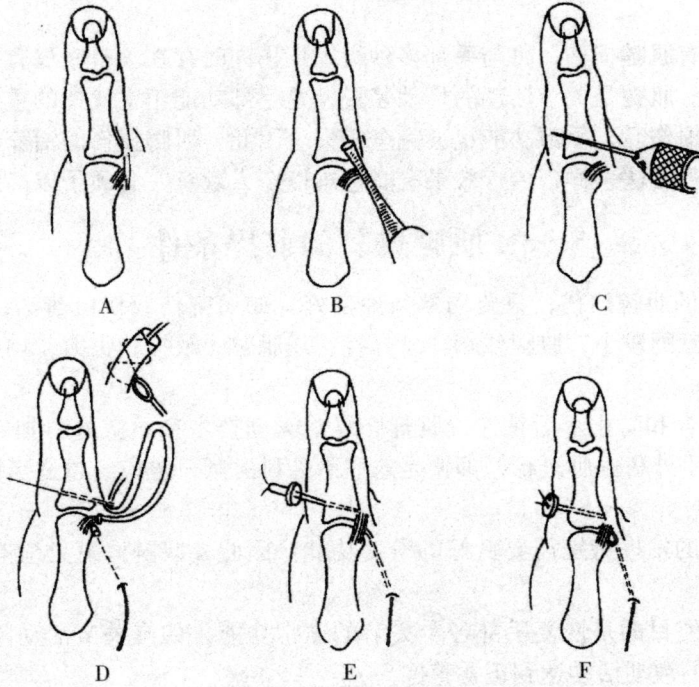

图9-20　拇指掌指关节侧副韧带损伤的手术修复示意图

陈旧性侧副韧带损伤无法直接修复时，可行自体肌腱移植，于拇指掌指关节内侧行"8"字形韧带成形术或用筋膜片移植修复（图9-21）。

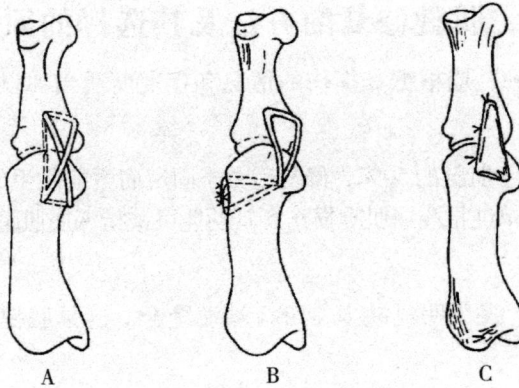

图9-21　陈旧性侧副韧带损伤修复术示意图

关节进行性疼痛性畸形关节炎伴不稳定性活动时，可行关节固定术，将掌指关节固定于屈曲20°位。

术中可用一枚克氏针将掌指关节行临时固定，以利于修复的韧带愈合；或术后用前臂石膏托将拇指于内收位固定4~5周；小骨片撕脱而用抽出缝合法、克氏针或微型螺丝钉行骨固定者，术后固定6周。拆除石膏托时，拔除抽出钢丝，开始进行拇指功能锻炼。

（杜　兵）

第五节　手部肌腱损伤

手部外伤时，常伴有肌腱损伤，可与手部多种组织损伤同时存在。有时仅有很小的皮肤伤口，也有肌腱损伤的潜在可能性。肌腱是关节活动的传动装置，是手部功能正常发挥的重要环节。即使手部各关节的功能均正常，肌腱损伤后，手部功能也会完全丧失。因此，肌腱损伤的治疗十分重要。然而，手部肌腱的结构复杂，其修复方法多样，治疗效果有时也难以令人满意，必须予以高度重视。

一、肌腱修复的前提条件

（1）手部任何部位的肌腱损伤，只要局部条件良好，如切割伤或伤口清洁，清创后估计伤口不会发生感染，或肌腱损伤范围较小，肌腱残端容易寻找，或肌腱无缺损和张力，均应在清创后立即行肌腱一期修复。

（2）为保证肌腱愈合和防止术后粘连，肌腱修复对无创技术和显微外科技术要求很高。因此，肌腱修复手术最好由专职手外科医师进行，即使是兼职手外科医师，也应经过适当训练，熟练掌握肌腱外科的基本技术。

（3）肌腱正常功能的发挥特别需要良好的滑动功能。因此，肌腱修复处应有完整、柔软而健康的皮肤覆盖。

（4）肌腱修复的最终目的是恢复手部各个关节的正常功能，如有关节活动障碍，术前必须经过适当的功能锻炼，使关节的被动活动达到正常范围。

（5）肌腱修复时，近端的动力肌必须具有正常的神经支配，并且具有足够的肌力。

（6）要求患者具有功能锻炼的能力，并适当考虑年龄对功能锻炼的影响，以便术后能更好地恢复手的功能。

二、肌腱修复的方法及其选择的原则

肌腱损伤修复的方法有多种，应根据其损伤的情况和程度而适当加以选择。

（一）不予治疗

肌腱部分损伤，损伤范围小于肌腱的50%，修复后由于固定而可能发生的粘连影响功能者；损伤肌腱的功能可被其他肌腱所替代者，如单纯指浅屈肌腱损伤，其功能可被指深屈肌腱所替代，均可不予以修复。

（二）肌腱端端缝合

肌腱损伤时断端比较整齐，又无明显缺损，可行端端缝合。这是肌腱修复最常用的方法，也是用得最多的方法。

（三）肌腱前移

肌腱损伤的部位位于距止点1.0～1.5cm处，可将近端的肌腱残端向远端牵拉，将其重新固定于肌腱止点，称为肌腱前移。主要用于近止点处的指深屈肌腱损伤。

（四）肌腱移植

肌腱损伤伴有一定的肌腱缺损，不能直接缝合者，以及陈旧性屈肌腱鞘内的指深、浅屈肌腱损伤者，常需行游离肌腱移植予修复。通常采用来源于掌长肌、跖肌和趾长伸肌的自体肌腱移植，也有应用异体肌腱移植或人工肌腱者。

（五）肌腱移位

肌腱损伤的范围较大，不宜进行肌腱移植者，以及肌腹完全破坏或麻痹而无法进行自身修复者，可将邻近功能正常的肌腱移位于损伤的肌腱，与损伤的肌腱远端缝接予以修复。此时，除了上述肌腱修复的前提条件外，还要求移位的肌腱是损伤肌腱的功能相同或功能协同肌，而且移位后该肌原有的功能能被其他肌肉所替代或对其原有功能无明显影响。

（六）肌腱固定或关节固定

肌腱损伤难以采用上述各种肌腱修复方法予以治疗者，可采用简单的肌腱固定或关节固定，以改善手指的功能。如单纯的指深屈肌腱损伤，可采用远端肌腱固定或远侧指间关节固定，以改善远侧指间关节在用力捏物时的稳定性。

（七）截指

手指的肌腱、神经、血管、骨与关节和皮肤等组织中，已有多种组织损伤无法修复者；手指严重损伤，即使肌腱修复也难以恢复功能，而且患者付出极大的生理、心理和经济代价而又效果不佳者，可考虑截指。

三、肌腱的缝合方法

肌腱的缝合方法很多，如 Bunnell 钢丝抽出缝合法、Kessler 肌腱缝合法、Kleiner 肌腱缝合法、Tajima 肌腱缝合法、Tsuge 单套和双套肌腱缝合法、Beker 肌腱缝合法（图 9－22），以及编织缝合法和鱼口状缝合法（图 9－23）。

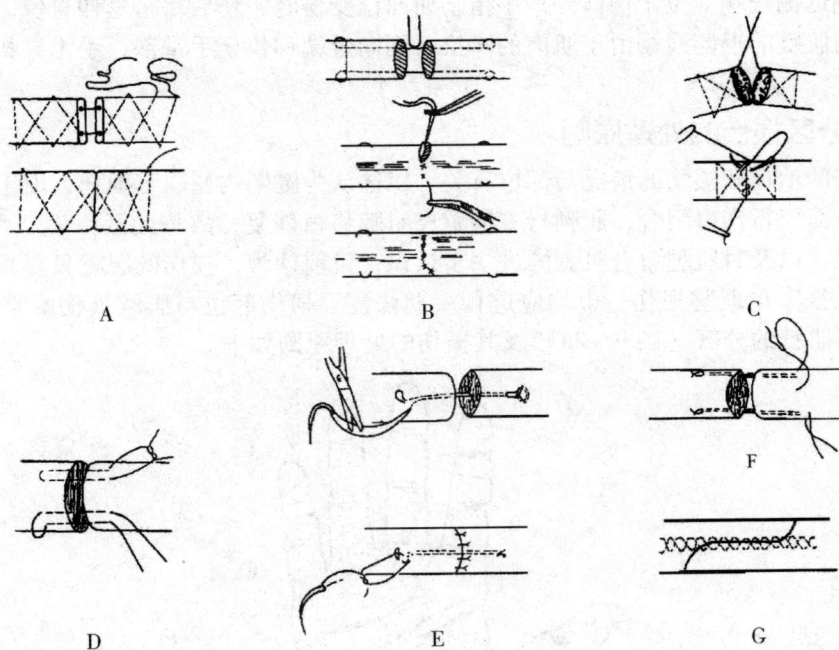

图 9－22 肌腱缝合方法示意图

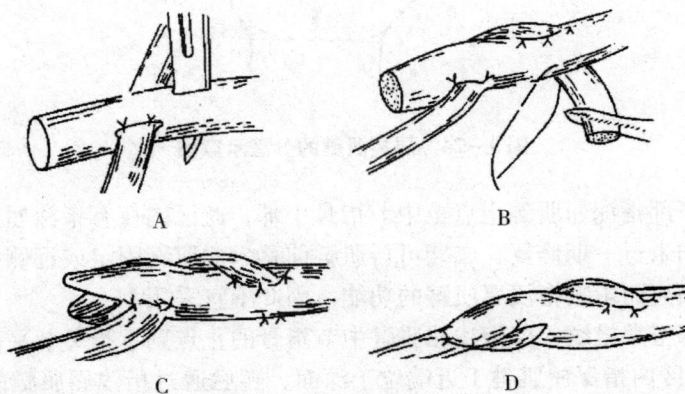

图 9－23 肌腱编织缝合法示意图

缝合方法的选择应根据肌腱损伤的情况和所采用的修复方法而定，既要求缝合牢固，又要有利于肌腱愈合。肌腱手术后的主要问题是粘连，为尽量减少粘连的可能性，肌腱缝合时应特别强调无创技术。

四、屈肌腱损伤

（一）概况

手部屈指肌腱损伤多因锐器伤所致，如玻璃割伤、刀刺伤。多位于手指和手掌部，伤口比较整齐，一般污染也不严重。严重的手外伤，肌腱损伤常合并其他组织如神经、血管以及骨关节损伤，可能有肌腱或皮肤缺损。

手部屈肌腱损伤致使手指屈曲功能障碍，即当手处于休息位时，伤指呈伸直状态，但是其各关节被动屈曲功能正常。如为单纯指浅屈肌腱损伤，伤指屈曲功能无明显影响。单纯指深屈肌腱损伤，则仅表现为手指远侧指间关节屈曲障碍。指深、浅屈肌腱同时损伤，表现为近侧指间关节和远侧指间关节屈曲功能障碍，然而，由于骨间肌和蚓状肌的作用，掌指关节的屈曲功能仍然存在。

屈肌腱损伤时，肌腱断端的位置与受伤时手指所处的位置有关。如受伤时手指处于伸直位，伤后手指呈伸直位，肌腱远侧残端即位于伤口处；手指于屈曲位受伤时，伤后手指呈伸直位，则肌腱远侧残端移向手指远端。而肌腱的近侧残端由于肌肉的牵拉，则向近端移位至手掌部，手术寻找肌腱断端时应予注意。

（二）不同分区损伤的处理原则

屈指肌腱损伤的治疗和损伤的情况与部位有关。以往认为腱鞘内屈肌腱损伤，由于一期直接修复后常引起肌腱粘连，而仅行伤口闭合，肌腱行二期游离肌腱移植修复，故将此区称为"无人区"。随着显微外科技术的发展，以及对肌腱愈合机制的进一步认识，目前认为，损伤的肌腱只要具有修复的前提条件，即使是"无人区"的肌腱损伤，也均应进行一期修复。损伤部位与肌腱损伤的修复密切相关，根据解剖部位，屈指肌腱的分区（图9-24）及其损伤的处理原则如下。

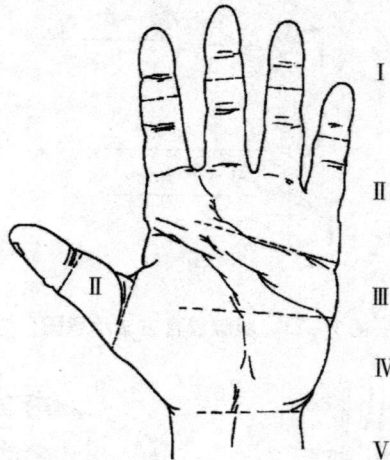

图9-24　屈指肌腱的分区示意图

Ⅰ区　远节指骨基底部指深屈肌腱止点至中节指骨中部，此区内仅有指深屈肌腱，损伤后仅产生手指末节屈曲功能障碍。如未行一期修复，二期可行肌腱前移术或肌腱固定或远侧指间关节固定术。如行肌腱移植，可能因术后粘连而影响指浅屈肌腱的功能，因此不宜采用。

Ⅱ区　中节指骨中部至掌横纹，即指浅屈肌腱中节指骨的止点到掌指关节平面屈肌腱鞘的起点，也即所谓的"无人区"。该区内指深屈肌腱于近端位于深面，随后通过指浅屈肌腱的分叉后，走向指浅屈肌腱的浅面。在该区，单纯指浅屈肌腱损伤，其功能可由指深屈肌腱所替代，无须修复（单纯指深屈肌腱损伤，晚期可行远侧指间关节固定术）；指深、浅屈肌腱均损伤，只要局部条件允许，并有一定的技术条件，均应尽可能行一期修复；如果受条件限制而丧失了一期修复的机会，应争取在伤后1个月内行延迟的一期修复，即切除指浅屈肌腱，直接缝合修复指深屈肌腱，其腱鞘则根据其完整性予以修复或切除，但一定要保留 A_2、A_4 滑车。晚期肌腱不能直接缝合或有肌腱缺损者，可行游离肌腱移植予以修复。

汤锦波等根据 II 区屈肌腱系统的解剖和功能特点将此区分为4个亚区：II a，从指浅屈肌腱止点终末处到止点近侧缘；II b，指浅屈肌腱止点近侧缘到 A_2 滑车的远侧缘，应争取同时修复该亚区内指浅屈肌腱；II c，A_2 滑车覆盖的区域，该亚区内可不缝合或切除指浅屈肌腱；II d，A_2 滑车近侧缘至滑膜鞘近端反折处，对于该亚区内的切割伤，指浅屈肌腱可予缝合，损伤严重者，则不缝合指浅屈肌腱，以免指深、浅屈肌腱发生粘连（图9-25）。

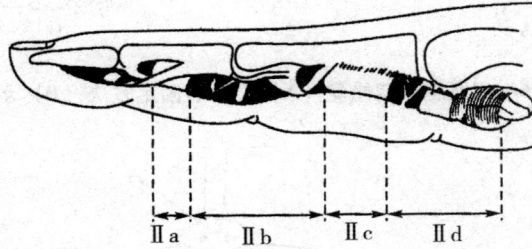

图9-25　指屈肌腱 II 区的亚区示意图

III 区　掌横纹至腕横韧带远侧缘，即屈指肌腱掌中部。该区皮下脂肪丰富，指浅屈肌腱位于指深屈肌腱浅面，其近端掌腱膜下即为掌浅弓。肌腱与神经、血管关系密切，肌腱损伤时常伴有神经、血管损伤。此区内指深、浅屈肌腱损伤时，可分别予以修复或仅修复指深屈肌腱，伴随的神经损伤应同时进行修复。

IV 区　即腕管区。此区内有指深、浅屈肌腱和拇长屈肌腱共9条肌腱以及正中神经通过，其肌腱损伤常伴有正中神经损伤。腕管内多条肌腱损伤时，应主要修复指深屈肌腱和拇长屈肌腱，其伴随的正中神经损伤应同时予以修复。

V 区　即前臂区，位于腕管近端。此区组织较多，除9条屈指肌腱外，还有3条屈腕肌腱、正中神经、尺神经、尺动脉和桡动脉。该区内，特别是前臂远端的腕部，其肌腱损伤伴神经、血管损伤多见。损伤的肌腱可分别予以修复，但应优先修复指深屈肌腱和拇长屈肌腱。有肌腱缺损时可行肌腱移植或肌腱移位进行修复。应特别注意对损伤神经的修复。尺、桡动脉损伤，虽然不一定影响手的血液供应，有条件者仍应尽可能修复。

（三）修复方法

屈指肌腱损伤的修复方法有：肌腱一期修复、肌腱固定术、游离肌腱移植术和肌腱粘连松解术。

1. 肌腱一期修复　特别是鞘内屈指肌腱损伤的一期修复，打破了以往"无人区"的概念。即在伤口较整齐、清洁，肌腱和腱鞘损伤较轻，如切割伤，可在清创后立即采用"Z"字形扩大伤口，分别于腱鞘内找出肌腱的近、远两断端，将其从伤口中拉出，然后将其两断端用 Kessler 缝合法直接予以缝合，如腱鞘较完整也应予以修复。闭合切口，行伤指动力性夹板固定，即用石膏托将伤手于腕关节屈曲30°、掌指关节屈曲50°~60°位固定，指甲尖部用橡皮筋牵引患指于屈曲位。术后在医师指导下，进行主动伸指、被动屈指的早期活动功能锻炼（图9-26）。

2. 肌腱固定术　即采用手指侧正中切口，显露中节指骨及其腱鞘，切开腱鞘，找到指深屈肌腱远端，用 Bunnell 钢丝抽出缝合法，将其固定于中节指骨远段的粗糙面上，使远侧指间关节处于屈曲15°~20°位，可用一枚克氏针将远侧指间关节暂时固定或用外固定维持（图9-27）。采用克氏针临时固定者，伤口愈合后即可带针进行功能锻炼。4周后在拆除钢丝的同时拆除外固定。

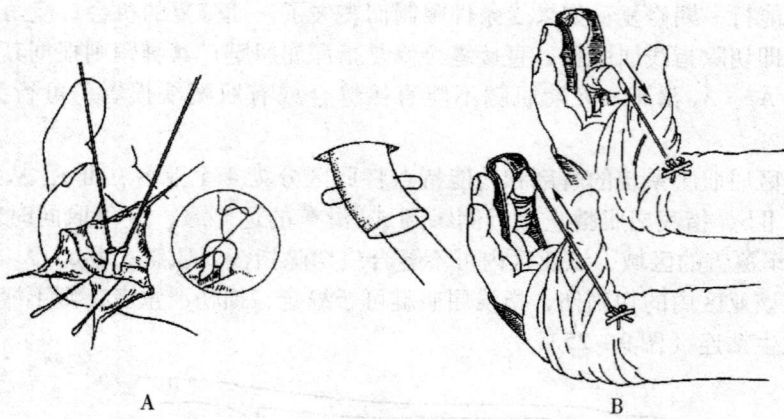

图 9－26　屈肌腱一期修复（A）及术后固定方法（B）示意图

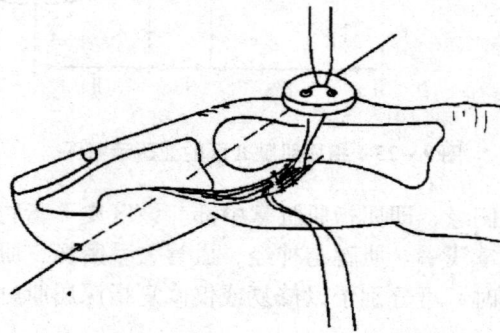

图 9－27　肌腱固定术示意图

3. 游离肌腱移植术　移植肌腱最常取自掌长肌腱、跖肌腱，同时需要多根移植肌腱时可切取趾长伸肌腱，也有采用异体肌腱移植者。通常是采用手指侧正中切口和手掌部与掌横纹平行的横形或弧形切口，显露屈肌腱鞘和屈肌腱。切除腱鞘，仅于中节指骨中部保留约 0.5cm 和近节指骨近端 1/2 处约 1cm 宽的腱鞘作为滑车，若该处腱鞘损伤而无法保留滑车时，也应取一段肌腱在以上部位重建两个滑车（图 9－28）。然后在远侧指间关节远端切除指深屈肌腱，近侧指间关节的关节囊近端切除指浅屈肌腱。指浅屈肌腱远侧残端既不能过长，也不能太短。若残端过长，术后屈指位固定时，其残端与近节指骨粘连，影响近侧指间关节伸直，出现近侧指间关节屈曲畸形；若残端太短，则容易引起近侧指间关节过伸畸形（图 9－29）。再将移植的肌腱用 Bunnell 钢丝抽出缝合法于劈开的指深屈肌腱止点间，固定在末节指骨凿开的粗糙面上。将移植肌腱近端穿过滑车引入手掌的切口内，调整张力，伤指在手的休息位时略屈于其他手指，将其与指深屈肌腱近端在蚓状肌附着处行编织缝合，缝合处用蚓状肌覆盖以减少粘连。缝合伤口，石膏托将患手于腕关节屈曲和手指半屈位固定（图 9－30）。

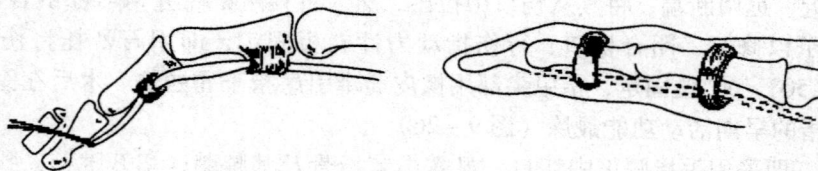

图 9－28　保留或重建滑车示意图

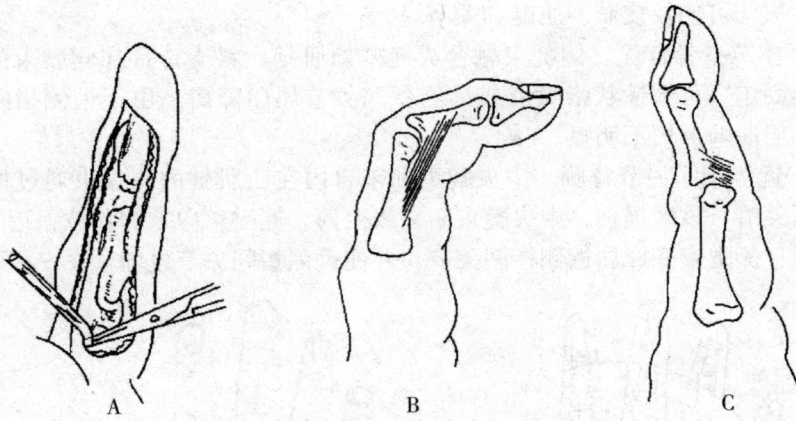

图 9－29　切除指浅屈肌腱示意图
A. 切除指屈肌腱移位；B. 指浅屈肌腱残端过长；C. 指浅屈肌腱残端过短

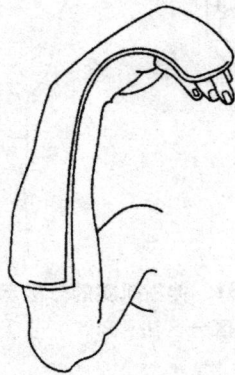

图 9－30　游离肌腱移植术后固定方法示意图

（四）术后处理

术后 10 天拆除缝线，3～4 周后拆除石膏托及缝合钢丝，积极进行功能锻炼，并辅以物理治疗和中药熏洗。一般需 3～6 个月的功能锻炼，以恢复屈指功能。术后半年屈指功能不满意者，应考虑行肌腱松解术，以改善手指屈曲功能。

方法是：手指侧正中或指掌侧 "Z" 字形切口，显露肌腱及其周围的瘢痕。锐性分离和切除瘢痕，将肌腱从粘连中分离出来。应特别注意肌腱背侧的粘连，并注意保留其滑车，最好是保留中节指骨中部、近节指骨中部及掌指关节近侧的三个滑车。注意保证肌腱完全游离，为进一步证实粘连已彻底松解，可在前臂远端做一个小切口，找到相应的肌腱并向近端牵拉，如伤指各关节能完全屈曲，被动牵伸能完全伸直，则表明肌腱松解已经完全，即可闭合伤口。术后第 1 天即应在医师的指导下开始功能锻炼。一般来说，从功能锻炼开始，即应达到手术中所能达到的最好效果，并通过继续的功能锻炼维持其效果。

五、伸肌腱损伤

（一）伸指肌腱的分区

手部伸肌腱结构较为复杂，不同部位损伤出现不同的典型畸形。根据其解剖结构，伸指肌腱的分区有两种，即 8 区分区法和 5 区分区法（图 9－31）。

1. 伸指肌腱 8 区分区法

（1）Ⅰ区：位于远侧指间关节背侧。此区内两侧腱束融合成一薄的终末腱，其活动范围仅 5mm 或更小。闭合性损伤可致肌腱从止点处撕裂或伴止点处撕脱骨折，可导致远侧指间关节伸展功能障碍，即锤状指畸形。开放性损伤可伤及皮肤、肌腱和关节。

（2）Ⅱ区：位于中节指骨背侧。侧腱束融合成终末伸肌腱，斜支持带在侧腱束的外侧融合，该区内伸肌腱损伤或粘连固定，可致锤状指畸形或远侧指间关节屈曲障碍。由于远侧指间关节的关节囊完整，远侧指间关节的屈曲畸形较不明显。

（3）Ⅲ区：位于近侧指间关节背侧。中央腱束和来自内在肌肌腱的侧腱束通过伸肌腱帽的交叉连接，共同伸近侧指间关节。该区损伤，中央腱束断裂或变薄，侧腱束向掌侧移位，近节指骨头向背侧突出，形成扣眼状畸形，侧腱束变成屈近侧指间关节，并使远侧指间关节过伸（图9－32）。

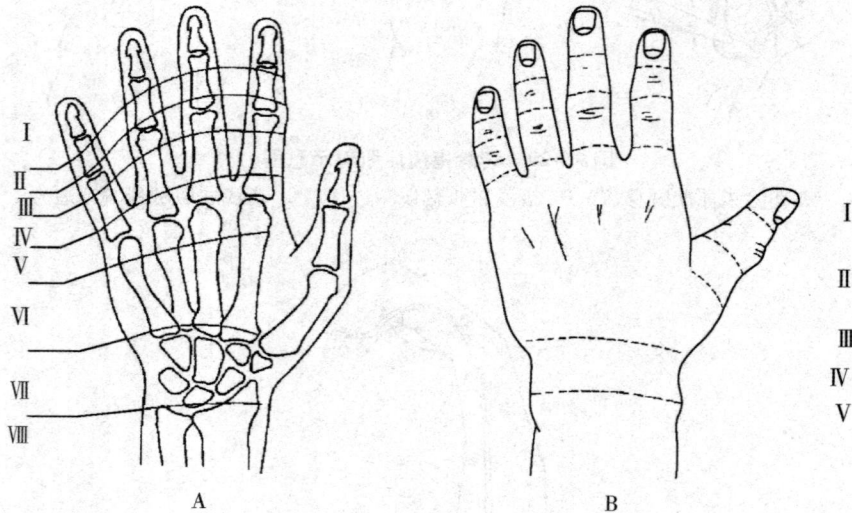

图9－31　伸指肌腱的分区示意图
A. 8区分区法；B. 5区分区法

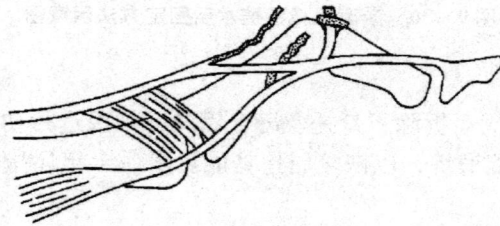

图9－32　中央腱束断裂伤致扣眼状畸形示意图

（4）Ⅳ区：位于近节指骨背侧。此区中央腱束损伤，可引起近侧指间关节屈曲畸形，但较易修复。

（5）Ⅴ区：位于掌指关节背侧。伸肌腱帽将伸指肌腱保持在掌指关节背侧中央，伸掌指关节。该区损伤可导致以下病变。

1）伸肌腱损伤，使掌指关节伸展受限而呈屈曲畸形。其特点是伸肌腱由于腱帽的连接而较少回缩，易于修复。

2）腱帽近端一侧横形纤维损伤，致使伸指肌腱向掌指关节的另一侧脱位，也导致掌指关节伸展受限。只有将伸指肌腱用手法复位，掌指关节才能伸直；一旦屈曲手指，伸指肌腱又将立即再次滑向一侧，严重影响手的功能。

（6）Ⅵ区：位于手背部和掌骨背侧。此区内示指和小指各有两条伸肌腱，其中一条损伤，则不表现出症状。如指总伸肌腱在联合腱近端损伤，则伤指的伸展功能仅部分受限。

（7）Ⅶ区：位于腕部伸肌支持带下。闭合性损伤可见于Lister结节处的拇长伸肌腱断裂。该区开放性损伤，修复的肌腱易于滑膜鞘内产生粘连，肌腱修复处最好不位于腱鞘内或将其鞘管切开。

（8）Ⅷ区：位于前臂远端。该区内有13条伸肌腱，拇指伸肌的肌腱最短，指总伸肌的肌腱可在前臂中 1/3 内予以修复，伸腕肌的肌腱最长。

2. 伸指肌腱 5 区分区法

（1）Ⅰ区：末节指骨基底部背侧至中央腱束止点之间。

（2）Ⅱ区：中央腱束止点至近节指骨近端伸肌腱帽。远端此区伸肌腱分为 3 束，即中央腱束和两侧腱束。若中央腱束断裂，近节指骨头向背侧突出，侧腱束向掌侧移位，起屈近侧指间关节的作用，形成扣眼状畸形，即近侧指间关节屈曲和远侧指间关节过伸（图 9-33）。

（3）Ⅲ区：伸肌腱帽至腕背侧韧带（伸肌支持带）远侧缘。

（4）Ⅳ区：腕背侧韧带下，腕背纤维鞘管内。

（5）Ⅴ区：腕背侧韧带近侧缘至前臂伸肌腱起始部。

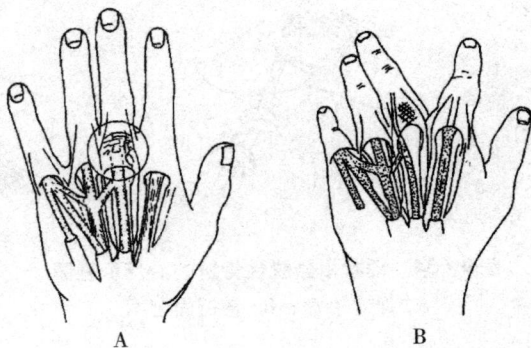

图 9-33　伸肌腱帽的损伤机制示意图

（二）拇指伸肌腱的分区法

1. Ⅰ区　位于拇指指间关节背侧。该区闭合性损伤引起锤状拇指少见，开放性损伤致指间关节屈曲畸形。由于是拇长伸肌腱止点，肌腱较粗大，易于缝合。

2. Ⅱ区　位于拇指近节指骨背侧。该区拇长伸肌腱若断裂，其近端回缩少，较易修复。

3. Ⅲ区　位于拇指掌指关节背侧。该区损伤可能同时伤及拇长、短伸肌腱引起拇指指间关节和掌指关节伸展受限。单纯拇短伸肌腱损伤类似于近侧指间关节背侧的中央腱束损伤，出现掌指关节屈曲畸形。

4. Ⅳ区　位于第一掌骨背侧。该区有两条伸肌，特别是拇长伸肌腱损伤，近端常会回缩至前臂，直接修复应尽早进行，否则应采用示指固有伸肌腱移位来修复。

5. Ⅴ区　即拇指腕区。损伤及修复原则同上。

（三）伸肌腱损伤的治疗方法

由于手背皮肤薄、弹性大，与伸肌腱间有一层疏松结缔组织，伸肌腱无腱鞘并有腱周组织，除伸肌支持带之外，伸指肌腱很少发生严重粘连。因此，只要局部条件许可，均应进行一期修复，效果良好。手指部伸肌腱损伤的晚期修复方法较多，但有些疗效并不满意。因此，更应强调一期修复的重要性。

1. 锤状指的治疗　新鲜闭合性肌腱断裂所致锤状指畸形，伤后应立即用夹板将伤指于近侧指间关节屈曲、远侧指间关节过伸位固定 5~6 周（图 9-34A）。伴末节指骨背侧撕脱骨折时，采用 Bunnell 钢丝抽出缝合法将撕脱骨块固定（图 9-34B），即采用远侧指间关节背侧 "S" 形或 "Y" 形切口，显露伴有撕脱骨块的伸肌腱，用克氏针在骨块复位的情况下，穿过远节指骨至其掌侧，将一根抽出钢丝从背侧穿至掌侧，垫上纱垫后在纽扣上打结，露出抽出钢丝，闭合伤口，并用夹板于近侧指间关节屈曲、远侧指间关节过伸位固定。对于陈旧性肌腱断裂损伤，可行肌腱修复术，即采用远侧指间关节背侧 "S" 形或 "Y" 形切口，显露已被瘢痕连接的伸指肌腱远端止点，将其于近止点处切断，自近端连同瘢痕组织一起向近侧稍加游离，切勿切除瘢痕，否则将因肌腱缺损而无法缝合，然后在手指末节伸直位，将两断端重叠缝合后，可用一枚克氏针暂时将远侧指间关节在过伸位、近侧指间关节屈曲 100° 位固定，或用夹板在上述位置固定。病程长、疼痛明显的体力劳动患者，可行远侧指间关节固定术。关于远侧指间关节固定的位置，如从手指屈曲时的功能上考虑，应将其固定在屈曲 15°～20°位；若从手的美观方面考虑，则将其固定在平伸位。

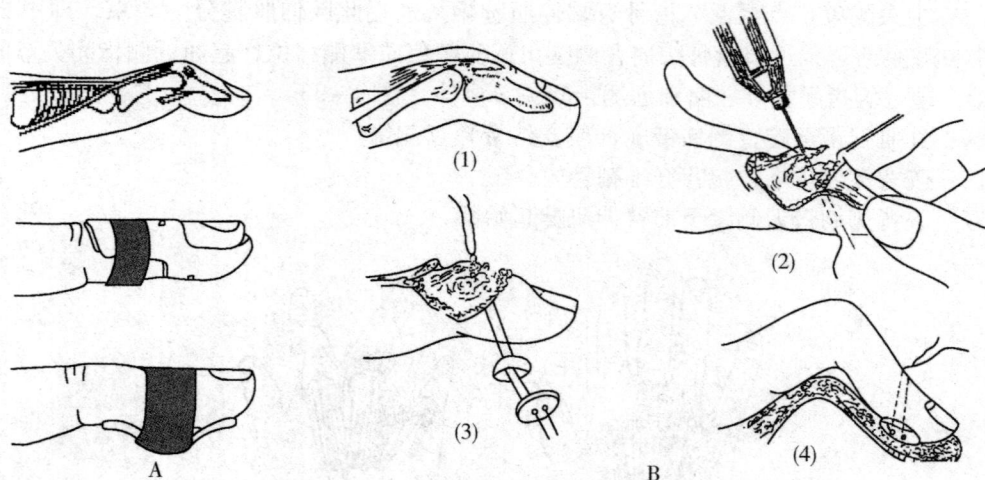

图 9-34　锤状指撕脱性骨折的治疗示意图
A. 保守治疗；B. 骨折固定术

2. 中央腱束损伤　新发损伤，只要局部条件允许，应行直接缝合一期修复，方法简单，效果良好。陈旧性损伤，侧腱束正常者，可采用侧腱束进行修复：以近侧指间关节为中心，在手指背侧做一个弧形切口，显露指背的伸肌结构，可发现损伤的中央腱束已被瘢痕组织连接；探查两侧腱束，如侧腱束完好，可将其向近、远两侧游离，使其向近侧指间关节背侧靠拢；在近侧指间关节伸直位，于其背侧将两侧腱束缝合在一起，固定两针或将两侧腱束于近侧指间关节近端切断，将其远侧段在近侧指间关节背面交叉，在近侧指间关节伸直位，再分别与对侧的侧腱束近端缝合。侧腱束也有损伤者，可采用肌腱移植修复术（图 9-35）。

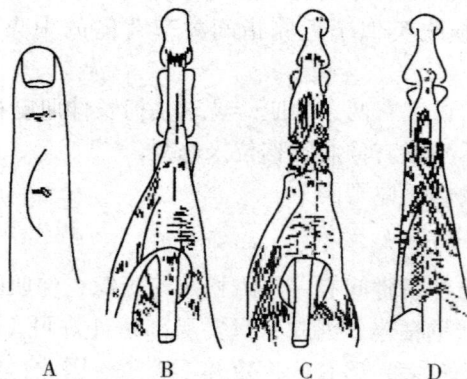

图 9-35　中央腱束断裂的修复示意图

3. 伸肌腱帽损伤　新发损伤，可行直接缝合。损伤不久，腱帽组织还完整者，仍可直接缝合（图 9-36）。陈旧性损伤，不能直接缝合时，可采用伸指肌腱瓣修复法或伸肌腱帽自身修复法或联合腱修复法等进行修复（图 9-37）。术后将掌指关节于伸直位固定 3 周。

4. 手、腕及前臂伸肌腱损伤　新发损伤，均应尽可能行一期修复。损伤时间较短，肌腱无缺损者，二期仍可行直接缝合；若伤后时间较久或肌腱有缺损，不能直接缝合者，则可行肌腱移植或肌腱移位予以修复。腕背部的伸指肌腱位于腱滑膜鞘内，此处肌腱损伤修复时，为避免修复的肌腱与其粘连，肌腱缝合部最好不在腱鞘内或将腱鞘切开。

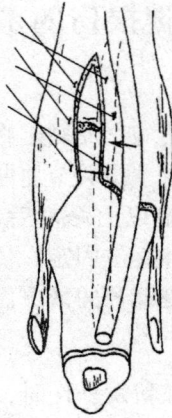

图 9-36　伸肌腱帽损伤的直接缝合示意图

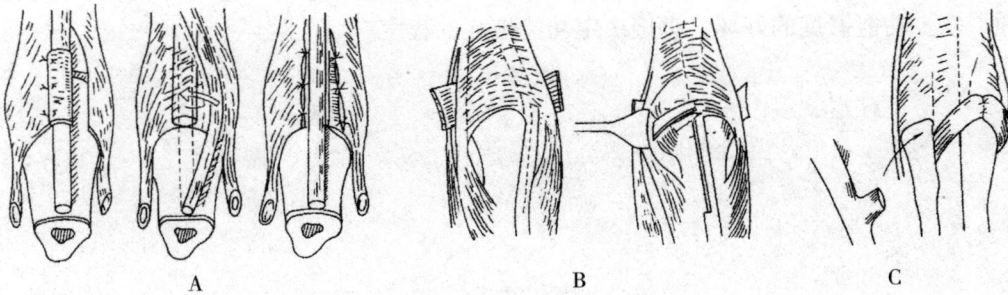

A　　　　　　　　　　　　B　　　　　　　　　C

图 9-37　伸肌腱帽损伤修复法示意图

A. 伸肌腱帽自身修复法；B. 伸指肌腱瓣翻转修复法；C. 联合腱修复法

5. 拇长伸肌腱损伤　新发损伤患者，一期修复效果良好。晚期肌腱回缩，不能直接缝合，则行示指固有伸肌腱移位修复。方法是：在示指掌指关节背侧做一个小横切口，在示指指总伸肌腱的尺侧和深面找到示指固有伸肌腱，并在其止点处切断，远端缝于示指指总伸肌腱上。于腕背偏桡侧做一个小横切口，将已切断的示指固有伸肌腱从此切口中抽出（图 9-38）。在拇长伸肌腱损伤处附近做一个弧形切口，分离出拇长伸肌腱远侧断端，在此切口与腕部切口之间打一个皮下隧道，将示指固有伸肌腱通过皮下隧道拉出。在腕背伸、拇指外展、掌指关节和指间关节伸直位，将示指固有伸肌腱近端与拇长伸肌腱远端做编织缝合。术后于拇指外展、掌指关节和指间关节伸直位用石膏托固定 3 周。

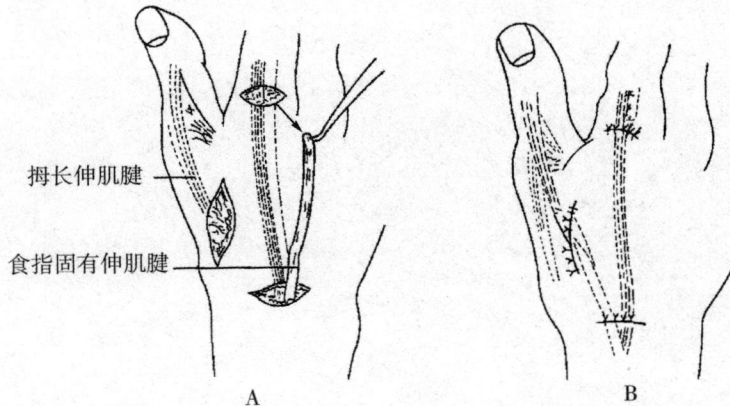

拇长伸肌腱
食指固有伸肌腱

A　　　　　　　　　　　　B

图 9-38　拇长伸肌腱损伤，示指固有伸肌腱移位修复法示意图

六、肌腱损伤的术后处理

（一）固定

将患肢固定是肌腱损伤术后处理的重要措施，原则是将已缝合的肌腱于松弛状态用石膏托将患肢予以固定，即屈肌腱修复后固定于腕关节屈曲、掌指关节屈曲和指间关节轻度屈曲位，其屈曲程度视肌腱缝合是否有张力而定。伸肌腱于掌指关节近端以上修复后，患肢应固定于腕关节背伸、掌指关节伸直位。中央腱束修复后则近侧指间关节也应于伸直位固定；侧腱束终末腱修复后应于近侧指间关节屈曲、远侧指间关节过伸位固定。固定时间根据肌腱缝合的情况而定，一般为4~5周。

（二）应用抗菌药物

适当应用抗菌药物以预防感染，特别是在新发外伤时，应在彻底清创的前提下，应用抗菌药物以保证伤口一期愈合，避免因感染而致肌腱粘连或坏死。

（三）功能锻炼

功能锻炼是手部功能恢复的重要保证，拆除固定后即应在医师指导下进行正确的功能锻炼，并辅以适当的物理治疗。功能锻炼的好坏，直接决定功能恢复的程度。

（杜　兵）

第十章

上肢骨折

第一节　锁骨骨折

锁骨骨折很常见，很久以来人们都认为，锁骨自身的强大的修复能力可使骨折很快地愈合，对于锁骨骨折不愈合的关注是近期出现的，它现为成人锁骨中段的移位骨折产生的骨折不愈合会导致进行性肩部畸形、疼痛、功能障碍和神经血管问题。成人锁骨外侧端移位骨折愈合是很困难的，首先应考虑手术治疗。对于成人锁骨中段移位骨折治疗的一项近期研究表明：这种骨折也可能会发生骨折不愈合和延迟愈合。

（一）解剖

胚胎期锁骨是第一块骨化的骨头，大约在孕 5 周骨化，也是惟一一块从间充质原基（膜内化骨）骨化的长骨。也有一部分关于锁骨组织胚胎学的研究报道说骨化是由两个独立分开的骨化中心进行的：

锁骨全长大约 80% 是由内侧（胸骨）端骨骺生长形成的。锁骨胸骨端干骺部的骨化出现在青春期中期，在常规摄片中很难被发现。锁骨肩峰端干骺部通常不骨化。胸骨端骨骺和肩峰端骨骺可能一直保持到 30 岁也不封闭，特别是胸骨端干骺部，女性要到大约 25 岁时才封闭，男性要到大约 26 岁时才封闭。所以，青少年患者和年轻患者的肩锁关节脱位或胸锁关节脱位很可能是骨骺分离损伤。锁骨内侧弧度与外侧弧度的交界点位于锁骨距胸骨端大约 2/3 的地方，这一点位于喙锁韧带锁骨止点的内侧缘，也是锁骨主要营养血管的入口处。

锁骨是由非常致密的骨小梁构成的。在横断面上，锁骨外侧处的截面是扁平的，中部的截面是管状的，内侧截面是呈扩张的棱柱状的。

锁骨与躯干间的连接是由坚强的肋锁韧带和胸锁韧带来稳定的。锁骨下肌也可对锁骨提供部分的稳定。肩胛骨附近的锁骨外侧端的稳定性由喙锁韧带和肩锁韧带承担。斜方肌止点的上部和三角肌起点的前部分别通过与锁骨后方和前方的连接进一步稳定锁骨外侧端。只要在创伤性损伤中上述的韧带和肌肉关系不被破坏，在这些部位的锁骨骨折还是倾向于相对稳定的。

在骨折移位和骨折不愈合的患者中，最常见的畸形包括肩胛带短缩，肩下垂，肩内收和肩内旋。造成畸形的作用力包括通过喙锁韧带作用于锁骨远端骨折块的肩关节自身的重力和附着在锁骨上的肌肉和韧带的作用力。胸锁乳突肌锁骨头止于锁骨内侧部的后方，内侧骨折块由于胸锁乳突肌锁骨头的作用下被抬高，胸大肌可产生肩关节的内收活动和内旋活动（图 10 - 1）。

锁骨畸形的弧度是向上的。置于锁骨上方的钢板可以作为张力带，因此，它既可使结构稳定，又可抵抗作用于锁骨的力，有利于锁骨骨折的愈合。

（二）功能

锁骨有助于增强上肢过头顶的活动，尤其是需要力量和稳定性的动作。锁骨同时是许多肌肉附着的骨架，保护其下走行的神经血管结构，并传导辅助呼吸肌的作用力（如胸锁乳突肌）到胸廓上部。锁骨还使颈部基底部显得美观漂亮。

先天性锁骨缺如的儿童患者有显著的功能缺陷，有些研究已经提示：单独的畸形愈合（特别是短缩）能导致疼痛和功能受限。

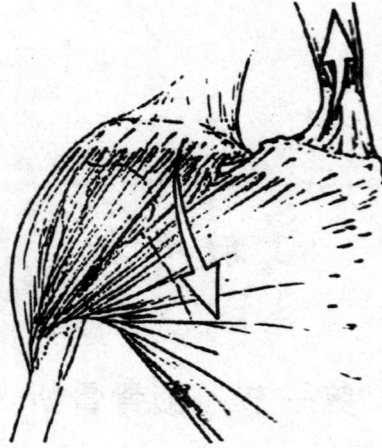

图 10 - 1　锁骨骨折移位机制

（三）分型

锁骨骨折分为锁骨中部骨折与锁骨内侧端或外侧端骨折，根据 Allman，Rowe 和 Neer 的描述，为了分型的需要，锁骨被分成 3 部分。

Neer 在对锁骨远端骨折的研究中，认为把发生在斜方韧带近侧止点外侧的锁骨骨折定义为锁骨远端骨折，并把它分成两种类型。Ⅰ型骨折表现为斜方韧带的锥状韧带保持完整，并附着于内侧骨折块，因此它提供了骨折的稳定复位。Ⅱ型骨折是指锥状韧带仍附着于远端骨折块而斜方韧带断裂，它不能维持内侧骨折块的复位。

Rockwood 将锁骨远端Ⅱ型骨折分成 2 个亚型。把锁骨远端骨折中斜方韧带和锥状韧带仍附着于远端骨折块的骨折称为ⅡA 型骨折，把喙锁韧带破裂造成内侧骨折块不稳定的骨折称为ⅡB 型骨折。

Neer 提出，锁骨远端骨折偶然也和肩锁关节外展有关，并且他把这种骨折称为Ⅲ型骨折（图 10 - 2）。

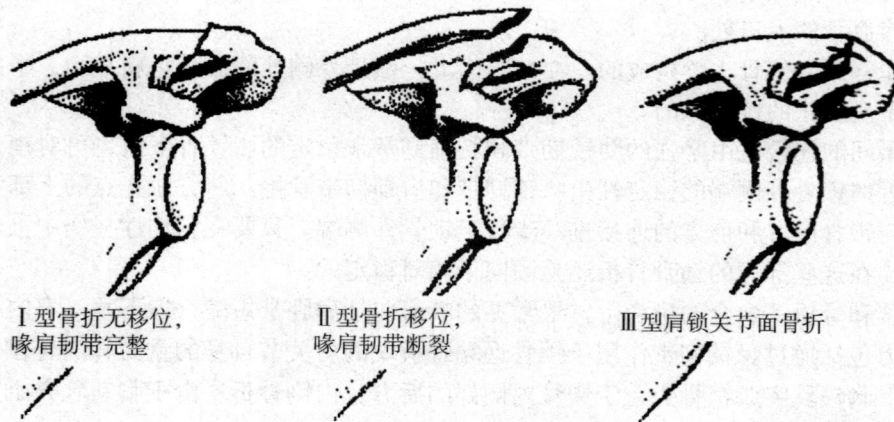

Ⅰ型骨折无移位，　　　　　Ⅱ型骨折移位，　　　　　Ⅲ型肩锁关节面骨折
喙肩韧带完整　　　　　　　喙肩韧带断裂

图 10 - 2　锁骨骨折——远端 1/3 骨折

锁骨内侧端骨折不是很常见，几乎无一例外地都采用对症治疗。Craig 把锁骨内侧端骨折分成 5 型，即很少移位骨折（Ⅰ型），移位骨折（Ⅱ型），关节内骨折（Ⅲ型），骨骺分离骨折（Ⅳ型）和粉碎性骨折（Ⅴ型）。锁骨内侧端损伤类型的描述和研究报道很少，目前还不清楚不同类型对治疗和预后的影响。

（四）损伤机制

在青春期和成人患者中，锁骨骨折几乎都是中能量损伤或高能量损伤造成的，例如高处重物坠落，机动车事故，运动损伤，对肩关节重击损伤。在儿童和老年患者中，锁骨骨折常常是由低能量创伤造成的。

（五）流行病学

1987年，Malmo 报道在所有骨折中锁骨骨折占4%，而在所有肩部骨折中它占35%。发生在锁骨中1/3部位的骨折占76%，这个数字与以前的研究报道相似。锁骨内侧端骨折只占锁骨骨折的3%。虽然许多已发表的研究报道说发生率在1%～6%，这些骨折的大部分发生在青春期和年轻成年男性患者和老年患者中。在75岁后，锁骨外侧端骨折和锁骨内侧端骨折的发生率陡然增加，这些数据提示当出现骨质疏松时，这些部位更易发生骨折。

（六）损伤评估

低能量至中等能量的创伤造成的锁骨骨折很容易被诊断，少数伴有并发症。骨折并发畸形和肿胀常常很明显，虽然在影像学检查前锁骨内侧端骨折或外侧端骨折同锁骨从相邻的关节脱位之间的鉴别是困难的，但锁骨上的骨折部位通过视诊和触诊通常能被发现。

即使是高能量损伤所致，开放性锁骨骨折也是不多见的，开放性锁骨骨折是对锁骨的直接暴力打击造成的。经常可出现主要的骨折块或翻转的粉碎骨折块将局部皮肤顶起。

有报道称锁骨骨折可以伴发神经血管损伤，气胸和血胸。锁骨骨折导致的臂丛神经损伤，晚期功能障碍主要是内侧束受累，像这样的根性牵拉伤通常发生在高能量损伤患者中，而且相对来说预后不良。

血管损伤通常是不明显的。它们可以是隐蔽的损伤或是小的刺伤，受累的动脉或静脉可在几周内甚至几年内以动脉瘤、假性动脉瘤或栓塞的形式表现出来。

当高能量损伤造成锁骨骨折（例如机动车事故、高处摔下）时，必须首先对威胁生命的损害进行评估，锁骨骨折、胸锁关节脱位或肩锁关节脱位同时伴有肩胛骨外侧平移可表现为肩胛胸廓间分离，这种损伤常常联合伴有严重的神经血管损伤。

对锁骨下静脉的压迫，甚至是血栓形成可以出现在损伤后的早期阶段。有报道说在锁骨骨折后，锁骨下静脉的血栓形成会发生肺栓塞。

（七）放射学评价

锁骨的前后位摄片可以确诊大多数锁骨骨折，它应该能够区分移位骨折和无移位骨折或移位很小的骨折。为了进一步评估锁骨骨折移位的程度和方向，锁骨斜位X线片是有必要的。Quesada 推荐向头侧倾45°X线片和向尾侧倾45°X线片，这种X线片通过提供垂直相交的投影能方便进一步的评估。锁骨内侧端骨折的特点很难在这张片上反映出来，而常常需要做CT检查。

Neer 建议使用应力位X线片（X线片时双手各施加10磅的重量）来评估喙锁韧带的完整性，使用45°前斜位和45°后斜位X线片来评估移位程度。

（八）锁骨骨折的处理

1. 锁骨中段骨折

（1）非手术治疗：为了达到闭合复位，在大多数病例中，当锁骨内侧骨折块向下压时，锁骨远端骨折块必须向上、向外和向后复位。血肿内阻滞（往骨折断端注射10ml 1%的利多卡因）就能提供足够的麻醉，但在一些患者中，需进行清醒时镇静或全身麻醉。Edwin Smith Papyrus 所描述的复位技术，一直沿用到现在，并指出当双肩向外和向上伸展时，在仰卧位患者的肩胛骨之间放置一只枕头。另一种骨折复位的方法是在患者取坐位时，医师在患者肩胛骨之间用膝盖或用握紧的拳头压住躯干并控制方向，将双肩向后和向上牵引。

为了维持锁骨骨折的复位和对患者进行制动，通常采用横"8"字绷带固定，伴或不伴有患肢悬吊；一些同意 Dupuytren 和 Malgaigne 观点的人，同 Mullick 一样认为使锁骨骨折达到准确复位和制动是

"既不必须也不可能的"，所以，他们提倡为了舒适，可使用简单的上臂悬吊，并放弃复位的任何尝试。

横"8"字绷带的优点在于上臂可以在限制的范围内做自由活动。缺点包括增加了不舒适感，需要经常不断地调节绷带位置和反复的对患者进行随访，它也有潜在的并发症，包括腋窝处的压疮和其他一些皮肤问题，上肢水肿和静脉充血，臂丛神经瘫痪，畸形加重和可能增加骨折不愈合的风险。

（2）手术治疗：锁骨骨折传统上是不鼓励的。根据 Neer 的报道，2 235 例锁骨中段骨折并采用保守方法治疗的患者中只有 3 例（0.1%）出现骨折不愈合；然而，45 例锁骨骨折并立即采用切开复位内固定治疗的患者有 2 例（4.6%）发生骨折不愈合。Rowe 发现在闭合保守治疗中有 0.8% 的患者出现骨折不愈合，相比之下，手术治疗有 3.7% 的患者出现骨折不愈合。建议只有当锁骨骨折发生明显移位时切开复位内固定术才是必要的，这种情况在高能量损伤中较为典型。对较严重的锁骨骨折治疗的选择足以能解释手术和非手术治疗骨折愈合率是不同的。

随着内固定的发展，人们开始有兴趣在初次治疗时就采用手术治疗的方法。近期有报道称锁骨骨折不愈合采用切开复位内固定和骨移植治疗可取得良好效果，并指出如果操作得当，内固定治疗锁骨骨折应该不会妨碍骨折愈合。

许多学者报道了下列患者在采用钢板固定后已取得良好的治疗效果：开放性锁骨骨折；锁骨骨折严重成角畸形妨碍闭合复位；锁骨骨折患者并发多发性损伤。尤其是同侧上肢创伤或双侧锁骨骨折的患者。特别是肩胛胸廓分离和所谓的"浮肩损伤"，"浮肩损伤"表现为并发有移位的锁骨骨折和肩胛颈骨折，它们被公认为是锁骨骨折切开复位和钢板螺钉内固定的重要指征。

在出现神经血管问题时，行切开复位内固定术的优点尚不清楚。当然，如果血管修补需行切开暴露时，应进行锁骨的内固定治疗，但急性的神经血管损伤并发锁骨骨折是非常罕见的。最常见到的血管问题是上臂的静脉淤血，它并不伴有深静脉血栓形成、动脉瘤或假性动脉瘤。

在锁骨骨折后产生的臂丛神经急性损伤也是极其罕见的。臂丛瘫痪则是手术干预的适应证，它的产生和骨折后一段时间内由于骨折对线不良而产生的过多骨痂有关。在这些情况下，应考虑行切开复位再对线，切除突出的骨痂并使用骨折内固定治疗。

在行锁骨切开复位内固定治疗时，建议使用钢板和螺钉固定。虽然锁骨的髓内固定技术取得了良好的效果，但由于锁骨自身存在的弧度、骨质密度大和髓腔不明显这些特点，使这种技术变得比较困难。为了防止固定针移位引起的并发症，髓内固定装置已进行了改良；然而即使这样，尤其是当固定针发生断裂的时候，固定针还是会移位。

在锁骨的上表面，我们运用 3.5mm 的有限接触动力加压钢板（LCDCP 钢板，Synthes，Paoli，PA）。在两侧主要骨折块上至少要分别固定 3 枚螺钉。如果骨折类型允许，骨折块间的加压螺钉能大大地增强结构的稳定性。

如果对固定的安全性有信心的话，在术后的 7 ~ 10d，用吊带固定患肩，这样可使患者感到比较舒服。允许短时间的被动肩关节钟摆样操练，可去除吊带进行操练。过头顶无阻力的肘关节屈曲度的操练常在术后 6 ~ 8 周时进行，这种运动可一直持续到骨折愈合。因此，可以允许患者进行渐进性的力量训练，也可逐步地进行过顶的全范围活动。在手术治疗 3 个月后患者可恢复正常工作和生活。

大多数患者不需要取出钢板；然而，突出的内固定可导致皮肤问题。对于那些患者，最好还是取出钢板，但至少要在损伤后 12 ~ 18 个月，并且在腋顶后突位摄片上要看到钢板下骨皮质已获得重塑。

2. 锁骨远端骨折　轻度移位或无移位的锁骨远端骨折在对症治疗的同时，用吊带悬吊固定治疗。虽然有报道说一些锁骨远端骨折的患者发生骨折不愈合，但是不愈合发生的机会是极其低的。

Neer、Ldwards 等报道了移位锁骨远端骨折的患者采用手术治疗，在术后 6 ~ 10 周所有患者骨折都愈合了，相关的并发症也不多。这些患者中功能障碍的时间也缩短了，在相对较短的时间内恢复到了全范围的肩关节活动度和功能。

手术内固定治疗锁骨远端骨折的其他技术还包括喙突锁骨螺钉固定和将喙突移位固定到锁骨上。AO/ASIF 协会推荐使用张力带钢丝固定，即两根克氏针钻入锁骨上表面，避免干扰肩锁关节。

使用张力带钢丝技术来治疗锁骨骨折，沿 Langer's 皮纹切开皮肤后即形成一较厚皮瓣，这样可暴露锁骨远端和肩峰。经肩峰的克氏针可临时固定复位后的骨折。两根坚强，光滑的克氏针通过肩峰的外缘倾斜后穿过肩锁关节和骨折处到达锁骨中部坚实的锁骨背侧骨皮质。用 18 号钢丝穿过骨折内侧锁骨上的钻孔，环形绕过克氏针的针尾后打结，针尾需弯曲 180°并转向下方后埋入肩峰。如果发现斜方韧带和锥形韧带都破裂了，那么就要努力缝合修补断裂的韧带。放置引流后缝合伤口。术后处理和锁骨中段骨折的处理不同，术后患者需吊带持续悬吊固定至少 4～6 周。

3. 锁骨近端骨折　关于锁骨内侧段骨折非常少见，大多数医生对此经验有限。大多数学者提倡开始时用非手术保守治疗，如果症状持续存在，可考虑行锁骨内侧切除术。考虑到在这区域内植物打入和移位所带来的风险，基本上很少考虑手术治疗。

（九）并发症

1. 骨折不愈合及畸形愈合　保守治疗锁骨骨折在损伤后 6 个月内的不愈合率是不同的，大多数是高能量损伤的结果。基于这些患者所表现出的骨折不愈合，人们提出的风险因素包括初始创伤的严重程度，骨折的粉碎程度和发生再次骨折。骨折块的移位程度是骨折不愈合最重要的风险因素。锁骨中段骨折不愈合比锁骨远端骨折不愈合要常见得多，这一事实可能归因于锁骨中段骨折总体上来说更常见的缘故。

锁骨骨折的一期手术治疗会伴有骨折不愈合的风险。虽然当代的一系列报道说新鲜锁骨骨折在内固定治疗后有很高的愈合率，但他们认为手术失败的原因是不正确的技术操作造成的，包括所使用的钢板太小或太短和过多的软组织剥离。

锁骨骨折不愈合可能伴有神经血管问题，包括胸廓出口综合征、锁骨下动静脉受压、锁骨下动静脉血栓形成和臂丛神经瘫痪。锁骨骨折不愈合的患者神经血管功能不良的发生率在不同的报道中差别比较大，从较少的 6% 到较多的 52% 不等。

在锁骨骨折不愈合的治疗中，我们要区别重建手术和补救手术。前者手术是通过对锁骨对线和完整性的恢复来达到以下目的，即缓解疼痛解除神经血管受压和增强功能。后者手术的目的是通过锁骨切除、成形或避免和其他结构相撞（例如，第 1 肋骨切除），来达到缓解症状。虽然，已尝试用电刺激治疗锁骨骨折不愈合，但这种技术应用的适应证还是很少。锁骨骨折不愈合的典型症状是伴有肩关节畸形的功能受限和神经血管并发症，这一点并没有被电刺激治疗所提及。

随着内固定技术的不断发展和改进，重建手术的效果也得到了改善，以至于补救手术现在很大程度上已成为历史。只有在以下情况下我们才考虑做锁骨部分切除，即患者有锁骨的慢性感染，或非常远端的锁骨骨折不愈合。小的锁骨远端骨折块可以被切除，并且喙锁韧带必须附着于近侧骨折块的外侧端且保持完好。

锁骨骨折不愈合的治疗包括用螺钉固定胫骨或髂嵴的植骨块，和用髓内固定法，这种方法仍有一些提倡者，目前所用的方法是采用坚强钢板和螺钉固定。有作者建议使用钢板固定，手术技术和康复方案也已在前文描述过。关于锁骨中段骨折不愈合治疗的几点意见值得大家进一步探讨。

在增生肥大型骨折不愈合中，丰富的骨痂可以在切除后留作植骨之用，在一些病例中，如果量够的话，就不需要髂骨移植。骨折不愈合的部位并不需要清创，因为在稳定的内固定后纤维软骨会进行愈合。如果骨折线是斜形的话，有时在上部放置钢板外还可以在骨折块间用拉力螺钉固定骨折。

萎缩型骨折不愈合表现为硬化的骨折断端，之间嵌有纤维组织，而假关节形成假的滑膜关节。在这时需要切除骨折块的两个断端和嵌入的组织。在这种情况下，小的分离常常不能帮助控制骨折块和维持所需的长度的对线。一块雕塑成形的三面皮质髂骨块需被植入分离处，以确保长度和对线的恢复并促进骨折愈合。

在传统上讲愈合不良主要被认为是影响到局部的美观。一些报道认为伴有锁骨骨折块骑跨的患者在肩关节功能方面存在着不小的困难。此外，对压迫臂丛神经或锁骨下动、静脉也有报道，原因是锁骨骨折对线不良造成肋锁间隙狭窄。在受伤后数周或数月内因为增生的骨痂使得愈合不良的骨折造成神经肌肉的受压症状。

2. 血管神经损伤　急性血管神经并发症是罕见的；它们通常发生在典型的肩胛胸廓分离损伤或发

生在与锁骨骨折无关的损伤（如臂丛神经牵拉损伤）。神经血管功能失常是由胸廓出口处狭窄造成的，骨折对线不良时它发生在受伤后最初的 2 个月内，或由于骨折不愈合产生增生肥厚的骨痂而发生在几个月后甚至数年后。

当肋骨锁骨间隙狭窄时，真性锁骨下动脉瘤可作为狭窄后动脉瘤而发生。移位的锁骨骨折块导致的锁骨下动脉小的刺破损伤是十分罕见的。偶尔，在数月至数年后由于假性动脉瘤的压迫，它可产生臂丛神经功能失常。

在以前，由肥大型骨折不愈合造成的压迫而产生的神经血管症状被错误地认为是交感神经引起的持续疼痛（肩－手综合征）。锁骨上神经的损害会导致前胸壁疼痛。

3. 手术治疗的并发症　尽管在锁骨近端下方有重要的解剖结构，手术中的并发症还是罕见的。Eskola 和同事报道了 1 例锁骨骨折不愈合的患者在接受手术治疗时发生的并发症，包括锁骨下静脉撕裂，气胸，空气栓塞和臂丛神经瘫痪。另一方面，钢丝和固定针一旦插入移位行走，它可最终在腹主动脉、主动脉升部，主动脉和心包中导致致命的心脏压塞，肺动脉，纵隔，心脏，肺内被发现，甚至在椎管内被发现。

（杜　兵）

第二节　肱骨近端骨折

肱骨近端骨折是较常见的骨折之一，占全身骨折的 4% ~ 5%。AO 组织根据骨折线的部位用 A、B、C 来表示骨折的分类（关节外或关节内），使用 1、2、3 来表示骨折的严重程度（图 10 - 3）。Codman 提出了肱骨近端 4 个部分骨折的概念。Neer 在其基础上，提出了肱骨骨折的四部分分型，是目前使用最广泛的临床分型系统。它是以骨折块的移位来进行划分的，而不是骨折线的数量。如图 10 - 3 中所示，Neer 把肱骨近端分为 4 个部分：肱骨头、大结节、小结节和肱骨干。采用超过 1cm 或成角 >45° 的标准，诊断几部分骨折。但要注意移位可能是一个持续的过程，临床上需要定期的复查。Neer 分型（图 10 - 4）对肱骨近端骨折的类型有相对严格的标准：如果骨折骨块或骨块所涉及的区域移位 <1cm 或成角 <45°，就定义为 1 部分骨折；两部分骨折的命名是根据移位骨块来认定的；在 3 部分的骨折和骨折脱位中，由于力学平衡的打破，外科颈骨折块会产生旋转移位，骨折类型的命名仍旧是依照移位结节的名称来确定；4 部分骨折分为外展嵌插型，典型的 4 部分骨折以及四部分骨折脱位。关节面的骨折分为头劈裂型和压缩型。

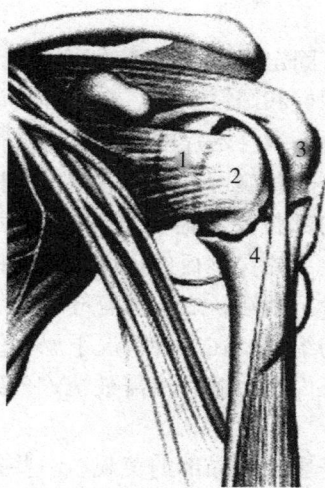

图 10 - 3　肱骨近端骨折的 4 部分

1 部分骨折（移位较小）没有骨块移位超过 1cm 或成角大于 45°，而非骨折线的数量决定。2 部分骨折是根据移位骨块来命名的，包括两部分解剖颈骨折、2 部分外科颈骨折（A 压缩，B 无压缩，C 粉碎）、2 部分大结节骨折、2 部分小结节骨折和 2 部分骨折脱位。3 部分骨折中有一个结节是产生移位的，头部的骨折块则会产生不同方向的旋转。分为 3 部分大结节骨折、3 部分小结节骨折和 3 部分骨折脱位。四部分骨折包括外展嵌插型四部分骨折、真正的 4 部分骨折和 4 部分骨折脱位。还有 2 种特殊类型的涉及关节面的骨折，关节面压缩和关节面劈裂

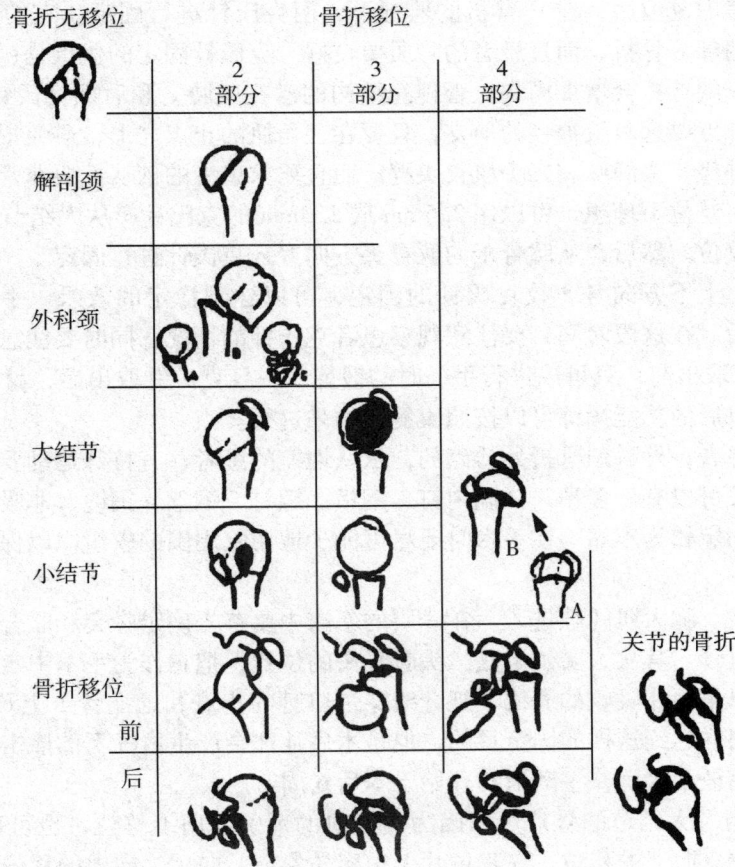

图 10 - 4   肱骨近端骨折 4 部分分型

（一）一部分骨折

80% 的肱骨近端骨折属于 1 部分骨折，骨折块有较好的软组织的包裹，可以允许早期的锻炼。1 部分骨折中，肱骨头缺血坏死的发生率非常少见。有学者认为的缺血坏死就是由于结节间沟处的骨折造成了旋肱前动脉分支的损伤。

（二）两部分的肱骨近端骨折

1. 肱骨外科颈骨折   2 部分外科颈骨折可以发生在任何的年龄段。胸大肌是引起畸形的主要肌肉组织，由于肩袖组织的作用，关节面的骨块处于中立位。对于外科颈骨折，还有 3 种临床亚型。压缩、无压缩以及粉碎。有压缩类型的骨折：其成角的尖端往往朝前方，而对侧的骨膜常常是完整的。对这种类型的治疗可以视患者的需要进行复位。无压缩类型的骨折：胸大肌牵拉肱骨干向前内侧移位，而肱骨头还是处于中立位的。这种类型常常会引起腋动脉和臂丛神经的损伤。因此，闭合复位后还需要进行评判。①骨折复位而且稳定；②骨折复位，但是不稳定；③骨折复位不成功。对于粉碎的类型，骨干部的碎片部分可能会被胸大肌牵向内侧，肱骨头和结节部分的骨块是处于中立位。一般这种类型的骨折对线尚可，但由于外科颈处粉碎，稳定性较差，多需要手术治疗。有些作者认为，移位不超过肱骨干直径的50%，成角小于45°，都可以采取非手术治疗。保守治疗是采用复位后颈腕悬吊的方法，固定肩关节7~10d。在固定期内，要求其恢复手、腕、肘的功能。在 10d 后的随访中，重点是判断骨折端是否有连接的迹象。若疼痛缓解让患者在悬吊保护下进行钟摆样运动。在 3 周或 4 周后，复查 X 线如果没有进一

步移位迹象，可以开始进行辅助的练习，6 周后开始主动的锻炼。

若骨折成角 >45°、移位 >1cm 或超过肱骨干直径的 50% 的患者；或有神经血管损伤的患者；复位后不稳定或复位失败的患者；开放性的骨折的患者；多发性创伤的患者都需要采用手术治疗。

手术的方法大体包括闭合复位经皮固定和切开复位内固定两种。对于骨折可以通过手法复位，但是不稳定的患者，可以考虑复位后，在 C 臂机的监视下，用克氏针进行固定。它的适应证是：可以进行闭合复位的不稳定的两部分骨折，而且患者的骨质要良好。克氏针固定的优点是：创伤小，减少由于组织剥离而带来的坏死。缺点：会增加周围血管神经结构的潜在威胁，和后期克氏针的游走。在技术上，要求外侧克氏针的进针点要远离腋神经的前支，且要在三角肌的止点之上，避免损伤桡神经。前方的克氏针要避免损伤肌皮神经、头静脉和二头肌长头腱。而且要求患者的依从性要非常好，以便于手术之后的随访。如果在术中，复位不理想，可以用 2.5mm 或 2.0mm 的克氏针，从大结节处钻入至肱骨头，把它作为把持物来帮助复位。然后，从肱骨干向肱骨头方向置入克氏针进行固定。

文献的研究表明，上下方向各 2 枚克氏针的固定，可以达到稳定的效果。手术后，患者要制动 3 周，直到克氏针移除后。在这段时间，要注意观察患者克氏针的情况，同时要注意有无局部皮肤受压和坏死出现。3 周克氏针取出前，只可以进行手、时的锻炼。一旦克氏针取出后，就可以进行吊带保护下的肩部钟摆样活动。以后的功能操练可以按照康复计划来进行。

存在骨质疏松的患者；外科颈骨折处粉碎的；依从性差的患者；有特殊运动要求的患者，可以直接切开复位。采用的手段可以有许多种，如髓内钉、钢板、螺钉、钢丝、钢缆、非吸收的缝线等。从固定的强度来说，钢板的固定较为牢靠。在手术时要尽可能少地切除周围的软组织以保护血供，这也是治疗的原则之一。

手术时通过三角肌、胸大肌间隙进入，在浅层的暴露中要首先确定喙突和联合肌腱的位置，因为在其内侧是重要的神经血管。其次，要确定肱二头肌长头的位置，把它作为手术中定位的标志。对于一些骨质疏松的患者，可以采用非吸收的缝线，把缝线穿过肌腱的止点和远端骨干上预先钻的孔进行固定。钢丝和钢缆虽然也能同样达到这样的固定目的，但是术后往往会产生肩峰下的撞击症。手术后，无不稳定的情况下，可以早期被动操练，主动活动开始于术后 6 周。

2. 肱骨大结节骨折　大结节的骨片可以因为冈上肌的牵引而向上移位，也可以因为冈下肌和小圆肌的牵引向后内侧移位。向上的移位，在正位片上很容易发现。向后、向内的移位则在腋路位上容易发现，有必要的时候，还可以做 CT 进一步检查。

大结节骨折移位超过 1cm 的患者，都留下了永久性的残疾，而移位在 0.5cm 或更少的患者，预后则较好。但现在观念认为对于年轻患者若移位 >0.5cm，需行手术复位。目前认为大结节复位位置的好坏会直接影响后期的外展肌力和肩峰下撞击症的发生概率。早期积极修复远比不愈合后再进行手术治疗的效果要来得好。

对于大结节骨折伴随有脱位的患者，我们常常把着重点放在盂肱关节的脱位上，有时会忽略大结节的骨折。有作者进行过统计，在盂肱关节脱位的患者中，有 7% ~15% 伴有大结节骨折。

大结节手术的方法有多种多样，可以使用克氏针、螺钉、钢丝、钢缆等。目前，有报道采用关节镜引导的经皮复位技术取得了早期良好的随访结果。也有作者报道采用关节镜技术治疗急性创伤性盂肱关节脱位并发大结节骨折的病例。虽然，关节镜技术已经今非昔比了。然而，许多作者认为对于骨折块比较小，有明显的移位，以及骨块有回缩的病例，还是需要进行切开复位手术的。当结节较粉碎或存在较小的撕脱骨折，螺钉固定相当困难时，可以使用 8 字缝合技术。Levy 的报道认为，大结节的骨块越小，所取得的治疗结果就越差。大结节骨折可以被看作是骨性肩袖的撕脱，采用一般的肩袖修补入口就可以。当带有骨干部分的骨折，就需要采用三角肌、胸大肌间隙的入口。

康复：大结节骨折术后，如果稳定性良好，则可以立即进行被动的前屈、钟摆样运动以及外旋训练。但是，主动的运动需要等到 6 周后或影像学上出现早期愈合的表现。

3. 小结节骨折　2 部分的小结节骨折较少见，它通常伴有 2 或 3 部分的肱骨近端骨折或作为骨折脱位后的一部分。

X线和CT扫描可以帮助诊断小结节骨折的大小及移位方式。在分析X线结果时要和钙化性肌腱炎、骨性的Bankart进行鉴别。

小结节骨折的治疗包括手术和非手术治疗。Ogawa K等报道了35例通过切开复位内固定方法治疗的急性小结节骨折，均取得良好的长期结果。对于影响结节间沟以及有二头肌脱位趋势的小结节骨折都可以进行切开复位的手术治疗。有些作者把5~10mm的移位作为标准，对>1cm的移位均应该进行手术固定。采用的切口为三角肌胸大肌切口，在处理肩胛下肌和小结节时要防止内侧的腋神经损伤或因手术引起的粘连。把骨块复位后，可以采用张力带、螺钉等的固定方法。如果，小结节骨片过小，导致无法确切固定的，则可以将之切除。但是，肩胛下肌需要与肱骨近端进行修复，保持肩袖组织的功能完整。

一般来说术后被动外旋最多至中立位为止。术后6周，如果X线显示骨折有愈合迹象，则可以进行外旋45°，完全上举的动作。3个月后，通过康复训练，力量可以完全恢复。

4. 解剖颈骨折　不伴有结节移位的孤立的解剖颈移位骨折非常罕见，但是这种骨折类型所引起的不连接和缺血性坏死的风险又非常高。临床上如果发现此类骨折，就需要进行手术。对于年轻患者，在术中能够达到解剖复位的，可以采用钉板系统进行固定，螺钉固定在中央部及软骨下骨是最牢固的；对于年龄较大的患者或术中不能达到解剖复位的年轻患者，则需要进行半肩关节置换术。

（三）3部分的肱骨近端骨折

3部分的骨折在肱骨近端骨折中占10%，老年人、骨质疏松患者的发病率较高。男性：女性=1：2。3部分骨折的缺血坏死率为12%~25%。在3部分大结节骨折中，肩胛下肌使肱骨头出现内旋；在3部分小结节骨折中，冈下肌使肱骨头外旋，胸大肌会使肱骨干内旋内收。有时，二头肌长头腱会嵌顿在骨折碎片间。对于3部分骨折无软组织嵌顿的可以进行闭合复位，采取保守治疗。特别在老年患者中，不主张进行反复的闭合复位。因为其骨量较差容易造成骨片更加粉碎。而且，反复的手法复位会增加神经损伤和骨化性肌炎的发病率。如果患者无法耐受麻醉或者对肩关节功能预期值要求不高的高龄患者，则可以进行保守治疗。Zyto等对9例3部分骨折的患者进行10年的随访，平均年龄66岁，平均的constant评分为59分，其中，4例没有遗留残疾，3例留有轻度残疾，2例留有中度残疾。所有的患者都能接受最终的结果。

3部分不稳定的肱骨近端骨折，可选择手术治疗。切开复位内固定的优点在于相对保存了原有关节的结构。其与半肩置换相比，不存在后者的一些缺点，如：大结节分离、假体松动、神经损伤、肩胛盂的磨损、异位骨化以及深部感染等。而其缺点在于软组织的剥离增加了缺血坏死和骨不连的概率及内固定术后的并发症。对于老年粉碎性的或骨质严重疏松的3部分骨折患者，可应用半肩关节置换术。

早期，Neer所进行的半肩关节置换术取得了较好的疗效，然而，其后再也没有作者得出像他一样好的结果。有报道提出，随着患者年龄的增加，关节置换的效果就越差。由于钢板系统的不断改良，微创技术的提出，采用内固定技术治疗此类骨折也取得了令人满意的结局。

但是，在选择切开复位内固定治疗之前，需要注意两方面的问题：骨的质量；肱骨头的状态。骨的质量包括骨质疏松及骨折粉碎的程度。

（四）4部分的肱骨近端骨折

老年人和骨质疏松患者的发病率相当高。Court-Brown等对肱骨近端骨折的流行病学统计显示，70%以上的3，4部分骨折患者年龄>60岁，50%的>70岁。

在Neer的4部分骨折分型中，分为外展嵌插型、真正的4部分骨折和4部分骨折脱位。外展嵌插型骨折的特点是，骨折断端由于压缩，肱骨头嵌在大小结节骨折块内，由于胸大肌的牵引，骨干向内侧移位，使得肱骨头与骨干形成外展的状态。对于这种嵌插骨折特别要引起注意，因为，它常常会演变成真正的4部分骨折。所以，在对移位较小的外展嵌插型4部分骨折的保守治疗期间，早期的随访相当重要。

对外展嵌插型骨折的治疗，如果关节的骨折块没有向外侧移位，说明内侧的骨膜组织仍然是完整的，内侧的血供没有受到太大的破坏。对这种移位较小的骨折，可以采用保守治疗或切开复位内固定。

对肱骨近端真正 4 部分骨折的治疗则首选假体置换手术。而希望采用闭合复位的保守治疗是不明智的，除非患者不能耐受手术或不同意手术。

外展嵌插型的骨折缺血坏死率低于真正的 4 部分骨折，也未必要采用假体置换的治疗方式；即使发生了缺血坏死，只要达到解剖复位坚强固定后期的功能还是可以接受的。

（五）骨折－脱位

骨折脱位可以是 2 部分、3 部分以及 4 部分的。在临床处理上，一般先处理脱位，再进行骨折的固定。对于 2 部分的骨折脱位，可以采用闭合或切开复位的方法。3 部分的骨折脱位大多数情况下采用切开复位内固定，除非肱骨头周围没有或很少有软组织附着或老年骨质疏松患者，可以采用关节置换手术。4 部分的骨折脱位首选关节置换手术。

（六）特殊类型的关节面骨折

这种类型的骨折包括关节面压缩和劈裂骨折。关节面压缩的骨折常常伴随有肩关节的后脱位，治疗主要依据肱骨头缺损的范围。对于年轻人，缺损范围 < 40% 的尽量采用内固定的方法。关节面劈裂或压缩超过 40% 的骨折通常要采用关节置换手术来治疗。

（张　乃）

第三节　肱骨干骨折

肱骨干骨折是一种常见的损伤，约占全身骨折的 1%，常由典型的直接暴力所致，也可见于旋转暴力较大的体育运动，如投掷、摔跤等。尽管大多数肱骨干骨折可以采用非手术治疗，但仍然有很多关于手术治疗适应证的报道。最终患者能否获得满意的疗效，取决于是否能在骨折类型和患者的要求之间选择一个合适的治疗方案。

（一）解剖

肱骨干近端呈圆柱形，起于胸大肌止点的上缘，远端至肱骨髁上，近似于三棱柱形。3 条边缘将肱骨干分成三个面：前缘，从肱骨大结节嵴到冠突窝；内侧缘，从小结节嵴到内上髁嵴；外侧缘，从大结节后部到外上髁嵴。前外侧面有三角肌粗隆和桡神经沟，桡神经和肱深动脉从此沟经过。前内侧面形成平坦的结节间沟。前外侧面和前内侧面远端相邻的部位为肱肌的附着点，后面形成一个螺旋形桡神经沟，其上方和下方分别为肱三头肌的外侧头和内侧头。

肱骨干的血液供应来自肱动脉的分支。从肱动脉发出的一支或多支营养血管、肱深动脉或旋肱后动脉提供肱骨干远端和髓内的血液供应。鼓膜周围的血液循环也是由这些血管和许多小的肌支以及肘部动脉吻合支构成的。在手术治疗骨折的时候必须小心避免同时破坏髓内和骨膜周围的血液供应。

（二）分型

肱骨干骨折通常是以骨折线的位置和形态、损伤暴力的大小以及并发软组织损伤的程度来分类。

根据解剖部位可将肱骨干骨折分为：胸大肌止点近端的骨折、胸大肌和三角肌止点之间的骨折以及三角肌止点以远的骨折。不同位置水平的骨折，由于肱骨干肌肉附着的不同而产生不同角度的移位。发生在胸大肌止点近端的骨折，近骨折段在肩袖肌的作用下外展外旋；发生在胸大肌和三角肌止点之间的骨折，三角肌牵拉远骨折端而向近端和外侧移位，近骨折端在胸大肌的作用下内收；发生在三角肌止点以远的骨折，近骨折段外展，远骨折段在肱三头肌和肱二头肌收缩的作用下向近端移位。

目前应用最为广泛的是 AO 分型，将其分为简单型（A 型）、楔形（B 型）和复杂型，每一种骨折类型又根据骨折线的位置和形态分为不同的亚型（表 10 - 1 ~ 表 10 - 3）。

表 10 - 1　肱骨干简单骨折（12 - A）

12 - A1 螺旋骨折	12 - A2 斜形骨折（≥30°）	12 - A3 横形骨折（<30°）
12 - A1.1 近段螺旋骨折	12 - A2.1 近段斜形骨折	12 - A3.1 近段横形骨折
12 - A1.2 中段螺旋骨折	12 - A2.2 中段斜形骨折	12 - A3.2 中段横形骨折
12 - A1.3 远段螺旋骨折	12 - A2.3 远段斜形骨折	12 - A3.3 远段横形骨折

12 - A：肱骨干简单骨折

表 10 - 2　肱骨干楔形骨折（12 - B）

12 - B1 螺旋楔形骨折	12 - B2 折弯楔形骨折	12 - B3 粉碎楔形骨折
12 - B1.1 近段螺旋楔形骨折	12 - B2.1 近段折弯楔形骨折	12 - B3.1 近段粉碎楔形骨折
12 - B1.2 中段螺旋楔形骨折	12 - B2.2 中段折弯楔形骨折	12 - B3.2 中段粉碎楔形骨折
12 - B1.3 远段螺旋楔形骨折	12 - B2.3 远段折弯楔形骨折	12 - B3.3 远段粉碎楔形骨折

12 - A：肱骨干简单骨折

表10-3　肱骨干复杂骨折（12-C）

12-C1 螺旋骨折 （1）单纯骨干；（2）近端骨干-干骺端；（3）远端骨干-干骺端	12-C2 多段骨折	12-C3 不规则骨折
12-C1.1 有2块中间骨块	12-C2.1 有一段中间骨折段①单纯骨干；②近端骨干-干骺端；③远端骨干-干骺端；④斜形骨折线；⑤斜形+横形骨折线	12-C3.1 有2或3块中间骨块①2块主要中间骨块；②3块主要中间骨块
12-C1.2 有3块中间骨块	12-C2.2 有一段中间骨折段+楔形骨块①单纯骨干；②近端骨干-干骺端；③远端骨干-干骺端；④远端楔形骨块；⑤近、远端2楔形骨块	局限粉碎＜4cm ①近端；②中间；③远端
有3块以上中间骨块	12-C2.3 有两段中间骨折段①单纯骨干；②近端骨干-干骺端；③远端骨干-干骺端	12-C3.3 广泛粉碎＞4cm①单纯骨干；②近端骨干-干骺端；③远端骨干-干骺端

12-C：肱骨干复杂骨折

（三）诊断

1. 病史及体格检查　首先要明确受伤机制，以便对患者病情的判断提供重要线索。对于多发伤患者，应该依据进展性创伤生命维持（ATLS）原则进行体格检查，观察患者的呼吸道是否通畅，评估呼吸、循环的复苏，控制出血，评估肢体的活动能力，在进行完这些基本的步骤之后，才可以将注意力集中于损伤的肢体上。仔细检查上臂肿胀、淤血及畸形情况。应该在不同的水平对整个肢体的神经血管功能分别进行评估。必须仔细检查桡神经、尺神经和正中神经的运动、感觉功能。

2. 影像学检查 肱骨的标准影像学检查应该包括正位像、侧位像，同时将肩、肘关节包括在内，必要时加拍斜位片。在病理性骨折中，还需要进行骨扫描、CT 和 MRI 等检查。

（四）治疗

在制定治疗方案时，应当综合考虑患者的骨折类型、软组织损伤程度、相应的神经损伤、年龄和并发症等，以期取得良好的疗效，并降低并发症的风险。

1. 非手术治疗 绝大多数肱骨干骨折能采用非手术治疗。肱骨 20°的向前成角和 30°的向内成角畸形可由正常的肩、肘关节活动度代偿，肱骨也可以接受 15°的旋转对位不良和 3cm 以内的短缩畸形而几乎不影响功能。

非手术治疗措施主要包括：悬垂石膏、接骨夹板、Velpeau 吊带、外展架、U 形石膏骨牵引以及功能性支具。表 10 – 4 列出了各种治疗措施的优缺点。目前，功能性支具已经基本上取代了其他的治疗措施，最常见的治疗是在骨折后的 3～7d 应用悬垂石膏或夹板，至疼痛减轻后换成功能性支具。

表 10 – 4　肱骨干骨折的非手术治疗

治疗方法	优点	缺点	适应证
悬垂石膏	可以复位	不适用于横形骨折	多用于短缩骨折早期治疗
接骨夹板	操作简便、允许腕手活动	无法限制骨折短缩	无移位或轻微移位骨折的早期治疗
Velpeau 吊带	在无法合作的儿童和老年患者中非常有用	限制了所有关节的活动	用于无法耐受其他治疗方式的儿童和老年人
外展架	无明显优点	很难耐受	极少应用
骨牵引	可以用于卧床患者；可以用于大面积软组织缺损	感染风险；需要严密观察；有尺神经操作可能	很少应用
功能性支具	允许各个关节活动；轻便、耐受性好；降低骨不连发生率	不适用于骨折早期复位或恢复长度	在早期使用悬垂石膏或接骨夹板后，功能性支具是大多数肱骨干骨折治疗的金标准

（1）悬垂石膏：应用悬垂石膏的指征包括短缩移位，特别是斜形或者螺旋形的肱骨中段骨折，目前多用于早期治疗以获得复位。横形骨折由于存在骨折端分离和不愈合的风险，因此不宜使用悬垂石膏。

应用悬垂石膏应当遵循以下几个原则：应使用轻质的石膏；石膏的近端应该超过骨折断端 2cm，远端必须跨越肘关节和腕关节，屈肘 90°，前臂旋转中立位；尽量保持手臂处于下垂状态。

（2）功能性支具：功能性支具是一种通过软组织的挤压达到骨折复位的矫形器具，通过前后两个夹板，分别和肱二头肌、肱三头肌相贴附，对骨折产生足够的压力和支撑，然后用有弹性的绷带将支具固定在合适的位置，支具套袖的远端应该露出肱骨内外髁。

应用悬垂石膏固定骨折的患者应该在 3～7d，也就是急性疼痛和肿胀消失后换用功能性支具，在患者能够耐受的前提下，鼓励活动和使用伤肢。支具通常要使用 8 周以上，在骨折初步愈合之前，外展活动不应超过 60°～70°。

功能性支具的缺点在于仍有可能发生成角畸形，特别是乳房下垂、肥胖的女性，容易出现内翻成角。其禁忌证包括：软组织损伤严重或有骨缺损；无法获得或维持良好对线的骨折以及遵从性较差的患者。

2. 手术治疗 尽管非手术治疗在大多数肱骨干骨折的患者中可以取得很好的效果，但在某些情况下，仍然需要手术治疗。手术固定有绝对和相对的手术指征（表 10 – 5）。必须充分考虑患者的年龄、骨折类型、伴随损伤和疾病以及患者对手术的耐受程度。对于活动较多的患者，如果发生横形或短斜形骨折，非手术治疗又具有相对愈合延迟的倾向，也可以考虑手术治疗。

表 10 - 5　肱骨干骨折的手术指征

相对指征	绝对指征
多发创伤	长螺旋骨折
开放性骨折	横形骨折
双侧肱骨干骨折、多段端骨折	臂丛神经损伤
病理性骨折	主要神经麻痹
漂浮肘	闭合复位不满意
并发血管损伤	神经缺损
闭合复位后桡神经麻痹	并发帕金森病
骨不连、畸形愈合	患者无法耐受非手术治疗或依从性不好
并发关节内骨折	肥胖、巨乳症

　　手术治疗的方式包括接骨钢板、髓内钉以及外固定支架。其中，钢板几乎可以应用于所有的肱骨骨折，特别是骨干的近、远端骨折以及累及关节的粉碎性骨折，通常可以取得良好的疗效，而且术后很少残留肩肘关节的僵硬，对于肱骨干畸形愈合或不愈合，钢板固定也是一个标准的治疗方法。

　　(1) 接骨钢板

　　a. 手术入路：肱骨干骨折钢板内固定有几个手术入路可以使用，包括前外侧入路、外侧入路、后侧入路和前内侧入路。

　　前外侧入路通常用于肱骨干近、中 1/3 的骨折。切口从喙突远端 5cm 开始，沿胸肌三角肌间沟走行，沿肱二头肌外侧向远端延伸至肘关节上方 7.5cm，将肱二头肌向内侧牵开，于中轴线偏外侧将肱肌纵行劈开显露肱骨干。由于肱肌的外侧部分受桡神经支配，内侧由肌皮神经支配，因此应用此入路时要保护好支配肱肌的神经。如果将该入路用于远端 1/3 的骨折，必须小心避免在远端将桡神经压在钢板下。

　　后侧入路通过劈开肱三头肌显露从鹰嘴窝到中上 1/3 的肱骨。该入路特别适用于肱骨干远端 1/3 骨折，同时也适用于需要对桡神经进行探查和修复的患者。该入路缺点在于桡神经和肱深动脉跨越切口和钢板，因此存在损伤的风险。

　　可延伸的外侧入路于肱三头肌和上臂屈肌群之间的肌肉平面显露远端 2/3 的肱骨。该入路的优点在于不仅可以显露肘关节，还可以根据手术需要进一步向近端或前外侧延长。

　　前内侧入路通过内侧肌间隔暴露肱骨干的前内侧面，术中需从三头肌内游离尺神经并牵向内侧。该入路有损伤正中神经和肱动脉的风险，在骨折的内固定中很少使用这种切口，但在治疗伴有神经血管损伤的骨折时非常有用。

　　b. 手术方法：术前应仔细分析骨折的特点及手术部位的软组织条件，并根据骨折部位采用相应的手术入路。通常肱骨干近端 2/3 的骨折采用前外侧入路。远端 1/3 的骨折建议采用后侧入路，并将钢板放在肱骨的后侧，因为肱骨后面比较平坦，而且钢板可以向远端放置而不影响肘关节功能。

　　通常选用宽 4.5mm 系列 DCP，对于肱骨比较狭窄的患者也可用窄 4.5mm 系列 DCP。肱骨干远端移行部位的骨折固定比较困难，可以通过使用两块 3.5mm 动力加压钢板获得有效的固定，其中，采用 LC - DCP 对骨皮质血液循环破坏小，更有利于新生骨的形成。对横形骨折，断端之间的加压主要依靠动力加压钢板，如果是斜形或螺旋形骨折，应尽可能可在骨折端使用拉力螺钉，并用钢板加以保护。对于粉碎严重的骨折，应采用间接复位技术和桥接接骨板技术，并使用锁定钢板。在所有肱骨干骨折的内固定手术中，骨折远近两端都必须至少要有 6 层皮质，最好是 8 层皮质被穿透固定，以获得足够的稳定性。需要特别注意的是，在放置钢板之前应确认没有将桡神经压在钢板远端下。

　　术后第 1 周，如果内固定可靠稳定，患者就可以开始肩关节和肘关节的功能锻炼，在患者能够耐受的前提下，逐渐增加活动量。4 ~ 6 周通常禁止负重锻炼。

　　(2) 髓内钉：在肱骨干多段骨折、骨质疏松性骨折以及病理性骨折的治疗中，髓内钉更为合适。

与钢板相比，髓内钉由于更接近肱骨干的中轴，因此比钢板承受更小的折弯应力，也大大减小了在钢板和螺钉上常见的应力遮挡。肱骨髓内钉可以分为膨胀钉（内稳定方式，例如 Seidel 钉和 Truflex 钉）和交锁钉（如 Russell－Taylor 钉）。当并发神经损伤、开放性骨折、伴有骨缺损或萎缩性骨不连时，如果选择该技术，应该进行切开复位置入髓内钉。

髓内钉可采用顺行入路或逆行入路。在肱骨干远端骨折中，和顺行髓内钉相比，逆行髓内钉可以显著增加早期的稳定性，提供更好的抗折弯性能和抗旋转强度。肱骨干近端骨折恰好相反，顺行髓内钉有更好的生物力学特性。

顺行入路用于治疗肱骨干中段和近端 1/3 骨折。近端呈弧形的髓内钉从大结节插入，要求骨折线距大结节至少 5~6cm。直的髓内钉顺着髓腔插入，可用于治疗更偏近端的骨折，但这种髓内钉会影响到肩袖和肩关节外侧关节软骨。入钉点在肩关节伸 30°时于肩峰前方平行于肱骨干做纵形切口，切开喙肩韧带即可达肱骨髓腔，选取该入钉点可以避免损伤肩袖。远端锁钉可以从后向前（对与周围神经来说是最安全）、从前向后或者从外向内置入，但对于多发伤患者，从后向前置入锁钉会有一定困难。当使用外侧入路置入锁钉时，必须小心使用钝性分离到达骨面，确保桡神经不会受到损伤。

肱骨逆行髓内钉适用于累及中段和远端 1/3 的肱骨干骨折。进钉点位于距鹰嘴窝上方 1.5~2cm 的后侧皮质，并将髓内钉顺肱骨干插到距离肱骨头 1~1.5cm 的地方。

使用肱骨髓内钉有损伤神经血管的可能，主要包括三部分：在开髓和插入髓内钉时可能损伤桡神经；近端锁定时损伤腋神经；远端锁定时损伤桡神经、肌皮神经、正中神经和肱动脉。此外，使用顺行髓内钉常会在进钉点引起一些症状，如肩关节疼痛和僵硬，而逆行髓内钉则有发生肘关节功能受限以及肱骨远端部位医源性骨折的风险。

（3）外固定架：外固定架很少使用，通常应用在其他现有治疗方法禁忌使用的时候，主要为严重的开放性骨折伴有大面积软组织和损伤骨缺损。外固定架采用单侧、半钉结构即可稳定骨折端，在骨折上下方各置入 2 枚螺钉，螺钉应该穿透两层皮质并在同一平面，并在直视下置入以防止神经血管损伤。其常见的并发症为钉道感染，部分患者会出现骨不连。

（五）小结

肱骨干骨折是较为常见的损伤。尽管大多数可以采用非手术治疗，但要取得良好的疗效仍需要根据骨折类型与患者需要来选择恰当的治疗方式。如果选择切开复位，对于有移位的肱骨干骨折采用钢板内固定仍然是金标准。

（张　乃）

第四节　肱骨远端骨折

肱骨远端骨折发生率相对较低，约占所有骨折的 2% 以及肱骨骨折的 1/3，最多见于 12~19 岁的男性以及 80 岁以上的老年女性。低能量损伤多由于摔倒时肘部受到直接撞击或伸直位受到轴向的间接暴力所致，高能量损伤多见于遭受车祸或高空坠落伤的年轻患者，常为开放性骨折，且伴有并发损伤。

肱骨远端骨折的治疗常较为困难，特别是那些粉碎严重的关节内骨折，而在伴有明显骨质疏松的老年人群中，这一类型骨折的发生率呈上升趋势，因此对其治疗方式的选择提出了新的挑战。无论成人或儿童患者，对骨折不正确的治疗皆可导致显著的疼痛、畸形以及关节僵硬。为避免这一问题就需要对骨折进行切开复位以重建正常的肘关节，并进行牢固的内固定，以利关节早期的主动活动，从而达到良好的功能恢复。

（一）解剖

肱骨远端呈 Y 形分开，形成两个支撑滑车的圆柱，可依此划分为内外侧柱，这些柱终止在与滑车相连的点上，其中内侧柱的终止点较滑车远端约近 1cm，而外侧柱延伸到滑车的远侧面。滑车的功能就像肱骨远端的关节轴，位于两个骨柱之间，形成一个三角形。破坏这个三角形的任意一边，其整体结构的稳固性就明显减弱。

肱骨远端的三角形结构在后方形成一近似于三角形的凹陷，即鹰嘴窝，在肘关节完全伸直时容纳鹰嘴尖的近端。肱骨的髓腔在鹰嘴窝近侧 2～3cm 处逐渐变细，同时肱骨在内外侧柱间开始变得很薄。桡骨远端前方凹陷被一纵向骨峰分开，分别为尺侧的冠状窝和桡侧的桡窝。这一纵峰和滑车外侧唇缘构成内外侧柱的解剖分界线，冠状窝和滑车位于两柱之间，构成一对称的柱间弓。鹰嘴窝和冠状窝与柱间的滑车相联系，而桡窝及肱骨小头是外侧柱的一部分。

内侧柱始于此弓的内侧界，在肱骨远端以 45°角从肱骨干上分出。此柱的近侧 2/3 为骨皮质，远侧 1/3 为骨松质构成的内上髁，截面为椭圆形，内上髁的内侧面和上方是前臂屈肌群的起点，因此内上髁骨块的准确复位和固定有助于重建肘关节的稳定。尺神经从内上髁下方的尺神经沟通过，将尺神经前置后，可以将内固定物放于后内侧柱，而且内侧柱的前侧面没有关节面，螺钉不会影响关节功能。

外侧柱在肱骨干上和内侧柱同一水平的远端分出，但方向相反，与肱骨干长轴成 20°。此柱近侧半为骨皮质，后侧面宽阔平坦，是放置钢板的理想位置。外侧柱的远侧半为骨松质，起始于鹰嘴窝的中央，在向远侧延伸的过程中开始逐渐向前弯曲，在此弯曲的最远点出现肱骨小头软骨。肱骨小头向前突出，在矢状面呈 180°弓形，其旋转中心在肱骨干轴心线前方 12～15mm，但在滑车轴心的延长线上，此为尺桡骨同轴屈伸的解剖基础。肱骨远端的柱状概念在决定何处放置内固定物时很重要，因为术中不能从后面直接看到外侧柱的前面。

滑车是肱骨两柱间的"连接杆"，由内外侧唇缘和其间的沟组成。此沟与尺骨近端的半尺切迹相关节，两唇缘给肱尺关节提供内外侧稳定。

（二）分型

1. 肱骨远端骨折　AO 分型将其分为关节外骨折（A 型）、部分关节内骨折（B 型）和完全关节内骨折，每一种骨折类型又根据骨折线的位置和形态分为不同的亚型（表 10 - 6～表 10 - 8）。

表 10 - 6　肱骨远端关节外骨折（13 - A）

13 - A：肱骨远端关节外骨折

13 - A1 骨突撕脱骨折
13 - A1.1 外上髁撕脱
13 - A1.2 内上髁撕脱，无嵌入①无移位；②有移位；③粉碎

13 - A2 干骺端简单骨折
13 - A2.1 骨折线从外上斜向内下
13 - A2.2 骨折线从向上斜向外下

13 - A3 干骺端粉碎骨折
13 - A3.1 有完整的楔形骨块①外侧；②内侧
13 - A3.2 楔形骨块粉碎①外侧；②内侧

13－A1.3 内上髁撕脱，有嵌入

13－A2.3 横形骨折

①经干骺端

②近骺部，向后移位（Kocher Ⅰ）

③近骺部，向前移位（Kocher Ⅱ）

13－A3.3 复杂骨折

表 10－7　肱骨远端部分关节内骨折（13－B）

13－B：肱骨远端部分关节内骨折

13－B1 外侧矢状面骨折

13－B2 内侧矢状面骨折

13－B3 额状面骨折

13－B1.1 肱骨小头骨折①经肱骨小头；②肱骨小头和滑车之间

13－B2.1 经滑车内侧简单骨折（Milch－Ⅰ）

13－B3.1 肱骨小头骨折①不全骨折（Kocher－Lorenz）；②完全骨折（Hahn－Steinthal 1）；③带部分滑车（Hahn－Steinthal 2）；④粉碎

13－B1.2 经滑车简单骨折①内侧副韧带完整；②内侧副韧带破裂；③干骺端简单的外侧髁骨折（典型Milch－Ⅱ）；④干骺端楔形骨折；⑤干骺端－骨干骨折

13－B2.2 经滑车沟简单骨折

滑车骨折①简单；②粉碎

13－B1.3 经滑车粉碎骨折①骨骺－干骺端骨折；②骨骺－干骺端－骨干骨折

13－B2.3 经滑车粉碎骨折①骨骺－干骺端骨折；②骨骺－干骺端－骨干骨折

13－B3.3 肱骨小头＋滑车骨折

表 10 - 8 肱骨远端完全关节内骨折（13 - C）

13 - C1 关节、干骺端简单骨折	13 - C2 关节简单骨折、干骺端粉碎骨折	13 - C3 关节、干骺端粉碎骨折
13 - C1.1 轻度移位①Y 形；②T 形；③V 形	13 - C2.1 有完整楔形骨块①干骺端外侧；②干骺端内侧；③干骺端－骨干外侧；④干骺端－骨干内侧	13 - C3.1 干骺端简单骨折
13 - C1.2 明显移位①Y 形；②T 形；③V 形	13 - C2.2 楔形骨块粉碎①干骺端外侧；②干骺端内侧；③干骺端－骨干外侧；④干骺端－骨干内侧	13 - C3.2 干骺端有楔形骨块①骨块完整；②骨块粉碎
13 - C1.3 骨骺 T 形骨折	13 - C2.3 复杂骨折	13 - C3.3 干骺端复杂骨折①局限于干骺端；②累及骨干

13 - C：肱骨远端完全关节内骨折

Jupiter 分型（表 10 - 9）建立在肱骨远端双柱概念以及对肘关节稳定性理解的基础上，对重建手术的指导意义更大。其中，高位骨折的特征为：骨折柱包括滑车的大部分；尺骨或桡骨髓骨折而移位；远侧骨块上有足够的空间放置内固定。而低位骨折特征与此相反（图 10 - 5）。

表 10 - 9 肱骨远端骨折的 Jupiter 分型

Ⅰ. 关节内骨折

A. 单柱骨折

　1. 内侧

　　a. 高位

　　b. 低位

　2. 外侧

　　a. 高位

　　b. 低位

　3. 分叉处

B. 双柱骨折
  1. T 形
    a. 高位
    b. 低位
  2. Y 形
  3. H 形
  4. λ 形
    a. 内侧
    b. 外侧
  5. 多平面型
C. 肱骨小头骨折
D. 滑车骨折
Ⅱ. 关节外囊内骨折
贯穿骨柱骨折
  1. 高位
    a. 伸展
    b. 屈曲
    c. 外展
    d. 内收
  2. 低位
    a. 伸展
    b. 屈曲
Ⅲ. 关节囊外骨折
A. 内上髁
B. 外上髁

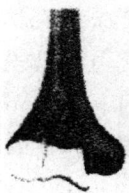 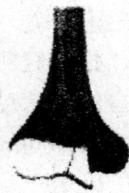 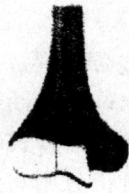 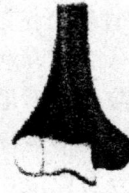 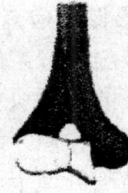

内侧柱高位骨折　　　内侧柱地位骨折　　　外侧柱高位骨折　　　外侧柱低位骨折　　　分叉单柱骨折

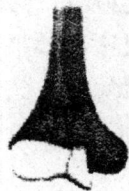 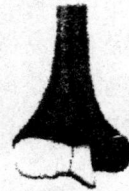 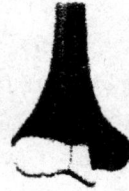 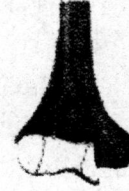 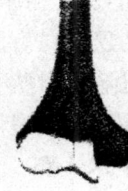

高位T形双柱骨折　　　低位T形双柱骨折　　　Y形双柱骨折　　　H形双柱骨折

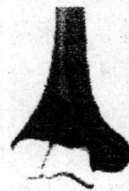 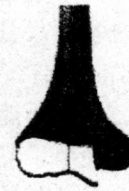 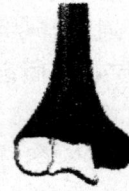 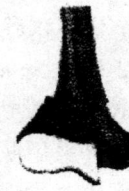

外侧λ形双柱骨折　　　多平面双柱骨折　　　关节面骨折(肱骨　　　高位伸展型贯穿　　　高位伸展型贯穿
　　　　　　　　　　　　　　　　　　　　小头或滑车)　　　骨柱骨折(正位)　　　骨柱骨折(侧位)

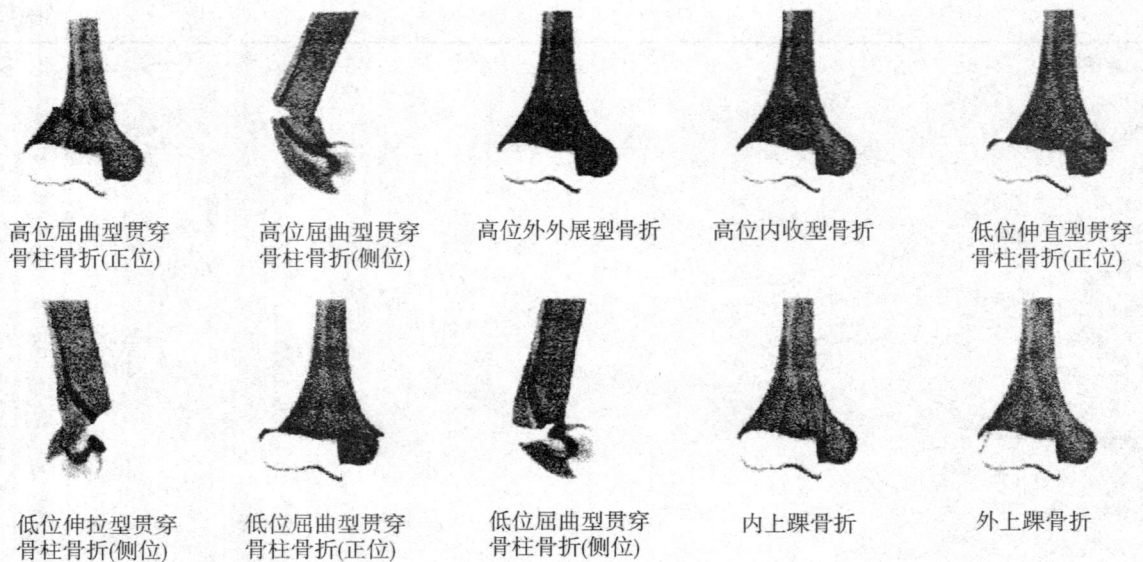

高位屈曲型贯穿骨柱骨折(正位)　高位屈曲型贯穿骨柱骨折(侧位)　高位外外展型骨折　高位内收型骨折　低位伸直型贯穿骨柱骨折(正位)

低位伸拉型贯穿骨柱骨折(侧位)　低位屈曲型贯穿骨柱骨折(正位)　低位屈曲型贯穿骨柱骨折(侧位)　内上踝骨折　外上踝骨折

图 10-5　肱骨远端骨折的 Jupiter 分型

(三) 诊断

1. 病史及体格检查　仔细询问病史有助于分析损伤时组织受到外力的能量大小。患者骨质强度是关键因素，老年患者一次简单的摔倒即可造成粉碎性骨折。患者的总体病史同样十分重要，内固定手术要达到良好的效果需要患者对术后主动功能锻炼具有良好的合作性。

通常肘关节会出现肿胀，并可能有短缩畸形。查体时必须仔细检查肢体末端的血管神经状况。此外，还应注意有无开放性伤口，有 1/3 以上的病例会出现这种情况，一般在肘关节后侧或后外侧，由髁劈开后尖锐的肱骨干断端横行刺穿伸肌结构和皮肤造成的。

2. 影像学检查　应拍摄骨折部位的正侧位 X 线片，必要时加拍斜位片。在麻醉状态下拍片或透视时对患肢施加轻柔的牵引，有助于辨别骨折的形态以制订术前计划，投照健侧作为对比也有助于手术设计。隐蔽的骨折块可导致术前计划不足，对其正确的诊断依赖于丰富的临床经验。目前 CT 和 MRI 的应用价值不大，但三维重建有助于精确诊断。内固定的方式和手术入路因不同的骨折类型而异，因此对骨折进行精确分型十分关键。应力位摄片有助于骨折分型与术前计划的确定。

(四) 治疗

20 世纪 70 年代以前，针对这种骨折绝大多数作者倾向于采用保守治疗，包括牵引及石膏外固定。手术也是建立在有限内固定的基础上，由于切开复位和充分的内固定不容易做到，因此手术效果通常不佳。然而随着对肱骨远端双柱状结构的认识，通过钢板和螺钉内固定能够获得足够的稳定性，从而可以在早期进行功能锻炼，因此手术治疗已成为肱骨远端骨折的常规治疗方法。

1. 手术入路　手术入路的选择取决于骨折类型。

(1) 后侧入路：对于双柱骨折，最常采用鹰嘴旁肘后正中切口。患者取侧卧位或仰卧位，从鹰嘴尖近侧 15~20cm 向远端做纵行切口，在肘部向内侧弯曲以绕过鹰嘴，然后返回中线并延伸到鹰嘴尖远侧 5cm，尺神经需游离。要充分显露肱骨远端，通常需要尖端向下的 V 形尺骨鹰嘴截骨，手术结束时截骨处可用克氏针加张力带或 2 枚 6.5mm 的骨松质螺钉固定。该入路的优点在于关节面显露充分，缺点在于有一定的尺骨鹰嘴延迟愈合、不愈合的发生率，肱骨头显露欠佳，且不能用于需要实行全肘关节置换的患者。为克服这些缺点，可采用肱三头肌劈开入路，其操作相对简单，复位时可参照尺骨近端完整的滑车切迹，但肘关节面显露相对受限。也可采用三头肌翻转入路，将其在尺骨鹰嘴上的止点剥下并自内向外侧翻转，术毕于鹰嘴钻孔将三头肌止点缝回原处。该入路对外侧柱显露欠佳，一般不用于切开复位内固定术，主要用于肘关节置换。

（2）外侧入路：向近端延伸的 Kocher 入路沿肱三头肌和肱桡肌分离，并将前者自外侧肌间隔剥离，即可显露肱骨远端外侧柱。该入路可用于治疗部分外侧柱骨折，简单的高位贯穿骨折以及肱骨小头骨折。

（3）内侧入路：内侧入路可完全显露肱骨远端的内侧柱，可用于治疗单纯内侧柱、内上髁或肱骨滑车的骨折，也可与外侧入路联合治疗复杂的以及并发肱骨小头的滑车骨折。

（4）前侧入路：肘关节前侧入路在肱骨远端骨折的治疗中应用较少，因其对内外侧柱显露均有限，仅偶尔应用于伴有肱动脉损伤的患者。

2. 手术方法 应根据骨折类型仔细地进行术前计划，包括整个手术操作（抗生素应用、手术入路、植骨等）。如不能精确计划内固定方式，应对所有可能采用的方法做充分准备。

（1）复位：复位是手术过程中最困难的部分，必要时可采用牵开器，临时的克氏针固定可在复位过程中提供帮助，但一般不作为最终的固定。手术过程中应做出充分的计划，以保证临时内固定物不会妨碍最终内固定物的安放。标准的方法是复位和固定髁间骨块，但如果存在大骨折块与肱骨干对合关系明显，则无论涉及关节面的大小，均应先将其与肱骨干复位和固定。

（2）固定：这些骨折的固定原则是重建正常的解剖关系以及肱骨远端三角每个边的稳定性。但必须记住，由于解剖方面的原因，使某些骨折很难牢固固定，包括以下几个方面：远侧骨折块太小，限制了应用螺钉的数目；远侧骨块是骨松质，使得螺钉难以牢固固定；为保持最大的功能，内固定放置需避开关节面和三个窝（鹰嘴窝、冠状窝、桡窝）；该区域骨骼和关节面的复杂性导致钢板预弯困难。

对于累及双柱的骨折，一般采用两块接骨板才可达到牢固的固定，最常选用 3.5mm 重建接骨板或 DCP，两块接骨板垂直放置可增加固定强度。如果两块钢板位置均靠后，那样钢板较弱的一侧便处于肘关节运动平面上，容易造成骨折延迟愈合及钢板疲劳断裂。固定的顺序可有多种变化，并且必须与各骨折类型相适应。通常先固定较长的骨折平面，这个骨折通常累及集中的一个柱。此外，钢板塑形及螺钉固定应当从远到近，因为远侧钢板的放置位置对最大限度发挥远侧螺钉的作用极为重要。后外侧接骨板在屈肘时起到张力带的作用，远端要达到关节间隙水平，对于肱骨小头骨折，可通过外侧接骨板应用全螺纹骨松质螺钉进行固定，需根据骨骼外形进行预弯以重建肱骨小头的前倾，最远端的螺钉指向近端以避开肱骨小头并可提供机械的交锁结构。内侧接骨板要置于较窄的肱骨髁上嵴部位，内上髁可以作为"支点"把钢板远端弯曲 90°，这样远侧的两个螺钉相互垂直，形成机械交锁结构，其力量大于两个螺钉螺纹的组合拔出力量。滑车骨折可以用加压螺钉进行牢固固定，但如果为粉碎骨折，必须小心，以防在滑车切迹上用力过度造成关节面不平整，这种情况下螺钉要在没有压力的模式下拧入。术中应尽可能保护骨块的软组织附丽。

固定完成后对肘关节进行全范围的关节活动，包括前臂的旋转。仔细检查是否存在螺钉或钢针穿出关节面而发生撞击的情况，并检查骨折块间是否存在活动。

对于骨质疏松明显、骨折严重粉碎以及骨折线非常靠近远端的老年患者，全肘关节置换也是一种选择。

（3）特殊类型骨折的固定

高位 T 形骨折：高位 T 形骨折是最简单的可以牢固固定的类型，因其远侧骨块相对较大。其垂直骨折线最长，因而通常先用贯穿拉力螺钉固定。

低位 T 形骨折：该型最为常见，一个特殊的难题是外侧骨块常难以固定。因此通常先固定内侧柱，用长的髁螺钉通过钢板远侧孔把内侧柱牢固固定于外侧柱，这样外侧柱上可以获得一个更近的支点。

Y 形骨折：斜行骨折平面可使用加压螺钉固定骨块。对 Y 形骨折，钢板只能起到中和钢板的功能。

H 形骨折：原则上讲，滑车碎块必须在远侧柱上重新对位。远侧骨块用点状复位钳复位到两个柱上。在用 4.0mm 或 6.5mm 螺钉固定骨块时，先用克氏针临时固定，以协助稳定滑车和防止碎块移位。

内侧入形骨折：该型骨折的困难之处在于外侧骨块上可利用的区域很小，内侧滑车碎块即使用螺钉固定也太小。外侧柱用 2 根 4.0mm 螺钉把肱骨小头固定到内侧柱，完成远端贯穿固定。然后用 2 根外侧 4.0mm 螺钉把同一碎骨块固定到外侧钢板，这样便可固定整个外侧柱。内侧柱用标准 3.5mm 重建钢板牢固固定。

外侧 λ 形骨折：在该型骨折中，滑车是一个游离碎块，但其内侧柱完整。因此，应先把滑车骨块固定于内侧柱上，用 2 枚 4.0mm 螺钉通过钢板钉孔直接拧入滑车和小头，可以确保钢板稳定并把远侧骨块拉到一起。

开放性骨折：常见于高能量创伤，如果伤口在前侧，肱动脉和正中神经有损伤的风险，应仔细检查神经血管。如果伤口在后侧，在设计手术入路时可利用肱三头肌的伤口，在这种情况下肱骨末端可能有大量的污物和碎片存在，因此需要仔细清创。

（4）术后处理：对骨折进行有效的固定后不需要石膏的辅助外固定。术后肿胀十分常见，绷带或石膏过紧可增加发生骨筋膜室综合征的风险。术后 24h 拔出引流管后开始肘关节主动活动，但禁止对肘关节进行间断性的被动牵拉。抗阻锻炼需延迟至术后 4 周开始。

（五）并发症

肱骨远端骨折常见并发症包括关节僵硬、骨不连和畸形愈合、感染以及尺神经麻痹。鹰嘴截骨的患者还有可能出现截骨部位的骨不连，应用尖端指向远侧的"V"形截骨可增加截骨面的接触面积以降低该并发症的发生率。骨质疏松严重的老年患者还容易出现内固定失败。

（张　乃）

第五节　尺骨鹰嘴骨折

尺骨鹰嘴位于皮下，很容易在受到直接暴力而骨折。单独的尺骨鹰嘴骨折约占肘关节骨折的 10%。肱三头肌止于尺骨鹰嘴，其筋膜由内外侧向尺骨远端延伸止于尺骨近段骨膜。因此，在没有移位的尺骨鹰嘴骨折时，完整的肱三头肌筋膜能维持骨折不进一步移位。

（一）损伤机制

直接暴力是尺骨鹰嘴骨折最常见的原因。肘关节屈曲、前臂伸展位撑地以及高能量损伤都可以造成鹰嘴骨折，有时可并发桡骨头骨折以及肘关节脱位。

（二）骨折分型

鹰嘴骨折除了撕脱骨折都是关节内骨折，常见的分型有 Colton 分型、Schatzker 分型、AO 分型以及 Mayo 分型等。

Colton 把鹰嘴骨折分成两个大类：无移位骨折（Type Ⅰ）和有移位骨折（Type Ⅱ）。骨折移位小于 2mm 且屈肘 90°时骨折仍无移位的称为 Ⅰ 型，患肢能对抗重力伸肘。Type Ⅱ 分四个亚型——撕脱骨折：ⅡA；斜形和横形骨折：ⅡB；粉碎骨折：ⅡC；骨折脱位：ⅡD（图 10 - 6）。

Horne 和 Tanzer 根据他们对 100 例尺骨鹰嘴骨折的病例总结得出一种分型，并根据分型提出了相应的治疗方案。在这一分型体系里，Type Ⅰ 型骨折包括鹰嘴近端 1/3 的横形骨折和尖端撕脱骨折。Type Ⅱ 型骨折指累及鹰嘴窝中 1/3 部分的横形或斜形骨折，其中 ⅡA 型为简单骨折，ⅡB 型存在第二条向远端和后方延伸的骨折线。Type Ⅲ 指累及远端 1/3 鹰嘴窝的骨折。根据他们的经验，Ⅰ 型和 Ⅱ 型骨折宜采用切开复位张力带内固定治疗，关节外的撕脱骨折宜采取骨块切除的治疗方法。对于 ⅡB 型骨折，他们建议抬起压缩的关节面并植骨，然后用张力带钢丝固定。对 Ⅲ 型骨折应该采用钢板而不适宜张力带钢丝固定，因为张力带钢丝对这个部位的骨折固定效果较差。

Mayo 分型简单实用，有助于手术方案的确立。它主要基于以下 3 个要素：①有无骨折移位；②关节的稳定性；③骨折粉碎的程度（图 10 - 7）。

Type Ⅰ：无移位骨折通常是简单骨折，移位 <2mm，约占鹰嘴骨折的 5%。

Type Ⅱ：有移位但肘关节稳定的骨折。分两个亚型：简单型和粉碎性。该类骨折的一个基本特点是内侧副韧带前束仍保持完整。

Type Ⅲ：有移位且肘关节不稳定的骨折。也分两个亚型：简单型和粉碎型。这类骨折常并发桡骨头骨折，有时会因肘关节自动复位而使骨科医生误认为是稳定型骨折，容易造成误治。所幸这类骨折也仅占鹰嘴骨折的5%左右。

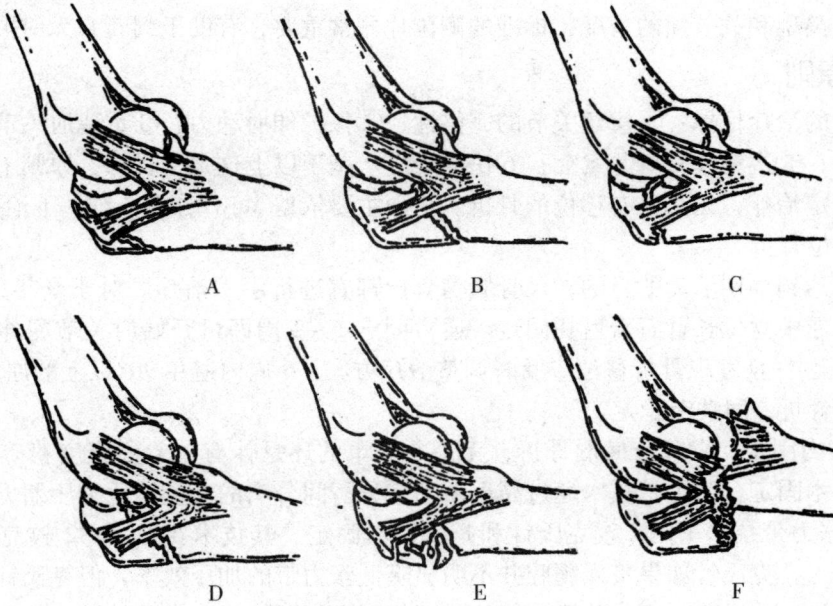

图 10-6 尺骨鹰嘴骨折的 Colton 分型（Ⅱ型）

A. 撕脱骨折；B. 斜形骨折；C. 横形骨折；D. 斜形粉碎骨折；E. 粉碎型骨折；F. 骨折-脱位型

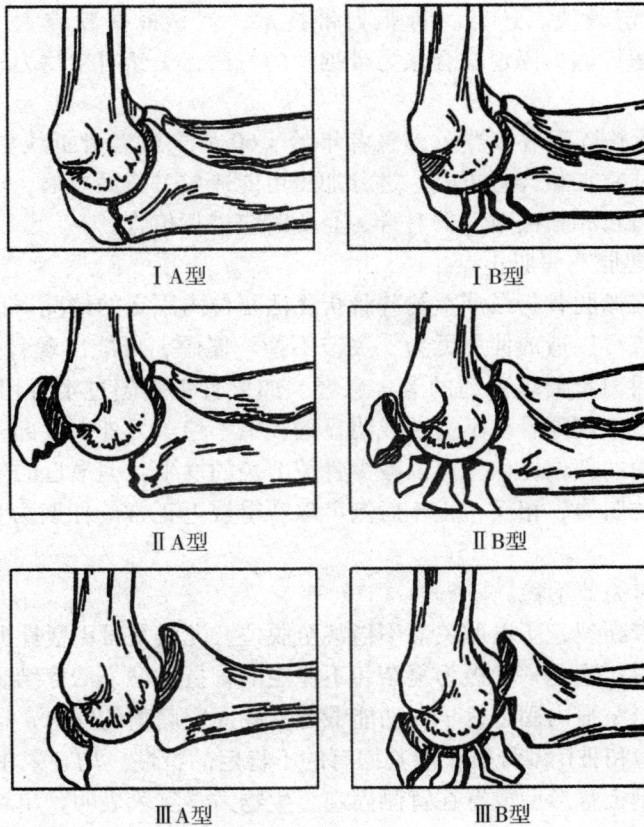

图 10-7 尺骨鹰嘴骨折的 Mayo 分型

ⅠA型. 无移位简单骨折；ⅠB型. 无移位粉碎骨折；ⅡA型. 简单骨折伴移位，肘关节稳定；ⅡB型.
粉碎骨折伴移位，肘关节稳定；ⅢA型. 简单骨折，肘关节不稳定；ⅢB型. 粉碎骨折，肘关节不稳定

（三）临床表现及诊断

鹰嘴全长均位于皮下，骨折后往往疼痛、肿胀、畸形明显，可以扪及骨折线。正、侧位 X 线多可以清楚显示骨折的类型和关节面的情况，标准的侧位片非常重要，有助于判断有无肘关节脱位的存在。

（四）治疗原则

尺骨鹰嘴骨折的治疗目标：①重建关节的完整性；②保护伸肘动力；③重建肘关节稳定性；④恢复肘关节的活动范围；⑤避免和减少并发症；⑥快速康复。基于以上这几个目标，原则上所有的尺骨鹰嘴骨折都应进行内固定治疗，尤其是有移位的骨折。下面主要依据 Mayo 分型介绍一下治疗方案。

Type Ⅰ：无移位骨折。

严格来讲，为达到早期活动的目的，尺骨鹰嘴骨折都宜进行手术治疗。对于老年人的无移位骨折，也可以行肘关节半屈中立位长臂石膏后托固定。通常固定 1~2 周即可开始肘关节屈伸锻炼，治疗时应严密跟踪 X 线表现，一旦发现骨折移位应及时调整治疗方案。6 周内避免 90°以上的屈肘活动。

Type Ⅱ：移位骨折，肘关节稳定。

（1）切开复位内固定：大部分横形骨折，无论是简单的还是伴有关节面轻度粉碎或压缩的，都可采用张力带钢丝技术固定。张力带技术通过屈肘活动将骨折间分离的力量转化为压缩力，从而使骨折块间得到加压。AO 张力带技术采用 2 枚克氏针和 8 字钢丝固定，其技术要点为：2 枚克氏针平行由近端背侧向远端前方置入，克氏针如果贯入髓腔并不明显降低张力带的加压效率，但克氏针穿过前方皮质可以防止针尾向近端滑出的风险。钢丝放置的部位对复位以及加压的影响十分关键：钻孔部位应位于距尺骨中轴偏背侧的部位，距离骨折线的位置应至少等于骨折线到鹰嘴尖的距离，不应 <2.5~3cm。钢丝在肘关节伸直位抽紧，才可以使屈肘时肱三头肌的牵拉力转化为骨折间的加压力。当有较大的碎骨块时，可以加用螺钉单独固定骨块。还有一种张力带技术，就是根据髓腔大小的情况采用 6.5mm 或 7.3mm 直径的 AO 骨松质螺钉髓内固定结合张力带钢丝的方法，虽然有生物力学实验的支持，但临床结果报道较少。

ⅡB 型骨折，如果骨折粉碎程度较严重，患者年龄 <60 岁，或者骨折线位于冠状突以远的，宜用塑形钢板固定。复位时应注意在粉碎骨折时，过分加压可能造成关节面短缩。这时可以参考尺骨背侧皮质的对位情况，而不应该盲目相信关节面的对合，必要时应进行植骨。

（2）切除骨折块，重建肱三头肌止点。

切除鹰嘴重建止点，在撕脱骨折或严重粉碎骨折无法复位内固定的情况下仍然是一种选择。需要注意的是，重建肱三头肌止点可以造成伸肘无力、关节不稳、僵硬、可能出现骨关节炎等并发症。因此，这种治疗方案多限于对伸肘力量要求不高的老年患者。如果骨折不超过半月切迹近端 50% 的范围，尺骨近端附着的韧带没有断裂，切除骨块不会造成明显的关节不稳。另外，大部分作者都建议将肱三头肌止点前移至靠近鹰嘴关节面的部位，认为可以减少骨关节炎的发生，但最近的生物力学实验证明，止于前方大大地减弱肱三头肌的肌力，相反，止于后侧可以获得接近正常的伸肘力量，只在屈肘 90°位时伸肘力量才有明显减弱。

Type Ⅲ：移位骨折，肘关节不稳。

因为同时存在侧副韧带断裂，所以肘关节不稳甚至脱位。尤其是ⅢB 型骨折，往往同时并发冠状突或桡骨头骨折或桡骨头脱位，这是一种极为复杂和不稳定的骨折类型，治疗结果也最难预料。手术的目的仍然是关节面解剖复位，坚强内固定，早期功能锻炼。在固定鹰嘴的同时，还需要处理相应的桡骨头或冠状突骨折等。对ⅢA 型和ⅢB 型骨折，因其固有的不稳定的特性，均宜采用钢板固定。O'Driscoll 等提出采用后正中入路，将钢板塑形后放置在背侧固定。生物力学实验表明，单块后置钢板的抗弯强度比在内外侧同时放置两块钢板的强度更大。1/3 管型钢板不能提供早期操练所需的固定强度，且有早期松动或疲劳折断的风险，因此应选用 LC - DCP 或重建钢板。如果在后侧钢板的近端螺孔加一枚长螺钉行髓内固定，可以有效增强抗弯强度。在并发大的尺骨冠突骨块的情况下，可先通过鹰嘴部的骨折线暴露和固定冠突，然后再完成尺骨鹰嘴的固定。这样可以防止因尺骨冠突骨折而肘关节后方不稳的情况发生。另外，如果骨折太碎，钢板和螺钉仍不足以牢固固定骨折，可以在近端加用张力带钢丝。对于部分ⅢB型骨折也可以切除骨折块，这包括老年病例、皮肤软组织活力较差，以及近端骨块严重粉碎等情况。

行后侧钢板及张力带钢丝加强固定，桡骨头假体置换后肘关节稳定。该病例没有固定尺骨冠突

内固定选择：张力带钢丝 vs 钢板螺钉系统张力带钢丝技术被广泛应用于尺骨鹰嘴骨折的治疗。张力带钢丝将牵张力转化为骨折端的压应力，起到复位和促进骨折愈合的作用。但由于尺骨鹰嘴位于皮下部分，内固定物对软组织和皮肤的刺激较大。一项调查表明约24%的患者主诉与内置物有关的疼痛，32%的人因为内置物的刺激而影响关节功能恢复。当然，其中约有一半的患者在去除内置物后症状得到改善。

钢板固定同时兼有张力带和支撑的作用，材料的发展使钢板比以前更薄但强度并不减弱，所以内置物的刺激相对张力带钢丝系统为小。Bailey 等随访 25 例用钢板固定的 MayoⅡ型和Ⅲ型的患者，结果除了旋后活动与健肢相比有统计学差异，其他方向的活动及肘关节力量都没有统计学差异。

Hume 等做过一个前瞻性研究，他们分别采用钢板和张力带钢丝固定移位的尺骨鹰嘴骨折，结果发现钢板与张力带相比，在维持骨折复位（没有台阶或分离）方面（95%vs47%）、影像学结果（优86%vs47%）、临床结果（优63%vs37%）均优于后者。6个月后两者的活动度相等，张力带固定组有42%的患者存在内置物刺激症状。在一项比较各种固定方法力学强度的实验中，人们发现双侧打结的张力带钢丝对横形骨折最为稳定，钢板和张力带对斜形骨折的固定同样有效，而对粉碎骨折宜采用钢板固定，因为其固定稳定性最好。

（五）术后处理

如果骨折固定稳定，应在术后第二天开始肘关节屈伸活动。有条件的话可以在术后 3d 内，在臂丛神经持续阻滞下进行肘关节锻炼。罗比卡因对运动的阻滞作用较弱，适合术后镇痛使用。早期肘关节屈伸以主动活动为主、被动活动为辅，练习应缓慢到位，到达屈、伸极限位时维持 3~5s，每次练习重复5组，每天重复3次。4周内应避免过度屈肘，8周后可以适当增加力量训练，但要避免强力被动活动以防止异位骨化的发生。操练的强度控制在练习后患部不出现明显的发热、肿胀、疼痛情况下。一旦出现这种现象，应减少运动强度，局部冷敷和服用非甾体消炎类药治疗。如果骨折固定的强度不太可靠，或仍然存在肘关节不稳定的因素，可以石膏固定 2~3 周逐渐开始功能操练。肘关节对长期固定的耐受要弱于膝关节和腕关节，早期活动对恢复关节功能意义重大。

（六）并发症

鹰嘴骨折的并发症包括肘关节屈伸活动受限，畸形愈合、骨不连、尺神经症状以及创伤性关节炎等。前臂伸直受限 10°~15°十分常见，这常常与关节制动和内置物刺激疼痛影响操练有关。克氏针置入对侧皮质可以有效地防止克氏针尾部退出对三头肌及皮肤软组织的刺激，有利减少内置物刺激引发的并发症。另外，15~25 年后肱尺关节骨关节炎的发生率高达 20%~50%。

（张　乃）

第六节　桡骨头骨折

桡骨头骨折占全身骨折的 1.7%~5.4%，占肘部骨折的约33%，其中1/3并发其他损伤。

（一）损伤机制

常见于手掌向下，前臂伸展、旋前撑地，力量由掌心传递至肱桡关节，多引起桡骨头前外侧部分骨折。骨折的严重程度取决于肱桡关节承受的应力，最大可达身体重量的90%。内侧副韧带可因受到强大的外翻应力而撕裂，造成更严重的外翻不稳；或因上臂的内旋，外侧副韧带、关节囊相继撕裂，肱骨滑车撞击尺骨冠状突造成尺骨冠状突骨折，造成肘关节骨折脱位，即所谓"恐怖三联症"（Terribletriad）；当受到以纵向应力为主的外力时，下尺桡关节的韧带、骨间韧带相继断裂，形成典型的桡骨轴向

不稳定（Essex – Lopresti 损伤）。

（二）骨折分型

桡骨头骨折的分型众多，目前常用 Mason – Hotchkiss 分型（图 10 – 8）。

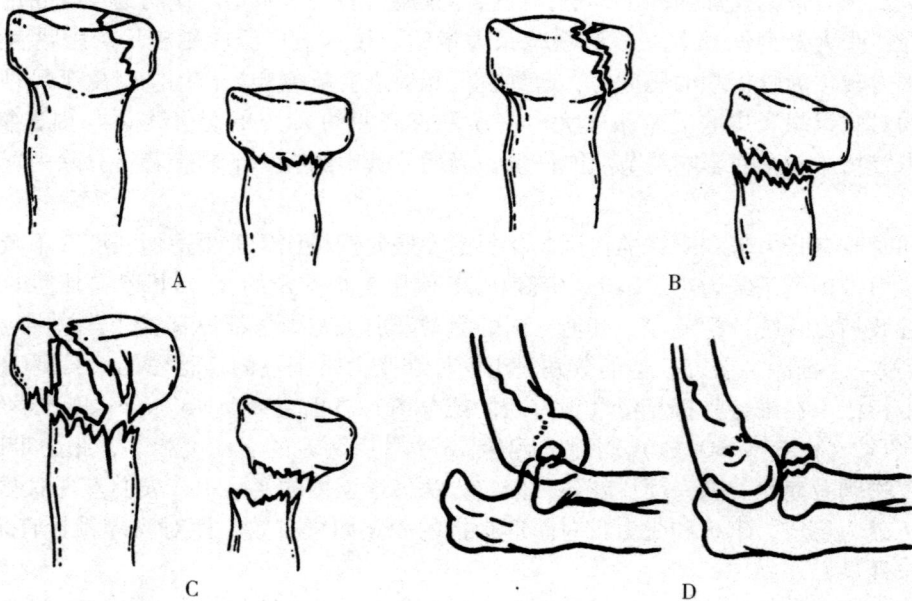

图 10 – 8 Mason – Hotchkiss 分型
A（Mason Ⅰ型）．骨折无移位或移位 < 2mm；B（Mason Ⅱ型）．骨折移位 > 2mm 或
骨折块面积 > 1/3 关节面；C（Mason Ⅲ型）．粉碎性骨折，无法通过内固定加以重建；
D（Mason Ⅳ型）．桡骨头骨折并发肘关节脱位

Type Ⅰ型：没有移位的骨折，桡骨头或桡骨颈骨折没有移位或移位 < 2mm，无需手术治疗。

Type Ⅱ型：有移位的桡骨头骨折或桡骨颈骨折，包括以下几种情况：①关节面骨折移位 > 2mm，关节活动受到机械性阻挡；②骨折粉碎程度不严重，允许内固定治疗；③有移位的简单骨折，骨折块较大（ > 30% 关节面）。

Type Ⅲ型：严重的桡骨头粉碎骨折或桡骨颈骨折，无法重建，需要行桡骨头切除。

Type Ⅳ型：桡骨头骨折并发肘关节周围其他损伤，包括：尺骨鹰嘴骨折、尺骨冠状突骨折、内、外侧副韧带损伤、肘关节脱位、骨间膜损伤联合下尺、桡关节脱位（Essex – Lopresti lesion）等。

（三）临床表现及诊断

患者往往有明确的撑地外伤史，肘关节外侧肿胀、压痛明显。前臂旋转和屈伸受限，如果并发肘关节脱位或侧副韧带损伤，肘关节可明显畸形。对桡骨头骨折的患者还要重点检查前臂和腕关节，在 Essex – Lopresti 损伤的病例中，患者的远端尺桡关节有压痛，旋转时疼痛加重，前臂有胀痛感，此时需对比拍摄双侧的腕关节中立位正位片，以判断有无桡骨的上移。MRI 可有助于判断骨间膜的撕裂。X 线片包括常规的肘关节前后位和侧位片，如果患者桡骨头处压痛明显而 X 线平片无法看到明确的骨折线，可以加拍肘关节的外斜 45°位片。另外，拍摄前后位时球管投照方向略向近端倾斜，投射中心仍位于肘关节处（肘关节斜正位片），可以清楚地看到桡骨头的关节面以及在关节面上的骨折线情况。标准侧位片上的脂肪垫阴影，特别是在桡骨头前方和肱骨髁后方的阴影表明有关节腔内血肿存在，是桡骨头隐匿性骨折的一个线索，是加拍桡骨头特殊位 X 线片的指征，必要时也可以拍摄 CT 以明确诊断。

（四）治疗原则

1. 功能治疗 对Ⅰ型骨折采用短暂固定后早期进行屈伸和旋转功能操练（功能治疗）可以获得更好的肘关节功能，操练以主动活动为主，辅以适当的被动活动。操练方法：以屈肘为例，患肘达到屈曲

极限时在健肢或理疗师帮助下维持 5s 左右为一组，重复 5 组，每天 3 次。如患肢出现明显肿胀、发热等现象，则需减少运动量并适当辅以局部冷敷。治疗过程中可每周随访 X 线表现，防止操练中出现骨折移位。

2. 内固定治疗

（1）内固定治疗的指征：关节面塌陷或分离超过 2mm、骨折类型不太复杂的 Mason Ⅱ 型骨折是切开复位内固定的最佳适应证。对于大部分 Mason Ⅳ 型骨折，固定桡骨头更可以改善肘关节的稳定性并允许肘关节早期操练。但是采取内固定治疗方法的前提是手术能够提供足够强度的固定，允许早期活动而不用担心骨折移位或坏死。这取决于骨折粉碎的情况以及手术医生的手术能力，也取决于采用的内固定方式。

（2）手术入路：最常用的是 Kocher 入路，由肘肌和尺侧腕伸肌之间进入，在关节囊的浅面锐性分离尺侧腕伸肌和指总伸肌、桡侧腕伸肌。由于神经界面位于肘肌（桡神经）与尺侧腕伸肌（骨间后神经）之间，不会干扰相关肌肉的神经支配，分离软组织时注意保持前臂旋前以使骨间背侧神经向前方移位，防止神经损伤。关节囊切口应位于外侧副韧带尺骨束（LUCL）的前方，这样可以防止切断 LUCL 造成肘关节不稳，并能在术后缝合环状韧带后保证外侧副韧带复合体的完整性。骨折通常位于桡骨头的前外侧，这通常就是所谓的桡骨头固定的安全区（非关节面区），手术中一个简易的判断方法是找到桡骨茎突和 Lister 结节组成的 90°区域，在桡骨头平面与之相对应的 90° 范围即是桡骨头骨折内固定的安全区。在安全区内放置钢板不会引起术后撞击和前臂旋转受限。螺钉即使在安全区内置入时也应做埋头处理，以防前臂旋转时刺激环状韧带。

（3）内固定选择：克氏针没有螺纹，固定不牢且有滑出的风险，如果尾部留得过长会因刺激软组织而难以保证术后早期活动。因此，如果有条件，应尽可能选择有螺纹的内固定材料。空心螺钉、Herbert钉、骨片钉、微型钢板等都是不错的选择。现在已经有专为桡骨头骨折设计的钢板，这是一种 2.0mm 的 π 型锁定钢板，其生物力学强度要大于普通的 2.4mm 系统的 T 型钢板和 2.0mm 的 T 型 LCP 钢板，能对完全移位的桡骨颈骨折提供较高强度的固定，相信随着这种钢板的普及，更多的桡骨头骨折可以通过内固定治疗而非切除或假体置换。

3. 桡骨头切除和桡骨头假体置换　对于无法进行内固定重建的桡骨头骨折，或者无法可靠固定的骨折，切除桡骨头是明智的决定。对单纯的桡骨头骨折进行桡骨头切除，远期效果的优良率为 78% ~ 95%。不过，Mason Ⅱ 型和 Ⅲ 型骨折并发内侧副韧带损伤的比例可能高达 50%，如果在内侧副韧带断裂的情况下切除桡骨头会造成肘关节的严重外翻，继而带来肘关节的无力和疼痛。EsseX - Lopresti 损伤对整个前臂稳定性的危害极大，尤其是腕关节的活动和力量都会受到严重影响。桡骨头切除后桡骨向近端移位的发生率高达 20% ~ 90% 说明这种损伤的漏诊率极高，假体置换可以防止这些并发症的发生。不过，是否假体置换还取决于患者的年龄、经济条件、对肘部及腕关节力量的要求等因素，对于 Mason Ⅲ 型骨折，如果并存有内侧副韧带损伤或骨间膜损伤，且患者年龄较轻，患肢是优势肘，应该考虑假体置换。

Mason Ⅳ 型骨折的治疗原则是尽可能地复位固定桡骨头以恢复肘关节的稳定。因为即使是现有的金属假体，仍不能完全模拟自然桡骨头的形态，生物力学实验证实自体桡骨头能够提供更有效的稳定作用。桡骨头假体安放不当会造成肱骨小头前方关节面磨损并限制屈曲活动。当然，如果内固定不足以允许肘关节早期活动，肘关节的功能不佳。此时应切除桡骨头，并可通过以下两种选择获得肘关节的即刻稳定性。

（1）使用带轴的外固定支架：使内、外侧副韧带在支架的保护下获得愈合，但这种方法不能确保不出现晚期的肘关节的外翻、不稳定以及桡骨上移、腕部尺侧嵌入综合征等的发生。外固定支架的螺钉有损伤桡神经的风险，另外，如果支架的旋转中心不能正确地对准肘关节的旋转中心，肘关节的活动会受到影响。

（2）桡骨头假体置换：置入金属假体可以提供肘关节较好的外侧柱稳定性，目前为止，采用金属假体置换治疗复杂桡骨头骨折已经在临床上取得了较好的中短期疗效。

（张　乃）

第十一章

下肢骨折

髋部损伤是创伤骨科中常遇到的问题。近年来发生率有上升的趋势，其原因之一是社会人口年龄提高。

髋部骨折多发生于老年人，女性发病率高于男性，并与骨质疏松有一定的关系。由于髋部骨折后肢体活动严重受限，会继发很多并发症。有人统计髋部骨折的死亡率为15%～20%。年轻患者的髋部骨折常由高能量损伤所致。随着机动车意外的增加，年轻人中髋部骨折的发生率也不断上升。

髋部骨折根据解剖部位分为股骨头骨折、股骨颈骨折、粗隆间骨折、大粗隆骨折、小粗隆骨折及股骨粗隆下骨折。髋臼骨折由于其解剖特点，创伤机制、专门的分类及治疗方法等原因，划分为另一专题。股骨头骨折常由高能量直接暴力所致。有些同时合并髋关节脱位，损伤严重。单纯股骨大小粗隆骨折较为少见，部分由病理因素引起。在小儿单纯小粗隆骨折常由髂腰肌牵拉造成，多可行保守治疗。单纯大粗隆骨折则由直接暴力所致，骨折常常移位不大，保守治疗及保护下部分负重即可奏效。股骨颈骨折及股骨粗隆间骨折一般需要手术治疗并予内固定。二者均高发于老年人，女性多于男性。有人解释其原因在于女性骨盆较男性宽大而相对髋内翻；女性平均年龄高于男性；女性活动较少，骨质疏松发生年龄较早。股骨粗隆下骨折发生年龄有两个分布组：20～40岁及60岁以上。前者多为高能量创伤所致。

股骨颈骨折、股骨粗隆间骨折及股骨粗隆下骨折三者预后有很大差别。股骨粗隆间骨折由于骨折端宽大而且均为松质骨，血运良好，一旦获得很满意复位及固定，大多数均可愈合而且并发症很少。股骨颈骨折多属关节囊内骨折。骨折端血供少及股骨头营养血管常被损伤，故晚期股骨头缺血坏死发生率较高。股骨粗隆下骨折由于局部应力分布特点，有较高的骨折不愈合及内固定失效的发生率。

第一节　股骨颈骨折

股骨颈骨折多发生于老年人，随着社会人口年龄的增长，股骨颈骨折的发生率不断上升。年轻人中股骨颈骨折的发生主要由于高能量创伤所至，常合并有其他骨折。股骨颈骨折存在两个主要问题：①骨折不愈合。②晚期股骨头缺血坏死。因此一直是创伤骨科领域中重点研究的对象之一。

（一）临床解剖

髋关节囊是由非常致密的纤维组织构成，包绕股骨头及大部分股骨颈，其前后方起自粗隆间线。股骨颈外侧约一半的部分位于关节囊外。位于关节囊内的股骨颈部分没有骨膜覆盖。因此在骨折愈合过程中，如同其他部位的关节内骨折一样，没有外骨痂生成，因而使骨内愈合。

1. **股骨头颈血供**　许多学者对于股骨头颈部的血供进行了大量的研究工作。目前公认的观点是Crock所描述的股骨近端有三组动脉系统提供血供：①位于股骨颈基底部的关节囊外动脉环。由关节囊外动脉环发出的，走行于股骨颈表面的颈升动脉。②圆韧带动脉。③骨内动脉系统。

关节囊外动脉环后部主要由旋股内侧动脉分支构成，而前部主要由旋股外侧动脉分支构成。臀上动脉及臀下动脉也少量参与该动脉环的构成。颈升动脉起自关节囊外动脉环，在前方自粗隆间线水平穿入髋关节囊。在后方穿过关节囊环形纤维向近端走行。颈升动脉在滑膜返折处继续向近端走向股骨头颈交界处的关节软骨部分，该段动脉 Weitbrecht 称之为支持带动脉。

颈升动脉走行于股骨颈表面时随发出许多小分支进入股骨颈。颈升动脉分为四组（前、内、后、外），外侧颈升动脉供应股骨头颈大部分血供，在股骨头颈交界处关节软骨下方，颈升动脉构成另一个动脉环——滑膜下关节囊内动脉环。该动脉环具有较大的解剖变异，可以是完整的，也可以是不全的。由滑膜下关节囊内动脉环发出的动脉支进入股骨头。高位股骨颈骨折（头下型）常损伤滑膜下关节囊内动脉环。滑膜下关节囊内动脉环发出的动脉进入股骨头后称为骺动脉。骺动脉在股骨头中有两组：①外侧骺动脉。②下方干骺动脉。Crock 认为这两组动脉都发自一个动脉环，因此均可以称为骺动脉。

圆韧带动脉来自旋股内侧动脉分支。多数学者认为圆韧带动脉功能有限。部分成年人圆韧带动脉已没有血供，而圆韧带动脉即便有血供也仅供应很少部分的股骨头及滑膜。如果骨折损伤了其他血供系统，圆韧带动脉血供远不足以供应整个股骨头。

股骨头血供主要有 3 个来源：①骨内动脉系统。②圆韧带动脉系统。③起自关节囊外动脉环的颈升动脉系统。其中颈升动脉系统占主要地位。一旦股骨颈发生骨折，骨内动脉系统必然损伤，股骨头血供便依靠残留的部分颈升动脉系统及尚存在血供的圆韧带动脉系统。Trueta 等人曾对各动脉系统之间的吻合情况进行了研究，认为即使存在吻合，其吻合的程度也难以营养全部股骨头。换言之，一旦主要血供系统损伤后，其他血供系统则难以代偿（图 11 - 1）。

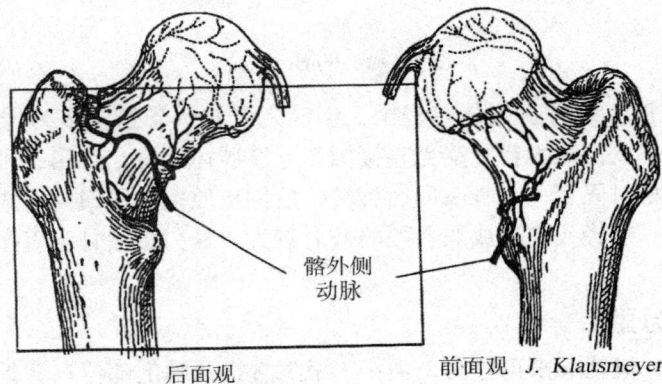

髂外侧
动脉

后面观　　　　前面观　J. Klausmeyer

图 11 - 1　股骨头颈血供系统

2. 骨骼解剖　股骨近端骨骼内的解剖结构形态与其所受到的生理应力情况完全适应。骨小梁的分布及走行与股骨近端所受到的不同应力相一致。1838 年，Ward 首先研究并描述了股骨近端骨小梁的分布情况，股骨头颈部在正常生理状态下主要承受压力。一组起自股骨距，向上行至股骨头负重区的骨小梁承受大部分压力，称之为主要压力骨小梁。另一组骨小梁起股骨矩下方，向外上止于大粗隆，称之为次要压力骨小梁。股骨颈上部主要承受张力，有一组骨小梁自圆韧带窝后下方经股骨颈上部行至大粗隆下方及外侧骨皮质，称之为主要张力骨小梁。在大粗隆部位还有一组自上向下的大粗隆骨小梁。主要压力骨小梁、主要张力骨小梁及次要压力骨小梁之间形成一个三角区，称之为"ward 三角"。该区域较为薄弱。以上几组骨小梁在股骨颈中的分布形成了一个完整的抗应力结构。Singh 根据骨小梁系统来判断骨质疏松情况，并提出了 SinghIndex，对其分级定量。在临床上，患者的骨质疏松与否对于内固定物置入后的稳定程度有直接影响。因此常常需要根据 Singh Index 来选择不同的治疗方法（图 11 - 2）。

（二）股骨颈骨折的病因学因素

1. 骨骼质量　股骨颈骨折多发生于老年人，女性发生率高于男性。由于老年人多有不同程度的骨质疏松，而女性活动相对较男性少，由于生理代谢的原因骨质疏松发生较早，故即便所受暴力很小，也会发生骨折。Atkin 在 1984 年的研究结果显示，84% 的股骨颈骨折的患者有不同程度的骨质疏松。Barth 等人对股骨颈骨折的患者在人工关节置换术时取下的股骨内侧皮质进行组织学观察，发现与对照组相比，骨单位明显减少，哈佛管变宽。Frangakis 研究了老年女性股骨颈骨折与骨质疏松的关系，认为在 65 岁女性中，50% 的骨骼矿物质含量低于骨折临界值。在 85 岁女性中，100% 的骨骼矿物质含量低于骨折临界值。目前普遍认为，尽管不是惟一的因素，骨质疏松是引起股骨颈骨折的重要因素，甚至于有些学者认为可以将老年人股骨颈骨折看作为病理骨折。骨质疏松的程度对于骨折的粉碎情况（特别是股骨颈后外侧粉碎）及内固定后的牢固与否有直接影响。

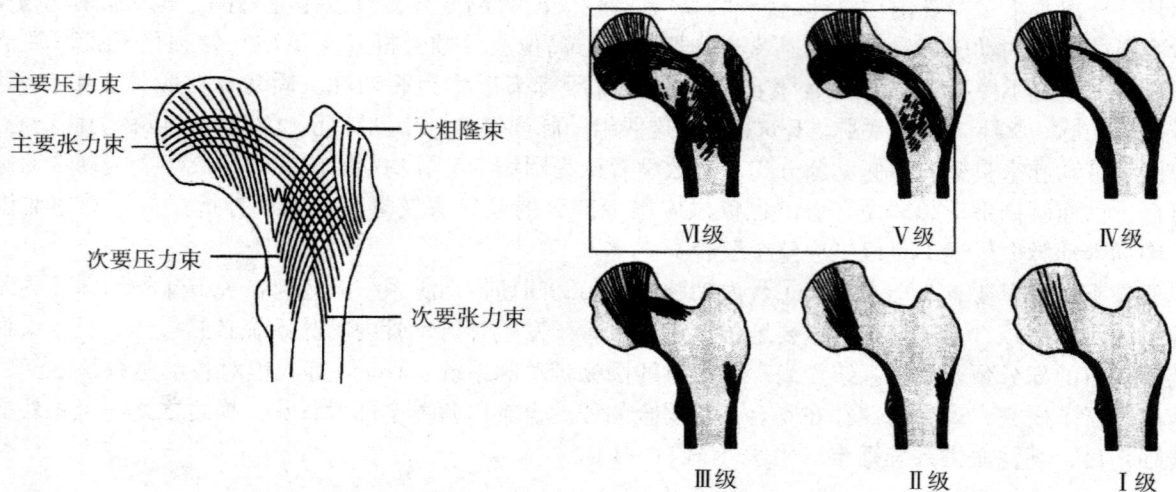

图 11－2 Singh Index

2. 创伤机制　大多数股骨颈骨折创伤较轻微，年轻人股骨颈骨折则多为严重创伤所致。Kocher 认为创伤机制可分为两种：①跌倒时大粗隆受到直接撞击。②肢体外旋。在第二种机制中，股骨头由于前关节囊及髂股韧带牵拉而相对固定，股骨头向后旋转，后侧皮质撞击髋臼而造成颈部骨折。此种情况下常发生后外侧骨皮质粉碎。年轻人中造成股骨颈的暴力较大，暴力延股骨干直接向上传导，常伴软组织损伤，骨折也常发生粉碎。

（三）股骨颈骨折分型

股骨颈骨折分型很多，概括起来可分为 3 类：①根据骨折的解剖部位。②骨折线的方向。③骨折移位程度。

1. 解剖部位分型　许多作者曾根据骨折的解剖部位将股骨颈骨折分为 3 型：头下型、经颈型和基底型（图 11－3）。其中头下型和经颈型属于关节囊内骨折，而基底型则属于关节囊外骨折。头下型是指位于股骨颈上部的骨折；经颈型是指位于股骨颈中部的骨折；基底型是指位于股骨颈基底部与粗隆间的骨折。Klenerman，Garden 等人认为在 X 线片上由于投照角度不同，很难区分头下型与经颈型。Klenerman、Marcuson 及 Banks 均研究发现，实际上单纯的经颈型骨折极为罕见。由于经颈型骨折发生率很低，各型的 X 线表现受投照角度影响很大，目前此类分型已很少应用。

2. 骨折线方向分型（Pauwels 分型）　1935 年，Pauwels 根据股骨颈骨折线的方向将股骨颈骨折分为 3 型（图 11－4）。Ⅰ型：骨折线与水平线夹角为 30°。Ⅱ型：骨折线与水平线夹角为 60°。Ⅲ型：骨折线与水平线夹角为 70°。Pauwels 认为，夹角度数越大，即骨折线越垂直，骨折端所受到的剪式应力愈合，骨折越不稳定。不愈合率随之增加。但该分型存在两个问题，第一，投照 X 线时股骨颈与 X 线片必须平行，这在临床上难以做到。患者由于疼痛等原因，在拍 X 线片时骨盆常发生倾斜，而骨折线方向便会改变。同一股骨颈骨折，由于骨盆倾斜程度的不同，在 X 线片上可以表现出自 Pauwels Ⅰ 型至Pauwels Ⅲ 型的不同结果。第二，Pauwels 分型与股骨颈骨折不愈合及股骨头缺血坏死无明显对应关系。Boyd、George、Salvatore 等人发现在 140 例 Pauwels Ⅰ 型患者中不愈合率为 0%，股骨头缺血坏死率为13%。29 例 Pauwels Ⅱ 型的患者中不愈合率为 12%，股骨头缺血坏死率为 33%。在 92 例 Pauwels Ⅲ 型的患者中，不愈合率仅为 8%，股骨头缺血坏死率为 30%。由于 Pauwels 分型受 X 线投照影响较大，与骨折不愈合率及股骨头缺血坏死率缺乏对应关系，目前也较少应用。

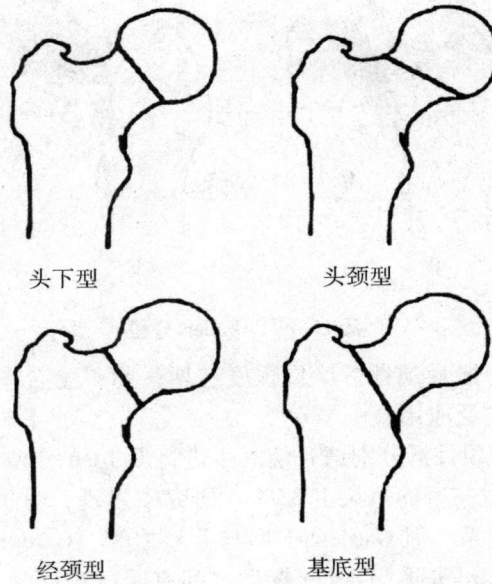

头下型　　　　　头颈型

经颈型　　　　　基底型

图 11 – 3　解剖学分型

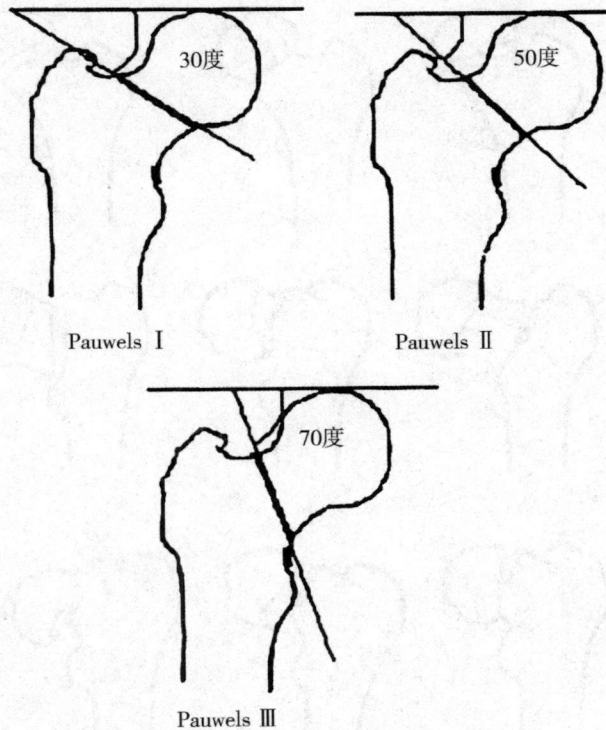

Pauwels Ⅰ　　　　　Pauwels Ⅱ

Pauwels Ⅲ

图 11 – 4　骨折线走向分型 Pauwels 分型

　　3. 骨折移位程度分型（Garden 分型）　　Garden 根据骨折移位程度将股骨颈骨折分为 4 型（图 11 – 5）。Ⅰ型：不全骨折，股骨颈下方骨小梁部分完整，该型包括所谓"外展嵌插型"骨折。Ⅱ型：完全骨折，但无移位。Ⅲ型：完全骨折，部分移位，该型骨折 X 线片上可以看到骨折近端上移、外旋，股骨头常后倾，骨折端尚有部分接触。Ⅳ型：完全骨折，完全移位。该型骨折 X 线片上表现为骨折端完全失去接触，而股骨头与髋臼相对关系正常。

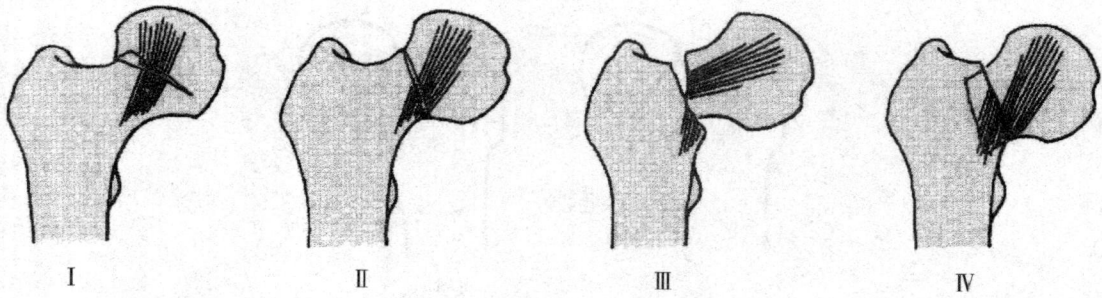

图 11 - 5　Graden 分型

Garden 分型中自 I ~ IV 型，股骨颈骨折严重程度递增，而不愈合率与股骨头缺血坏死率也随之增加。Garden 分型在国际上已被广泛应用。

Frandsen 等人对 100 例股骨颈骨折分别请 8 位医生进行 Garden 分型，结果发现，8 位医生分型后的相互符合率只有 22%。对于移位与否的争议占 33%。研究中发现，骨折移位程度与股骨头缺血坏死及股骨头晚期塌陷有极大的相关关系。但 Garden I 型与 II 型之间，Garden III 型与 Garden IV 型之间没有统计学差异。Garden I、II 型与 Garden III、Garden IV 型之间有明显统计学差异。Eliasson 等人建议将股骨颈骨折简单地分为无移位型（Garden I、II 型）及移位型（Garden III、Garden IV 型）。

4. AO 分型　AO 将股骨颈骨折归类为股骨近端骨折中的 B 型（图 11 -6）。

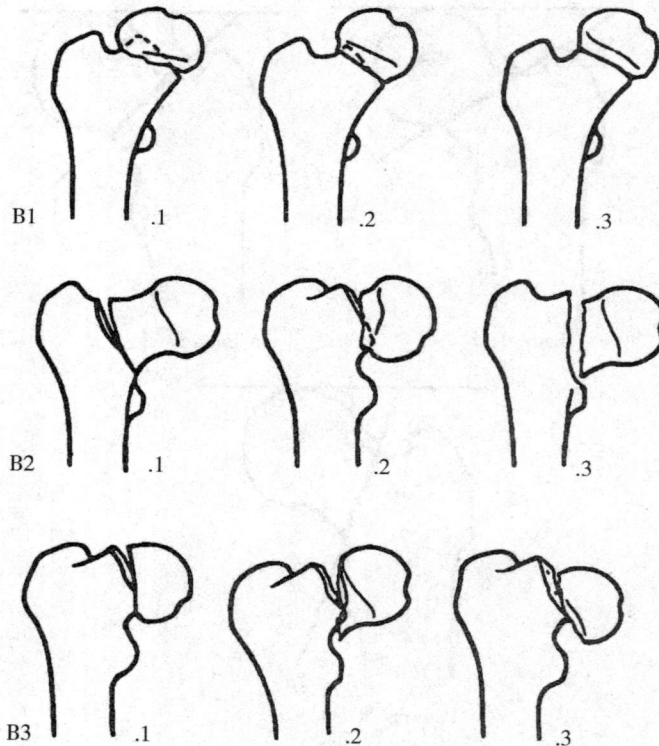

图 11 - 6　AO 分型

B1 型：头上型，轻度移位。①嵌插，外翻≥15°；②嵌插，外翻<15°；③无嵌插。
B2 型：经颈型。①经颈部基底；②颈中部，内收；③颈中部，剪切。
B3 型：头下型，移位。①中度移位，内收外旋；②中度移位，垂直外旋；③明显移位。

（四）治疗

无移位及嵌插型股骨颈骨折（Garden I、II 型）占所有股骨颈骨折的 15% ~ 20%。无移位的股骨颈骨折虽然对位关系正常，但稳定性较差。嵌插型股骨颈骨折端相互嵌插，常有轻度内翻。由于骨折端嵌入骨松质中，其内在的稳定性也不可靠。Lowell 认为嵌插型股骨颈骨折只要存在内翻畸形或股骨头后倾超过30°便失去了稳定性（图11-7）。由于嵌插型股骨颈骨折的患者症状轻微，肢体外旋、内收、短缩等畸形不明显，骨折端具有一定的稳定性，因此，对此是采取保守治疗还是手术治疗存在争议。一些作者主张保守治疗。保守治疗具有避免手术风险，降低治疗费用等优点。主要缺点是骨折会发生再移位。其发生率各作者报道从8%～20%。Roaymakers 和 Madi 报道15%。MacAusland，Moore，Fielding 等许多作者认为对于嵌插型股骨颈骨折应该同移位型股骨颈骨折同样行手术治疗。Bentley 应用内固定治疗嵌插型股骨颈骨折，愈合率100%。3年后随诊，股骨头缺血坏死率18%，而保守治疗组缺血坏死率14%。由此可见，手术治疗具有很高的骨折愈合率，而且并未明显增加股骨头缺血坏死率。目前认为，对于无移位或嵌插型股骨颈骨折，除非患者有明显的手术禁忌证，均应考虑手术治疗。以防止骨折再移位。并减少患者卧床时间，减少骨折并发症的发生。

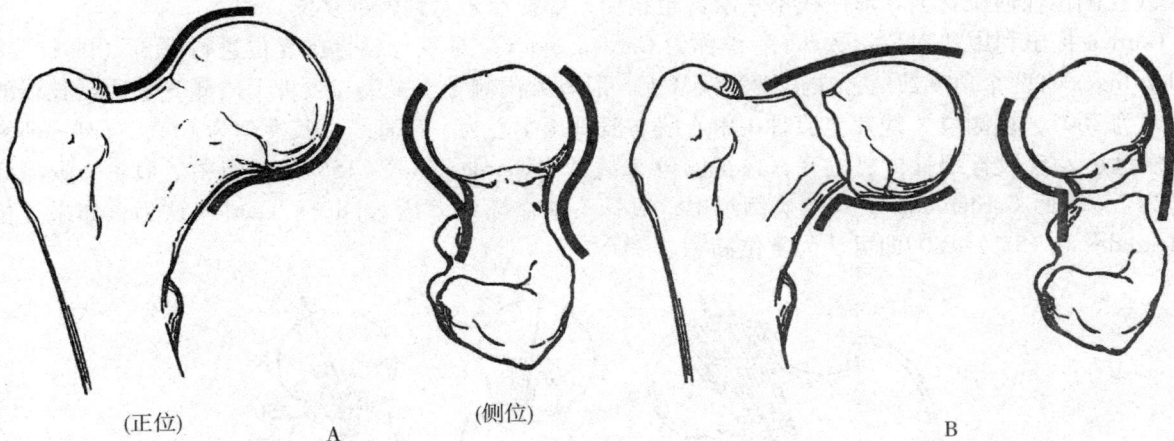

（正位）　　　　　（侧位）
A　　　　　　　　　　　　　　　　B

图 11-7　Lowell 曲线

移位型股骨颈骨折（Garde Ⅱ，Ⅳ型）的治疗原则：①解剖复位。②骨折端加压。③坚强内固定。

移位型股骨颈骨折如患者无手术禁忌证均应采取手术治疗。目前多数作者主张应予以急诊手术。由于股骨颈骨折的患者多为老年人，尽快手术可以大大减少骨折并发症发生及原有心肺疾病的恶化。Bredhal 发现12h 之内进行手术治疗的患者死亡率明显低于迟延手术对照组。另外，急诊手术尽快恢复骨折端的正常关系，对于缓解对股骨头颈血运的进一步损害有一定的益处。Ma5sie 统计的一组患者中，12h 之内手术者，股骨头缺血坏死率25%，13～24h 手术者，股骨头缺血坏死率30%，24～48h 手术者，股骨头缺血坏死率40%。目前多数作者主张应在6～12h 急诊手术。

对于手术之前是否需要牵引争议较大。Needbof，Finsen 等人观察到术前皮牵引对于患者肢体疼痛的缓解、术中骨折复位以及手术难易程度均无影响。因此认为术前的牵引价值不大，反而增加皮肤压疮的危险及护理困难。另有些作者从恢复血供的角度上考虑，提出应予以术前牵引。Manninger 应用动脉造影研究指出，中立位或轻度内旋位肢体牵引后，股骨头血供较牵引前明显增加。Clevelard，Boswoth 也认为中立位牵引后股骨头血供改善。因此，对于移位型股骨颈骨折，首先应尽早施行手术（6～12h）。如由于某种原由无法急诊手术，可考虑术前皮肤或骨骼牵引，但牵引一定要保持肢体处于中立位或轻度内旋位，以避免肢体处于外旋位对于血供的继续损害。

1. 骨折复位　骨折的解剖复位是股骨颈骨折治疗的关键因素。直接影响骨折愈合及股骨头缺血坏死的发生。Moore 指出，X 线显示复位不满意者，实际上股骨颈骨折端接触面积只有1/2。由于骨折端接触面积减少，自股骨颈基底向近端生升的骨内血管减少或生长受阻，因而降低了股骨头颈血供。

复位的方法有两种，闭合复位和切开复位。应尽可能采取闭合复位，只有在闭合复位失败，无法达到解剖复位时才考虑切开复位。

（1）闭合复位

1）McElvenny 法：将患者置于牵引床上，对双下肢一同施行牵引；患肢外旋并加大牵引；助手将足把持住后与术者把持住膝部一同内旋；肢体内旋后将髋关节内收。McElvenny 认为解剖复位及外展复位均不稳定，主张使股骨颈骨折远端内侧骨皮质略内移，使其位于股骨头下方，以使其稳定性增加。因此提出在复位完成以后自大粗隆向内侧用力推骨折远端，至远端内移。

2）Leadbetter 氏法：Leadbetter 采用髋关节屈曲位复位方法：首先，屈髋90°后行轴向牵引，髋关节内旋并内收。然后轻轻将肢体置于床上，髋关节逐渐伸直。放松牵引，如肢体无外旋畸形即达到复位。

（2）复位的评价

X 线评价：闭合复位后，应用高质量的 X 线影像对复位的满意程度进行认定。Simon 和 Wyman 曾在股骨颈骨折闭合复位之后进行不同角度 X 线拍片，发现仅正侧位 X 线片显示解剖复位并未真正达到解剖复位。Lowell 提出：股骨头的凸面与股骨颈的凹面在正常解剖情况下可以连成一条 S 形曲线，一旦在 X 线正侧位任何位置上 S 形曲线不平滑甚至相切，都提示未达到解剖复位。

Garden 提出利用"对位指数"（后被称为 Garden Index）对股骨颈骨折复位进行评价（图 11 -8）。Garden Index 有两个角度数值：在正位 X 线片上，股骨颈内侧骨小梁束与股骨干内侧骨皮质延长线的夹角正常为160°，在侧位 X 线片上股骨头中心线与股骨颈中心为一条直线，其夹角为18°。Garden 研究了大量病例后发现股骨颈骨折复位后，在正侧位 X 线片上 GardenIndex <155°病例组中。股骨头缺血坏死率近为7%，而 GardenIndex >180°病例组中，股骨头缺血坏死率达53.8%。Garden 认为，如果复位后GardenIndex 在155°～180°即可认为复位满意。

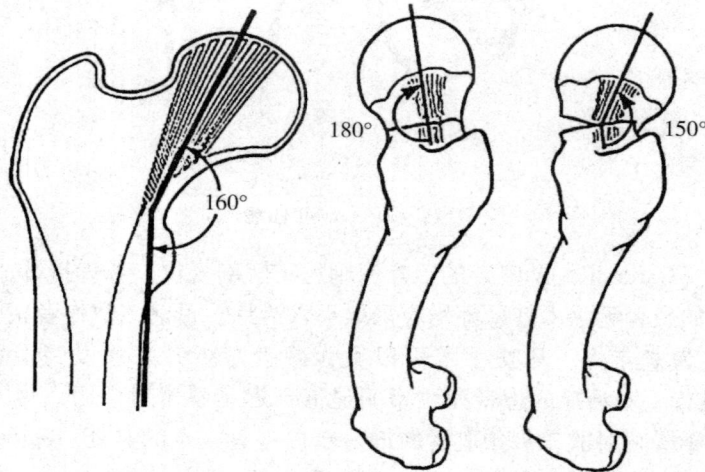

图 11 -8 Garden Index

尽管有些作者认为外展位复位可以增加骨折端的稳定性，但目前大多数作者均提出应力求达到解剖复位。只有解剖复位，才可以最大限度地获得股骨头血供重建的可能性。

（3）复位后的稳定性：股骨颈骨折复位后稳定与否很大程度上取决于股骨颈后外侧是否存在粉碎。如果后外侧粉碎则失于后外侧有效的骨性支撑，随后常发生复位失败以至骨折不愈合。Banks 发现在股骨颈骨折术后骨折不愈合的患者中有60%原始骨折有后外侧粉碎。Scheck 等人认为即使内固定物置放位置正确也无法抵消股骨颈后外侧骨缺损造成的不稳定。因此，有人主张，对于伴有后外侧粉碎的股骨颈骨折，可考虑一期植骨。

（4）切开复位：一旦闭合复位失败，应该考虑切开复位，即直视下解剖复位。以往认为切开复位会进一步损害股骨头颈血供。近年来，许多作者都证实切开复位对血供影响不大。Banks 的结论甚至认为切开复位后不愈合率及股骨头缺血坏死率均有下降。其理由是，首先切开复位时关节囊切口很小，而解剖复位对血供恢复起到了良好的作用。切开复位可采用前侧切口或前外侧切口（Watson - Jones 切口）。有人提出，如存在股骨颈后外侧粉碎，则应选择后方切口以便同时植骨。但大多数作者认为后方切口有可能损害股骨颈后外侧残留的血供，故应尽量避免。

2. 内固定　应用于股骨颈骨折治疗的内固定物种类很多。合格的内固定原则是坚强固定和骨折端加压。应再次强调，解剖复位在治疗中至关重要，因为不论何种内固定材料都无法补偿不良复位所产生的问题。各种内固定材料均有自身的特点和不足。医生应该对其技术问题及适应证非常熟悉以便选择应用。

三翼钉作为治疗股骨颈骨折的代表性内固定物曾被应用多年，由于其本身存在许多问题而无法满足内固定原则的要求，在国际上早已废用。目前经常应用的内固定材料可分为多针、螺钉、钩钉、滑动螺钉加侧方钢板等。

（1）多针：多针固定股骨颈骨折为许多作者所提倡。多针的种类很多：主要有 Knowles，Moore-Neufeld 等。多针固定的优点主要是可在局麻下经皮操作，从而减少出血、手术死亡及感染的危险。其缺点：①固定强度不足。②在老年骨质疏松的患者中，有在股骨粗隆下进针入点处造成骨折的报道。③存在固定针穿出股骨头的可能。多针固定时如进针过深，此针道应该废弃，否则如再次经此针道穿针，容易穿出股骨头。

多针固定时，每根针应相互平行，许多作者的试验结果证明，多针平行打入股骨颈（不论何种形式排布：三角形、四边形等）可有效地防止骨折端旋转，并且增加骨折端的稳定性。Moore 发现多针集中排布，股骨颈骨折不愈合率增加。

Swiontkowski、Hansen 及 Holmer 等人的试验均显示 3 根针固定后的强度与 4 根针固定没有差别，因此提出 3 根针平行排列固定足以获得良好的稳定性。而针数目增加，只会增加固定针穿出股骨头的危险。多针固定总的牢固强度较弱，因此主要适用于年轻患者中无移位的股骨颈骨折（Garden Ⅰ、Ⅱ型）。

（2）钩钉：Stromgqvist 及 Hansen 等人设计了一种钩钉治疗股骨颈骨折，该钉插入预先钻孔的孔道后在其顶端伸出一个小钩，可以有效地防止钉杆穿出股骨头及向外退出，手术操作简便，损伤小，Stromqvist 认为可降低股骨头缺血的坏死率。

（3）加压螺钉：多根加压螺钉固定股骨颈骨折是目前主要提倡的方法，其中常用的有 AO 中空加压螺钉、Asnis 钉等。中空加压螺钉的优点有：骨折端可获得良好的加压力；三枚螺钉固定具有很高的强度及抗扭转能力；手术操作简便，手术创伤小等。由于骨折端获得加压及坚强固定，骨折愈合率提高。Rehnberg，Asnis 报道中空加压螺钉治疗股骨颈骨折骨折愈合率分别为 100% 和 96%。北京积水潭医院对于 212 例应用 AO 中空加压螺钉治疗股骨颈骨折患者进行了回顾性研究，骨折愈合率为 95.8%。术后患者可以早期活动肢体，有效地防止骨折并发症发生。但对于严重的粉碎骨折，单纯螺钉固定的支持作用较差，有继发骨折移位及髋内翻的可能。

（4）滑动螺钉加侧方钢板：滑动螺钉加侧方钢板主要有 AO 的 DHS 及 Richards 钉，其特点是对于股骨颈后外侧粉碎，骨折端缺乏复位后骨性支持者提供可靠的支持。其头钉可延套管滑动，对于骨折端产生加压作用，许多作者指出，单独应用时抗扭转能力较差，因此建议在头钉的上方再拧入一颗加压螺钉以防止旋转。

（5）内固定物在股骨头中的位置：对于内固定物在股骨头中的合理位置存在较大的争议。Cleceland、Bailey、McElvenny 等人均主张在正侧位 X 线片上，内固定物都应位于股骨头中心。任何偏心位置的固定在打入时有可能造成股骨头旋转。另外股骨头中心为关节下致密的骨质较多，有利于稳定固定。Fielding、Pugh、Hunfer 等人则主张内固定物在 X 线片正位上偏下，侧位上略偏后置放。主要是为了避免髋关节内收，外旋时内固定物切割股骨头。Lindequist 等人认为远端内固定物应尽量靠近股骨颈内侧，以利用致密的股骨距来增加其稳定性。尽管存在争议，目前一致的看法是由于血供的原因，内固定物不应置于股骨头上方。关于内固定物进入股骨头的深度，目前一致认为应距离股骨头关节面至少5mm 为宜。

（五）人工关节置换术

1940 年，Moore 与 Bohlman 首先应用金属人工假体置换术治疗股骨近端骨肿瘤。随后人工关节技术不断发展。在对于新鲜股骨颈骨折治疗方面，人工关节置换术曾被广泛应用于老年人移位型骨折。应用人工关节置换术治疗老年人股骨颈骨折主要基于两点考虑：①术后患者可以尽快肢体活动及部分负重，以利于迅速恢复功能，防止骨折并发症，特别是全身并发症的发生，使老年人股骨颈骨折的死亡率降低。这一点曾被认为是应用人工关节置换术的主要理由。近年来，内固定材料及技术不断发展提高。当代的内固定材料完全可以满足上述要求。因此，人工关节置换术的这一优点便不再突出。②人工关节置换术对于股骨颈骨折后骨折不愈合及晚期股骨头缺血坏死是一次性治疗。关于这一点有许多不同意见。首先，目前无论采用何种技术方法，对于新鲜骨折不愈合及晚期股骨头缺血坏死都无法预测。其次应用当代内固定材料后，多数作者报道股骨颈骨折不愈合率低于5%。

另外晚期股骨头缺血坏死的患者中只有不到50%因症状而需进一步治疗。总体而论，股骨颈骨折的患者内固定治疗之后，如骨折愈合而未发生股骨头缺血坏死者，其关节功能评分大大高于人工关节置换者。同时，人工关节置换有其本身的缺点：①手术创伤大，出血量大，软组织破坏广泛。②存在假体松动等危险而补救措施十分复杂。因此，目前的趋势是对于新鲜股骨颈骨折，首先应争取内固定。对于人工关节置换术的应用，不是简单根据年龄及移位程度来定，而制定了明确的适应证的标准。Thomas. A. Russell 在凯氏手术学中对于人工关节置换应用于新鲜股骨颈骨折的治疗提供了相对适应证和绝对适应证。国际上对此予以承认。

相对适应证：

（1）患者生理年龄在65岁以上。由于其他病患，预期寿命不超过10~15年。

（2）髋关节骨折脱位，主要是指髋关节脱位合并股骨头骨折。特别是股骨头严重粉碎骨折者。

（3）股骨近端严重骨质疏松。难以对骨折端牢固固定。这一点十分相对。因为严重疏松的骨质不但难以支撑内固定物，同样也难以支撑人工假体。如应用人工假体，常需同时应用骨水泥。

（4）预期无法离床行走的患者。其目的主要是缓解疼痛并有助于护理。

绝对适应证：

（1）无法满意复位及牢固固定的骨折。

（2）股骨颈骨折内固定术后数周内固定物失用。

（3）髋关节原有疾患已适应人工关节置换。如原来已有股骨头无菌坏死、类风湿、先天性髋脱位、髋关节骨性关节炎等，并曾被建议行人工关节置换。

（4）恶性肿瘤。

（5）陈旧性股骨颈骨折，特别是已明确发生股骨头坏死塌陷者。

（6）失控性发作的疾病患者。如癫痫、帕金森病等。

（7）股骨颈骨折合并髋关节完全脱位。

（8）估计无法耐受再次手术的患者。

（9）患有精神疾患无法配合的患者。

总之，对于绝大多数新鲜股骨颈骨折，首先考虑解剖复位，坚强内固定。人工关节置换术则应根据患者的具体情况，按照其适应证慎重选用。

（六）陈旧性股骨颈骨折及股骨颈骨折不愈合

对于陈旧性股骨颈骨折在诊断时间上分歧很大。King 认为股骨颈骨折由于任何原因而未经治疗超过3周即可诊断为"陈旧性骨折"或"骨折不愈合"。Reich 认为诊断陈旧性股骨颈骨折的时间标准应为伤后6周。Delee 将诊断时间定为3个月。究竟股骨颈骨折未经诊治多长时间后仍可行内固定抑或人工关节置换术尚无定论。一般认为，可将陈旧性股骨颈骨折分为两类：

①根据适应证可行人工关节置换术者。②不需或无法行人工关节置换术者。对于后者，根据不同情况，可考虑闭合式切开复位、坚强内固定。由于陈旧性股骨颈骨折不愈合率较高，常需在切开复位的同时行植骨术。常用的有肌骨瓣植骨、游离腓骨植骨等。Meyer 报道其一组30例陈旧性股骨颈骨折病例（30~90d）采取内固定加肌瓣植骨方法治疗，骨折愈合率为72%。Nagi 报道一组16例6~62周陈旧性股骨颈骨折的病例，应用螺钉固定加腓骨移植，愈合率达100%。目前认为，植骨术对于骨折愈合有肯

定的作用，但对于股骨头缺血坏死及晚期塌陷则无影响。截骨术曾被用来治疗股骨颈骨折不愈合，但由于截骨术后肢体短缩，股骨头与髋臼正常生理关系改变，晚期并发症较多，目前很少提倡应用。

股骨颈骨折不愈合在无移位型骨折中很少发生。在移位型股骨颈骨折中的发生率曾普遍被认为20%～30%。近20年来，由于内固定材料的改进及手术技术的改进，骨折愈合率大为提高。目前多数文献报道股骨颈骨折术后愈合率为85%～95%。关于不愈合的诊断标准多数作者认为6～12个月仍不愈合者即可诊断。影响骨折愈合的因素有：骨折复位质量，固定牢固程度，骨折粉碎情况等。Cleveland的研究证明骨折复位，固定与骨折愈合有明确的相关关系。Banks的一组病例中股骨颈后外侧皮质粉碎者不愈合率为60%。另外患者年龄，骨质疏松等因素也对愈合有一定影响。Phemister认为尽管存在不愈合，但股骨头形态及关节间隙会在很长时间内保持完好。一旦经过治疗骨折愈合，关节功能可以恢复。在治疗方面应注意以下3点：股骨头血供，股骨颈长度，骨质疏松情况。在治疗方面也可分为人工关节置换和保留股骨头两类。如股骨头完整，股骨颈长度缺损不大，颈干角基本正常可行单纯植骨。股骨头外形正常，股骨颈有一定短缩合并髋内翻者可酌情考虑截骨术，植骨术或二者结合应用。对于股骨头血供丧失，股骨头变形，股骨颈严重缺损，骨质疏松难以固定的患者则应选择人工关节置换术。

（七）年轻人股骨颈骨折

年轻人中股骨颈骨折发生率较低。由于年轻人（20～40岁）骨骼最为致密，造成骨折的暴力必然很大，因此损伤更为严重。有人认为，年轻人股骨颈骨折与老年人股骨颈骨折应区分开来，而作为一个专门的问题来研究。Bray、Templeman、Swiont - kowski等人甚至认为年轻人股骨颈骨折不适用于Garden分型或Pauwels分型。

年轻人股骨颈骨折有以下特点：①骨髓密度正常。②创伤机制多为高能量暴力。③骨折不愈合率及股骨头缺血坏死率均高于老年人股骨颈骨折。④股骨头缺血坏死改变后多伴有明显症状。⑤人工关节置换术效果不佳。

年轻人股骨颈骨折后骨折不愈合率及股骨颈缺血坏死率各作者报道不同，分别为25%（Kuslich）至62%（Protzman和Burkhalter）及45%（Kuslich）至90%（Protzman和Burkhalter），多数人认为愈合后较差的原因在于创伤暴力较大、损伤严重、难以解剖复位及坚强固定。

Cave指出，对于所有股骨颈骨折均应解剖复位，在年轻人股骨颈骨折中解剖复位尤为重要，一旦闭合复位难以奏效，应积极采取切开复位。

由于较高的股骨头缺血坏死发生率，许多人认为应尽早（6～12h）实施手术。常规在术中切开前关节囊进行关节内减压。Swiontkowski等人治疗了27例12～49岁的股骨颈骨折的患者，均可在手术达到解剖复位。以AO 6.5mm螺钉坚强固定，均行前关节囊切开，所有患者手术时间均在伤后8h之内。结果显示，无骨折不愈合病例，缺血坏死率只有20%，他们建议12～24个月去除内固定物。

目前多数作者认为Bray及Templeman所提出的原则是成功治疗年轻人股骨颈骨折的关键：①急诊手术（伤后12h之内）。②一定要解剖复位，必要时切开复位。③多枚螺钉坚强固定。有人补充提出前关节囊切开减压的必要。

（八）股骨头缺血坏死

股骨颈骨折后股骨头缺血坏死的发生率不同作者报道差异很大。其差异的原因可能在于各组病例骨折移位程度不同。

移位型股骨颈骨折发生后，股骨头便可以被认为已部分或全部失去血供。Phemister, Cano等人认为，血供的重建主要靠残留血供的爬行替代。血供重建主要有3个来源：①圆韧带动脉供血区域与其他部分的吻合。②骨折端骨内血管的生长，这一过程较为缓慢。骨折端的移位及纤维组织生成都将阻碍骨内血管的生长。因此，良好的骨折复位，牢固的固定极为重要。③股骨头未被关节软骨覆盖部分血管的长入。

关节囊内股骨颈骨折发生后，关节囊内的出血及凝血块将增加关节囊内的压力，产生所谓"填塞效应"（temponade effect）。许多作者认为填塞效应对于股骨头的血供有一定影响，甚至是股骨头晚期塌陷的原因之一。实验表明，当关节囊内压力大于舒张压时，股骨头内血流明显减慢，甚至可造成骨细胞坏死。因此，很多作者主张在内固定手术时应行关节内穿刺或关节囊部分切除，以减小关节囊内压力，对降低股骨头坏死的发生率有一定作用。

骨折端的复位情况对于股骨头血供有很大影响，骨折端复位不良、股骨头旋转及内外翻都将使圆韧带动脉及其他残留的动脉扭曲，从而影响股骨头血供。Garden 指出，任何不良复位都会使股骨头缺血坏死及晚期股骨头塌陷的发生率增加。

内固定物也是股骨头血循的影响因素之一。Linton、Stromqvist 等人均指出，内固定物的体积增大对股骨头的血循是有害的。另外内固定物的位置也对股骨头的血供产生影响。许多作者认为，内固定物置于股骨头外上方时将会损伤外侧骺动脉（股骨头主要血供动脉）。因此，应避免将内固定物置于股骨头上方。内固定物（如三翼钉）会使骨折端产生一定分离，同时反复地捶击振动，会造成不同程度的骨损伤。目前认为，应选择对股骨头颈损伤较小的内固定物置入。

在此应明确一个概念：股骨颈骨折后股骨头的缺血改变或股骨头缺血坏死与晚期股骨头塌陷是不同的两种病理变化。股骨头缺血坏死是指在股骨颈骨折的早期，继发于骨折、复位及固定之后股骨头发生的缺血改变。实际上，骨折一旦发生，股骨头血循即部分或全部受到破坏。而晚期股骨头塌陷是在股骨颈骨折愈合之后，股骨头血循重建过程中，关节软骨下骨在尚未修复的坏死区域发生骨折，从而造成股骨头的变形。股骨颈骨折后股骨头血供均不可避免发生缺血改变，而由于不同的损伤程度，不同的治疗方法等因素使得血供重建的时间与范围不同。部分患者股骨头血供未获得重建，而股骨头受到应力作用而发生软骨下骨骨折，即造成股骨头晚期塌陷。股骨头晚期塌陷的发生率低于股骨头缺血坏死率。

综上所述，股骨颈骨折后股骨头是否成活取决于两个因素：①残留的血供系统是否足够营养股骨头；②能否在股骨头晚期塌陷之前重建股骨头血供。对于新鲜股骨颈骨折的治疗原则是解剖复位、骨折端加压、坚强固定，以保护残留血运及血运重建过程。

股骨颈骨折后继发的股骨头缺血坏死尚无单独的诊断标准。目前仍然普遍借用股骨头无菌性坏死的 Ficat - Arlet 分期：Ⅰ期股骨头正常；Ⅱ期股骨头内出现骨硬化及囊变；Ⅲ期股骨头软骨下塌陷；Ⅳ期关节间隙窄、关节塌陷及骨性关节炎。Ficat - Arlet 分期系统是基于 X 线的诊断系统。X 线诊断的优点：一是应用普及，二是价格低廉。其缺点是无法早期发现病变及无法对于病变的位置和范围进行描述。

近年来，由于磁共振技术的广泛应用，逐渐磁共振是目前惟一可以早期诊断股骨头缺血坏死并了解其病变范围和位置的方法。其中具有代表性的是宾夕法尼亚大学系统，它是依据磁共振影像对股骨头缺血坏死进行分期的系统。

0 期：正常 X 线、骨扫描及 MRI

Ⅰ期：X 线（－），骨扫描（＋）或 MRI（＋）

A 轻度 <15%（波及股骨头）

B 中度 15%～30%

C 重度 >30%

Ⅱ期：股骨头出现透亮区、硬化区

A 轻度 <15% 股骨头

B 中度 15%～30%

C 重度 <30%

Ⅲ期：软骨下塌陷（新月征），未变扁平

A 轻度 <15% 关节面

B 中度 15%～30%

C 重度 >30%

Ⅳ期：股骨头变扁平

A 轻度 <15% 关节面和 <2mm 的下陷

B 中度 15%～30% 关节面或 2～4mm 凹陷

C 重度 >30% 关节面或 >4mm 凹陷

Ⅴ期：关节间隙变窄和（或）髋臼病变

A 轻度

B 中度

C 重度

Ⅵ期：进行性退行性变

股骨颈骨折后股骨头缺血坏死在伤后 1 年即可出现（X 线诊断），2～3 年出现率最高，5 年后明显下降。其早期临床表现：①疼痛；②跛行；③髋关节内旋外展受限。因此，股骨颈骨折治疗后，应该至少随访 5 年，同时要重视临床检查。

股骨头缺血坏死的治疗要根据患者的症状，体征及放射学表现而综合考虑。在临床工作中经常可以见到有些患者虽然 X 线表现很重，但症状轻微，体征并不明显。此时应以保守治疗为主。手术治疗方法很多。大致可分为两类：保留股骨头手术和人工关节置换术。保留股骨头手术主要有髓芯减压术和植骨术。主要应用于 Ficat – Arlet Ⅰ、Ⅱ期。其效果并不肯定。国际文献报道有效率 10%～47%。人工关节置换术应用于 Ficat – Arlet Ⅲ、Ⅳ期。可根据患者的不同情况选择半髋或全髋置换。一般情况下，全髋置换术效果优于半髋置换。半髋置换术由于手术创伤较小而主要应用于高龄患者。

另外，在欧美有些医生采用一种介于保留股骨头和人工关节置换之间的手术——股骨头表面置换。主要应用于年轻患者。股骨头表面置换来源于双杯置换术。其优点在于：①保留股骨头；②保留股骨近端髓腔；③更加符合生物力学；④延缓人工股骨头置换时间。

1948 年，Smith – Peterson 发明双杯置换术。Charnley 对其进行了改进。传统的双杯置换术经过临床应用证明效果很差。由于当时假体的材料均为聚乙烯，聚乙烯及骨水泥的磨削是引起假体松动的主要原因。Muller 首次应用金属材料双杯假体。Amstutz 总结了应用股骨头表面置换术治疗的 322 例股骨头缺血坏死患者，共 586 个髋。其优良率：91%（5 年），66%（10 年），43%（15 年）。手术适应证选择非常严格。均为年轻患者，估计需要 2 次人工关节置换者。

股骨头表面置换在国内尚未见报道。对于年轻股骨头缺血坏死的患者可以作为一种治疗选择。

（熊名副）

第二节　股骨粗隆间骨折

（一）发生学

随着社会人口老龄化，髋部骨折的发生率不断增高。美国目前每年髋部骨折发生率高达 25 万人。专家预测到 2040 年该数字将达到 50 万人。90% 的髋部骨折发生于 65 岁以上的老年人。其中 3/4 发生于女性。Griffin 和 Boyd 对 300 例股骨粗隆间骨折病例的研究显示：伤后 3 个月内的患者病死率为 16.7%，大约是股骨颈骨折患者病死率的 2 倍。如此高的病死率有以下原因：患者年龄较大；造成骨折的创伤较重；骨折后失血量大；治疗手术相对较大。由此可见，股骨粗隆间骨折是较为严重的骨折。

美国、英国和北欧的调查结果显示在骨密度低于 0.6g/cm 的女性中，髋部骨折发生率达 16.6%。Zain – Elabdien 等人的研究表明年龄与髋部骨折的发生率以及骨折不稳定及粉碎程度具有明显的相关关系。目前对于骨质疏松诊断的主要方法有 X 线，双光子骨密度仪，定量 CT 等。其中双光子骨密度仪应用较为普遍。文良元等通过对 742 例老年髋部骨折患者骨密度测定的研究指出，男性测定的敏感部位在 ward 三角区，而女性则在大粗隆。骨密度降低与髋部骨折相关阈值男性为 2.5s，女性为 4.5s。

（二）创伤机制

多数患者的股骨粗隆间骨折为跌倒所致，并主述粗隆部受到直接撞击。由于患者多为老年人。其跌倒的原因与其原有疾病所引起的步态异常有关。如心脑疾病，视力听觉障碍，骨关节疾病等。此类患者中合并其他部位骨折的发生率为 7%～15%。常见有腕部，脊柱，肱骨近端及肋骨骨折。

高能量所致的股骨粗隆间骨折较为少见。多为机动车伤和高处坠落伤。其骨折类型多为逆粗隆间骨折或粗隆下骨折。Barquet 发现在此类患者中合并同侧股骨干骨折的发生率为 15%。如不注意则容易漏诊。

（三）放射学诊断

标准的正侧位 X 线片对于正确诊断尤为重要。正位 X 线片应包括双侧髋关节。对于患侧应施以轻度内旋牵引，以消除患肢外旋所造成的重叠影像。从而对于骨折线方向，小粗隆是否累及，骨折粉碎和移位的程度做出正确判断。标准侧位 X 线片可以显示后侧骨折块及其移位程度。健侧 X 线片可以帮助医生了解正常的股骨颈干角及骨质疏松情况，以便正确选择治疗方法。多数情况下普通 X 线足以诊断。极个别患者由于骨折无移位而 X 线显示阴性，但主述髋部疼痛并体检高度怀疑时需行 CT 或 MIR 检查。

（四）分型

股骨粗隆间骨折的分型很多，目前公认并得以应用的有以下 10 种：

Evans' classification

Boyd and Griffin's classification

Ramadier's classification

Decoulx &Lavarde's classification

Endefs classification

Tronzo's classification

Jensen's classification

Deburge's classification

Briot's classification

AO classification

所有分型可归为两类：①解剖学描述（Evans；Ramadier；Decoulx and Lavarde）。②提示预后（Tronzo；Ender；Jensen's modification of the Evans grading；Muller et al.）。任何骨折分型必须应用简便并能指导治疗，同时提示预后才能具有临床意义。就股骨粗隆间骨折分型而言，能够对于骨折的稳定性及复位，固定之后骨折部位能否耐受生理应力作出判断尤为重要。Evans 分型，Jensen 型，Boyd and Griffin 分型，Tronzo 分型和 AO 分型为大家熟知并得以广泛应用。

1. Boyd – Griffin 分型　Boyd 和 Griffin 将股骨粗隆周围的所有骨折分为 4 型，其范围包括股骨颈关节囊外部分至小粗隆远端 5cm（图 11 – 9）。

Ⅰ型：骨折线自大粗隆沿粗隆间线至小粗隆。此型复位简单并容易维持。

Ⅱ型：粉碎骨折。主要骨折线位于粗隆间线，但骨皮质多发骨折。此型复位困难，因为骨折粉碎并存在冠状面骨折。

Ⅲ型：此型基本上可以认为是粗隆下骨折。骨折线自股骨干近端延至小粗隆，可伴不同程度粉碎。此型骨折往往更难复位。

Ⅳ型：骨折自粗隆部至股骨近端，至少有两个平面的骨折。

Evans 分型根据骨折线方向，大小粗隆是否累及和骨折是否移位而将股骨粗隆间骨折分为 6 型。其中 1、2 型为稳定型。其余均为不稳定型。Evan 的结论基于保守治疗的结果。

Jensen 对于 Evans 分型进行了改进。基于大小粗隆是否受累及复位后骨折是否稳定而分为 5 型。其研究发现ⅠA（2 部分骨折无移位），ⅠB（2 部分骨折有移位）94% 骨折复位后稳定。ⅡA（3 部分骨折，大粗隆骨折）33% 骨折复位后稳定。ⅡB（3 部分骨折，小粗隆骨折）21% 骨折复位后稳定。Ⅲ（4 部分骨折，大粗隆骨折，小粗隆骨折）8% 骨折复位后稳定。Jensen 指出大小粗隆的粉碎程度与复位后骨折的稳定性成反比。

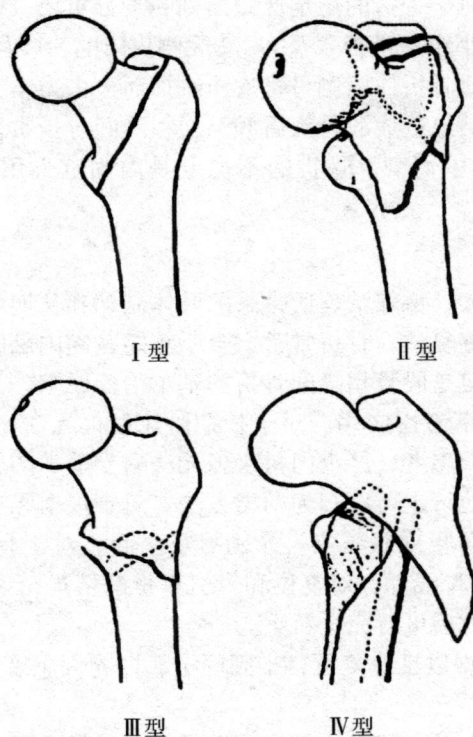

I型   II型

III型   IV型

图 11 - 9 Boyd - Griffin 分型

2. 改良 Evan's 分型 如下所述。

I 型：无移位顺粗隆骨折。

II 型：移位型顺粗隆骨折。

III 型；移位型顺粗隆骨折合并大粗隆骨折。

IV 型；移位型顺粗隆骨折合并小粗隆骨折。

V 型；移位型顺粗隆骨折大，小粗隆骨折。

VI 型：反粗隆骨折。

AO 将股骨粗隆间骨折纳入其整体骨折分型系统中。归为 A 类骨折。A1 为简单骨折。A2 为粉碎骨折。A3 为粗隆下骨折。每型中根据骨折形态又分为 3 个亚型。AO 分型便于进行统计学分析。既对于股骨粗隆间骨折具有形态学描述，又可对于预后做出判断。同时在内固定物的选择方面也可提出建议。

3. AO 分型 AO 将股骨粗隆间骨折划分至股骨近端骨折 A 型。

A1：股骨粗隆部简单骨折

I. 沿粗隆间线骨折。

II. 骨折线通过大粗隆。

III. 骨折线向下至小粗隆。

A2：股骨粗隆部粉碎骨折。

I. 有一块内侧骨块。

II. 有数块内侧骨块。

III. 骨折线向下至小粗隆远端 1cm。

A3：股骨粗隆中部骨折。

I. 简单骨折，斜形。

II. 简单骨折，横形。

III. 粉碎骨折。

无论选择哪种分型,在术前对于骨折的稳定性做出判断十分重要。股骨粗隆间骨折稳定与否取决于两个因素:①内侧弓的完整性(小粗隆是否累及)。②后侧皮质的粉碎程度(大粗隆粉碎程度)。另外,逆粗隆间骨折非常不稳定。小粗隆骨折使内侧弓骨皮质缺损而失去力学支持,造成髋内翻。大粗隆骨折则进一步加重矢状面不稳定。其结果造成股骨头后倾。逆粗隆间骨折常发生骨折远端向内侧移位,如复位不良则会造成内固定在股骨头中切割。骨折的不稳定是内固定失用(弯曲,断裂,切割)的因素之一。

(五)治疗

股骨粗隆间骨折多见于老年人,保守治疗所带来的肢体制动和长期卧床使骨折并发症的发生难以避免。牵引治疗无法使骨折获得良好复位,骨折常常愈合于短缩,髋内翻的畸形状态,从而造成患者步态异常。因此,手术治疗,牢固固定是股骨粗隆间骨折的基本治疗原则。

1. 保守治疗　只在某些情况下考虑应用。对于长期卧床肢体无法活动的患者,患有全身感染疾患的患者,手术切口部位皮肤损伤的患者,严重内科疾患无法耐受手术的患者,保守治疗更为安全。保守治疗根据患者治疗后有无可能下地行走可归为两类方法。对于根本无法行走的患者无须牵引或短期皮牵引。止痛对症治疗。积极护理防止皮肤压疮。鼓励尽早坐起。对于有希望下地行走的患者,骨牵引8~12周。力求骨折复位。定期拍X线片,对复位和牵引重量酌情进行调整。去除牵引后尽快嘱患者功能练习及部分负重。骨折愈合满意后可行完全负重。

2. 手术治疗　目的是使骨折得以良好复位,牢固固定,以允许患者术后早期肢体活动及部分负重。从而尽快恢复功能。

骨折能否获得牢固固定取决于以下因素:①骨骼质量。②骨折类型。③骨折复位质量。④内固定物的设计。⑤内固定物在骨骼中的置放位置。

3. 手术时机　Kenrora等人的研究显示,24h内急诊手术患者病死率明显增加。Sexsen,White等人指出,24h后立即手术病死率有所增加。目前多数作者认为伤后72h手术较为安全。在最初12~24h应该对于患者进行全面检查,对于异常情况予以纠正。其中包括血容量的补充,吸氧及原有疾患的相关药物治疗。与此同时,进行充分的术前计划和麻醉准备。

骨折复位:骨折的良好复位是下一步治疗的关键。如果复位不佳,不论选择哪种内固定材料都难以获得满意的固定。

对于稳定型骨折,轴向牵引,轻度外展内旋即可获得解剖复位。由于骨折端扣锁后完整的内侧弓可以提供稳定的力学支持,任何内固定物置入后均可得到牢固固定。

对于不稳定型骨折,难以达到完全解剖复位。强行将大,小粗隆解剖复位使手术创伤增加。另外术后的解剖复位往往不易维持。Rao,Banzon等人的一组162例不稳定型股骨粗隆间骨折均行解剖复位,滑动髋螺钉固定的患者随访显示,98%的病例发生继发移位。目前多数作者主张对于不稳定型骨折恢复股骨颈干的解剖关系即可,而无须追求解剖复位。

近年来治疗股骨粗隆间骨折的内固定材料不断发展更新,其中常用的标准内固定物可分为两类:①滑动加压螺钉加侧方钢板,如Richards钉板,DHS(图11-10)。②髓内固定,如Ender针,带锁髓内针,Gamma钉等。

(1)滑动加压螺钉加侧方钢板固定。

20世纪70年代,滑动加压螺钉加侧方钢板应用于股骨粗隆间骨折的治疗。其基本原理是将加压螺钉插入股骨头颈部以固定骨折近端,在其尾部套入一侧方钢板以固定骨折远端。Sanstegard等人对Richards钉板固定的研究表明,骨折固定后,大部分负荷由Richards钉板承担,而骨折部位所承受负荷很小。另外,加压螺钉穿出股骨头、加压螺钉切割股骨头等情况极少发生。Gudler等人对不稳定型股骨粗隆间骨折应用Enders针及加压螺钉加侧方钢板固定后的比较研究,发现后者的固定强度较前者高5倍。由于滑动加压螺钉加侧方钢板系统固定后承受大部分负荷直至骨折愈合;固定后股骨颈干角自然恢复、骨折端特别是骨距部分可产生加压力、目前已成为股骨粗隆间骨折的常用标准固定方法。

滑动加压螺钉加侧方钢板根据加压螺钉与加侧方钢板之间的角度不同,分为低位(130°、135°、

140°）和高位（145°、150°）。低位钉板应用与大多数股骨粗隆间骨折，特别是稳定型骨折。术前应根据健侧 X 线片确定正常颈干角后选择相应角度的钉板。由于钉板置入后骨折端可沿加压螺钉滑动而产生动力加压，如钉板角度与解剖复位后的颈干角不一致，加压螺钉则会对骨折端滑动产生阻力而减弱动力加压作用。某种情况下需行外展截骨以增加骨折端稳定性，此时应用高位钉板。

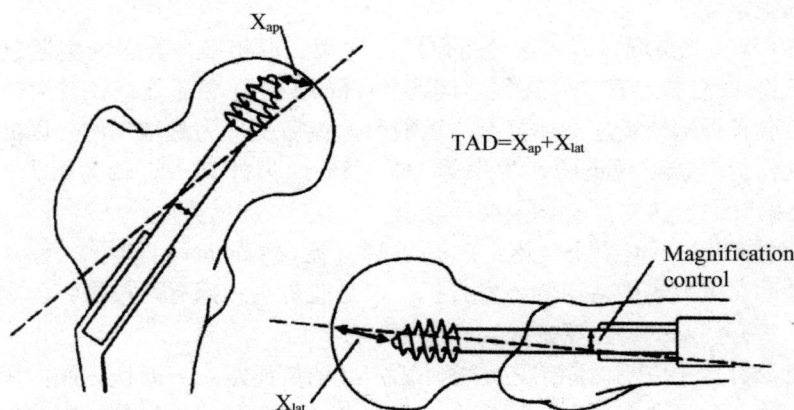

$$TAD=X_{ap}+X_{lat}$$

图 11 - 10 DHS

关于头钉置放的合理位置存在争议。Baum - gaertner 认为头钉置放与股骨头颈中心最为牢固，不易发生头钉切割。并提出 TAD 值的概念。TAD（Tip Apex Distance）值是指正常解剖状态下股骨头颈中轴线在正侧位与股骨头关节面交点与头钉顶点的距离之和。Baum - gaertner 和 Solberg 的研究发现，在 118 例滑动加压螺钉加侧方钢板固定的股骨粗隆间骨折中，TAD 值 <20mm 组无一例发生切割。而 TAD 值 >50mm 组中，切割率高达 60%。

有人主张头钉的位置位于股骨头颈中下 1/3（正位），偏后（侧位）。股骨头中下 1/3 偏后部位骨质较密，头钉置入后不易发生切割。Hartog 等人的尸体标本实验结果认为，偏心位固定抗旋转力较差。主张以中心位固定为佳。

内上方固定应该避免。其原因：①股骨头内上方骨质薄弱，内固定难以牢固。切割发生率较高。②外侧骺动脉位于股骨头上方偏后，该动脉供应股骨头大部分血供。头钉内上方置放极易损伤外侧骺动脉而引起股骨头缺血坏死。

头钉进入的深度应位于股骨头关节面下方 5~12mm。此区域骨质致密，螺钉拧入后具有良好的把持作用。头钉进入的深度如果距离股骨头关节面 12mm 以上则把持作用明显减弱。螺钉松动及切割的发生率增加。

头钉的长度应为位于股骨头关节面下方 5mm 为宜。考虑动力加压因素，可将实测距离再减去 5mm。

（2）髓内固定：目前常用的髓内固定可分为两类：股骨髁 - 股骨头髓内针和股骨头 - 髓腔髓内针。

1）股骨髁 - 股骨头髓内针：1950 年 Leizius 首先应用髓内针自股骨中段向股骨头穿入，以固定股骨粗隆间骨折。1964 年 Kuntcher 将其入点移至股骨内下侧。由于股骨内下侧皮质较薄，软组织覆盖少，因此更容易插入髓内针。1970 年 Enders 等人首先报道应用 3 根较细而且更有弹性的髓内针治疗股骨粗隆间骨折。与 Kuntcher 髓内针相比，Enders 针更容易插入。在股骨粗隆部可分别放置于压力、张力骨小梁处，提高了固定的稳定性。在 20 世纪 70—80 年代曾得以广泛应用。

Enders 针固定的优点：手术时间短，创伤小，出血量少；患者肢体功能恢复快；感染率低；骨折延缓愈合及不愈合率低。

Enders 针由于以上优点，20 世纪 70 年代至 80 年代曾得以广泛应用，与此同时也暴露出一些缺点，其中有：术后膝关节疼痛；髓内针脱出；髓内针穿出股骨头；术后外旋畸形愈合等。近年来，Enders 针的应用逐渐减少。

2）股骨头 - 髓腔髓内针：股骨头髓腔髓内针固定股骨粗隆间骨折在近年来有很大发展，主要有

Gamma 钉，Russell – Tayler 重建钉、PFN 等。其特点是通过髓内针插入一螺栓至股骨头颈（Inter-locklng）。其优点：①有固定角度的螺栓可使股骨颈干角完全恢复；②有效地防止旋转畸形；③骨折闭合复位，髓内固定使骨折端干扰减少，提高骨折愈合率；④中心位髓内固定，内固定物所受弯曲应力较钢板减少，内固定物断裂发生率降低。目前股骨头髓腔髓内针已逐渐成为股骨粗隆间骨折，特别是粉碎、不稳定型的首选固定方法。

Gamma 钉自 1980 年在北美问世以来曾经得以广泛应用。近年来，许多医生通过长期随访观察，发现 Gamma 钉在股骨粗隆间骨折治疗中存在很多问题。Gamma 钉近端部分直径较大，固定牢固。生物力学结果发现固定之后股骨近端所受应力明显减少而股骨远端所受应力是增加的。因此，在靠近钉尾部的股骨远端常发生继发骨折。文献报道的发生率为 1% ~ 8%。另外其头钉较为粗大，又只是单枚螺钉。抗旋转能力较差，螺钉在股骨头中切割的发生率较高。

AO 近年来所发明的 PFN 具有以下优点：一是近端直径较 Gamma 钉细小，远端锁定螺栓距钉尾较远，从而避免因股骨远端应力集中造成的继发骨折。二是股骨头颈部有两枚螺钉固定。有效地防止了旋转应力。大大降低了头钉切割的发生率。

对于股骨粗隆间骨折是采取髓内固定还是髓外固定要酌情而定。一般认为髓内固定对于骨折端血供干扰小，手术创伤轻微。骨折愈合率高。近年来多名作者对于股骨粗隆间骨折髓内外固定进行了回顾性研究。特别是 Parker 的 2 472 例大样本，多中心统计结果显示，两种固定方式在骨折愈合、手术时间、术中出血量及并发症等方面没有显著差异。髓内固定手术操作要求较高。固定之前骨折需获得良好复位。在某种情况下只有外展位才能获得复位而在此位置髓内针则无法打入。另外髓内针操作技术的学习曲线较长。目前普遍认为，对于稳定型股骨粗隆间骨折髓外固定即可。而对于不稳定型股骨粗隆间骨折，特别是反粗隆间骨折，由于髓内针属中心位固定而具有很好的抗弯能力，应视为首选。

（3）外固定支架：外固定支架治疗股骨粗隆间骨折时有报道。其优点是手术操作简便，创伤轻微。缺点是术后活动不方便，需严格进行针道护理。主要应用于严重多发创伤及老年体弱多病，无法耐受内固定手术的患者。

（4）人工关节置换：主要应用于严重粉碎股骨粗隆间骨折并伴有严重骨质疏松的患者。其目的在于减少卧床时间，早期下地部分或全部负重。Green 报道的一组双极骨水泥伴髋关节置换的患者平均手术后 5d 可下地负重。有人认为患有类风湿疾患的患者内固定失用以至骨折不愈合的发生率较高。Bogoch 报道为 24%。主张行一期人工关节置换。由于股骨粗隆间骨折常累及股骨矩，使得人工关节置换后的稳定性降低。因此适应证的选择非常严格。

（全　忠）

第三节　股骨大粗隆骨折，小粗隆骨折

单纯的股骨大粗隆骨折非常少见。其发生率分布于两个年龄组：其一，也是相对多发生于小儿及 7 ~ 17 岁少年人的大粗隆骨骺分离。此类多为撕脱骨折，骨折块分离较明显，最多可达 6cm。其二是成年人的大粗隆粉碎骨折，常由直接暴力所致。大粗隆一部分骨折，骨折块常向后上方移位。

股骨大粗隆骨折后患者表现为局部疼痛及屈髋畸形，X 线即可确诊。

由于粗隆部骨折绝大多数可很好地愈合，因此，治疗的目的是恢复骨折愈合后髋关节的功能。

有 3 种治疗方法：①患髋外展牵引 6 周；②无牵引，卧床休息至局部症状消失 4 ~ 6 周后开始练习负重；③Armstrong 及 Watson – Jones 主张切开复位内固定，主要是针对明显移位的骨折。

由于绝大多数股骨大粗隆骨折预后良好，较多采取保守治疗。某些情况下，年轻患者中大粗隆移位较大者，可考虑切开复位内固定，以恢复外展肌功能。内固定多采用松质骨螺钉或钢丝。术后在扶拐保护下可部分负重 3 ~ 4 周，之后视愈合情况完全负重。

单纯股骨小粗隆撕脱骨折主要见于儿童及少年。85% 的患者 <20 岁，12 ~ 16 岁为发生率高发年龄。老年人中的单纯股骨小粗隆骨折常继发于骨质疏松。由于小粗隆骨矩部疏松，无法抵抗髂腰肌牵拉力而

至撕脱骨折。患者常表现为股三角部疼痛及屈髋畸形。Ludloffs 征阳性——即患者坐位时不能主动屈髋。大多数情况下采取卧床休息，对症处理。数周后症状消失即可负重。只有在骨折块分离十分明显时可酌情考虑切开复位。

（孙守凯）

第四节　股骨粗隆下骨折

股骨粗隆下骨折是指自股骨小粗隆至股骨干中段与近端交界处——即骨髓腔最狭窄处之间部位的骨折。股骨粗隆下骨折发生率占髋部骨折的 10% ~ 34%。其年龄分布有两组：20 岁 ~ 40 岁及 60 岁以上。老年组骨折多由低能量创伤所致。年轻组骨折多由高能量损伤造成，常合并其他骨折和损伤。股骨粗隆间骨折的死亡率各作者报道不同，从 8.3% ~ 20.9%。由于股骨粗隆下生理应力分布特点，手术治疗有较高的骨折不愈合及内固定物失用率。骨折发生后，在肌肉的牵拉下，股骨干发生短缩，外旋畸形，股骨头颈外展，后倾。因此，股骨粗隆下骨折的治疗目的，是要恢复股骨干的内收短缩，外旋，纠正股骨头颈外展及后倾外旋，恢复髋关节内收肌的张力，从而恢复机体功能。因此，对于股骨粗隆下部位生物力学特点的了解，对于骨折类型的分析，以及各类内固定物的应用及适应证的认识，将直接影响治疗效果。

（一）生物力学特点

股骨粗隆下部分在负重的情况下除承受轴向负荷外，还受到来自偏心位置的股骨头颈所传导的弯曲应力。在弯曲应力作用下，股骨粗隆下内侧承受压力而外侧承受张力，压力大于张力。Koch 等人的实验显示：在负重情况下在股骨小粗隆远端 1 ~ 3cm 部分，内侧承受 1 200 磅/英寸的压力。外侧承受的张力比压力约小 20%。这种应力分布的不均衡状态直接影响骨折复位后的稳定性以及内固定物上所承受的负荷。如果骨折端内侧粉碎或缺损，复位后稳定程度下降，内固定物所承受的弯曲负荷加大，常会造成骨折不愈合并导致内固定物断裂。因此，在骨折复位时，应尽可能恢复内侧骨皮质的完整性。在骨折端内侧粉碎缺损情况下，应考虑一期植骨，尽快恢复内侧的完整。因此，对于股骨粗隆下部位应力分布的认识，结合骨折类型的分析，直接影响内固定物的选择，术中及术后处理。其基本原则是获得骨折复位及固定的稳定。

影响骨折复位及固定稳定性有 3 个主要因素：①骨折粉碎程度；②骨折部位；③骨折类型。

1. 骨折粉碎程度　对于简单骨折，如横断形骨折或短斜形骨折，较易解剖复位，通过加压钢板的轴向加压作用，骨折端易获得牢固固定。在生理负荷下，骨折端之间几乎没有活动，内固定物所承受的应力相对较小。在粉碎骨折或内侧缺损情况下，难以达到解剖复位。因此，骨骼结构的稳定性无法获得，生理应力几乎全部被内固定物所承担。因此，常会发生内固定失败。过大的负荷会使内固定物脱出或断裂，继而发生骨折不愈合或畸形愈合。

2. 骨折部位　可分为所谓"高位"骨折即小粗隆水平的骨折，及"低位"骨折即股骨干近端与中段交界处附近的骨折。越靠近小粗隆的骨折，其近端弯曲应力力臂越短，骨折处的弯曲力矩越小。

3. 骨折类型　内固定物的选择取决于不同类型的骨折。对于横断或短斜形骨折，常选用加压钢板或传统髓内针。对于长斜形骨折，可考虑应用拉力螺钉行骨折块间加压并以中和钢板保护。对于粉碎骨折则应选择髓内固定。

（二）骨折分型

1. Fieldling 分型　Fieldling 根据骨折发生的部位将股骨粗隆下骨折分为三型（图 11 - 11）。

1 型：位于小粗隆水平。

2 型：位于小粗隆下 2.5 ~ 5cm。

3 型：位于小粗隆下 5 ~ 7.5cm。

该分型主要适用于横断骨折。而对于斜形或粉碎骨折则要根据主要骨折部位的位置来确定分型。一般来说，高位的骨折愈合率及预后优于低位骨折。

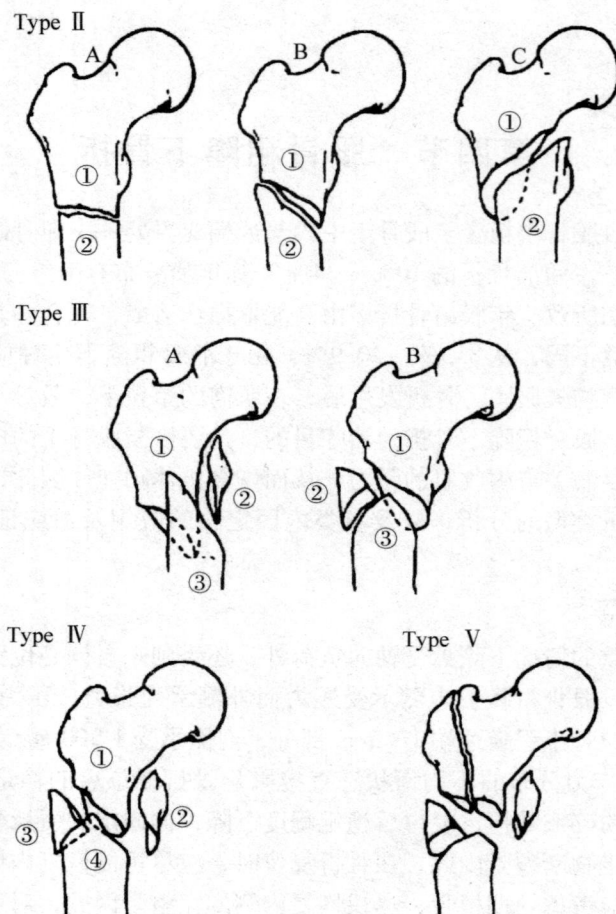

图 11 - 11　Fieldling 分型

2. Seinsheimer 分型　Seinsheimer 根据骨折块的数目、骨折线的形态和位置，将股骨粗隆下骨折分为5型。

Ⅰ型：无移位骨折或移位 < 2mm。

Ⅱ型：2 部分骨折。

Ⅱa 型：横断骨折。

Ⅱb 型：螺旋骨折，小粗隆与近端骨折块连续。

Ⅱc 型：螺旋骨折，小粗隆与远端骨折块连续。

Ⅲ型：3 部分骨折

Ⅲa 型：3 部分螺旋骨折，小粗隆为单独的一部分。

Ⅲb 型：3 部分螺旋骨折，其中一部分为一单独的蝶形骨块。

Ⅳ型：4 部分以上粉碎骨折。

Ⅴ型：粗隆下合并粗隆间骨折。

3. AO 分型（图 11 - 12）　如下所述。

A 型：简单骨折，横断或短斜形。

B 型：粉碎骨折、内侧或外侧有一蝶形骨块。

C 型：严重粉碎骨折，骨皮质缺损。

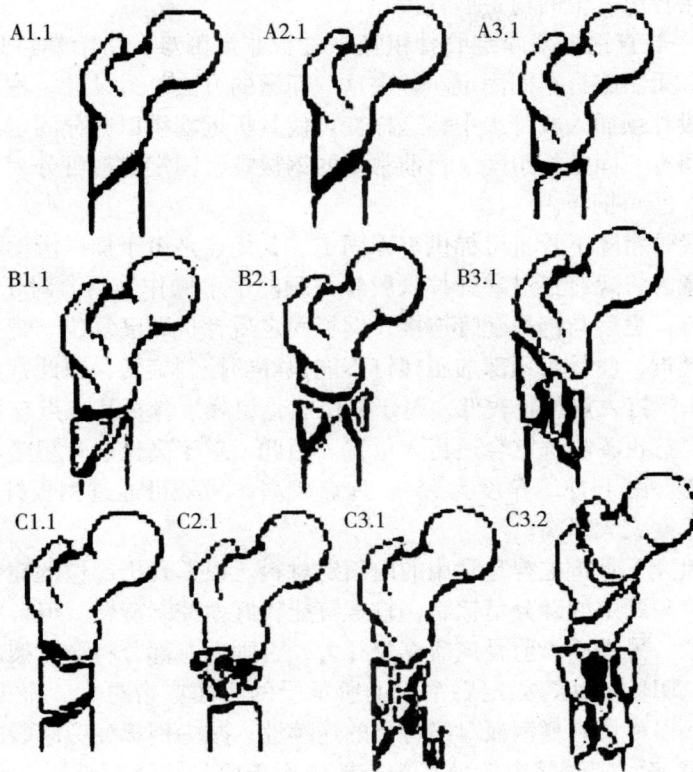

图 11－12　AO 分型

（三）治疗

股骨粗隆下骨折的治疗可分为保守治疗和手术治疗。常用的保守治疗方法是对患肢施行股骨髁上牵引。股骨近端均为强大的肌群包绕，骨折发生后骨折端受肌肉牵引而明显畸形。骨折近端在内收肌、外旋肌及髂腰肌作用下呈屈曲、内收、外旋。骨折远端在外展肌作用下呈外展、在重力作用下轻度外旋。在所有肌肉收缩作用下骨折端明显短缩畸形。牵引治疗可以控制短缩，但对于其他畸形则难以纠正。另外，牵引时患肢需置于90°/90°体位（屈髋90°/屈膝90°）。这在成人很不易维持。牵引治疗对于明显移位的骨折无法减小骨折间隙，因而延长愈合时间。由于留有畸形，骨折愈合后患者常存在一定症状。主要是臀肌步态和大腿前侧疼痛。骨折近端外展畸形使得大粗隆顶点上移，髋关节外展肌松弛，即可造成臀肌步态。骨折近端的屈曲则是大腿前侧疼痛的主要原因。Waddell 报道非手术治疗股骨粗隆下骨折满意率只有36%。因此，目前认为手术治疗股骨粗隆下骨折已成为主要方法。

手术治疗的目的：①解剖复位或纠正所有畸形。②牢固内固定。

应用于股骨粗隆下骨折的内固定材料很多。可归纳为两类：①髓内固定。②钢板螺钉固定。髓内固定主要有 Enders 钉、传统髓内针、Ziclcel 钉、Russell - Taylor 重建钉等。钢板螺钉类主要有角钢板、髋关节加压螺钉（Rlchard 钉板，DHS），髁加压螺钉（DCS）等。各内固定材料均有其特点和适应证。

1. Enders 钉　20 世纪70—80 年代，许多医师应用 Enders 钉治疗股骨粗隆下骨折，由于 Enders 钉固定强度较弱，其结果不甚满意。Pankovich 等人应用 Enders 钉的结果显示：愈合率100%，但由于畸形需要再手术者达30%。对于稳定型骨折（横断及蝶形型）Enders 钉则不足以控制旋转、成角及短缩。术后需加牵引维持3 ~ 6 周，很大地限制了肢体活动，从而减慢了肢体的功能恢复。目前，除特殊情况外，Enders 钉很少被提倡应用。

2. 传统髓内针　髓内针固定的牢固程度主要取决于髓内针与骨髓腔之间接触的长度。股骨粗隆下骨折的近端髓腔宽大，至髓腔狭窄部逐渐变窄，再向远端又逐渐增宽。只有髓腔最窄处与髓内针相接触。在年轻的患者，由于骨松质密度较大，传统髓内针在股骨髓腔内尚可有较强的把持作用。而在老年人，由于骨密度下降，髓内针在较宽的髓腔内把执作用减小，常造成骨折端内翻及复发短缩。因此，传统髓内针固定仅适用于年轻患者中的稳定型骨折。

3. 钢板螺钉 应用一般直钢板来固定股骨粗隆下骨折非常困难。由于螺钉只能横行穿过钢板，骨折近端的固定力臂太短，无法施行牢固固定。解决这一问题的方法是另设计一种钢板螺钉材料。其特点是螺钉或钢板的一端经股骨颈插入股骨头中，这样变可使骨折近端得以充分固定。此类内固定物在钢板与股骨头颈固定螺钉之间有一固定的角度。目前常用的钢板螺钉固定材料可分为 2 类：①滑动加压螺钉（Richards 钉、DHS 等）；②角钢板。

滑动加压螺钉对于股骨粗隆下骨折可提供牢固固定。其优点是由于加压滑动螺钉为中空结构，术中先用导针定位，位置满意后将螺钉穿过导针拧入股骨头颈。手术操作简易。对于粉碎骨折不易复位者，可先行拧入滑动加压螺钉，之后与钢板套管连接，钢板固定后骨折即已复位。骨折远端至少需要 4 枚螺钉固定。对于不稳定型骨折，股骨头颈部加压螺钉不能很好的控制旋转，因此常需再加一枚拉力螺钉来加强固定。130°滑动加压螺钉入点位置较低，对于高位股骨粗隆下骨折其入点与骨折部位较近，其稳定性降低。另外附加拉力螺钉也不易选定合适行入位置。因此，对于高位股骨粗隆下骨折，近年来多应用髁加压螺钉（DCS）固定。由于 DCS 角度为 95°，入点较高，另外可通过钢板拧入 1~2 枚拉力螺钉至骨矩部位，其固定牢固程度大大提高。

角度钢板对于股骨粗隆下骨折也曾是常用的内固定材料。根据骨折部位的高低，可选 90°或 130°角度钢板。角度钢板在股骨头颈中的部分呈铲状，较螺钉能较好地控制旋转。但铲状部分插入股骨头颈的操作较复杂，需准确定位。另外插入前骨窗需充分开大，否则入点部分将会劈裂。由于角度钢板为偏心位固定，与 Richards 钉、DHS 相比，固定后钢板上所承受的弯曲应力更大。根据骨折复位后的稳定程度常需在钢板对侧植骨，以尽快恢复钢板对侧骨骼的连续性，减少钢板疲劳断裂的发生。

4. 带锁髓内针 近年来，带锁髓内针日益普遍地应用于股骨粗隆下骨折。其优点在于：闭合复位下操作手术创伤小，对骨折端环境干扰小，由于中心位固定，具有良好的抗弯曲应力强度。

常用的标准带锁髓内针有 Zickel 钉、Russell - Taylor 重建钉等。Zickel 钉插入股骨头颈部位为三叶状，通过钉杆近端孔插入并与钉杆锁定。由于三叶钉与钉杆之间角度固定，故可有效地防止内翻畸形的发生。但 Zickel 钉只有近端锁定，对于严重粉碎的股骨粗隆下骨折则无法防止短缩。

Russell - Taylor 重建钉在近端及远端均可锁定。通过近端锁定孔可向股骨头颈拧入 2 枚拉力螺钉，通过远端锁定孔可行入 1~2 枚全螺纹螺钉。有效地防止短缩并可很好地控制旋转。改进型 Russell - Taylor 重建钉（R - T Delta 钉）直径较小，可用于髓腔较小或严重粉碎骨折的患者。Klemm 等人曾提出根据不同骨折类型应用带锁髓内针的基本原则：对于稳定型骨折，可用非锁式髓内针，即远近端均不锁定。对于位于髓腔狭窄处近端的骨折，可仅在近端锁定。对于位于髓腔狭窄处远端的骨折，需行远端锁定。用于在某些情况下存在无移位的骨折块而不易发现，有报道仅在近端锁定，术后常发生不同程度的短缩。因此，远近端同时锁定更为可靠。

目前认为影响骨折愈合的因素有：早期骨折端血肿，骨膜血供，周围软组织血运，稳定的力学环境，骨折端微动。过去一味强调切开复位以求解剖复位，坚强内固定的代价是破坏周围软组织血运，丢失早期骨折端血肿。其结果往往是骨折不愈合。股骨粗隆下骨折不愈合率较高进而发生内固定失效。因此保护血运以保证骨折愈合是治疗的关键。对于股骨粗隆下骨折，间接复位，髓内固定目前被认为是治疗的首选。

（四）术后处理

不论应用以上何种内固定材料进行固定，原则上术后第 2 天可容许患者进行患肢练习并离床扶拐活动。术后数日内患者应尽量不采取坐位，因此时髋部及腹股沟部分软组织肿胀，坐位影响静脉回流，有可能造成静脉血栓。患者离床后患肢可否部分负重要根据骨折类型及内固定情况而定。稳定型骨折并予牢固固定者可准许 10~15kg 部分负重。不稳定型骨折应在 X 线显示骨折端有骨痂连接后开始部分负重。对于应用带锁髓内针固定的不稳定型骨折，有人主张在连续骨痂出现后应将髓内针取出，以恢复骨骼的负重。否则锁定螺钉在长期负荷下会发生疲劳断裂。

（张　坤）

第五节　股骨干骨折

（一）概述

股骨是体内最大的管状骨，周围有丰厚的肌肉包围。发育过程中股骨形成前凸，内侧承受压力，外侧承受张力。股骨干骨折包括发生在小转子远端5cm至内收肌结节近端5cm范围内的骨折。

大腿部肌群可分前、内、后为3个间室，前间室包含股四头肌、髂腰肌、缝匠肌及耻骨肌、股动脉及股静脉、股神经及股外侧皮神经；内侧间室包含股薄肌、长收肌、短收肌、大收肌、闭孔外肌、闭孔动静脉、闭孔神经及股深动脉；后侧间室包含股二头肌、半腱肌、半膜肌、部分大收肌、坐骨神经、股深动脉分支及股后皮神经。与小腿相比，大腿部筋膜间室容积大，筋膜间室综合征的发生率低，但间室内出血可造成压力升高，深部血管供血减少。

股骨干骨折后骨折端受到不同肌群的作用发生移位，这些肌群包括外展肌、内收肌、髂腰肌、腓肠肌及阔筋膜张肌。外展肌包括臀中、小肌，止于大转子，转子下骨折或近端股骨干骨折时可牵拉骨折近端外展；髂腰肌止于小转子，其作用使骨折近端屈曲外旋；内收肌通过牵拉骨折远端造成内翻短缩畸形；腓肠肌作用于骨折远端使其向后方旋转屈曲；阔筋膜张肌作用于股骨外侧对抗内收肌的内翻应力。

供应股骨干的血管来自股深动脉，从近端后侧骨嵴进入髓腔分支供应皮质内2/3，骨膜血管同样自后侧骨嵴进入，供应皮质外1/3。股骨干骨折造成髓内血管损伤，骨膜血管增生，成为骨折愈合主要营养血管，骨折愈合后髓内血管重建恢复供血。股骨血管不过度损伤则股骨干骨折一般能顺利愈合，手术时应避免过度分离骨膜，特别是后侧骨嵴及肌间隔附着处。

（二）损伤机制

发生在成年人的骨折多是高能创伤，多继发于交通事故、高处坠落、重物砸伤及枪击伤。此外骨质发生改变时轻微外伤可造成病理骨折；军人或长跑运动员可发生应力骨折，多发生于股骨近端或中段。

（三）临床表现

股骨干骨折多由严重的暴力引起，骨折后出现局部剧烈疼痛、肿胀，畸形及肢体活动受限，结合X线检查，诊断多不困难。对于清醒的患者，疼痛和畸形通常很明显，在早期外科医生会注意到软组织肿胀。对于意识不清的患者，股骨骨折也会出现局部畸形和肿胀。这些发现通常比较明显，但是对于所有意识不清的患者必须考虑股骨干骨折的可能性，尤其对于车祸伤或者高处坠落伤。对于所有意识不清患者按照常规进行系统检查，应该仔细检查股骨。由于其受伤机制及局部解剖特点，在诊断时要进行全面的考虑。

（1）由于股骨干周围有丰富的肌肉，在其后侧有股深动脉穿支通过，骨折后会大量出血，最多可达2 000ml，检查时肿胀可能会不明显，这样会使医生对失血量估计不足，加之骨折的剧痛，容易出现休克。对于股骨干骨折患者在急诊室应进行血压、脉搏检测，并常规进行输液处理，血压稳定后方可进行手术或住院治疗。

（2）骨折常由高能暴力引起尤其是交通事故伤，在检查股骨干骨折的同时，应注意身体其他部位是否合并有损伤。首先排除头颅、胸、腹可危及生命的重要内脏器官的损伤，然后排除其他肢体的损伤。诊断股骨干骨折的X线片需包括髋关节及膝关节。股骨干骨折常合并其他损伤，据统计合并其他部位损伤的病例可达到全部病例的5%～15%，合并伤包括全身多系统创伤、脊柱骨盆及同侧肢体损伤。文献中报道股骨干骨折合并股骨颈骨折漏诊率可高达30%，闭合股骨干骨折同侧膝关节韧带及半月板损伤的概率高达50%。

（3）股骨干骨折后，局部形成血肿，髓腔开放，周围静脉破裂。在搬运过程中不能很好制动，髓内脂肪很容易进入破裂的静脉，因而股骨干骨折后出现脂肪栓塞综合征的可能性很大。在骨折的早期，要进行血气监测，血氧分压进行性下降应高度警惕脂肪栓塞综合征的发生。骨股骨干骨折的患者，血气分析应作为常规的检测指标。

（4）合并神经血管损伤并不多见，但应认真仔细地对末梢的血供、感觉、运动进行检查，并做详细记录。在极少数病例中，股骨干骨折后当时足背动脉搏动好，但在24h内搏动减弱至消失，手术探查发现由于血管内膜损伤，形成动脉血栓。

（四）骨折分类（AO分类）（图11-13）

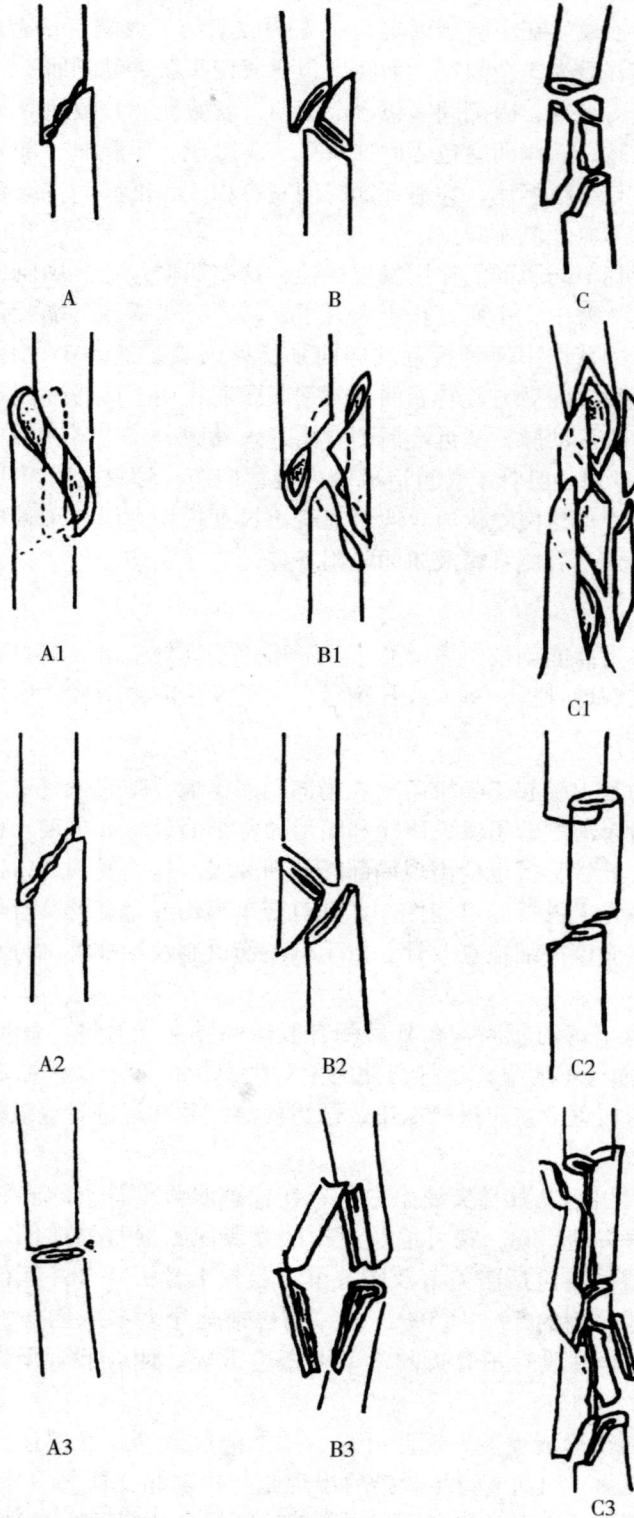

A   B   C

A1   B1

C1

A2   B2   C2

A3   B3

C3

图11-13　股骨干骨折的AO分类

A 型：简单骨折

A1：螺旋形。

A2：斜形（>30°）。

A3：横形（30°）。

B 型：楔形骨折

B1：螺旋形。

B2：折弯楔形。

B3：碎裂楔形。

C 型：复杂骨折

C1：螺旋形。

C2：节段骨折。

C3：不规则骨折。

（五）治疗

股骨干骨折是危及生命及肢体的严重损伤，因此，在治疗股骨干骨折时，首先要处理危及生命的严重损伤，然后再考虑肢体的损伤。应根据患者的年龄、全身健康状况、骨折的类型、医院的设备、医师的技术水平等综合因素做出适当的选择，治疗方法有牵引、外固定及内固定 3 种方法。

1. 牵引　是一种传统的治疗方法，可分为皮牵引和骨牵引，配合使用各种支架。牵引可将下肢在大体上恢复肢体轴线，但不能有效的控制旋转及成角畸形，另外需要长时间卧床，并可由其带来多种并发症。目前，除儿童及部分患者的全身情况不允许手术治疗外，较少采用牵引治疗，牵引仅作为手术前的准备。

（1）悬吊皮牵引：一般 3~4 岁以下儿童采用，将双下肢用皮肤牵引，双腿同时向上通过滑轮进行牵引，调节牵引重量至臀部稍稍离开床面，以身体重量作为对抗牵引。3~4 周时 X 线检查见有骨痂生长后，可去除牵引。由于儿童骨骼的愈合及塑形能力强，牵引维持股骨干的骨折对线即可，即使有 1~2cm 的重叠和轻度的与股骨干弧度一致的向前向外成角畸形，在生长过程中也可纠正，但要严格的控制旋转畸形。

（2）骨牵引：目前主要应用于骨折固定手术前的临时制动，也适用于身体虚弱不能耐受手术的患者。牵引的目的是恢复股骨长度，限制旋转和成角。牵引部位可通过股骨髁上或胫骨结节，股骨髁上牵引容易造成膝关节僵硬，膝关节韧带损伤则不能行胫骨结节牵引。文献报道骨牵引的骨折愈合率可达 97%~100%，但可引发膝关节僵硬、肢体短缩、住院时间长呼吸系统及皮肤疾患，还会发生畸形愈合。

2. 外固定　股骨干骨折应用外固定器治疗的适应证有广泛污染的严重开放骨折、感染后骨不连、部分合并有血管损伤的骨折及在患者全身情况不允许固定时，对骨折进行临时固定。安装时固定针尽可能接近骨折端，连接杆尽可能接近股骨，根据骨折类型固定杆可安装在外侧或前侧。使用外固定架治疗股骨干骨折最主要的并发症是固定不坚强及出现与针道有关的并发症。因此外固定器不作为常规使用。

3. 内固定　如下所述。

（1）髓内针固定：最理想的治疗方法是闭合复位髓内钉固定。内置物位于股骨中央，承受的张力和剪力小；手术创伤小，感染率低，股四头肌瘢痕少，患者可早期活动，骨折愈合快，再骨折发生率低。扩髓的交锁髓内针固定是目前最好的方法，愈合率达 98%，感染率低于 1%。股骨干骨折合并肺损伤时使用扩髓交锁髓内针固定还存在争论，理论上扩髓可造成脂肪栓塞。非扩髓交锁髓内针可用于 I 度 II 度 III A 开放性骨折。交锁螺钉的强度不足以承受全部体重，因此完全负重要等到骨折端至少 3 面骨皮质出现连续骨痂。

常用于股骨干骨折的交锁髓内针为顺行交锁髓内针，进针点为梨状肌窝或大粗隆尖部，适用于成年人小转子下方到膝关节面上方 6~8cm 的股骨干骨折；对于肥胖患者顺行进针较困难时可选用逆行交锁髓内针。

尽管髓内钉固定可广泛的用于绝大部分股骨干骨折，但是对于特殊的、粉碎的特别是波及远近侧干骺端骨折及严重污染的开放性骨折建议采用其他方法。

（2）钢板内固定：与髓内钉固定相比，钢板在治疗股骨干骨折时有明显的缺点：钢板为偏心固定，与负重轴之间距离比髓内钉固定要长1~2cm，在负重时，钢板要承受比髓内钉更大的弯曲负荷。因此钢板固定骨折，不能早期负重。在负重时，骨骼的近端负荷通过近段螺钉到钢板，再经远段螺钉到远段骨骼，形成了钢板固定下骨折部的应力遮挡。采用钢板固定骨折时，需要切开复位，这样会剥离骨膜，同时也要清理骨折端的血肿，骨膜的剥离及血肿清理均会使骨折延迟愈合。

在应用动力加压钢板固定时，应遵循 AO 技术原则，尽量减少剥离骨膜，将骨折解剖复位。对于大的蝶形骨块，以拉力螺钉进行固定，将钢板置于张力侧，即股骨干的后外侧。骨折的两侧应以8~10层骨皮质被螺钉贯穿（即骨折远近端各有4~5枚螺钉），以达到足够的稳定。在钢板对侧有骨缺损时，必须植骨。

钢板内固定适应证：①生长发育中儿童股骨干骨折，钢板内固定不通过骨骺线，不会影响骨的生长发育。②合并有血管损伤需要修复的骨折，在局部骨折采用钢板固定后，进行血管的修复。③多发骨折，尤其是合并有头颅和胸部损伤患者，患者体位难以进行髓内钉固定。④髓腔过度狭窄及骨干发育畸形不适合髓内钉固定。

（六）特殊类型股骨干骨折

1. 股骨干骨折合并同侧髋部损伤　股骨干骨折合并股骨颈骨折的发生率为1.5%~5%，比合并粗隆间骨折更常见，比例大约是7∶1。1/4到1/3的股骨颈骨折初诊时被漏诊。典型的股骨颈骨折表现为从下方股骨颈基底延伸到上方的股骨颈头下部分，因为大部分能量分散到股骨干骨折，股骨颈骨折移位很小和不粉碎。最常用的方法是用顺行髓内钉固定股骨干骨折和用多枚针或螺丝钉固定股骨颈骨折，精确安放3枚空心钉又防止髓内钉的扩髓和插入是重要的问题，建议在髓内钉插入前至少用1枚螺钉固定股骨颈骨折以防止其移位。重建髓内钉固定股骨颈骨折比空心钉的力量大，通过髓内钉的锁定来防止股骨颈骨折内翻塌陷。

股骨干骨折合并髋关节脱位有50%患者在初诊时漏诊髋脱位，对股骨干骨折进行常规骨盆 X 线片检查是避免漏诊的最好方法。此种损伤需急诊复位髋脱位，以预防发生股骨头缺血坏死，并应尽可能同时治疗股骨干骨折。

2. 股骨干骨折合并同侧股骨髁间骨折　股骨干骨折很少合并股骨髁间骨折，分为两种情况：①股骨髁间骨折近端骨折线与股骨干骨折不连续；②股骨髁间骨折是股骨干骨折远端的延伸。股骨髁间骨折的关节面解剖复位非常重要。可以采用切开复位钢板螺钉固定或拉力螺钉结合带锁髓内钉治疗这些少见的骨折。

3. 儿童股骨干骨折的特点　儿童股骨干骨折由于愈合迅速，自行塑形能力较强，牵引和外固定治疗不易引起关节僵硬。因而儿童股骨干骨折理应行保守治疗。若儿童年龄越小，骨折部位越近于干骺端，并其畸形方向与关节轴活动一致，自行塑形能力为最强，而旋转畸形因难以塑形应尽力避免。儿童股骨干骨折的另一个重要特点是，常因骨折的刺激可引起肢体生长过速，其可能的原因是由于在骨折后邻近骨骺的血液供应增加之故。至伤后2年，骨折愈合，骨骺重新吸收，血管刺激停止，生长即恢复正常。在手术内固定后，尤为髓内定固定，患肢生长也可加速，因此在骨骺发育终止前，应尽可能避免内固定。

根据以上儿童股骨干骨折的特点，骨折在维持对线情况下，短缩不超过2cm，无旋转畸形，均可被认为达到功能要求，避免采用手术治疗。手术适应证严格限制在下列范围：①有明显移位和软组织损伤的开放骨折；②合并同侧股骨颈骨折或髋关节脱位；③骨折端间有软组织嵌入；④伴有其他疾病，如痉挛性偏瘫或全身性骨疾病；⑤多发性损伤，为便于护理。儿童股骨干骨折的治疗方式，应根据其年龄、骨折部位和类型，采用不同的治疗方式。

4. 髋关节置换术后假体周围骨折　随着接受髋关节置换术的老年病人数量增加，假体周围骨折的发生不可避免地会明显增加。通常发生于高龄患者，经常存在数个合并疾病，因为其他关节炎症而活动能力受限。存在骨质疏松，内置物可能会发生松动，骨干骨皮质很少，已经不能承受金属内置物。假体周围股骨干骨折给骨科创伤医生和重建医生提出了挑战。

髋关节置换术后假体周围股骨骨折的病因包括：①骨皮质缺陷，造成这些缺陷的原因包括原有内固定物和骨水泥的取出、假体松动、髓腔开口定位及扩髓技术不正确。手术所致的皮质缺损与术后 1 年内假体周围骨质高度相关。②关节翻修术，关节翻修术特有的危险因素包括清除骨水泥时骨皮质穿孔、开窗去除骨水泥、在尝试脱位原人工关节时由于表面瘢痕组织粘连而骨折以及感染等。以前手术的损伤造成血液供应中断或者骨质疏松症也可能使股骨近端骨质易于骨折。以前的关节成形术、截骨术和骨折等均可改变股骨近端的几何形状，从而增加骨折的风险。③置入物失配，尺寸过大的股骨髓腔锉和关节假体可引起股骨环状应力增加，从而导致骨折。④假体松动，1/4～1/3 的假体周围骨折都与股骨假体松动有关。⑤骨质疏松症。

与髋关节置换术相关的假体周围骨折分类有数种。随着时间推进，Vancouver 分类是现代分类的典范，充分考虑了影响治疗的因素。不仅考虑骨折的部位，也包括骨量储备和股骨内置物稳定的状态。Vancouver 分类根据骨折部位，将股骨假体周围骨折分为 3 个基本类型。A 型骨折为大转子（Ac）和小转子骨折（AL）。B 型骨折位于假体柄周围或刚好在其水平以下，根据股骨内置物稳定的状态和骨量储备又分为 3 个亚型。B1 型骨折假体稳定，而 B2 型骨折假体柄松动。B3 型骨折假体周围骨量丢失。C 型骨折发生于股骨内置物水平以下。Duncan 和 Masri 复习了 10 年间治疗的 75 例假体周围股骨干骨折。他们发现 4% 属于 Vancouver A 型，86.7% 为 B 型，其余 9.3% 是 C 型骨折。对 B 型骨折进一步研究发现：B1 型占 18.5%，44.6% 属于 B2 型，B3 型是 36.9%。因此 71% 股骨假体周围骨折发生于股骨内置物周围或稍偏下，与内置物松动和骨量丢失有关。这种分类反映了这些骨折的复杂性（图 11 - 14）。

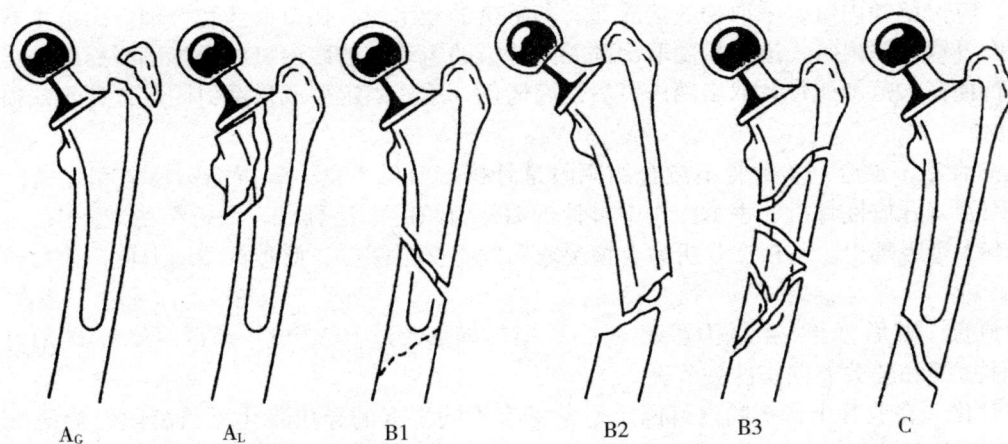

图 11 - 14　假体周围骨折 Vancouver 分类

4 种基本治疗方法用于处理假体周围股骨骨折：非手术治疗、钢丝或钢缆、钢板和利用加长柄进行髋关节翻修术。治疗的 3 个目的是治愈骨折、患者早期活动以及提供稳定结构，使内置物获得最长使用寿命。像创伤后股骨干骨折的处理一样，假体周围骨折的治疗近 30 年来也发生了明显变化，近几年，医生逐渐倾向于积极的手术治疗。

（1）非手术治疗：因为患者早期活动是处理任何股骨假体周围骨折的主要目标，所以牵引或石膏很少采用。支具可以应用于 AL 型骨折或很少见的无移位稳定性骨折或近端移位很小的 B1 型骨折，需要严密随访，确保不会发生骨折晚期移位。对大多数患者而言，牵引不会维持对线，而且会引起一系列已知的内科和外科问题。基本上，牵引和支具疗只适用于全身情况不宜手术的患者，然而，对于这些患者而言，非手术治疗的预后亦不好。

（2）手术治疗

1）A 型骨折：移位的大转子骨折通常需要固定，否则会减弱髋部外展力量，可能对患者活动能力产生不良影响。应该采取钢缆系统或钩板系统固定。

2）B 型骨折：股骨假体骨水泥无松动的稳定性 B1 型骨折最好采取钢板固定，联合应用螺钉和钢缆。B2 和 B3 型骨折采取加长柄股骨内置物治疗，存在骨质丢失的 B3 型骨折需要进行骨移植手术。

3）C 型骨折：C 型骨折应该根据骨折部位和形态采取合适的治疗方法，通常采用钢板或逆行髁上髓内钉治疗。

（七）并发症

1. 神经损伤　股神经和坐骨神经在大腿全程包裹在肌肉之间，骨折很少累及神经，骨牵引治疗股骨干骨折时小腿处于外旋状态，腓骨近端受到压迫，腓总神经有可能损伤，特别在熟睡和意识不清的患者容易发生，可通过调整牵引方向、在腓骨颈部位加用棉垫、鼓励患者自由活动牵引装置来避免。术中神经损伤多发生在手术中的牵拉和挤压，特别应避免会阴神经损伤，仔细包裹会阴部减少骨牵引的时间和力量、避免髋内收时间太长，能够减少这种并发症的发生。

2. 血管损伤　在内收肌裂孔处血管固定，容易因骨折移位继发损伤。筋膜间室高压也可造成血管压迫，供血减少。股动脉可以是完全或部分撕裂或栓塞和牵拉或痉挛，微小的撕裂可以引起晚期血管栓塞，股动脉栓塞不一定必然引起肢体坏死，但是血管损伤立即全面诊断和治疗对保肢非常重要。

3. 感染　股骨干骨折钢板术后感染率约为 5%，高于闭合带锁髓内钉技术，与骨折端广泛剥离和开放性骨折一样。治疗如内固定稳定，进行扩创、开放换药，骨折愈合后取出钢板；如内固定不稳定，取出钢板，牵引或用外固定架固定，伤口稳定半年后再选择合适的固定植骨达到骨折愈合。

股骨髓内钉偶尔会发生感染，感染的发生与髓内钉的插入技术和在骨折端用其他固定和开放伤口有关。患者在髓内钉术后数周或数月大腿有红肿热痛，应怀疑感染。多数感染患者在大腿或臀部形成窦道流脓。一旦存在深部感染，必须做出髓内钉是否取出的合理决定。在感染清创术中检查内固定良好控制骨折稳定性，应保留髓内钉，采取彻底清除死骨和感染的软组织、伤口换药和合理应用抗生素，骨折愈合到一定程度可取出髓内钉，进行扩髓取出髓腔内感染的组织。若髓内钉对骨折不能提供稳定，需考虑其他方法。若存在大范围死骨，取出髓内钉后彻底清创，用外固定架或骨牵引固定，在骨缺损部位放置庆大霉素链珠。

4. 延迟愈合和不愈合　多数骨不愈合的原因是骨折端血供不良、骨折端不稳定和感染，导致延迟愈合的主要因素有开放性骨折、手术操作中对骨折端软组织的广泛剥离、骨折端稳定不够、骨折分离、感染和既往有大量吸烟史。可根据骨折愈合情况取出静态交锁螺钉，使骨折端动力化，也可扩大髓腔更换髓内针。

5. 畸形愈合　畸形愈合一般认为短缩 >1cm、旋转畸形超过 10°、成角畸形 >15°。畸形可引起步态不正常，肢体短缩和膝关节创伤性关节炎。

6. 异位骨化　在股骨干骨折髓内钉固定后常见有不同程度的异位骨化覆盖髓内钉的尾端，临床无症状，很少有异位骨化影响髋关节的活动，可能与肌肉损伤导致钙代谢紊乱有关，也可能与扩髓碎屑没有冲洗干净有关。

7. 再骨折　多发生在早期骨痂形成期及内固定取出后。牵引治疗所获得的骨折愈合可形成大量骨痂，但新的骨小梁并没有沿着应力的方向进行排列，超负荷时更易发生骨折，多数发生在石膏固定后 3~4 周。钢板坚强内固定可使骨折获得一期愈合，X 线表现为没有骨痂形成，但是骨折部位的骨强度恢复至正常的速度较慢，必须依靠新形成的骨单位进行爬行替代，若在术后 18 个月前取出钢板，则骨痂未成熟，有发生再骨折的危险。多数发生在钢板取出术后 2~3 个月，而且多数发生在原螺丝钉钉孔的部位。闭合髓内钉固定后骨折部位可形成大量骨痂，取出髓内钉后不易发生再骨折。内固定物一定要在骨折塑形完成后取出，通常钢板是术后 2~3 年，髓内钉是术后 1 年。

8. 钢板疲劳弯曲和折断　若骨折的类型是粉碎或有骨缺损时，在骨折粉碎或缺损区必须早期植骨，以获得因骨愈合而得到骨性支撑，防止钢板应力集中而发生疲劳弯曲和折断。

9. 膝关节功能障碍　股骨干骨折后的膝关节功能障碍是常见的并发症，其发生的主要病理改变是由于创伤或手术所致的股四头肌损伤，又未能早期进行股四头肌及膝关节的功能锻炼，膝关节长期处于伸直位，以至在股四头肌和骨折端间形成牢固的纤维性粘连。术中可见股中间肌瘢痕化，且与股骨间形成牢固的粘连。粘连之股中间肌纤维在膝关节伸直位时处于松弛状态，屈曲时呈现明显紧张。其他病理改变有膝关节长期处于伸直位固定而造成四头肌扩张部的挛缩。关节内的粘连则常由于长期制动造成浆液纤维索性渗出所致，粘连主要位于髁间窝和髌上囊部位，有时甚至是膝关节功能障碍的主要原因。

（宋碧晖）

参考文献

［1］ 王坤正，王岩. 关节外科教程 ［M］. 北京：人民卫生出版社，2014.

［2］ 刘玉杰. 实用关节镜手术学 ［M］. 北京：化学工业出版社，2017.

［3］ 王兴义，王伟，王公奇. 感染性骨不连 ［M］. 北京：人民军医出版社，2016.

［4］ 加德纳·西格尔. 创伤骨科微创手术技术 ［M］. 周方，译. 山东：山东科学技术出版社，2016.

［5］ 马信龙. 骨科临床 X 线检查手册 ［M］. 北京：人民卫生出版社，2016.

［6］ 马信龙. 骨科微创手术学 ［M］. 天津：天津科技翻译出版有限公司，2014.

［7］ 雒永生. 现代实用临床骨科疾病学 ［M］. 陕西：西安交通大学出版社，2014.

［8］ 汤亭亭，卢旭华，王成才，林研. 现代骨科学 ［M］. 北京：科学出版社，2014.

［9］ 唐佩福，王岩，张伯勋，卢世璧. 创伤骨科手术学 ［M］. 北京：人民军医出版社，2014.

［10］ 黄振元. 骨科手术 ［M］. 北京：人民卫生出版社，2014.

［11］ Andreas，B. Lmhoff，Matthias，J. Feucht. 骨科运动医学与运动创作学手术图谱 ［M］. 北京：北京大学医学出版社，2016.

［12］ 霍存举，吴国华，江海波. 骨科疾病临床诊疗技术 ［M］. 北京：中国医药科技出版社，2016.

［13］ 胥少汀，葛宝丰，徐印坎. 实用骨科学 ［M］. 北京：人民军医出版社，2015.

［14］ 邱贵兴，戴尅戎. 骨科手术学 ［M］. 北京：人民卫生出版社，2016.

［15］ 胡永成，马信龙，马英. 骨科疾病的分类与分型标准 ［M］. 北京：人民卫生出版社，2014.

［16］ 裴福兴，陈安民. 骨科学 ［M］. 北京：人民卫生出版社，2016.

［17］ 郝定均. 简明临床骨科学 ［M］. 北京：人民卫生出版社，2014.

［18］ 邱贵兴. 骨科学高级教程 ［M］. 北京：人民军医出版社，2014.

［19］ 裴国献. 显微骨科学 ［M］. 北京：人民卫生出版社，2016.

［20］ 任高宏. 临床骨科诊断与治疗 ［M］. 北京：化学工业出版社，2016.

［21］ 赵定麟，陈德玉，赵杰. 现代骨科学 ［M］. 北京：科学出版社，2014.